普及类古籍整理图书

专项资助项目

中医必读典籍白话译注丛书

黄帝内经灵枢译注

注译 牛兵占 方朝义 孙士江

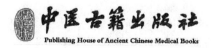

中医古籍出版社

Publishing House of Ancient Chinese Medical Books

图书在版编目（CIP）数据

黄帝内经灵枢译注／牛兵占，方朝义，孙士江注译.
北京：中医古籍出版社，2024．10．——（中医必读典籍
白话译注丛书）．—— ISBN 978 -7 -5152 -1546 -4

Ⅰ．①R221.2

中国国家版本馆 CIP 数据核字第 2024YE0492 号

中医必读典籍白话译注丛书

黄帝内经灵枢译注

牛兵占　方朝义　孙士江　注译

责任编辑　郑　蓉

文字编辑　王安琪

封面设计　牛彦斌

出版发行　中医古籍出版社

社　　址　北京市东城区东直门内南小街16号（100700）

电　　话　010 - 64089446（总编室）　010 - 64002949（发行部）

网　　址　www.zhongyiguji.com.cn

印　　刷　北京市泰锐印刷有限责任公司

开　　本　710mm×1000mm　1/16

印　　张　27

字　　数　500千字

版　　次　2024年10月第1版　2024年10月第1次印刷

书　　号　ISBN　978 - 7 - 5152 - 1546 - 4

定　　价　98.00元

前　言

现行《灵枢经》又称《灵枢》，不同历史时期曾以《九卷》《针经》《九墟》《九灵经》等名称存世，是我国古代医学文献宝库中最重要的经典著作之一。

《灵枢》和《素问》是组成《黄帝内经》的伯仲篇，《黄帝内经》简称《内经》，为我国现存最早、最完整的医学经典著作。在我国医学发展史上，《黄帝内经》不但行世较早，内容最丰富、影响最深远，而且是有思想指导和理论体系的医学巨著。《黄帝内经》总结并纂述了汉代以前的医学成就，成功地吸取、运用了当时历史条件下自然科学和自然哲学的结晶，以揭示人体生命科学中诸如生理、病理、诊断、治疗、预防、摄生的种种奥秘，为后世中国医学的发展奠定了思想和理论基础。

《灵枢》和《素问》，各九卷八十一篇，构成《黄帝内经》的十八卷一百六十二篇，全书共计 14 万余字，在当时堪称巨作。《灵枢》与《素问》各独立成书，每书各篇又独立成论，每篇论及一个或多个问题。两书编写体例一致，行文特色相近，学术内容各有侧重又相互补充。

一、作者及成书时代

《黄帝内经》古称"三坟"，号称出于三皇之世。唐宋以后，随考据辨伪之学的兴起，学者认为此书的成书年代不会早于战国，下限则不晚于西汉末年成帝时代，因为其书已存目于此时刘向父子所撰之《七略》中。《七略》亡佚，其所有书目收录于《汉书·艺文志》，其中载有"《黄帝内经》十八卷"。但《黄帝内经》一书的广泛流行及产生重大影响，应在西汉以后。此书的确切著者及成书年代，现仍无定说。多数学者倾向于此书由战国后期至秦汉间多名医家编纂、补遗并汇集而成，并在当时崇古之风的影响下，托名黄帝、岐伯等上古圣人而取重于世，其后又经历代医家重新补充编次，方形成现在的规模和面貌。以上是一个一度流行很广的说法，它比"出于三皇之世"的观点从历史科学角度前进了一大步。但随着考据学的发展以及对《黄帝内经》的进一步认识，其被认为应是西汉时期的作品。

二、版本及历代沿革

《汉书·艺文志·方技略》载"《黄帝内经》十八卷"，后世学者一般认为这是后来的《素问》与《灵枢》。其中《素问》九卷，另外九卷乃是现今《灵枢》的卷数。东汉张仲景的《伤寒杂病论·自序》中曾称："撰用《素问》《九卷》《八十一难》《阴阳大论》《胎胪药录》，并平脉辨证，为《伤寒杂病论》，合十六卷。"其中张仲景所论及的《九卷》是我们所看到的最早的《黄帝内经》中"灵枢"部分的名称。晋代皇甫谧《针灸甲乙经·序》声称："按《七略》《艺文志》：《黄帝内经》十八卷。今有《针经》九卷，《素问》九卷，二九十八卷，即《内经》也。"这说明现行《灵枢》在晋代已经被冠以"针经"的名称。而"灵枢"之名，一般认为是唐代王冰在校注整理《素问》时所用的名称。

《黄帝内经》的《素问》部分至南北朝时期已经残缺，其中第七卷亡佚。而《灵枢》部分直至唐代中期王冰整理《素问》时一直是以足本传世。但是在宋仁宗嘉祐年间，林亿、高保衡等在校正王冰本《素问》时指出："按今《素问》注中引《针经》者，多《灵枢》之文，但以《灵枢》今不全，故未得尽知也。"这里说明两个问题，其一是王冰《素问》注中所引的《针经》文字与林亿等人所见到的《灵枢》之文相一致，意味着《针经》与《灵枢》为同一著作。其二是在宋仁宗嘉祐年间《灵枢》已经严重残缺。此者显系北宋早期所设的校正医书局未能校正整理《灵枢》的根本原因。其后三十余年，至宋哲宗元祐八年（1093 年），由高丽国进献《黄帝针经》全帙。这可能是宋朝以前传至高丽国的《灵枢》又通过高丽使者以进贡的形式回归故国。哲宗颁诏："令秘书省选奏通晓医书官三两员校对，及令本省详定讫，依所申施行。"诏令中的"所申"，是指臣僚申请哲宗皇帝据高丽国所进献《灵枢》依本翻刻而颁行天下的奏折。此奏据南宋江少虞《宋朝事实类苑》记载："哲宗时，臣僚言：'窃见高丽献到书，内有《黄帝针经》九卷，据《素问序》称，《汉书·艺文志》：《黄帝内经》十八卷，《素问》与此书各九卷，乃合本数。此书久经兵火，亡失几尽，偶存于东夷。今此来献，篇帙具存，不可不宣布海内，使学者诵习。伏望朝廷详酌，下尚书工部雕刻印版，送国子监依例摹印施行。所贵济众之功，溥及天下。'"这即是宋哲宗元祐年间依据高丽进献本《黄帝针经》由工部雕版、国子监摹印的《灵枢》。估计当时的印数不会太多，流传也不会太广，至南宋时，《灵枢》又成难觅之本。现行《灵枢》是南宋初期宋高宗绍兴二十五年（1155 年）锦官史崧家藏旧本，史氏呈献秘书省国子监刊行于世。但其原版亦未见存世者，史崧家藏本现存最早的版本是元惠宗至元五年（1339 年）胡氏古林书堂刊本。此后流行的版本逐渐增多，约有几十种。

《灵枢》在历代流传过程中，明代以前未进行过大规模整理、校订和注释工作。最早的单行本《灵枢》音释纪录是史崧的《黄帝内经灵枢集注》，此书原版现已无存，他在献书时曾增修音释于卷末，其内容较简单。清代咸丰年间钱熙祚曾依据《素问》和《针灸甲乙经》校订了《灵枢》，其刻本较精当。顾观光曾著《灵枢校记》，部分校语较有价值。在校勘方面成就较高者，为近人刘衡如的《灵枢经（校勘本）》，刘氏选择参阅多种善本及大量其他古籍，经精审详校而成此书。其校点精当，解决了许多《灵枢》流传过程中的讹误脱衍问题。对《灵枢》注释最早的当推隋代杨上善所著《黄帝内经太素》，但此书是把《灵枢》和《素问》合编分类注释，其书在国内曾一度失传。至明代万历年间始有马莳通注《灵枢》，称《黄帝内经灵枢注证发微》。一般认为《灵枢》的主体内容为经络针刺学，这也是《灵枢》中的难点，所以历代注释《灵枢》者较少。马莳以丰富坚实的经络理论和临床针刺基础通注《灵枢》，为后世针灸学的发展做了可贵的工作。清代医家汪昂对马莳的《黄帝内经灵枢注证发微》有高度评价："《灵枢》以前无注，其文字古奥，名数繁多，观者蹙额颦眉，医家率废而不读。至明始有马玄台之注，其疏经络穴道，可谓有功后学。虽其中间有出入，然以从来畏书之难，而能力开坛坫，以视《素问》注，则过之远矣。"其后有张介宾的《类经》于明末问世。《类经》同《黄帝内经太素》一样，也是将《灵枢》与《素问》合编分类注解。张介宾是学识渊博且具有丰富临床经验的学者，其《类经》的学术价值较高，为使人们更好理解《灵枢》的经络理论，其在《类经图翼》一书中以图示意，做了较好的工作。至清初有张志聪的《黄帝内经灵枢集注》，此书发挥集体才智，作了一定贡献。现代有郭霭春主编的《灵枢经校释》一书，应用多学科整理校注了《灵枢》，其卷帙浩繁，校注精深，实为当世精本，为研读《灵枢》开辟了广阔的天地。

三、主要内容

《灵枢》同《素问》一样，包含极其丰富的内容，几乎涉及了古代生命科学的所有方面。其中多方论述了人体解剖、生理、病理、诊断、治疗、预防、摄生等问题。《灵枢》的主要内容大体可分如下若干方面：

（一）经络针法 《灵枢》最早、最系统、最全面地论述了经络学说和针刺技术的内容。经络和针刺，是世界医学领域中独树一帜的医学理论和治疗技术。特别是经络学说，是在漫长的医疗实践中，在我国独特的针刺技术基础上建立和发展起来的，其基本理论和针刺方法，在《灵枢》中已臻完善。其主体内容以《经脉》《九针十二原》《官针》《小针解》《九针论》《经筋》《经别》《脉度》等篇章为主。它不但详细论述了经脉的分类、循行、生理功能、病理变化，也阐述了腧穴的分布、分类、作用以及与脏腑经络的关系。在针刺治疗学方面，强调针刺手法中"守神""候气"的关键问题，并对针具的设计仿制渊源、形态功用、使用方法、针刺部位、针刺深度与手法、针刺禁忌、针刺与时间时令的关系以及与营卫气血的内在联系等，均作了全面的阐述，为后世针灸学的发展奠定了基础。

（二）藏象学说 藏象学说是《黄帝内经》中解剖学和生理学的综合论述。《灵枢》中已经指明了人体主要脏器的形态大小、长短宽狭，其中大部分与现代大体解剖一致。依据《经水》篇"若夫八尺之士，皮肉在此，外可度量切循而得之，其死可解剖而视之"的记载，说明本书的作者对尸体解剖有详细的观察，并依据解剖阐述了脏腑的相应功能作用，其主体内容分载于《经水》《肠胃》《平人绝谷》《本藏》等篇。

（三）营卫及气血津液学说 主要阐释气血津液的生化来源、生成过程、循行运行部位、功能作用和病理变化以及与针刺治疗的关系等。其主体内容分载于《决气》《营卫生会》《五十营》《营气》《五癃津液别》《卫气》《卫气行》等篇。

（四）神志活动学说 有关精神本源的探讨，是《灵枢》中最富唯物论特色的论点之一。物质为第一性而精神源于物质是唯物论的精髓，《灵枢》中许多篇章坚持了这一论点，这也是《黄帝内经》哲学的可贵之处。"生之来谓之精，两精相搏谓之神"的观点，已鲜明地指出了精与神的关系，并较科学地揭示了思维意识中的"神魂魄意志思虑智"的内涵。其主体内容在《本神》篇。

（五）人性论和心理学说　《黄帝内经》的人性论和心理学说是建立在阴阳五行、脏腑气血基础之上的伦理学学说。有关人性论的纷争，中国乃至世界学者探讨争论了几千年。人性善恶，孔、孟、荀诸子各有其说，而《黄帝内经》的作者另有见地，认为人性善恶呈多样性，并依此而形成各种复杂的心理特征。另有一点应指出，孔、孟、荀诸子的人性心理学说的注重点在于伦理道德，而《黄帝内经》作者除此之外还注重探讨与不同人性形成相关的内在因素。这在《灵枢》的《通天》《阴阳二十五人》《本藏》诸篇阐释发挥得淋漓尽致。其中阐明的一个重要观点，即人性善恶是由机体内部形质所决定的。《内经》的作者认为，人的先天禀赋和形质的不同，将影响人的人性和心理，人体内脏的大小、位置高低，以及阴阳气血的多少，一定程度上决定人性的善恶和不同的心理特征。《黄帝内经》的作者坚持唯物论的观点，首先把物质视为第一性的，精神活动只不过是在机体这个物质基础上发挥出的功能作用。物质的量、质和结构上的差异，是使其功能作用不同的主要内在因素，而人性善恶和心理特征也由之而决定。现代科学也支持这样一种观点，即就人的自然性而言，人的大脑微观结构上的差异，是形成人的千差万别的性格、气质、人性、心理特征的主要依据。

（六）发病、病证和诊治学说　《黄帝内经》的发病观，接近唯物论的"二因论"，内容以《百病始生》为代表，认为人体发病是"虚邪之风，与其身形，两虚相得"的结果。在一般情况下，人的内在因素占主导地位。其病证学说主要讨论不同疾病、证候的形成原因、机理、发展变化、症状表现、治疗原则和治疗方法。其中部分病证有专篇论述，部分散在各篇中。诊治主要讨论望、闻、问、切的方法和要领，强调四诊合参的重要性。治疗以针刺大法和原则为主。

（七）生命节律学说　这是《黄帝内经》作者最早提出的时间生物学理论。主要探讨生命与自然的联系，以及自然气候、时间节律和日月星体的运行对人体生理病理的影响，主体内容见于《阴阳系日月》《顺气一日分为四时》《五十营》《卫气行》《岁露论》等篇。

（八）释梦学说　主要探讨梦境的产生机理，以及梦境对诊断的意义。人类梦境的产生，几千年来一直是一个"谜团"。它既然是生理现象，必然是人体生命科学中需要揭示的一部分。《黄帝内经》作者首先以人体的阴阳气血盛衰等理论作为阐释梦境的基础，揭示梦境与人体生理和病理的内在联系，也最早把梦境作为诊断的依据。利用梦境为医学服务，《黄帝内经》起到了先导作用。主体内容见于《淫邪发梦》篇。

除以上学说外，《灵枢》中所涉及的内容十分广博，如天体运行对人体的影响、气候预测与疾病的预防、医事人员的选择培养，以及与医学相关的多种学科。

四、校注评点说明

此次对《灵枢》的整理出版，是以为读者提供简洁明快的版本为目的，底本以明代赵府居敬堂刊本为依据。编写体例，依底本首录原文，次加注释，注释博采历代诸家之长，兼取当代研究考据之新成果，编者之见亦抒之其中，以求昭明经旨。在注释过程中，对本书进行了适当的勘定，其校勘宗旨是：各版本互有出入，但无伤大义者，则依底本不校。底本义长者不校。无版本可据者，则依经文意趣理校。校语与注释揉为一体，原文基本保持原貌。对生僻字及难解字词，作了注音、训诂和词义阐释，以使经旨昭彰。对某些疑难或悬而未决的问题，进行了深入研究考据，提出了新的见解，并肯定了某些注家的认识，以阐发经文要旨。注释力求论据充足，据理不确或无以为解者，不妄加注说，以存疑待考。次为经文语译，译文是直译与意译相结合，以期信、达、雅。但原文辞语尚无确切解释者，为使文义顺达，则姑且译之。最后为著者评介，以阐发经文要旨。评述褒贬其中，取其精粹，弃其糠秕。但据理不确者，不妄加评论。

关于原文中的文字处理，"脏""腑"二字，仍沿用"藏"与"府"，注释语译中则用"脏"与"腑"。原文中"腧""输""俞"互用，仍依原貌未作改动。注释语译中五输穴用其"输"字，背俞穴用其"俞"字，普通腧穴用其"腧"字，以示区别。原文中"趾""指"通用，仍依原貌。原文中其他繁体字、异体字一般改为现行规范简化字；古字、通假字基本保持原貌，在注释中加以说明。

编者疏陋，谬误难免其中，有待高贤赐正。

牛兵占

叙

　　昔黄帝作《内经》十八卷，《灵枢》九卷、《素问》九卷，乃其数焉，世所奉行唯《素问》耳。越人得其一二而述《难经》，皇甫谧次而为《甲乙》，诸家之说，悉自此始。其间或有得失，未可为后世法。则谓如《南阳活人书》称：咳逆者，哕也。谨按《灵枢经》曰：新谷气入于胃，与故寒气相争，故曰哕。举而并之，则理可断矣。又如《难经》第六十五篇，是越人标指《灵枢·本输》之大略，世或以为流注。谨按《灵枢经》曰：所言节者，神气之所游行出入也，非皮肉筋骨也。又曰：神气者，正气也。神气之所游行出入者，流注也。井荥输经合者，本输也。举而并之，则知相去不啻天壤之异。但恨《灵枢》不传久矣，世莫能究。夫为医者，在读医书耳，读而不能为医者有矣，未有不读而能为医者也。不读医书，又非世业，杀人尤毒于梃刃，是故古人有言曰：为人子而不读医书，犹为不孝也。仆本庸昧，自髫迄壮，潜心斯道，颇涉其理，辄不自揣，参对诸书，再行校正家藏旧本《灵枢》九卷，共八十一篇，增修音释，附于卷末，勒为二十四卷。庶使好生之人，开卷易明，了无差别。除已具状经所属申明外，准使府指挥依条申转运司选官详定，具书送秘书省国子监。今崧专访请名医，更乞参详，免误将来。利益无穷，功实有自。

时宋绍兴乙亥仲夏望日　锦官史崧题

目　　录

卷 之 一

九针十二原第一

【原文】

黄帝问于岐伯曰：余子万民，养百姓，而收其租税。余哀其不给，而属有疾病。余欲勿使被毒药[1]，无用砭石[2]，欲以微针[3]通其经脉，调其血气，营其逆顺出入之会。令可传于后世，必明为之法。令终而不灭，久而不绝，易用难忘，为之经纪。异其章[4]，别其表里，为之终始。令各有形，先立针经。愿闻其情。岐伯答曰：臣请推而次之[5]，令有纲纪[6]，始于一，终于九焉。请言其道。小针之要[7]，易陈而难入[8]，粗守形[9]，上守神[10]，神乎，神客在门[11]，未睹其疾，恶知其原[12]。刺之微，在速迟，粗守关[13]，上守机[14]，机之动，不离其空[15]，空中之机，清静而微，其来不可逢，其往不可追。知机之道者，不可挂以发，不知机道，叩之不发，知其往来，要与之期，粗之暗乎，妙哉工独有之。往者为逆，来者为顺，明知逆顺，正行无问。逆而夺之，恶得无虚，追而济之，恶得无实，迎之随之[16]，以意和之，针道毕矣。凡用针者，虚则实之，满则泄之，宛陈[17]则除之，邪胜则虚之。大要[18]曰：徐而疾则实，疾而徐则虚。言实与虚，若有若无，察后与先，若存若亡，为虚与实，若得若失。虚实之要，九针最妙，补泻之时，以针为之。泻曰必持内之，放而出之，排阳得针，邪气得泄。按而引针，是谓内温，血不得散，气不得出也。补曰随之，随之意，若妄之[19]，若行若按，如蚊虻止[20]，如留如还，去如弦绝[21]，令左属右[22]，其气故止，外门已闭，中气乃实，必无留血，急取诛之。持针之道，坚者为宝[23]，正指直刺，无针左右[24]，神在秋毫，属意病者[25]，审视血脉者，刺之无殆。方刺之时，必在悬阳，及与两卫[26]，神属勿去，知病存亡。血脉者，在腧横居，视之独澄，切之独坚。九针之名，各不同形：一曰镵针[27]，长一寸六分；二曰员针，长一寸六分；三曰锃针[28]，长三寸半；四曰锋针，长一寸六分；五曰铍针[29]，长四寸，广二分半；六曰员利针，长一寸六分；七曰毫针，长三寸六分；八曰长针，长七寸；九曰大针，长四寸。镵针者，头大末锐，去泻阳气。员针者，针如卵形，揩摩分间[30]，不得伤肌肉，以泻分气。锃针者，锋如黍粟之锐，主按脉勿陷，以致其气。锋针者，刃三隅[31]，以发痼疾[32]。铍针者，末如剑锋，以取大脓。员利针者，大如氂[33]，且员且锐，中身微大，以取暴气[34]。毫针者，尖如蚊虻喙，静以徐往，微以久留之而养，以取痛痹。长针者，锋利身薄，可以取远痹。大针者，尖如梃，其锋微员，以泻机关[35]之水也。九针毕矣。夫气之在脉也，邪气在上，浊气在中，清气在下。故针陷脉则邪气出，针中脉则浊气出，针太深则邪气反沉，病益。故曰：皮肉筋脉各有所处，病各有所宜，各不同形，各以任其所宜。无实无虚，损不足而益有余，是谓甚病，病益甚。取五脉者死，取三脉者恇[36]；夺阴者死，夺阳者狂，针害毕矣。刺之而气不至，无问其数；刺之而气至，乃去之，勿复针。针各有所宜，各不同形，各任其所为。刺之要，气至而有效。效之信[37]，若风之吹云，明乎若见苍天。刺之道毕矣。黄帝曰：愿闻五藏六府所出之处。岐伯曰：五藏五腧[38]，五五二十五腧；六府六腧[39]，六六三十六腧。经脉十二，络脉十五，凡二十七气，以上下，所出为井[40]，所溜为荥[41]，所注为腧[42]，所行为经[43]，所入为合[44]，二十七气所行，皆在五腧也。节之交，三百六十五会，知其要者，一言而终，不知其要，流散无穷。所言节者，神气之所游行出入也，非皮肉筋骨也。睹其色，察其目，知其散复；一其形，听其动静，知其邪正。右主推之，左持而御之，气至而去之。凡将用针，必先诊脉，视气之剧易，乃可以治也。五藏之气已绝于内，而用针者反实其外[45]，是谓重竭[46]，重竭必死，其死也静，治之者，辄反其气，取腋与膺；五藏之气已绝于外，而用针者反实其内，是谓逆厥[47]，逆厥则必死，其死也躁，治之者，反取四末[48]。刺之害中而不去，则精泄；害中而去，则致气。精泄则病益甚而恇，致气则生为痈疡。五藏有六府，六府有十二原[49]，十二原出于四关，四关主治五藏。五藏有疾，当取之十二原，十二原者，五藏之所以禀三百六十五节气味也。五藏有疾也，应出十二原，而原各有所出，明知其原，睹其应，而知五藏之害矣。阳中之少阴，肺也，其原出于太渊，太渊二。阳中之太阳，心也，其原出于大陵，大陵二。阴中之少阳，肝也，其原出于太冲，太冲二。阴中之至阴，脾也，其原出于太白，太白二。阴中之太阴，肾也，其原出于太溪，太溪二。膏之原，出于鸠尾，鸠尾一。肓之原，出于脖胦[50]，脖胦一。凡此十二原者，主治五藏六府之有疾者也。胀取三阳，飧泄[51]取三阴。今夫五藏之有疾也，譬犹刺也，犹污也，犹结也，犹闭也。刺虽久，犹可拔也；污虽久，犹可雪也；结虽久，犹可解也；闭虽久，犹可决也。或言久疾之不可取者，非其说也。夫善用针者，取其疾也，犹拔刺也，犹雪污也，犹解结也，犹决闭也。疾虽久，犹可毕也。言不可治者，未得其术也。刺诸热者，如以手探汤[52]；刺寒清者，如人不欲行[53]。阴有阳疾者，取之下陵三里，正往无殆，气下乃止，不下复始也。疾高而内者，取之阴之陵泉；疾高而外者，取之阳之陵泉也。

【注释】

[1]被毒药：被，采用。毒药，指各种药物。

[2]砭石：最早的针具，为一种玉石所制，形粗头尖。

[3]微针：即九针，早期金属针具，较砭石为晚，依形态及功用分为九种。

[4]异其章：据《黄帝内经太素》应为"异其篇章"。

[5]推而次之：推敲研讨并部次之。

[6]纲纪：条理规范。

[7]小针之要：小针即九针。要，指要道或内在理论。

[8]易陈而难入：陈述理论容易，把握技术难。

[9]粗守形：粗工守其形体。守，守持、把握之义。

[10]上守神：上，指上工，高明医生。神，指人之神，亦指针道内在神机。

[11]客在门：客，寄留。门，门户，此指腧穴。意为邪气寄留于腧穴。

[12]恶知其原：恶，同勿。原，指疾病原委。

[13]粗守关：粗浅的医生着眼于四肢关节。关，古指掑机，即咬合控制弩机的装置。《后汉书·张衡传》："施关发机。"这里为喻指。

[14]上守机：上，指上工。守，把握。机，本指弩机，引申为玄妙机理，此指经脉气机动静。

[15]不离其空：空，指空穴，又名孔穴或腧穴。"空"字又似为"控"字的通假。控，《说文解字》："控，引也。匈奴引弓曰控弦。"段玉裁注："引者，开弓也。"依上解，"控"似是弩臂上勾弦的装置。这里为喻指。

[16]迎之随之：迎之，指与经气逆向而刺。随之，与经气顺向而刺。因为经气有胸走手、手走头之不同。

[17]宛陈：宛，同郁。陈，陈旧。此义为气血郁滞。

[18]大要：一般认为是古医书名。

[19]妄之：漫不经心。

[20]如蚊虻止：如同蚊虫及虻虫停止于人体。形容轻盈而不易被察觉，意为针刺轻捷。

[21]去如弦绝：喻为出针快捷。

[22]令左属右：指出针时以左手配合右手，右手出针，左手急按针孔。

[23]持针之道，坚者为宝：持针行针的要领，是用柔似刚。意为手法娴熟，沉稳而有力度。

[24]正指直刺，无针左右：进针准确，力度垂直而不要使针体左右摇摆。

[25]属意病者：专心致志观察病人的情况。属，音主（zhǔ）。属意，精神专注。

[26]必在悬阳，及与两卫：悬阳，张志聪以为是心，近人刘衡如认为是目。刘说似是。两卫，《针灸甲乙经》及《黄帝内经太素》均作"衡"。两衡，指两目之上的部位。

[27]镵针：九针的一种。镵，音蝉（chán）。

[28]锃针：九针的一种。锃，音敌（dí）。

[29]铍针：九针的一种。铍，音批（pī）。

[30]揩摩分间：按压摩揉肌肤表面。

[31]刃三隅：近似三棱针的形状。

［32］痼疾：指陈旧坚顽的疾病。

［33］氂：音厘（lí），又音毛（máo）。本指较坚韧的兽毛，此用以描述圆利针的形状。

［34］暴气：突发急证。

［35］机关：此指关节。

［36］恇：音匡（kuāng），怯也，恐也。此指形神衰微。

［37］效之信：疗效显著而确切。

［38］五藏五腧：指每一脏有井荥输经合五穴。

［39］六府六腧：指每一腑有井荥输原经合六穴。

［40］所出为井：井，井穴。脉气所出之处。张景岳："脉气由此而出，如井泉之发，其气正深也。"

［41］所溜为荥：溜，《难经》作"流"。荥，荥穴。脉气初出，如溪水之细流。张景岳："小水曰荥，脉出于井而流于荥，其气尚微也。"

［42］所注为腧：注，脉气汇合。腧，输穴。张景岳："注，灌注也。腧，输运也。脉注于此而输于彼，其气渐盛也。"

［43］所行为经：经，经穴，脉气运行大盛。张景岳："脉气大行，经营于此，其气正盛也。"

［44］所入为合：合，合穴，脉气合入于内。张景岳："脉气至此，渐为收藏，而入合于内也。"

［45］反实其外：实，指强刺手法而起到泻的作用。外，形体外部。

［46］重竭：指五脏之气已绝于内，而用针反泻其外，导致双重竭绝。

［47］逆厥：指气血逆乱。

［48］四末：四肢。

［49］十二原：指五脏在四肢末端的原穴。五脏左右各一，共十穴。外加鸠尾、脖胦共十二穴。

［50］脖胦：音勃央（bó yāng），穴位名，一说为气海，一说为神阙，神阙似是。

［51］飧泄：飧，音孙（sūn）。飧泄，完谷不化的泄泻。

［52］如以手探汤：形容针刺热证的手法，轻而捷，如以手掠沸水。

［53］如人不欲行：形容针刺寒证的手法，行针迟缓，如行而踟蹰。

【语译】

黄帝对岐伯说：我爱护万民如子女，亲养百姓，并征收他们的租税。我哀怜老百姓生活不能自给，往往还发生疾病。我想不采用药物和砭石的方法，而用微针疏通经脉调和气血，调理经脉气血运营的顺逆出入和交结部位，从而驱邪外出，以治疗他们的疾病，解除他们的痛苦。为了流传到后世去，必须明确针刺的大法。为使它长久存留而永不湮灭，容易运用而又便于记忆，就要使其条理分明，建立起清楚的理论体系。进一步分出不同的篇章，区别开表里层次，确定人身气血经脉起始及运行规律。也要把各种针具的名称、形状、用途等交代清楚。为此，要首先创立一部针经。我想了解一下您的看法。岐伯说：让我从一至九，按次序谈吧！这样才能有纲纪和条理。小针治病，谈起来比较容易，技术达到精妙的地步却较困难。粗劣的医生泥守形迹，高明的医生则能根据病人神气的盛衰，把握经气的虚实，采用以调神为主的补泻手法。因为血气循行于经脉，出入有一定的门户，邪气从这些门户侵入人体。这其中非常微妙，医生若不详细审察病情，怎么能了解病变发生的原因呢？至于针刺的巧妙，关键在于下针部位的适当和疾徐手法的正确运用。粗劣的医生死守着四肢关节的穴位治疗，如同只会引弓而不能及时放矢一样。而高明的医生却能观察经气的动静，洞达虚实的气机变化，就像神射手能迅敏扳动弩机而有的放矢。经气循行离不开骨空，邪气是随着经气流动的，腧穴所表现的经气虚实变化是微小难见的。懂得气机的虚实变化，就会正确运用补泻手法，不会有毫发之差；不懂得气机的虚实变化，就如箭在弦上，不知及时准确地射出去一样，当然不能达到治疗的目的，所以必须掌握气机的往来逆顺和盛衰之机，才能掌握针刺的正确时间。粗劣的医生对此昏昧无知，只有高明的医生才能体察它的妙处。所谓气的逆顺，经气去，经脉空疏为逆，经气来，经脉充实为顺。懂得逆顺之理，就可以大胆地依法针刺。能够迎着经脉的循行方向进针，施用泻法，会使实邪得到泄越；能够随着经脉的循行方向进针，施用补法，会使正气充实。因此，正确掌握迎随的补泻方法，不失机宜，调整虚实，疾病自会解除。掌握了这些问题，针刺的道理就可以完善具备了。凡用针时，要根据病的虚实而用补泻手法。正气虚用补法，邪气实用泻法。气血郁结的用破除法，邪气盛的用攻邪法。《大要》说：慢进针而快出针急按针孔的为补法，快进针而慢出针不按针孔的为泻法。经气本无形，似在于有无之间，要根据病的缓急及经气的虚实以决定补泻的先后次序，根据经气的行止，决定留针的久暂。如能掌握得法，就可以达到补虚泻实的目的，使患者感到补之若有所得，泻之若有所失。虚实补泻的要道，以九针最为恰当，补泻的功效，可以从针刺手法来实现。在用泻法时，持针迅速刺入，得气后要慢慢地将针退出，退时摇大针孔，排除表阳，使邪有出路。如果先按压腧穴，慢慢将针刺入，就会使血气内蕴而不外散，邪气也不得外出。在运用补法时，应该随顺经脉循行的方向进针，好像漫不经心地轻轻刺入，在行针导气时，如同轻轻揉按，就像蚊虫叮在皮肤上那种似有若无的感觉。出针时，要快捷利落，像箭离弓弦一样，右手出针，左手急按针孔，使正气不至外散，这样内在经气就会充实，可以达到补虚的目的。如皮下出血，不可任其瘀留，应及时除去。持针有一定的法则，以紧握针柄为最重要，下针时，要对准腧穴，端正直刺，用柔似刚，不可左右摆动，要把精神集中到针尖，专心于病人，避开穴位上的血脉下针，这样就不会发生危险。进针时，要注意患者的两目及整个面部的神色变化，体察其神气的盛衰，从而测知疾病的好坏。如血脉横布在腧穴周围，看起来显得很清楚，用手去按摸也会感到触手坚实，下针时就可避开血脉刺进腧穴。

九针的名称和形状，各不相同：第一种叫作镵针，长一寸六分；第二种叫作圆针，长一寸六分；第三种叫作鍉针，长三寸五分；第四种叫作锋针，长一寸六分；第五种叫作铍针，长四寸，宽二分半；第六种叫作圆利针，长一寸六分；第七种叫作毫针，长三寸六分；第八种叫作长针，长七寸；第九种叫作大针，长四寸。九针的形状和长度是由其功用来决定的。镵针，针头大而针尖锐利，适于浅刺以泻肌表的阳热；圆针，针形如卵，针端圆钝，用以按摩分肉，既不至损伤肌肉，又能疏泄分肉之间的邪气；鍉针像小米粒一样的微圆，主按摩经脉，流通气血，但不深陷皮肤之内，以诱导经气；锋针，三面有刃，锐而锋利，以治疗顽固的疾病；铍针，针尖像剑锋一样锐利，用来刺破痈疡以排脓；圆利针，形状像长毛，圆而锐利，针身略粗，用以治疗急病；毫针，针尖细如蚊虫的嘴，可用来轻缓地刺入皮肉，轻微地提插，久留其针，正气因而得到充实，邪气消散，真气随之恢复，出针后很好地养息，以治疗痛痹之类的疾患；长针，针锋锐利，针身薄而长，可以治久痹；大针，粗大而头尖，其形如杖，针锋微圆，可用以泻去关节的积水。九针的功能作用就完备了。

邪气侵犯经脉的部位各不相同：风热之邪多伤人体上部；饮食不节，浊气停于人体中部；清冷寒湿之邪，多伤人体下部。因此，针刺的部位也不同，如刺筋骨凹陷中的各经腧穴，使经气流通，则风热之邪得以外出；刺阳明经合穴，可以调和胃肠，使浊气得出；病在浅层而针刺太深，能引邪入里，使病势加重。所以说：皮肉筋脉部位，病各不同，针刺深浅，也各不相同。九针的形状不同，各有其适应的病证，要根据病情适当选用。病有虚实，治疗时不可补实泻虚，如果虚证用了泻法，实证用了补法，就会加重病情。如精气虚的病人，误泻五脏腧穴，必至阴虚而死；阳气不足的病人，误泻三阳经的腧穴，必至正气虚怯而神志错乱。误泻了阴经，耗竭了脏气就会死亡；误泻了阳经，耗损了阳气，就会使人发狂。这是误用补泻的多种害处。针刺时经气未至时要耐心等待，若针下得气，就不要再继续用针。九针形状不一，用各有异，要根据病情选用，才能适合需求，针下气至，即为有效，疗效显著的，好像风吹云散而见朗朗苍天。针刺的道理就周全了。

黄帝说：我想了解一下五脏六腑经气所出之处。岐伯说：五脏经脉，分别有井、荥、输、经、合五个腧穴，五五二十五个腧穴。六腑的经脉，分别有井、荥、输、原、经、合六个腧穴，六六三十六个腧穴。这些腧穴，是脏腑气血循行出入的部位。人体脏腑共有十二经脉，每经各有一络，加脾之大络和任脉、督脉二络，共计十五络。十二经加十五络，这二十七脉之气上下循行出入于全身，都从四肢末端的井穴开始，故所出为井，如泉水初出；所流为荥，像泉水的涓涓而行，其气尚微，未成大流；所注为输，像水已汇成溪，其气渐盛；所行为经，如水行成渠，脉气正盛；所入为合，像水已汇聚，经气入合于内。这二十七气的循行都出入于肘膝，流注于五腧，再从五腧内入于脏腑，昼夜循行不息，人体关节等部位的交会点，共有三百六十五个会处，这是神气游行出入和络脉渗灌各关节的地方，不是指皮肉筋骨说的。明确了这些道理的机妙，一句话就能概括出来，否则就会散乱而不成体系。观察患者面部气色的明暗和目光的神色，可知经气的消散和复还，从病人形态动静、声音变化，即可诊知邪正虚实。然后右手推而进针，并以左手护持针身，待其气至有针感时，即可出针。凡用针之前，必先诊脉象，以观脏气的虚实，然后才可决定治法。如五脏之气已绝于内，用针反致阳气在外，阳愈盛则阴愈虚，以致五脏精气竭绝，这叫"重竭"，重竭必死。阴虚则阳气无以生，故死时安静。这是治疗时，反泻其气，误取腋部和胸部的腧穴所致。如遇五脏之气已虚于外的病人，治疗时若反取四肢腧穴，留针以补阴气，阴气盛则阳气内陷，引起四肢厥冷，这叫逆厥。逆厥亦必死，死时阴气有余，故烦躁不安，这是误针四肢末端而引起阳气竭绝所造成。凡针刺一定要掌握好留针时间，针刺已中病的要害，应当立即出针，如中病而留针不去必致精气外泄，精气泄夺则病情加重，同时引起心虚而怯弱；假如没刺中病的要害而去针，就会使邪气留滞不散，停于肌肤而发生痈疡。

五脏之表有六腑，六腑之外有十二原，十二原出于两肘两膝四关节，四关节原穴主治五脏的病变，故五脏有病，可以取十二原穴。因为五脏禀受水谷精微，精气注于三百六十五节、渗灌皮肤肌肉，所以五脏的病变能反映到十二原，而十二原也各有所属的内脏，所以观察十二原的各种反应，就能知道五脏的病害。肺属金，为阳中之少阴，其原出于寸口太渊，左右共二穴。心属火，为阳中之太阳，其原出于手厥阴心包络之大陵，左右共二穴。肝属木，为阴中之少阳，其原出于太冲，左右共二穴。脾属土，为阴中之至阴，其原出于太白，左右共二穴。肾属水，为阴中之太阴，其原出于太溪，左右共二穴。膏的原穴，出于任脉之鸠尾。肓的原穴，出于脐下的气海。以上五脏之原各有二穴，加膏、肓两原穴，共计十二原穴，以通脏腑表里之气，所以能治五脏六腑的疾病。腹胀满的病，当取足之三阳经，飧泄完谷不化的病，当取足之三阴经。人体五脏有病，就如身上扎了刺，被污垢沾染，绳子打了结，江河淤闭一样。刺扎得时间虽久，也是可以拔掉的；污垢沾染了，是可以洗去的；绳结打了多久，总是能够解开的；江河即使久淤，一样是能够疏通的。有人认为得病的时间久了，就不能治愈，这种说法是不对的。精于用针的医生，其治疗疾病就像拔刺，洗掉污垢，解开绳结，疏通淤塞一样，病的时间虽然长久，照样能够治愈。说久病不能治，实质上是因为没有掌握相应的技术。针刺各种外感热病，应当浅刺快捷，好像用手探沸水，一触即起；阴寒凝滞的病，应当深刺留针，等候气至，好像路人留恋忘行那样。热在阴分的病人，要取阳明经的足三里穴，按常规用针即不会有差错，气至邪退即出针，如热仍不退，还可再刺。若疾病见于上部，当下取足太阴经的合穴阴陵泉；若病在上部而属于脏病向外发展的，当下取足少阳经的合穴阳陵泉。

【评介】

九针，为古代的九种针具。十二原，是十二原穴，原穴本为脏腑经气内外通贯之处。以此名篇，主要介绍九种针具的形态、功用、适应证，以及十二原穴的经脉理论。文中首先强调在针刺过程中上工守其神、上工守机的重要意义，然后介绍了迎、随、徐、疾、开、阖等针刺补泻的具体手法。为行有纲纪，提示行针前及行针过程中应诊脉、察神色，把握虚实病机，以便更好地运用补泻手法，并列举了针刺注意事项以及行针过程中的禁忌问题。

根据文中所描述的九针形态及用途，现在看来它们已不是简单的针具，其制造工艺已达到相当的高度，并且用途广泛，依功用而形态各异，部分针具实质上为早期外科器械。

此外，本篇论述了经脉理论中井、荥、输、经、合命名的含义，其与脏腑经气内外联系的深奥道理，以及病理上的关系。故本篇为经络针刺理论中的重要内容。

本输第二

【原文】

黄帝问于岐伯曰：凡刺之道，必通十二经络之所终始，络脉之所别处[1]，五输之所留[2]，六府之所与合，四时之所出入[3]，五藏之所溜处[4]，阔数之度[5]，浅深之状[6]，高下所至[7]。愿闻其解。岐伯曰：请言其次也。肺出于少商，少商者，手大指端内侧也，为井木[8]；溜于鱼际，鱼际者，手鱼也，为荥[9]；注于太渊，太渊，鱼后一寸陷者中也，为腧[10]；行于经渠，经渠，寸口中也，动而不居，为经[11]；入于尺泽，尺泽，肘中之动脉也，为合[12]。手太阴经也。心出于中冲，中冲，手中指之端也，为井木；溜于劳宫，劳宫，掌中中指本节之内间也，为荥；注于大陵，大陵，掌后两骨之间方下者也，为腧；行于间使，间使之道，两筋之间，三寸之中也，有过则至，无过则止，为经；入于曲泽，曲泽，肘内廉[13]下陷者之中也，屈而得之[14]，为合。手少阴也。肝出于大敦，大敦者，足大趾之端及三毛之中也，为井木；溜于行间，行间，足大趾间也，为荥；注于太冲，太冲，行间上二寸陷者之中也，为腧；行于中封，中封，内踝之前一寸半，陷者之中，使逆则宛，使和则通[15]，摇足而得之，为经；入于曲泉，曲泉，辅骨[16]之下，大筋之上也，屈膝而得之，为合。足厥阴也。脾出于隐白，隐白者，足大趾之端内侧也，为井木；溜于大都，大都，本节之后，下陷者之中也，为荥；注于太白，太白，腕骨之下也，为腧；行于商丘，商丘，内踝之下，陷者之中也，为经；入于阴之陵泉，阴之陵泉，辅骨之下，陷者之中也，伸而得之，为合。足太阴也。肾出于涌泉，涌泉者，足心也，为井木；溜于然谷，然谷，然骨之下者也，为荥；注于太溪，太溪，内踝之后，跟骨之上，陷中者也，为腧；行于复溜，复溜，上内踝二寸，动而不休[17]，为经；入于阴谷，阴谷，辅骨之后，大筋之下，小筋之上也，按之应手，屈膝而得之，为合。足少阴经也。膀胱出于至阴，至阴者，足小指之端也，为井金；溜于通谷，通谷，本节之前外侧也，为荥；注于束骨，束骨，本节之后，陷者中也，为腧；过于京骨，京骨，足外侧大骨之下，为原；行于昆仑，昆仑，在外踝之后，跟骨之上，为经；入于委中，委中，腘中央，为合，委而取之。足太阳也。胆出于窍阴，窍阴者，足小指次指之端也，为井金；溜于侠溪，侠溪，足小指次指之间也，为荥；注于临泣，临泣，上行一寸半，陷者中也，为腧；过于丘墟，丘墟，外踝之前下，陷者中也，为原；行于阳辅，阳辅，外踝之上，辅骨之前，及绝骨之端[18]也，为经；入于阳之陵泉，阳之陵泉，在膝外陷者中也，为合，伸而得之。足少阳也。胃出于厉兑，厉兑者，足大趾内次指之端也，为井金；溜于内庭，内庭，次指外间也，为荥；注于陷谷，陷谷者，上中指内间上行二寸陷者中也，为腧；过于冲阳，冲阳，足跗上五寸陷者中也，为原，摇足而得之；行于解溪，解溪，上冲阳一寸半陷者中也，为经；入于下陵，下陵，膝下三寸，胻[19]骨外三里也，为合；复下三里三寸为巨虚上廉[20]，复下上廉三寸为巨虚下廉[21]也；大肠属上，小肠属下，足阳明胃脉也。大肠小肠，皆属于胃，是足阳明也。三焦者，上合手少阳，出于关冲，关冲者，手小指次指之端也，为井金；溜于液门，液门，小指次指之间也，为荥；注于中渚，中渚，本节之后陷者中也，为腧；过于阳池，阳池，在腕上陷者之中也，为原；行于支沟，支沟，上腕三寸，两骨之间陷者中也，为经；入于天井，天井，在肘外大骨之上陷者中也，为合，屈肘乃得之；三焦下腧，在于足大趾之前，少阳之后，出于腘中外廉，名曰委阳，是太阳络也[22]。手少阳经也。三焦者，足少阳太阴（一本作阳）之所将，太阳之别也，上踝五寸，别入贯腨肠[23]，出于委阳，并太阳之正[24]，入络膀胱，约下焦，实则闭癃[25]，虚则遗溺[26]，遗溺则补之，闭癃则泻之。手太阳小肠者，上合手太阳，出于少泽，少泽，小指之端也，为井金；溜于前谷，前谷，在手外廉本节前陷者中也，为荥；注于后溪，后溪者，在手外侧本节之后也，为腧；过于腕骨，腕骨，在手外侧腕骨之前，为原；行于阳谷，阳谷，在锐骨之下陷者中也，为经；入于小海，小海，在肘内大骨之外，去端半寸陷者中也，伸臂而得之，为合。手太阳经也。大肠上合手阳明，出于商阳，商阳，大指次指之端也，为井金；溜于本节之前二间，为荥；注于本节之后三间，为腧；过于合谷，合谷，在大指歧骨[27]之间，为原；行于阳溪，阳溪，在两筋间陷者中也，为经；入于曲池，在肘外辅骨陷者中，屈臂而得之，为合。手阳明也。是谓五藏六府之腧，五五二十五腧，六六三十六腧也。六府皆出足之三阳，上合于手者也。缺盆之中，任脉也，名曰天突，一次任脉侧之动脉，足阳明也，名曰人迎；二次脉手阳明也，名曰扶突；三次脉手太阳也，名曰天窗；四次脉足少阳也，名曰天容；五次脉手少阳也，名曰天牖；六次脉足太阳也，名曰天柱；七次脉颈中央之脉，督脉也，名曰风府。腋内动脉，手太阴也，名曰天府。腋下三寸，手心主也，名曰天池。刺上关者，呿不能欠[28]；刺下关者，欠不能呿[29]。刺犊鼻者，屈不能伸[30]；刺两关者，伸不能屈[31]。足阳明挟喉之动脉也，其腧在膺中[32]。手阳明，次在其腧外，不至曲颊一寸。手太阳当曲颊。足少阳在耳下曲颊之后。手少阳出耳后，上加完骨[33]之上。足太阳挟项大筋之中发际。阴尺动脉在五里，五腧之禁也。肺合大肠，大肠者，传道之府；心合小肠，小肠者，受盛之府；肝合胆，胆者，中精之府；脾合胃，胃者，五谷之府；肾合膀胱，膀胱者，津液之府也。少阳属肾，肾上连肺，故将两藏[34]。三焦者，中渎之府[35]也，水道出焉，属膀胱，是孤之府[36]也，是六府之所与合者。春取络脉诸荥大经分肉之间，甚者深取之，间者浅取之。夏取诸腧孙络肌肉皮肤之上。秋取诸合，余如春法。冬取诸井诸腧之分，欲深而留之。此四时之序，气之所处，病之所舍，藏之所宜。转筋者，立而取之，可令遂已。痿厥者，张而刺之，可令立快也。

【注释】

[1]络脉之所别处：指络脉别出经脉的部位。

[2]五输之所留：五输，指井、荥、输、经、合五输穴。留，《黄帝内经太素》作"留止"。此指五输穴留止部位。

[3]四时之所出入：指四时季节阴阳升降对五脏六腑气机的影响。

[4]五藏之所溜处：溜处，《黄帝内经太素》作"流行"。此指五脏经气运行灌注于五输穴的情况。

[5]阔数之度：经脉络脉宽窄及经穴的间距。

[6]浅深之状：经脉络脉在人体的不同深度。

[7]高下所至：经脉在人体上下起止情况。

[8]为井木：此指少商穴为肺经井穴。"木"字《黄帝内经太素》无，下同。

[9]为荥：指鱼际，为肺经荥穴。

[10]为腧：指太渊，为肺经输穴。

[11]为经：指经渠，为肺经经穴。

[12]为合：指尺泽，为肺经合穴。下文心肝脾肾文义类此。

[13]内廉：廉，侧边曰廉，侧面或边缘之义。内廉指肢体的内侧面。

[14]屈而得之：指取穴时依病人的屈曲姿态定位。下同。

[15]使逆则宛，使和则通：宛，同郁。用针时如果使脉气逆乱则气机郁滞，使脉气和顺则气机通畅。

[16]辅骨：《说文解字》："辅，人颊骨也。"沈彤《释骨》："侠膝之骨曰辅骨。"依本文"辅骨"出现多次，与以上两解均不相合。"曲泉，辅骨之下"，应指股骨。"阴谷，辅骨之后"，亦应指股骨。"阳辅，外踝之上，辅骨之前"，应为腓骨。"入于曲池，在肘外辅骨陷者中"，应为肱骨。"辅"字恐另有别义，存疑。

[17]动而不休：指内踝后动脉，复溜穴在此部位。

[18]绝骨之端：绝骨为悬钟穴。《针灸甲乙经》及《千金要方》"端"字

下有"如前三分，去丘墟七寸"九字。

[19]胻：音横（héng），下肢胫部。

[20]复下三里三寸为巨虚上廉：意为足三里下三寸为上巨虚穴。上廉，上部边缘。

[21]复下上廉三寸为巨虚下廉也：意为上巨虚下三寸处为下巨虚穴。

[22]是太阳络也：意指委阳穴是足太阳膀胱经经脉别行之络脉的起点。

[23]腨肠：腨，音揣（chuǎi）。腨肠，指胫后腓肠肌处，俗称小腿肚。

[24]并太阳之正：并入足太阳膀胱经正脉。

[25]闭癃：又称癃闭，指小便潴留膀胱而不通的证候。

[26]遗溺：遗尿或小便失禁。

[27]歧骨：指掌骨。

[28]刺上关者，呿不能欠：呿，音趋（qū），张口曰呿；欠，《说文解字》："张口气悟也。"欠义亦作张口解，故知"呿"与"欠"两字必有误。上关穴在耳前，张口取穴，不能闭口，而"欠"字无"闭口"之义。存疑。

[29]刺下关者，欠不能呿：下关穴在颧骨弓下缘，下颌关节前方，应闭口取穴，而"欠"字无闭口之义，"不能呿"义为不能张口，与"欠"字抵牾，存疑。

[30]刺犊鼻者，屈不能伸：犊鼻穴为外膝眼，屈膝取穴。

[31]刺两关者，伸不能屈：两关，指内关、外关两穴，在腕上内外二寸处。取此两穴不能屈臂。

[32]膺中：膺，胸之两侧部位。

[33]完骨：指耳后乳突。

[34]少阳属肾，肾上连肺，故将两藏：少阳，《黄帝内经太素》《针灸甲乙经》及《黄帝内经灵枢略》均作"少阴"，此指足少阴经。将，统领之义。肾与肺经脉相连，故足少阴经统领连属肾与肺两脏。

[35]三焦者，中渎之府：因三焦有通调全身水道的功能，故称。渎，《说文解字》："沟也，一曰邑中沟也。"此指水液运行的通道。

[36]孤之府：指三焦，因为没有与三焦相配的脏器，故其有此称谓。

【语译】

黄帝问岐伯说：针刺之理，必须精通十二经络的循行和起止部位，络脉的支别和相会处所，井、荥、输、经、合经气的出入，六腑合于五脏的表里关系，四季阴阳消长对人体的影响，五脏之气所灌注于五腧的部位，经脉、络脉、孙络的宽窄粗细以及表里深浅、上下本末的部位。希望详细听你加以解释。

岐伯说：我按各经经穴的次序来谈一谈，肺的脉气，出于少商，少商穴在大指的内侧端，是肺脉所出的源泉，为井；脉气尚微而流于鱼际，鱼际穴在鱼际之后，为荥；脉气渐盛，汇注于太渊，太渊穴在鱼际后一寸，腕横纹后的凹陷中，为输；脉气旺盛，行于经渠，经渠穴在寸口脉中，像水流入江河一样，动而不止，为经；脉气壮大，入归于尺泽，尺泽穴在肘中动脉处，为合。以上五腧，都属于手太阴肺经。

心的脉气出于中冲，中冲在手中指端，为井；流于劳宫，劳宫在中指本节后手掌中间，为荥；灌注于大陵，大陵在掌后横纹处，正当两骨之间，为输；行于间使，间使在腕后三寸内侧两筋间，心与心包经有病变，此处常出现反应，正常时脉气平静，为经；入于曲泽，曲泽在肘内侧凹陷中，屈肘取穴，为合。以上五腧，都属于手少阴心经。

肝的脉气出于大敦，大敦在足大趾外侧于三毛中间，为井；流于行间，行间在足大趾、次趾之间，为荥；灌注于太冲，太冲在行间后二寸凹陷中，为输；行于中封，中封在内踝前一寸半凹陷中，是肝脉气血往来通行的径路，用针时，逆其气则脉气郁滞，和其气则脉气流通，取穴时要摇动其足，为经；入归于曲泉，曲泉在膝内侧辅骨之下、大筋之上，取穴时要屈其膝，为合。以上五腧，属于足厥阴肝经。

脾的脉气出于隐白穴，隐白穴在足大趾端内侧，为井；流于大都，大都在足大趾本节后内侧凹陷中，为荥；脉气灌注于太白，太白在足内侧核骨下凹陷中，为输；脉气行于商丘，商丘在足内踝下微前凹陷中，为经；脉气入归于阴陵泉，阴陵泉在膝内侧辅骨下凹陷中，伸足取之，为合。以上五腧，属于足太阴脾经。

肾的脉气出于涌泉，涌泉在足心，屈趾所出现的凹陷中，为井；流于然谷，然谷在足内踝前大骨陷中，为荥；脉气灌注于太溪，太溪在足内踝后跟骨上凹陷中，为输；脉气行于复溜，复溜在内踝上二寸筋骨凹陷中，其脉动而不止，为经；脉气入于阴谷，阴谷在膝内侧辅骨之后、大筋之下、小筋之上，按之有动脉应手，屈膝取之，为合。以上五腧，都属于足少阴肾经。

膀胱的脉气出于至阴穴，至阴在足小趾端的外侧，为井；流于通谷，通谷在足小趾本节前的外侧凹陷中，为荥；脉气灌注于束骨，束骨在足小趾本节后赤白肉际凹陷中，为输；脉气过于京骨，京骨在足外侧大骨下赤白肉际凹陷中，为原；流于昆仑，昆仑在外踝后跟骨上凹陷中，为经；入归于委中，委中在膝腘横纹中，有动脉应手，伏卧取之，为合。以上六腧，都属于足太阳膀胱经。

胆的脉气出于窍阴穴，窍阴在足第四趾端的外侧，为井；脉气流于侠溪，侠溪在足四趾和小趾的歧骨间，在本节前凹陷中，为荥；脉气灌注于临泣，临泣在侠溪上行一寸半凹陷处，为输；脉气过于丘墟，丘墟在足外踝前凹陷中，为原；脉气行于阳辅，阳辅在足外踝上四寸绝骨之端，为经；入于阳陵泉，阳陵泉在膝下一寸外辅骨的凹陷中，为合。伸足取穴。以上六腧，都属于足少阳胆经。

胃的脉气，出于厉兑穴，厉兑在足第二趾端的外侧，为井；流于内庭，内庭在足第二趾的外间本节前凹陷中，为荥；脉气灌注于陷谷，陷谷在内庭上二寸凹陷中，为输；脉气过于冲阳，冲阳在足趾上五寸骨间动脉应手处，摇足取之，为原；脉气行于解溪，解溪在冲阳上一寸半足跗关节上凹陷中，为经；脉气入归下陵，下陵即膝下三寸胻骨外的三里穴，为合；从三里下行三寸，是巨虚上廉，再下行三寸，是巨虚下廉。大肠属于上廉，小肠属于下廉，都和足阳明胃脉相联属。大肠、小肠，受盛胃中的水谷，所以都属于胃。以上的腧穴，都属于足阳明胃经。

三焦的脉气，上与手少阳相合。出于关冲，关冲在手无名指端外侧，为井；流于液门，在手无名指与小指之间，为荥；脉气注于中渚，在小指与无名指本节后的凹陷中，为输；脉气过于阳池，在手腕横纹陷中，为原；脉气行于支沟，在腕后三寸两骨之间，为经；脉气归入于天井，在肘尖上一寸两筋之间凹陷中，为合，取穴时微屈肘。三焦脉气下行于足太阳经之前，足少阳经之后，上行出于腘中外侧的委阳，委阳是太阳经脉别行之络的起点，为三焦的下俞。以上腧穴属于手少阳经。三焦经的脉气，和足少阳、足太阳两经相并行，自踝上五寸入腨肠，上行出于足太阳的别络委阳，并足太阳的正脉入络膀胱，以约束下焦。所以三焦的实证，会出现小便不通的癃闭病；三焦的虚证，会出现小便失禁的遗尿病。治三焦虚证要用补法，治三焦实证当用泻法。

小肠上合手太阳经脉，其脉气出于少泽，少泽在手小指端外侧，为井；

流于前谷，前谷在手外侧小指本节前凹陷中，为荥；脉气灌注于后溪，后溪在手外侧小指后凹陷中，为输；脉气过于腕骨，腕骨穴在手外侧腕骨之前，为原；脉气系于阳谷，阳谷在掌后锐骨的下方凹陷中，为经；脉气入归于小海，小海穴在肘内侧大骨的外缘去肘端五分的凹陷中，取穴时要伸臂，为合。以上腧穴，都属于手太阳小肠经。

大肠的脉气上合于手阳明经，出于商阳穴，商阳在食指端的内侧，为井；脉气流于二间穴，二间在食指内侧本节前陷中，称之为荥；脉气注于三间穴，三间在食指内侧本节后陷中，称之为输；脉气过于合谷穴，合谷在手大指、次指歧骨间，称之为原；脉气行于阳溪穴，阳溪在手腕上侧横纹前，两筋间陷中，称之为经；脉气入归于曲池穴，曲池在肘外辅骨曲肘横纹头陷中，屈肘横肱取之，称之为合。以上六腧，属于手阳明大肠经。

以上所说五脏六腑的腧穴，五脏各有井荥输经合五个腧穴，五五二十五个腧穴，六腑各多一个原穴，六六三十六个腧穴。六腑的脉气都分别起于足之三阳和手之三阳，构成相互间的密切联系。

左右缺盆的正中间是任脉的天突穴。从任脉旁开绕脖颈第一动脉应手处，是足阳明胃经的人迎穴；第二是手阳明经的扶突穴；第三是手太阳经的天窗穴；第四是足少阳经的天容穴；第五是手少阳经的天牖穴；第六是足太阳经的天柱穴；第七是颈后中央督脉上的风府穴。腋内脉动的地方是手太阴经的天府穴，腋下三寸的地方是手心包的天池穴。

针刺上关时，应该张口，因该穴位在耳前，张口则有空隙，闭口即穴合；针刺下关时，应该闭口，因为该穴在上关之下，闭口则有空隙，张口即闭合；犊鼻是足阳明经穴，在膝膑下胻骨上，筋骨间凹陷中，即外膝眼，取此穴时应该屈膝，且不要伸足；两关即内关和外关，刺两关时要伸臂，不能屈臂，因为屈臂时，前臂两骨交错，针不能入。

足阳明经即喉两侧的动脉，人迎穴位于挟结喉两旁的动脉应手处，它的脉气下行于胸膺、气户、库房、屋翳等穴，都是足阳明经在膺胸的腧穴。手阳明经的扶突穴，在足阳明经人迎穴之外离曲颊一寸处。手太阳的天窗穴，则正在曲颊的下面、扶突的上面。足少阳的天冲穴，在曲颊之后。手少阳的天牖穴，在耳后完骨之上。足太阳的天柱穴，挟项后在大筋外侧发际凹陷中。手太阴尺泽穴上三寸有动脉处，是手阳明经的五里穴，不可针刺，刺后会引起五脏之气竭绝，所以禁针。

肺与大肠相表里，大肠是传导糟粕之腑；心与小肠相表里，小肠是接受胃部已腐熟的水谷，泌别清浊之腑；肝与胆相表里，胆是贮藏精汁之腑；脾和胃相表里，胃是受纳水谷之腑；肾与膀胱相表里，膀胱是贮藏津液之腑。足少阴的经脉属肾而上膈络肺，所以它的脉气通行于肾肺两脏。三焦能通调周身水道，故为中渎之腑，水液由之气化排泄，连属膀胱，无脏与之相配，所以称为孤腑。这是脏腑相合的表里关系。

春天针刺时，取浅表部位的络脉和荥穴以及经脉和肌肉的间隙，病重可深刺，病轻宜浅刺。夏天当取十二经的腧穴、孙络以及肌肉、皮肤之上的浅表部位。秋天针刺时要取用十二经的合穴，其余如同春天的针刺法。冬天针刺时，应取用十二经的井穴和脏腑输穴，并应深刺留针。这是根据四时阴阳升降而施行的针刺方法。四时阴阳的消长有一定的秩序，人的气血有相应的部位，用针就要随其所宜。遇转筋的病人，立即取穴针刺，气血一经疏通，病就好了。遇到瘫痪和手足厥逆的病人，加强针刺力度，针刺后立刻有舒畅的感觉。

【评介】

本输，义指脏腑经气输注的基本部位和腧穴。本篇主要论述井、荥、输、经、合五输穴特定的穴位名称、具体位置及治疗功能。五输穴是五脏在肘关节和膝关节以下的主要穴位，是脏腑气血运行输注的重要部位，为针刺治疗学中补泻的关键穴位，本篇内容对此均有详细阐述。

为申明针道，本篇详论五脏重要腧穴部位、经气流注次序、取穴的方法和姿势，还阐明四季取穴及针刺深浅的规则。如春天阳气生发，应取络脉、各自的荥穴及大经分肉之间，病重深刺，病轻浅刺。夏天阳气至盛，应取各自的经穴及孙络肌肉皮肤之上。秋天阴始升，阳始降，应取其合穴，但病情轻重仍依春刺之法。冬天阴气盛，阳气内潜，应取诸井穴及诸输穴，并要深刺而久留针，以更好地通达气机。所有这些，时至今日仍然对临床针刺治疗有重要的指导意义。

小针解第三

【原文】

所谓易陈[1]者，易言也。难入[2]者，难著于人[3]也。粗守形者，守刺法也。上守神者，守人之血气有余不足，可补泻也。神客者，正邪共会也。神者，正气也。客者，邪气也。在门者，邪循正气之所出入也。未睹其疾者，先知邪正何经之疾也。恶知其原者，先知何经之病，所取之处也。刺之微在数迟者，徐疾之意也。粗守关者，守四肢而不知血气正邪之往来也。上守机者，知守气也。机之动不离其空中者，知气之虚实，用针之徐疾也。空中之机清静以微者，针以得气[4]，密意守气[5]勿失也。其来不可逢者，气盛不可补也。其往不可追者，气虚不可泻也。不可挂以发者，言气易失也。扣之不发者，言不知补泻之意也。血气已尽而气不下[6]也。知其往来者，知气之逆顺盛虚也。要与之期者，知气之可取之时也。粗之暗者，冥冥[7]不知气之微密[8]也。妙哉工独有之者，尽知针意也。往者为逆者，言气之虚而小，小者逆也。来者为顺者，言形气之平，平者顺也。明知逆顺，正行无问者，言知所取之处也。迎而夺之者，泻也[9]；追而济之者，补也[10]。所谓虚则实之者，气口[11]虚而当补之也。满则泄之者，气口盛而当泻之也。宛陈则除之者，去血脉也。邪胜则虚之者，言诸经有盛者，皆泻其邪也。徐而疾则实[12]者，言徐内而疾出也。疾而徐则虚[13]者，言疾内而徐出也。言实与虚若有若无者，言实者有气，虚者无气也。察后与先若亡若存者，言气之虚实，补泻之先后也，察其气之已下与常存也。为虚与实若得若失者，言补者怵然[14]若有得也，泻则怳然[15]若有失也。夫气之在脉也，邪气在上者，言邪气之中人也高，故邪气在上也。浊气在中者，言水谷皆入于胃，其精气上注于肺，浊溜于肠胃，言寒温不适，饮食不节，而病生于肠胃，故命曰浊气在中也。

清气在下者，言清湿地气之中人也，必从足始，故曰清气在下也。针陷脉则邪气出者，取之上。针中脉则浊气出者，取之阳明合也。针太深则邪气反沉者，言浅浮之病，不欲深刺也，深则邪气从之入，故曰反沉也。皮肉筋脉各有所处者，言经络各有所主也。取五脉者死，言病在中，气不足，但用针尽大泻其诸阴之脉也。取三阳之脉者，唯言尽泻三阳之气，令病人恇然不复也。夺阴者死，言取尺之五里五往者[16]也。夺阳者狂，正言[17]也。睹其色，察其目，知其散复，一其形，听其动静者，言上工知相五色[18]于目，有知调尺寸小大缓急滑涩，以言所病也。知其邪正者，知论虚邪与正邪之风也。右主推之，左持而御之[19]者，言持针而出入也。气至而去之者，言补泻气调而去之也。调气在于终始一者[20]，持心[21]也。节之交三百六十五会者，络脉之渗灌诸节者也。所谓五藏之气已绝于内者，脉口气内绝不至，反取其外之病处与阳经之合，有留针以致阳气，阳气至则内重竭，重竭则死矣。其死也，无气以动，故静。所谓五藏之气已绝于外者，脉口气外绝不至，反取其四末之腧，有留针以致其阴气，阴气至则阳气反入，入则逆，逆则死矣。其死也，阴气有余，故躁。所以察其目者，五藏使五色循明[22]。循明则声章[23]。声章者，则言声与平生异也。

【注释】

[1]易陈：易于陈述。

[2]难入：难于深入领会。

[3]难著于人：著，明也。此做晓然明白解。难著于人，指针道深奥，其内在玄机难以使人深入领会。

[4]针以得气：得气，得其经气。进针后经气已至，即产生相应的针感。

[5]密意守气：密意，意志专一谨慎而宏深静谧。守，守持把握之意。气，此指经气。密意守气，是指在行针过程中，经气已至，应澄心静志而谨慎地守持，以运达神气。

[6]血气已尽而气不下：血气，指经血经气。气不下，指病气不能攻克。此句意为针刺补泻手法不得当，虽耗尽经血经气而病气仍然不能驱除。

[7]冥冥：幽昧昏然，于事不明。

[8]微密：玄微精密。

[9]迎而夺之者，泻也：迎，逆其势，此指逆其病盛之势。夺，劫夺其势，指攻伐病气。此为泻法。

[10]追而济之者，补也：追，顺其势，此指顺其气衰之势。济，滋益其衰。此为补法。

[11]气口：又称寸口、脉口，即桡骨动脉。

[12]徐而疾则实：徐，指慢进针。疾，指快出针。实，指补法。

[13]疾而徐则虚：疾，指快进针。徐，指慢出针。虚，指泻法。

[14]伲然：伲，音必（bì），满也。伲然，一种充实的感觉。

[15]怳然：怳，音谎（huǎng），狂也，又作自失或失意解。怳然，一种若有所失的感觉。

[16]取尺之五里五往者：尺，尺部。五往，指泻五次。

[17]正言：正，据周学海《内经评文》："正字，疑当作狂。"

[18]相五色：相，观察。相五色即观察五色。

[19]左持而御之：左手扶持针体以起稳定作用。

[20]调气在于终始一者：本指用针调其经气应始终一心一意，而《九针十二原》无此文。

[21]持心：守持心意，专心如一。

[22]五藏使五色循明：循明，应作"修明"。《素问·六节藏象论》："五气入鼻，藏于心肺，上使五色修明，音声能彰。"五色修明，指色泽明润光亮。

[23]声章：章，同彰。指声音洪亮。

【语译】

所谓"易陈"，是指针刺的道理，谈起来较容易。"难入"，是难于使人十分晓达。"粗守形"，是说粗工只知泥守刺法和在局部进行治疗。"上守神"是指高明的医生能够灵活地根据病人气血虚实来进行补泻。"神客"，指正邪相争。"神"，指正气；"客"，指邪气。"在门"是说邪气入侵，循着正气运行出入的门户。"未睹其疾"，是说预先没有明确病在何经。"恶知其原"，是说不知病在何经，无法确定应取的穴位和治疗方法。

"刺之微在数迟",其意是说针刺的精微奥妙在于掌握针刺手法的快、慢。"粗守关"指粗工在针治时仅仅拘守四肢关节一些穴位,而不知道辨别气血盛衰和邪正进退。"上守机",指上工能够辨别人体血气盛衰,把握气机变化的规律。"机之动不离其空",是指了解气机的虚实变化,就可以施用疾徐补泻的手法。"空中之机清静以微",是说针入得气是非常微妙的,应审慎地把握它,不要出一点差错。"其来不可逢",是说在邪气正盛的时候,不可用补法。"其往不可追",是说邪气已去正气未复的时候,不可用泻法。"不可挂以发",是说因为经气易失,应该密切地观察气机的往来变化。"扣之不发"是说不知道抓住补泻时机,而贻误病机,以致血气竭尽而邪气却没有被驱除。"知其往来",是说要明了气机的逆顺盛衰。"要与之期",是说能掌握气机变化的时机而及时用针。

"粗之暗",是说技术低劣的医生暗昧无知,不懂得气机变化的道理。"妙哉工独有之",是说高明的医生,能够掌握气机的变化和运用针刺施行补泻的奥妙。"往者为逆",是说正气衰微,脉虚而小,属逆证。"来者为顺",是说正气尚存,形气平衡,这是顺证。"明知逆顺,正行无问",是说知道了正气的盛衰,疾病的逆顺,而能够断然采取措施,不要迟疑。"迎而夺之",是迎着经气循行的方向下针,这是泻法。"追而济之",是随着经气循行的方向下针,这是补法。

所谓"虚则实之",是寸口脉虚的应当用补法,以充实正气。"满则泄之",是寸口脉盛的用泻法。"宛陈则除之",是经脉有瘀血阻滞的应当用泻血法。"邪盛则虚之",是说邪气盛的应当泻其邪。"徐而疾则实",是说慢进针快出针的为补法。"疾而徐则虚",是说快进针慢出针的为泻法。"言实与虚若有若无",是说用补法后可使正气充实,用泻法可使邪气消失。"察后与先若存若亡",是说应该查清气机的虚实,以及病情的缓急,虚的用补法,实的用泻法,病急的先治,病缓的后治,同时判断正气尚存与陷下。"为虚与实若得若失",是说施用补法要使患者感到正气充满而似有所得,施用泻法则要使患者马上感到轻松而若有所失。

"夫气之在脉也,邪气在上",是说邪气侵入经脉后,多伤人的上部,邪气侵犯的部位偏高,所以说邪气在上。"浊气在中",是说水谷纳入后,皆入于胃中,水谷的精气上注于肺,水谷的浊气则流于胃肠,倘若饮食寒温不适,造成肠胃疾病,则浊气不能下行,所以说浊气在中。"清气在下",是指清冷寒湿的邪气伤人，多从足部侵入，所以说清气在下。"针陷脉则邪气出"，是指风热等邪气伤人上部，要取上部经脉的腧穴治疗。"针中脉则浊气出"，是指肠胃疾病造成浊气在中，应取手足阳明经的合穴治疗。"针太深则邪气反沉"，是说邪气轻浅的病，不宜深刺，刺得过深，则邪气会随针而内陷。"皮肉筋脉各有所处"，是说皮肉筋脉各个部位，都联属一定的经络，它们的发病，也可通过各经络来治疗。

"取五脉者死"，是说病在内脏而脏气不足的，反而用针大泻诸阴经腧穴。"取三阳之脉者"，是说误用针泻手足三阳六腑的腧穴，致三阳经气亏虚，不易恢复。"夺阴者死"，是说五次针五里而泻，则脏阴之气泻尽而成死证。"夺阳者狂"，是说泻三阳正气，会使精神虚弱而成狂证。"睹其色，察其目，知其散复，一其形，听其动静"，是说高明的医生能通过眼睛辨别五色，并且懂得结合脉象的大小、缓急、滑涩，全面观察，从而确切地诊知是哪里的病。"知其邪正"，是说知道疾病是由于正风还是虚风所造成。

"右主推之，左持而御之"，是说针刺时要用右手推而进针，左手护持针身，以运用进退的手法。"气至而去之"，是说下针得气后，即施用补法或泻法，达到气机平调后才出针。"调气在于终始一"，是说运针调气时要始终精神专注，一心一意。"节之交三百六十五会"，是说周身的三百六十五穴，为络脉将气血渗灌全身各部的通会之处。

所谓"五藏之气已绝于内"，是说五脏的精气内虚近于竭绝，表现在寸口的脉象就欲绝不至。此时如取体表的病处与阳经的合穴，通过留针来补阳气，愈补阳气则阴经愈衰，以致五脏精气重竭，竭而再竭则必死无疑，由于阴不生阳，无气以动，所以死时安静。

所谓"五藏之气已绝于外"，是说凡五脏精气外绝的，而寸口的脉象表现为沉微，宜用针补其阳气，如果取四肢末梢部的腧穴，并用留针法以补益在内的阴气，致使阴气盛而阳气更虚，以致发生厥逆，厥逆甚则导致死亡。临死亡，阴气有余，所以有烦躁的现象。察目的缘故，是因为五脏六腑的精气皆上注于目，精气旺盛于内，能使两目有神，面部五色明润，同时，由于精气内盛，则声音亦必洪亮，与平常不同。

【评介】

《小针解》是对前文《九针十二原》篇的注释性篇章。《九针十二原》篇主要论述"以微针通其经脉，调其血气"的内在机理，是一篇较深奥的文字。故篇中谈到"小针之要，易陈而难入"。为使后人理解和掌握针道机要，另著《小针解》以阐释《九针十二原》的重点内容，并揭示和补充说明经脉针刺的妙道玄机。《九针十二原》中的"上守神""上守机"以及迎、随、疾、徐、开、合等补泻手法，均为一些易言传而难意会的深奥理论。通过《小针解》的疏注，可以使人了然于心目。所以它是一篇帮助理解《九针十二原》的很好的论述。

另外，曾经有人提出《小针解》篇非《内经》原文，而是后世注家疏注《九针十二原》的释文，但无确切依据可考。现仍把《小针解》作为《灵枢》原文来对待。不然，不足八十一之数。是否原文有待于将来文物出现以证实。

邪气藏府病形第四

【原文】

黄帝问于岐伯曰：邪气[1]之中人也奈何？岐伯答曰：邪气之中人高也。黄帝曰：高下有度乎？岐伯曰：身半已上者，邪中之也；身半已下者，湿中之也。故曰：邪之中人也，无有常，中于阴则溜于府，中于阳则溜于经。黄帝曰：阴之与阳也，异名同类[2]，上下相会，经络之相贯，如环无端。邪之中人，或中于阴，或中于阳，上下左右，无有恒常，其故何也？岐伯曰：诸阳之会，皆在于面[3]。中人也方乘虚时，及新用力，若[4]饮食汗出腠理开，而中于邪。中于面则下阳明。中于项则下太阳。中于颊则下少阳，其中于膺背两胁亦中其经。黄帝曰：其中于阴奈何？岐伯答曰：中于阴者，常从臂胻[5]始。夫臂与胻，其阴皮薄[6]，其肉淖泽[7]，故俱受于风，独伤其阴。黄帝曰：此故伤其藏乎？岐伯答曰：身之中于风也，不必动藏。故邪入于阴经，则其藏气实，邪气入而不能客，故还之于府。故中阳则溜于经，中阴则溜于府。黄帝曰：邪之中人藏奈何？岐伯曰：愁忧恐惧则伤心。形寒寒饮则伤肺，以其两寒相感，中外皆伤，故气逆而上行。有所堕坠[8]，恶血留内，若有所大怒，气上而不下，积于胁下，则伤肝。有所击仆，若醉入房[9]，汗出当风，则伤脾。有所用力举重，若入房过度，汗出浴水，则伤肾。黄帝曰：五藏之中风奈何？岐伯曰：阴阳俱感，邪乃得往。黄帝曰：善哉。黄帝问于岐伯曰：首面与身形也，属骨连筋，同血合于气耳。天寒则裂地凌冰，其卒寒[10]或手足懈惰，然而其面不衣[11]，何也？岐伯答曰：十二经脉，三百六十五络，其血气皆上于面而走空窍，其精阳气[12]上走于目而为睛，其别气走于耳而为听。其宗气[13]上出于鼻而为臭[14]。其浊气出于胃，走唇舌而为味。其气之津液皆上熏于面，而皮又厚，其肉坚，故天气甚寒不能胜之也。黄帝曰：邪之中人，其病形何如？岐伯曰：虚邪之中身也，洒淅[15]动形；正邪之中人也微，先见于色，不知于身，若有若无，若亡若存，有形无形，莫知其情。黄帝曰：善哉。黄帝问于岐伯曰：余闻之，见其色，知其病，命曰明。按其脉，知其病，命曰神。问其病，知其处，命曰工。余愿闻见而知之，按而得之，问而极之[16]，为之奈何？岐伯答曰：夫色脉与尺[17]之相应也，如桴鼓[18]影响之相应也，不得相失也，此亦本末根叶之出候也，故根死则叶枯矣。色脉形肉不得相失也，故知一则为工，知二则为神，知三则神且明矣。黄帝曰：愿卒闻之。岐伯答曰：色青者，其脉弦[19]也；赤者，其脉钩[20]也；黄者，其脉代[21]也；白者，其脉毛[22]；黑者，其脉石[23]。见其色而不得其脉，反得其相胜之脉[24]，则死矣；得其相生之脉，则病已矣。黄帝问于岐伯曰：五藏之所生，变化之病形何如？岐伯答曰：先定其五色五脉之应，其病乃可别也。黄帝曰：色脉已定，别之奈何？岐伯曰：调其脉之缓、急、小、大、滑、涩，而病变定矣。黄帝曰：调之奈何？岐伯答曰：脉急[25]者，尺之皮肤亦急[26]；脉缓[27]者，尺之皮肤亦缓[28]；脉小者，尺之皮肤亦减而少气；脉大者，尺之皮肤亦贲而起；脉滑[29]者，尺之皮肤亦滑[30]；脉涩[31]者，尺之皮肤亦涩[32]。凡此变者，有微有甚。故善调尺者，不待于寸；善调脉者，不待于色。能参合而行之[33]者，可以为上工，上工十全九；行二者[34]，为中工，中工十全七；行一者[35]，为下工，下工十全六。黄帝曰：请问脉之缓、急、小、大、滑、涩之病形何如？岐伯曰：臣请言五藏之病变也。心脉急甚者为瘛疭[36]；微急为心痛引背[37]，食不下。缓甚为狂笑；微缓为伏梁[38]，在心下，上下行，时唾血。大甚为喉吤[39]；微大为心痹引背，善泪出。小甚为善哕[40]，微小为消瘅[41]。滑甚为善渴；微滑为心疝引脐，小腹鸣。涩甚为喑[42]；微涩为血溢，维厥[43]，耳鸣，颠疾。肺脉急甚为癫疾；微急为肺寒热，怠惰，咳唾血，引腰背胸，若鼻息肉不通[44]。缓甚为多汗；微缓为痿瘘，偏风[45]，头以下汗出不可止。大甚为胫肿；微大为肺痹引胸背，起恶日光。小甚为泄，微小为消瘅。滑甚为息贲[46]上气，微滑为上下出血。涩甚为呕血；微涩为鼠瘘[47]，在颈支腋之间，下不胜其上，其应善酸[48]矣。肝脉急甚者为恶言；微急为肥气，在胁下若覆杯。缓甚为善呕，微缓为水瘕[49]痹也。大甚为内痈，善呕衄；微大为肝痹阴缩[50]，咳引小腹。小甚为多饮，微小为消瘅。滑甚为癀疝[51]，微滑为遗溺。涩甚为溢饮，微涩为瘛挛筋痹。脾脉急甚为瘛疭；微急为膈中[52]，食饮入而还出，后沃沫[53]。缓甚为痿厥[54]；微缓为风痿，四肢不用，心慧然若无病[55]。大甚为击仆；微大为疝气，腹里大脓血，在肠胃之外。小甚为寒热，微小为消瘅。滑甚为癀癃[56]，微滑为虫毒蛕蝎[57]腹热。涩甚为肠癀；微涩为内癀，多下脓血。肾脉急甚为骨癫疾；微急为沉厥奔豚[58]，足不收，不得前后。缓甚为折脊；微缓为洞[59]，洞者，食不化，下嗌还出。大甚为阴痿[60]；微大为石水[61]，起脐已下至小腹腄腄[62]然，上至胃脘，死不治。小甚为洞泄，微小为消瘅。滑甚为癃癀；微滑为骨痿，坐不能起，起则目无所见。涩甚为大痈，微涩为不月沉痔[63]。黄帝曰：病之六变者，刺之奈何？岐伯答曰：诸急者多寒；缓者多热；大者多气少血；小者血气皆少；滑者阳气盛，微有热；涩者多血少气，微有寒。是故刺急者，深内而久留之。刺缓者，浅内而疾发针，以去其热。刺大者，微泻其气，无出其血。刺滑者，疾发针而浅内之，以泻其阳气而去其热。刺涩者，必中其脉，随其逆顺而久留之，必先按而循之，已发针，疾按其痏[64]，无令其血出，以和其脉。诸小者，阴阳形气俱不足，勿取以针，而调以甘药[65]也。黄帝曰：余闻五藏六府之气，荥输所入为合，令何道从入，入安连过，愿闻其故。岐伯答曰：此阳脉之别入于内，属于府者也。黄帝曰：荥输与合，各有名乎？岐伯答曰：荥输治外经，合治内府。黄帝曰：治内府奈何？岐伯曰：取之于合。黄帝曰：合各有名乎？岐伯答曰：胃合于三里，大肠合入于巨虚上廉，小肠合入于巨虚下廉，三焦合入于委阳，膀胱合入于委中央[66]，胆合入于阳陵泉。黄帝曰：取之奈何？岐伯答曰：取之三里者，低跗；取之巨虚者，举足；取之委阳者，屈伸而索之；委中者，屈而取之；阳陵泉者，正竖膝予之齐下至委阳之阳取之[67]；取诸外经者，揄申而从之。黄帝曰：愿闻六府之病。岐伯答曰：面热者足阳明病，鱼络血者手阳明病，两跗之上脉竖陷者，足阳明病，此胃脉也。大肠病者，肠中切痛而鸣濯濯。冬日重感于寒即泄，当脐而痛，不能久立，与胃同候，取巨虚上廉。胃病者，腹䐜胀[68]，胃脘当心而痛，上支两胁，膈咽不通，食饮不下，取之三里也。小肠病者，小腹痛，腰脊控睾而痛[69]，时窘之后[70]，当耳前热，若寒甚，若独肩上热甚，及手小指次指之间热，若脉陷者，此其候也。手太阳病也，取之巨虚下廉。三焦病者，腹气满，小腹尤坚，不得小便，窘急，溢则水留即为胀。候在足太阳之外大络，大络在太阳少阳之间，亦见于脉，取委阳。膀胱病者，小腹偏肿而痛，以手按之，即欲小便而不得，肩上热若脉陷，及足小趾外廉及胫踝后皆热若脉陷，取委中央。胆病者，善太息[71]，口苦，呕宿汁，心下澹澹，恐人将捕之，嗌中吩吩然数唾，在足少阳之本末，亦视其脉之陷下者灸之，其寒热者取阳陵泉。黄帝曰：刺之有道乎？岐伯答曰：刺此者，必中气穴，无中肉节。中气穴则针染（一作游）于巷[72]，中肉节即皮肤痛，补泻反则病益笃[73]。中筋则筋缓，邪气不出，与其真相搏，乱而不去，反还内着，用针不审，以顺为逆也。

【注释】

[1]邪气：此处特指天之邪气。

[2]阴之与阳也，异名同类：阴，阴经。阳，阳经。异名同类，指阴经与阳经虽名分不同，但均为运行气血的通路，故为同类。

[3]诸阳之会，皆在于面：因为手三阳经由手走头面，足三阳经由头面走向足，手足三阳经在头面会合。

[4]若：或也。

[5]臂胻：上肢与胫部。

[6]其阴皮薄：指上下肢的阴面，即内侧面皮肤嫩薄。

[7]其肉淖泽：淖，音闹（nào）。《说文解字》："淖，泥也。"淖泽，作柔软松弛解，此指上下肢内侧面肉质柔软而松缓。

[8]堕坠：跌仆损伤。

[9]若醉入房：若，或也。醉入房，指酒醉后行房事。

[10]卒寒：卒，同猝，突然。卒寒，指气温骤然下降。

[11]其面不衣：指人的面部在寒冷的情况下亦不用防寒衣物。

[12]精阳气：阳气精专部分。

[13]宗气：气之宗，积于胸中而推动呼吸。

[14]臭：同嗅。

[15]洒淅：寒冷战栗貌。

[16]问而极之：极，穷尽，详尽。问而极之，详尽了解。

[17]色脉与尺：色泽、脉搏与尺肤。尺，指尺肤部。

[18]桴鼓：桴，鼓槌。桴鼓，喻为行事立竿见影，应激及时，如以桴击鼓，点点相应。

[19]脉弦：肝脉特点，端直以长，如张弓弦。

[20]脉钩：心脉特点，来盛去衰，指下有落差之感，有如钩状。

[21]脉代：此指脾脉之平调，非结代之病脉。《素问·平人气象论》："平脾脉来，和柔相离，如鸡践地。"王冰注："言脉来动数相离，缓急和而调。"以上文义推断，脾之常脉为代，至数分明，脉动短促明快而气势和调。

[22]脉毛：肺脉特点，轻虚而浮。《素问·平人气象论》："平肺脉来，厌厌聂聂，如落榆荚。"

[23]脉石：肾脉特点。石，沉潜之象，指肾脉的沉濡而滑。

[24]相胜之脉：指克我之脉，五行相克之理论，如脾得肝脉为木克土等。

[25]脉急：指脉来急促。

[26]尺之皮肤亦急：尺，尺肤部。急，指皮肤紧绷。

[27]脉缓：脉来迟缓。

[28]尺之皮肤亦缓：尺部皮肤松弛。

[29]脉滑：脉来流畅。

[30]尺之皮肤亦滑：尺部皮肤滑润。

[31]脉涩：脉来艰涩。

[32]尺之皮肤亦涩：尺部皮肤滞涩粗疏。

[33]参合而行之：指寸口、尺肤、色泽三者参合诊察。

[34]行二者：指寸口、尺肤、色泽三者只能运用其中之二者。

[35]行一者：指寸口、尺肤、色泽三者仅能运用其中之一者。

[36]瘛疭：音赤纵（chì zòng）。瘛，痉挛拘急。疭，纵缓不收，肢体痿软。

[37]心痛引背：心区疼痛牵涉至背部。

[38]伏梁：病名，为心之积，由心下至脐部深处如条索状有形之物。《黄帝内经太素》："伏梁之病，大如人臂，从脐上至于心，伏在心下，下至于脐，如彼桥梁，故曰伏梁。"

[39]喉吤：喉中梗塞。

[40]哕：恶心干呕。

[41]消瘅：瘅，音单（dān）。消瘅为消渴病的一种类型，有热象。

[42]喑：音因（yīn），指音哑不能出声。

[43]维厥：四肢逆冷。维，四维，指四肢。

[44]若鼻息肉不通：若，《脉经》作"苦"。"苦"似是。患鼻息肉则呼吸不畅，为之所苦。

[45]痿瘘，偏风：《黄帝内经太素》及《脉经》无"痿"字。另《黄帝内经太素》"偏"作"漏"。其文《黄帝内经太素》为："瘘，漏风。"《脉经》为："瘘，偏风。"义同。据下文"头以下汗出不可止"，均为漏汗中风，半身不遂之证。故本文"痿"字衍误。

[46]息贲：呼吸气逆，为肺积之证。

[47]鼠瘘：瘰疬破溃后形成瘘道，经久不愈，俗称老鼠疮，即淋巴结核溃脓后形成瘘管，其发病部位常见于颈部及腋下。

[48]酸：酸软无力。

[49]水瘕：瘕，聚积之证，聚散无常形。

[50]阴缩：前阴及阴囊回缩抽痛。

[51]㿗疝：疝气的一种，阴囊肿大。

[52]膈中：类似噎嗝，食入即吐。

[53]后沃沫：《黄帝内经太素》解为"大便沃冷沫也"。依此解"后"字应为"后阴"，即肛门。此解似非，上文"为膈中，食饮入而还出，后沃沫"，据文理应是膈中症食入即吐后有沃沫情况，类似现代医学食管癌的反流现象，反流后期以黏液为主。

[54]痿厥：四肢痿软无力而厥冷。

[55]心慧然若无病：内心爽慧清醒如同无病之状。

[56]㿉癃：肠疝腹下隆起。

[57]虫毒蛕蝎：虫毒，寄生虫病之害。蛕，同蛔。蝎，《尔雅·释虫》："蝎，蝤蛴。"注云："木中虫。"此应为寄生虫，但所指不详。

[58]沉厥奔豚：《黄帝内经太素》无"奔豚"二字。《金匮要略》有"奔豚病"。

[59]为洞：《针灸甲乙经》作"为洞泄"。应为洞泄。洞泄，泄下无度且完谷不化。

[60]阴痿：本指男女前阴痿废，性机能低下。后世专指男性性机能低下，阴茎痿软不能勃起，又称阳痿。

[61]石水：水肿病，以腹水、胀满为主症，按之坚满。

[62]腄腄：腄，同垂。指腹部臃肿垂坠。

[63]不月沉痔：不月，月经不来潮。沉痔，指痔瘘。

[64]疾按其痏：痏，音委（wěi），疤痕，伤口。此处指出针后的针孔。疾按其痏，意为出针后快速按压针孔。

[65]调以甘药：甘药，是具有滋补作用的甘温药物，用以调补气血不足。

[66]委中央：即委中穴。《黄帝内经太素》无"央"字。

[67]正竖膝予之齐下至委阳之阳取之：此句为取阳陵泉的方法，意为两膝正立垂直，与委阳齐等部位的阳侧面定位取阳陵泉穴。

[68]膜胀：膜，音抻（chēn），胀也。膜胀即胀满。

[69]控睾而痛：睾丸抽痛。

[70]时窘之后：窘，窘迫，窘急。后，后阴，即肛门。时时有肛门窘急之感。

[71]善太息：善，喜欢。太息，长叹气。

[72]针染于巷："染"应作"游"。针游于巷，指针体在气穴中运行自如。

[73]补泻反则病益笃：错用补泻手法则病情更加严重。笃，音堵（dǔ），病势深重。

【语译】

黄帝问岐伯说：外邪侵犯人体的情况怎样？岐伯说：自然界的邪气，多侵犯人体的上部。黄帝又问：部位的高下有一定分度吗？岐伯说：上半身发病的，是受了风寒等外邪所致；在下半身发病的，是感受了清湿之邪所致。这是一般规律，但邪气常在传变，邪气伤了阴分，会流传到六腑；邪气侵犯了阳分，可能就在这条经脉流传发病。

黄帝说：经络虽有阴阳之分，其实都是运行气血的，是同属一类事物。而外邪伤人，有的是阴经受病，有的是阳经受病，或上或下，或左或右，没有一定常规，这是什么道理呢？岐伯说：手三阳经和足三阳经都交会于头面，所以，头为诸阳之会。邪气中伤于人，一般都是乘经脉空虚之时，如劳累用力之后，或者饮食汗出，腠理开泄，气虚不固的时候都容易被邪气侵袭。邪气侵袭了面部，会沿阳明经脉下传。邪气侵袭了项部，会沿太阳经脉下传。邪气侵犯了颊部，则沿少阳经脉下传。若邪气侵犯了胸膺、脊背和两胁，也都分别在阳明经、太阳经、少阳经等所过之处发病。

黄帝问：邪气侵入阴经的情况怎样呢？岐伯说：邪气侵入阴经的时候，通常是从手臂和足胫部的内侧开始。因为这些地方皮肤薄弱，肌肉比较柔软，所以身体各部虽然同样受风，而柔弱部位却最易受伤。黄帝又问：在这种情况下邪气会先伤五脏吗？岐伯说：身体感受了风邪，不一定会伤及五脏，邪气侵入阴经时，若五脏之气充实，就不能入里停留，而归复于六腑。所以邪中于阳经的直接在本经上发病，邪中于阴经，若脏气充实，不会向里传变，而是传到和它相表里的六腑而发病。

黄帝说：邪气如何伤及五脏的？岐伯说：如愁忧恐惧则伤神，再感外邪则伤心。肺主皮毛，如外受风寒，又饮冷水，两寒相迫，则伤肺，肺气失于肃降则上逆。若跌仆坠堕，瘀血积留于内，又因大怒的刺激，肝气上逆，气血瘀阻，积于胁下，则伤肝。击仆或醉后强行房事、汗出当风，就会伤脾。如用力举重，房事过度，或汗出沐浴，骨伤精亏，则伤肾。黄帝说：五脏中其风邪是怎么回事？岐伯说：阴阳气血皆虚的情况下，风邪才能内侵入脏。黄帝说：你说得很好。

黄帝问岐伯说：头面和全身上下各部，均为筋骨与气血连为一体，但当天寒地冻，或突然寒冷的时候，手足冻得麻木不灵活，面部不用衣物覆盖却不怕冷，这是什么缘故？岐伯回答说：人体十二经脉，三百六十五络脉的血气，都上注于面而走七窍。它的精阳之气，上注于目而能视物，它的别出之气从两侧上行于耳而能听，它的宗气上通于鼻孔而能嗅。其谷气从胃上通唇舌而能辨别五味。而各种气所化的津液都上行熏蒸于面部，且面部皮肤较厚，肌肉也坚实，故天气虽寒冷，也能够对抗它。

黄帝说：病邪侵犯人体，其症状表现如何？岐伯说：病邪有正邪和虚邪的区分，虚邪贼风伤人，发病较重，病人恶寒战栗。四时正邪中人，发病较轻微，开始先从面色上有点变异，身上没有什么感觉，像有病又像无病，有的有症状，有的没有症状，很不容易觉察到。黄帝说：很好。

黄帝问岐伯：我听说通过观察五色变化就能知道病情的，叫作明。切按脉象而知道病情的，叫作神。问询病情而知病位的，叫作工。我愿了解为什么望色就能知道疾病，切脉就能知道病情变化，问诊就可彻底了解病位，其道理究竟是什么？岐伯说：病人的气色、脉象、尺肤都与疾病的发生有内在的相应关系，疾病与尺肤、色脉的关系，犹如以槌击鼓，声响相应，这也和树木的根本与枝叶的内在联系一样，根本衰败，枝叶就枯萎，因此看病时要从色脉形肉全面观察。知其一仅为一般医生，称为工；知其二是比较高明的医生，称为神；知其三是最高明的医生，称为神明。

黄帝说：我愿听你全面地讲一下内在机理。岐伯回答说：现出青色，对应的脉是弦脉；红色，对应的脉是钩脉；黄色，对应的脉是代脉；白色，对应的脉是毛脉；黑色，对应的脉是石脉。这是色和脉相应的正常规律。若见其色而不见其脉，或反见其相克的脉，都有死的危险；若能得相生之脉，虽然有病也会很容易好的。

黄帝向岐伯问道：五脏所发生的疾病，以及疾病的变化和不同的表现怎样认识呢？岐伯回答说：要首先确定五色和五脉所主的疾病，则五脏所生的疾病就不难辨别了。黄帝说：气色和脉象已经确定了，怎样分辨呢？岐伯说：只要能结合其他方法诊查出脉搏的缓与急，脉象的大、小、滑、涩等情况，病变就可确定了。

黄帝说：怎样结合其他诊法观察脉象变化呢？岐伯说：脉搏急的，尺肤的皮肤也急；脉搏缓的，尺肤也松缓；脉象小的，尺肤也瘦小；脉象大的，尺肤也粗大而隆起；脉象滑的，尺肤也滑润；脉象涩的，尺肤也枯涩。但是这种变化，有轻重不同。所以善于诊察尺肤的，不必等诊察寸口的脉象，就能知道病情；善于诊察脉象的，不必等待观望五色，也可以了解病情。假如能将色、脉、尺肤三方面结合运用，就可成为高明医生，这样十个病人可以治好九个；如能运用两种方法诊察的医生，为中等的医生，十个病人能治好七个；若只会用一种方法诊察的，为下等医生，十个病人只能治愈六个。

黄帝说：请问缓、急、小、大、滑、涩这几种脉都主什么样的病变？岐伯说：我先谈一下五脏与此六脉微甚有关的病变。心脉急甚，发生筋脉瘛疭；心脉微急，是心胸牵引背部作痛，食不能下。心脉缓甚为神不安而为狂笑；微缓是久积为伏梁，在心下，其气上下行，或升或降，有时唾血。心脉大甚，为喉中如有物梗阻；微大是血脉不通的心痹，心痛放射至背部，因心脉上连目系，故常流泪。心脉小甚，为胃寒上逆而作呃逆；微小为善食善饥的消渴病。心脉滑甚为阳盛有热，故口渴；微滑为热在下，为心疝引脐痛而肠鸣。心脉涩甚则喑不能言；微涩则为吐血、衄血、四肢厥逆，以及耳鸣等头部的疾病。

肺脉急甚的，为癫疾；微急的，为肺有寒热，出现倦怠乏力、咳而唾血，咳时牵引胸部和腰背部作痛，以及鼻中肉阻塞而呼吸不畅。肺脉缓甚的，气虚多汗；微缓的，出现四肢痿软、肺痿等，以及半身不遂，头部以下汗出不止。肺脉大甚的，足胫肿；微大则为肺痹，可出现烦满喘息呕吐等症状，而且牵引胸背作痛，并可出现怕见日光。肺脉小甚的，出现泄泻症状；微小的，是消渴的表现，善食善饥而中热。肺脉滑甚的，可见喘满气逆而痰多；微滑的，是热伤血络，在上则为衄血，在下则为泄血。肺脉涩甚的，主呕血；微涩的，主瘰疬鼠瘘，病常发于颈项与腋下，下肢酸软无力，难于支撑上部的重压。

肝脉急甚的，主情绪急躁愤怒，善忘言语；微急的，为肝积肥气，胁下硬满，好像扣着杯子一样。肝脉缓甚的，为呕吐；微缓为水积胸胁而小便不利的水瘕痹病。肝脉大甚，主内有痈肿，经常出现呕吐和衄血；微大为肝痹病，阴器收缩，咳而牵引小腹作痛等病。肝脉小甚为多饮，微小为善食善饥的消渴病。肝脉滑甚为阴囊肿大的㿉疝病，微滑为遗尿病。肝脉涩甚为水湿溢于四肢的溢饮病，微涩为筋瘛挛不舒的筋痹病。

脾脉急甚的为抽搐瘛疭；微急的是脾虚不能运化，以致食入而吐，病名为膈中，后期吐黏沫。脾脉缓甚为四肢痿软无力；微缓为风痿病，四肢痿废不用，但神志清爽，和无病的人一样。脾脉大甚为猝然仆倒的卒中病；微大为脾积的痞气病，腹中裹有大脓血，在肠胃之外。脾脉小甚为寒热病，微小为内热消渴。脾脉滑甚，为阴囊肿大疲困的㿉疝病；微滑为腹内有蛔虫等肠寄生虫，常引起腹部发热。脾脉涩甚为广肠脱出的肠癀病；微涩是肠内溃烂腐败，故大便下脓血。

肾脉急甚，为邪深入骨的骨癫疾；微急为沉厥病，肾的寒气上逆发为奔豚，两足难以屈伸，大小便不通。肾脉缓甚，为腰脊痛如折；微缓为泻下无度的洞泄病，饮食不化而泻，或出现下咽即吐的病。肾脉大甚为阴痿不起；微大为石水病，水结于少腹，从脐以下至小腹部，上至胃脘皆胀硬如石，为不易治疗的危重证候。肾脉小甚为洞泄，微小为消渴。肾脉滑甚为有热，故为小便不利，或为癃疝；微滑为骨痿，坐不能起，起则眼黑视物不清。肾脉涩甚为气血阻滞，而形成大痈；微涩为气血不利，可出现女子月经不畅，或内痔等病。

黄帝说：关于疾病脉象所出现的六种变化，如何针刺？岐伯说：凡是脉象紧急的多有寒邪；脉象缓的属热；脉象大的多属气有余而阴血虚少；脉小的属气血不足；脉滑的是阳盛而有热；脉涩的气滞血少，微有寒象。因此，在针刺时，对急脉应深刺，留针时间长一点；对缓脉应浅刺而快出针，以散其热；对大脉应用轻泻的刺法，微泻其气，不能出血，使气血调和；对滑脉应用浅刺快出针的方法，以泻亢盛的阳气；对于涩脉针刺难以得气，选取经脉应准确，必须刺中其脉，根据症状的逆和顺，可以久留针并按摩肌肉，出针后，要很快按住针孔，不要出血，使经脉中气血调和；至于脉象小的，是气血俱虚，阴阳形气都不足，不必用针刺治疗，可用甘温补益药调补。

黄帝说：我听说五脏六腑之气血，都出于井穴，从荥输入而归于合穴，其运行通道怎样，进入后又和哪些脏腑经脉互相连属呢？请你将其中道理讲给我听。岐伯说：这就是手足阳明经从别络进入内部而连属于六腑的道理。黄帝说：荥输与合穴，其主治功用有什么区别呢？岐伯说：荥输的脉气浮浅，可以治外经的病，合则脉气深入，可以治内腑的病。黄帝说：人体内部的腑病，怎样治疗呢？岐伯说：要取三阳经的合穴。黄帝说：三阳的合穴都有名称吗？岐伯说：足阳明胃的合穴在三里；手阳明大肠脉气，循足阳明胃脉，合于上巨虚；手太阳小肠之气，循足阳明脉合于下巨虚；手少阳三焦合于足太阳之委阳穴，委阳为三焦下腧；足太阳膀胱合于委中；足少阳胆合于阳陵泉。黄帝说：合穴怎样取法呢？岐伯说：取三里穴要使足背低平；上下巨虚穴则要翘足而取；取委阳要屈伸下肢，认真寻索；委中穴要屈膝而取；阳陵泉要正身而坐使两膝齐平，在委阳的外侧寻取；治疗在外的经脉的病，要取荥输，它们的取法是伸展四肢，使经脉舒展，气血流畅，然后寻取。

黄帝说：我愿听你讲述一下六腑的病变情况。岐伯说：足阳明经脉起始于面，面部发热就说明足阳明有了病变；手阳明脉行于鱼际之后，故手鱼际部血脉郁滞或有瘀血斑点是手阳明病；两足背的冲阳脉，出现坚实或虚软下陷现象的，也是足阳明病，因为足背冲阳穴部位属于足阳明胃脉。

大肠病，肠中急痛，由于传导失常，所以肠鸣濯濯而有水声，冬天再受了寒邪就会引起泄泻和当脐疼痛，痛时甚至不能站立。大肠连属于胃，故可以取胃经的上巨虚来治疗。

胃病，可出现腹胀膨满，胃脘部疼痛并有支撑感，甚则两胁胀，膈和咽部阻塞不畅，饮食不下。治疗可以取足三里穴。

小肠病，小腹作痛，腰脊牵引睾丸痛，还有大便窘急的感觉。或循着经脉的走向出现耳前发热，或寒甚，或肩上热甚，手小指、无名指间热甚，络脉虚陷不起，都属于小肠病证候。可以取小肠经合穴下巨虚进行治疗。

三焦病则气化不行，故腹部胀满，小腹部坚硬，小便不通而甚感窘迫，水道不利，水溢于皮下为水肿，或停留在腹部为水胀病。诊察时可以观察足太阳外侧大络的变化，大络在太阳经与少阳经之间，为三焦的下腧委阳，三焦有病，此处脉必现赤色，治疗时取委阳穴。

膀胱病的症状是小腹部偏肿而疼痛，用手按之，即有尿意，但不能排出。因为膀胱经由肩背下行绕胫踝至小趾外侧，所以膀胱病可引起足小趾外侧、胫踝及肩上发热，或者其循行部位的脉下陷不起，治疗时可以取膀胱经的合穴委中。

胆病则常叹气，口苦，因胆汁上溢而吐出苦水，同时出现精神不安，心跳恐惧，好像有人要逮捕他一样。咽中如物梗阻，屡吐而不出。对这些病的治疗，可以在足少阳经从起至止的循行通路上选择穴位，对脉陷下的部位，可以施用灸法，如胆病而有寒热现象的，可取足少阳的合穴阳陵泉刺治。

黄帝说：针刺有法度吗？岐伯说：针刺这些穴位一定要刺中气穴，切不可刺于肉节。刺中气穴，就如针游于空巷之内，若刺到肉节上，只能损伤肌肉，使皮肤疼痛，起不到治疗作用。此外补泻手法也要正确使用，假若补泻反用，疾病必因此而加重。如果误刺在筋上，不仅会伤筋而造成弛缓，而且病邪无由而出，与真气纠缠，扰乱人体的气机，甚至还会内陷，固着于体内，使疾病更加深入。这都是用针不审慎，刺法错乱所造成的恶果。

【评介】

此篇讨论了外邪侵犯人体不同部位的发病机制。邪气寄留于经脉与脏腑而病形各异，所以通过望色、切脉、诊尺肤等综合情况来判断不同部位的病变，在治疗上选择不同经脉的腧穴。

本篇所论述的内容，从发病、病形表现、诊断、治疗以及取穴方法，均切合临床实际，既有针刺理论的阐发，也有临床实践的技术，对临床针刺有较好的指导作用。

卷之二

根结第五

【原文】

岐伯曰：天地相感，寒暖相移，阴阳之道，孰少孰多？阴道偶，阳道奇[1]。发于春夏，阴气少，阳气多，阴阳不调，何补何泻？发于秋冬，阳气少，阴气多，阴气盛而阳气衰，故茎叶枯槁，湿雨下归，阴阳相移，何泻何补？奇邪离经[2]，不可胜数，不知根结[3]，五藏六府，折关败枢，开阖而走[4]，阴阳大失，不可复取。九针之玄[5]，要在终始[6]，故能知终始，一言而毕，不知终始，针道咸绝[7]。太阳根于至阴[8]，结于命门[9]，命门者目也[10]。阳明根于厉兑，结于颡大，颡大者钳耳也[11]。少阳根于窍阴，结于窗笼[12]，窗笼者耳中也。太阳为开，阳明为阖，少阳为枢[13]。故开折则肉节渎而暴病起[14]矣，故暴病者取之太阳，视有余不足，渎者皮肉宛膲[15]而弱也。阖折[16]则气无所止息而痿疾[17]起矣，故痿疾者取之阳明，视有余不足，无所止息者，真气稽留，邪气居之也。枢折[18]即骨繇[19]而不安于地，故骨繇者取之少阳，视有余不足，骨繇者节缓而不收也，所谓骨繇者摇故也，当穷其本也。太阴根于隐白，结于太仓[20]。少阴根于涌泉，结于廉泉。厥阴根于大敦，结于玉英[21]，络于膻中。太阴为开，厥阴为阖，少阴为枢[22]。故开折则仓廪无所输膈洞[23]，膈洞者取之太阴，视有余不足，故开折者气不足而生病也。阖折即气绝而喜悲，悲者取之厥阴，视有余不足。枢折则脉有所结而不通，不通者取之少阴，视有余不足，有结者皆取之不足。足太阳根于至阴，溜于京骨，注于昆仑，入于天柱、飞扬也。足少阳根于窍阴，溜于丘墟，注于阳辅，入于天容、光明也。足阳明根于厉兑，溜于冲阳，注于下陵，入于人迎、丰隆也。手太阳根于少泽，溜于阳谷，注于少海，入于天窗、支正也。手少阳根于关冲，溜于阳池，注于支沟，入于天牖、外关也。手阳明根于商阳，溜于合谷，注于阳溪，入于扶突、偏历也。此所谓十二经者，盛络[24]皆当取之。一日一夜五十营[25]，以营五藏之精，不应数者[26]，名曰狂生[27]。所谓五十营者，五藏皆受气。持其脉口，数其至也，五十动而不一代[28]者，五藏皆受气；四十动一代者，一藏无气；三十动一代者，二藏无气；二十动一代者，三藏无气；十动一代者，四藏无气；不满十动一代者，五藏无气。予之短期[29]，要在终始。所谓五十动而不一代者，以为常也，以知五藏之期。予之短期者，乍数乍踈[30]也。黄帝曰：逆顺五体[31]者，言人骨节之小大，肉之坚脆，皮之厚薄，血之清浊，气之滑涩，脉之长短，血之多少，经络之数，余已知之矣，此皆布衣匹夫之士[32]也。夫王公大人，血食之君[33]，身体柔脆，肌肉软弱，血气慓悍滑利[34]，其刺之徐疾浅深多少，可得同之乎？岐伯答曰：膏粱菽藿[35]之味，何可同也。气滑即出疾，其气涩则出迟，气悍则针小而入浅，气涩则针大而入深，深则欲留，浅则欲疾。以此观之，刺布衣者深以留之，刺大人者微以徐之，此皆因气慓悍滑利也。黄帝曰：形气[36]之逆顺奈何？岐伯曰：形气不足，病气有余，是邪胜也，急泻之。形气有余，病气不足，急补之。形气不足，病气不足，此阴阳气俱不足也，不可刺之，刺之则重不足，重不足则阴阳俱竭，血气皆尽，五藏空虚，筋骨髓枯，老者绝灭，壮者不复矣。形气有余，病气有余，此谓阴阳俱有余也，急泻其邪，调其虚实。故曰：有余者泻之，不足者补之，此之谓也。故曰：刺不知逆顺，真邪相搏[37]。满而补之，则阴阳四溢，肠胃充郭[38]，肝肺内膜[39]，阴阳相错。虚而泻之，则经脉空虚，血气竭枯，肠胃僻辟[40]，皮肤薄著，毛腠夭膲[41]，予之死期。故曰用针之要，在于知调阴与阳，调阴与阳，精气乃光[42]，合形与气，使神内藏。故曰上工平气，中工乱脉，下工绝气危生。故曰下工不可不慎也。必审五藏变化之病，五脉之应，经络之实虚，皮之柔粗，而后取之也。

【注释】

[1]阴道偶，阳道奇：阴主偶数，阳主奇数。道，法则。

[2]奇邪离经：奇邪，指各种不正之气。离通罹，指感染。各种邪气侵犯经脉。

[3]根结：根，根本、起始。结，终端、终结。根结是指经脉的起始与终结。马莳："脉气所起为根，所归为结。"

[4]折关败枢，开阖而走：折，损害。关，机关。此指下文开、阖、枢的机能。走，消散。整句意为开、阖、枢功能失去协调。

[5]九针之玄：玄，奥妙。此指各种针法的玄妙机理。

[6]要在终始：要，关键。终始，经脉的循行起止。

[7]针道咸绝：针刺技术都不复存在。

[8]至阴：此指至阴穴。

[9]命门：此指眼睛，详指足太阳经睛明穴。

[10]命门者目也：命门，生命的门户，因为眼睛是体现生命力的最重要的部位。

[11]颡大者钳耳也：颡，音嗓（sǎng）。颡大，指头维穴，因此穴在额两角入发际，钳束于耳上，故又称钳耳。

[12]窗笼：听宫穴。

[13]太阳为开，阳明为阖，少阳为枢：开、阖、枢是气机升降出入的机关。张景岳："此总三阳为言也。太阳为开，谓阳气发于外，为三阳之表；阳明为阖，谓阳气畜于内，为三阳之里也；少阳为枢，谓阳气在表里之间，可出可入，如枢机也。"

[14]开折则肉节渎而暴病起：开折，指太阳开的功能折损。渎，《黄帝内经太素》作"殰"，殰，《说文解字》："胎败也。"此作"破败"解。暴病，指突发性疾病。

[15]宛膲：宛，《针灸甲乙经》作"缓"。膲，《黄帝内经太素》作"燋"。此指皮肉干枯消瘦。

[16]阖折：阳明阖的功能折损。

[17]痿疾：痿软不用之疾。

[18]枢折：少阳出入枢机折损。

[19]骨繇：繇，《针灸甲乙经》作"摇"。骨繇，指骨系松缓而动摇不收。

［20］太仓：即中脘穴。

［21］玉英：即玉堂穴。

［22］太阴为开，厥阴为阖，少阴为枢：此指三阴经气机升降出入之机关，义与三阳同。

［23］故开折则仓廪无所输膈洞：仓廪，本指贮谷米之所，此喻人体后天脾胃消化系统。无所输，指太阴开的功能受损而营养无所输给或运化失调。膈，同隔，气机痞塞。洞，洞泄。

［24］盛络：络脉邪气充盛。

［25］一日一夜五十营：营，指营运。五十营，指昼夜之间五脏精气在人体运营五十周次。

［26］不应数者：不应五十周次之数，五脏不能皆受其气。

［27］狂生：狂，妄也。狂生，虽生而无保证。

［28］五十动而不一代：五十动，指脉动五十至。代，更代，脉气有变易之象，或平脉之中忽见软弱，或乍疏乍数，或断而复起。

［29］予之短期：预后不良，短期之内有危殆之变。

［30］乍数乍踈：指脉动快慢不匀，精气将绝之象。踈，"疏"之异体字。

［31］逆顺五体：一说为古经篇名，一说为本经《逆顺肥瘦》篇。

［32］布衣匹夫之士：指平民百姓。

［33］血食之君：指王公贵族，以血肉为食，故称血食之君。

［34］血气慓悍滑利：此指以血肉为食者，其气血亢盛。

［35］膏粱菽藿：膏粱，王公大人的主食。膏，肥肉。粱，精米。菽藿，匹夫布衣的主食。菽，豆类。藿，《说文解字》："菽之少者。"此指嫩豆芽或嫩豆角。

［36］形气：形，形体。气，气机，功能活动。

［37］真邪相搏：真，真气，生命的本元之气。邪，邪气。搏，对抗。

［38］肠胃充郭：郭同廓。肠胃内邪气溢满。

［39］内膜：内部胀满。

［40］儡辟：儡，音设（shè）。儡辟，枯萎皱缩。

［41］夭膲：夭，色泽不润。膲同憔，憔悴不荣。

［42］精气乃光：光，《针灸甲乙经》作"充"。此指精气充盈。

【语译】

岐伯说：自然界气候的变化，是天地相互感应，冷暖交替。阴阳的消长，寒冷的盛衰，是少是多，都有其一定的规律，阴道为双数，阳道为单数。春温发生的疾病，阴气少而阳气多。这种阴阳不调的病变，在治疗时，该如何施行补泻呢？秋冬发生的疾病，阳气少而阴气多，因为秋冬季节阳气衰少而阴气充盛，所以草木叶茎枯槁，水湿下渗在根部，这种阴阳相移情况，该如何施行补泻呢？必须根据阴阳多少的具体情况，施行补泻。奇异之邪侵入人体，流传不定，漫无规律，造成病证之多，似不可胜数。如果不知道根结的意义，不懂得脏腑经脉的作用，奇邪侵扰后，三阴三阳开阖功能失常，枢机败毁，精气失走，阴阳受损，就难治了。九针的妙用，关键在于彻底明了经脉的循行起止情况，若能了解经脉终始，针刺的道理一说就透彻了，若不了解这方面的内容和意义，针刺的道理就无从谈起。

足太阳膀胱经脉气起于足小趾外侧的至阴穴，归结于命门。所谓命门，就是内眼角的睛明穴。足阳明胃经脉气起于足大趾次趾端的厉兑穴，归结于头额角的颡大。所谓颡大，就是钳束于耳的上方、额角部位的头维穴。足少阳胆经脉气起于足小趾次趾端的窍阴穴，归结于耳部的窗笼。所谓窗笼，就是听宫穴。太阳为三阳之表，为开；阳明为三阳之里，为阖；少阳为枢。若开的功能受损，发生肉节渎的病变，加之外邪易于入侵，多有暴急之病发作。治疗暴急之病，可取刺足太阳膀胱经，泻其有余，补其不足。所谓"渎"，即是皮肉干枯而萎弱的意思。如果阖的功能受损，阳气则无所止息，发生痿躄之病。治疗时，多取刺足阳明胃经，泻其有余，补其不足。所谓"无所止息"，就是真气滞留不行，邪气侵入不去，而发生痿疾。如果枢的功能受损，就会发生骨繇病，而站立不稳。治疗骨繇病，可取刺足少阳胆经，泻其有余，补其不足。所谓"骨繇"，就是骨节弛缓不收，动摇不定。上述各病，应彻底诊察具体病证，找出致病的根源，给予恰当的治疗。

足太阴脾经脉气起于足大趾内侧的隐白穴，归结于腹部的太仓穴，即中脘穴。足少阴肾经脉气起于足心的涌泉穴，归结于喉部的廉泉穴。足厥阴肝经脉气起于足大趾外侧的大敦穴，归结于胸部的玉英穴，即玉堂穴，络于膻中穴。太阴主脾，居阴分之表，为开；厥阴主肝，居阴分之里，为阖；少阴主肾，居表里之间，为枢。如太阴开的功能受损，脾失运化，上则膈气痞塞，下则洞泄不止。治疗膈塞洞泄，可取刺脾经的穴位，根据虚实情况，泻其有余，补其不足。这就是太阴开的功能失常，脾气不足所生的病。若厥阴阖的功能受损，则肝气缓散，好悲哀。治疗悲哀，可取刺肝经的穴位，泻其有余，补其不足。少阴枢的功能受损，则肾经脉气聚结不通，可取刺肾经的穴位，泻其有余，补其不足。凡经脉有聚结不通的，都应采取上法刺治。

足太阳膀胱经脉气起于井穴至阴，流于原穴京骨，注于经穴昆仑，上入于上部的天柱，下入于络穴飞扬。足少阳胆经脉气起于井穴窍阴，流于原穴丘墟，注于经穴阳辅，上入于颈部天容穴，下入络穴光明。足阳明胃经脉气起于井穴厉兑，流于原穴冲阳，注于合穴三里，上入于颈侧部人迎穴，下入于络穴丰隆。手太阳小肠经脉气起于井穴少泽，流于经穴阳谷，注于合穴小海，上入于颈部天窗穴，下入络穴支正。手少阳三焦经脉气起于井穴关冲，流于原穴阳池，注于支沟，上入于头部天牖穴，下入络穴外关。手阳明大肠经脉气起于井穴商阳，流于原穴合谷，注于经穴阳溪，上入于颈部扶突穴，下入络穴偏历。这就是所谓手三阳、足三阳左右十二经脉的流注腧穴，充盛之络均可取这些腧穴治疗。

脉气在体内运行，一昼夜为五十周次，运营五脏之精气，如违背这个规律，叫作狂生。脉气运行五十周，使五脏都得到精气的营养，从诊察寸口脉象即可得知。切按寸口脉，脉搏跳动五十次而无停代，这是五脏康健、精气旺盛的征象；如脉搏跳动四十次有一次停代的，是一脏衰败的征象；脉搏跳动三十次有一次停代的，是两脏衰败的征象；脉搏跳动二十次有一次停代的，是三脏衰败的征象；脉搏跳动十次有一次停代的，是四脏衰败的征象；脉搏跳动不满十次就有一次停代的，是五脏脏气都已衰败的征象。根据以上所述脉搏跳动歇止情况，可以预计死期，其主要根据是营气运行终始情况。所谓脉搏跳动五十次而无歇止的，这是五脏精气充盛的正常现象，如脉搏跳动出现忽快忽慢或忽跳忽止的情况，可以预计，是死期临近了。

黄帝说：所谓五体的逆顺，是指皮、肉、筋、骨、脉的异常与正常，骨节有大有小，肌肉有坚有脆，皮肤有厚有薄，血液有清有浊，脏气运行有滑有涩，经脉有长有短，营血有多有少，以及经脉的数目，我已知道了，所有这些都是指一般百姓来说的，而那些王公大人，终日血肉之食，所以他们的身体柔脆，肌肉软弱，气血的运行疾速滑利。这些不同境况的人，在治疗时，进、出针的快慢，刺入的深浅，取穴的多少能够相同吗？岐伯回答说：那些吃精肉美食的王公大人与吃粗食的百姓，用针刺治疗怎能相同呢？一般针刺的原则是，气滑的出针宜快，气涩的出针宜慢；气行慓悍的应用小针且浅刺，气涩的应用大针且深刺，深刺的要留针，浅刺的出针要疾速。针刺形体壮实的百姓，要深刺留针；针刺形体柔弱的王公大人，要用小针轻刺慢刺，其原因就是这些人气行疾速而滑利。

黄帝说：形体气机与病气出现逆顺，如何治疗？岐伯说：形体气机不足，病气有余的，是邪气实，当急泻其邪。若形体气机有余，病气不足的，当急补其正。若形体气机和病气皆不足的，是阴阳表里俱虚，不宜针刺。误刺后，正气更加不足，会导致阴阳俱竭，气血耗尽，五脏空虚，筋髓枯槁，这样，老年人要死亡，壮年人也不易康复。若形体气机、病气皆有余的，此即阴阳表里俱实，急当先泻其实邪，以达到调其虚实的目的。所以说，邪实有余的用泻法，正虚不足的用补法，就是这个道理。

所以说，针刺治疗不知逆顺的补泻方法，误刺之后，可导致正气与邪气相互搏结。如邪气有余的实证，反施用补法，则阴阳气血满溢，邪气充斥肠胃，肝肺发生胀满，阴阳之气发生紊乱。正气不足的虚证，反施用泻法，则经脉空虚，气血耗损枯竭，肠胃萎弱，皮肤薄瘦附骨，毫毛腠理枯焦，见到这些病证，则可以预计死期不远了。所以说针刺治疗的要领，在于调和阴阳，使之平衡，且不可虚者用泻，实者反补，只有这样，精气才能光大，形体与神气互相协调，神气得以内藏。所以说，技术高明的医生善于补虚泻实，调理阴阳之气，使其平衡。技术一般的医生往往扰乱经气，技术低劣的医生虚实不辨，妄补妄泻，常常危害病人的生命。所以说，低劣的医疗技术一定要戒除。必须审察清经脉的虚实，皮肤的柔软粗疏，然后才能选取相应针刺的经脉、部位与腧穴。

【评介】

根结，为三阴三阳经脉气血起始与回归。本篇主要论述手足三阳经源出、流注、回归的腧穴，三阳三阴开、阖、枢机能作用的区别。开、阖、枢实质为经气阴阳升降出入及运行转输的机关。文中讨论了每一机关紊乱则出现相应的证候，并提出了针刺治疗及取穴方法。

诊断方面，本文论述了依据脉动及间歇次数来测知脏腑精气的情况，并以此来判断预后。

治疗方面，文中强调依据不同体质，其施治亦各有异。如王公贵族，以精米肥肉为主食，所以其"血气慓悍滑利"，但此阶层又好逸恶劳、养尊处优，因而其"身体柔脆，肌肉软弱"。对于这种人的治疗，应以小针、浅刺、快出针为原则；劳动大众，菽藿粗食，其肌肉盛壮，治疗应以大针、深刺、久留针为原则。实质上意在强调，针法运用应因人而异。

另外，本篇出现了《内经》的"命门"说，其云："太阳根于至阴，结于命门，命门者目也。"由此可知，《内经》的命门，所指为眼睛，其含义也容易理解。即眼睛为生命的门户，因为人体中眼睛是生命力体现的最重要部位，生灵神气以目为要。《难经》以后，"命门"学说大昌，而以右肾为命门，其对后世的影响也至深。仔细玩味，《难经》的"命门说"，不免臆造，其与《内经》经旨也大相径庭。故后世不少学者对《难经》"命门"学说提出非议。

寿夭刚柔第六

【原文】

黄帝问于少师曰：余闻人之生也，有刚有柔[1]，有弱有强，有短有长，有阴有阳，愿闻其方。少师答曰：阴中有阴，阳中有阳，审知阴阳，刺之有方[2]，得病所始，刺之有理，谨度病端，与时相应，内合于五藏六府，外合于筋骨皮肤。是故内有阴阳，外亦有阴阳。在内者，五藏为阴，六府为阳；在外者，筋骨为阴，皮肤为阳。故曰病在阴之阴者，刺阴之荥输[3]；病在阳之阳者，刺阳之合[4]；病在阳之阴者，刺阴之经[5]；病在阴之阳者，刺络脉[6]。故曰病在阳者命曰风，病在阴者命曰痹，阴阳俱病命曰风痹。病有形而不痛者[7]，阳之类也；无形而痛者[8]，阴之类也。无形而痛者，其阳完而阴伤之也[9]，急治其阴，无攻其阳；有形而不痛者，其阴完而阳伤之也[10]，急治其阳，无攻其阴。阴阳俱动，乍有形，乍无形，加以烦心，命曰阴胜其阳，此谓不表不里，其形不久。黄帝问于伯高曰：余闻形气[11]病之先后，外内之应奈何？伯高答曰：风寒伤形[12]，忧恐愤怒伤气[13]。气伤藏，乃病藏；寒伤形，乃应形；风伤筋脉，筋脉乃应。此形气外内之相应也。黄帝曰：刺之奈何？伯高答曰：病九日者，三刺而已[14]。病一月者，十刺而已。多少远近[15]，以此衰之。久痹不去身者，视其血络，尽出其血。黄帝曰：外内之病，难易之治奈何？伯高答曰：形先病而未入藏[16]者，刺之半其日[17]；藏先病而形乃应者[18]，刺之倍其日[19]。此月内难易之应也[20]。黄帝问于伯高曰：余闻形有缓急，气有盛衰，骨有大小，肉有坚脆，皮有厚薄，其以立寿夭[21]奈何？伯高答曰：形与气相任则寿[22]，不相任则夭[23]。皮与肉相果[24]则寿，不相果[25]则夭。血气经络，胜形则寿[26]，不胜形则夭[27]。黄帝曰：何谓形之缓急？伯高答曰：形充而皮肤缓者则寿[28]，形充而皮肤急者则夭[29]。形充而脉坚大者顺也，形充而脉小以弱者气衰，衰则危矣。若形充而颧不起者骨小[30]，骨小而夭矣。形充而大肉䐃坚而有分者肉坚[31]，肉坚则寿矣；形充而大肉无分理不坚者肉脆[32]，肉脆则夭矣。此天之生命[33]，所以立形定气而视寿夭者[34]。必明乎此，立形定气，而后以临病人，决死生。黄帝曰：余闻寿夭，无以度之。伯高答曰：墙基卑[35]，高不及其地[36]者，不满三十而死；其有因加疾者[37]，不及二十而死也。黄帝曰：形气之相胜，以立寿夭奈何？伯高答曰：平人而气胜形者寿；病而形肉脱，气胜形者死[38]，形胜气者危矣。黄帝曰：余闻刺有三变，何谓三变？伯高答曰：有刺营者[39]，有刺卫者[40]，有刺寒痹之留经者[41]。黄帝曰：刺三变者奈何？伯高答曰：刺营者出血[42]，刺卫者出气[43]，刺寒痹者内热[44]。黄帝曰：营卫寒痹之为病奈何？伯高答曰：营之生病也，寒热少气，血上下行。卫之生病也，气痛时来时去，怫忾贲响[45]，风寒客于肠胃之中。寒痹之为病也，留而不去，时痛而皮不仁。黄帝曰：刺寒痹内热奈何？伯高答曰：刺布衣者，以火焠之[46]。刺大人者，以药熨之[47]。黄帝曰：药熨奈何？伯高答曰：用淳酒[48]二十斤，蜀椒一升，干姜一斤，桂心一斤，凡四种，皆㕮咀[49]，渍酒中[50]。用绵絮一斤，细白布四丈，并内酒中。置酒马矢煴中[51]，盖封涂，勿使泄[52]。五日五夜，出布绵絮，曝干之，干复渍，以尽其汁[53]。每渍必晬其日[54]，乃出干。干，并用滓与绵絮[55]，复布为复巾[56]，长六七尺，为六七巾。则用之生桑炭炙巾[57]，以熨寒痹所刺之处[58]，令热入至于病所[59]，寒复炙巾以熨之[60]，三十遍而止。汗出以巾拭身，亦三十遍而止。起步内中[61]，无见风。每刺必熨，如此病已矣，此所谓内热也。

【注释】

[1]有刚有柔：指人体质性情的刚柔不同。

[2]刺之有方：方，法度。指针刺技术有以阴阳为纲的内在法度。

[3]刺阴之荥输：针刺阴经的荥穴和输穴。

[4]刺阳之合：针刺阳经的合穴。

[5]刺阴之经：阴，手足三阴经。经，此为井、荥、输、经、合之经。

[6]刺络脉：指浮现于肌表的络脉。

[7]病有形而不痛者：指有形态的异常而无疼痛的感觉。

[8]无形而痛者：没有形态的异常但有疼痛。

[9]阳完而阴伤之也：完，《说文解字》："全也。"指完好无损。阳分完好而阴分受伤。

[10]阴完而阳伤之也：阴分完好阳分受伤。

[11]形气：形，形体。气，气机，即功能。

[12]风寒伤形：风寒，泛指外邪，外邪首先伤及形体。

[13]忧恐愤怒伤气：忧恐愤怒泛指内伤，首先损伤人体气机。

[14]病九日者，三刺而已：发病已九日，针刺三次即可恢复。已，痊愈。

[15]多少远近：多少，指针刺次数。远近，指时间长短。

[16]形先病而未入藏者：形体受邪而未累及内脏。

[17]刺之半其日：针刺次数为发病日数的二分之一。

[18]藏先病而形乃应者：内脏先受邪而波及形体。

[19]刺之倍其日：针刺次数为发病日数的一倍。

[20]此月内难易之应也：这是发病在一月之内证候轻重的处理方法。

[21]立寿夭：立，确立，确定。寿，长寿。夭，短命。

[22]形与气相任则寿：任，《说文解字》："符也。"形体与气机相符合的则长寿。

[23]不相任则夭：形体与气机不相符合则短命。

[24]皮与肉相果：果，通裹。皮肉裹缠相得，皮固肉坚。

[25]不相果：指皮肉似分离，或皮包骨，或皮下水溢肿满等。

[26]血气经络，胜形则寿：气血充足，经气运达，络脉充盛则长寿。

[27]不胜形则夭：气血不足，经络空虚则短命。

[28]形充而皮肤缓者则寿：形体强壮而皮肤舒缓者则长寿。

[29]形充而皮肤急者则夭：形体盛满而皮肤急张绷紧者则短命。

[30]形充而颧不起者骨小：形体充盛而两颧部塌陷不丰是骨骼小。

[31]形充而大肉䐃坚而有分者肉坚：大肉，肌肉满壮。䐃，音郡（jùn），王冰："肉之标也。"此指隆起的肌肉群。䐃坚，肌肉坚实。有分者，有分际。此指肌肉丰满隆起而有明显的分界。肉坚，强壮。

[32]形充而大肉无分理不坚者肉脆：形充而大肉无分理，指形体肥胖圆润平滑没有明显的肌肉分界。不坚，肉质松软。肉脆，脆弱。

[33]天之生命：先天禀赋。

[34]立形定气而视寿夭者：立形定气，确立形质确定气机，以此为依据。视，判断。寿夭，长命短命。

[35]墙基卑：墙基，杨上善："鼻之明堂。"张景岳："墙基者，面部四旁骨骼也。"杨说似是，指鼻部。卑，低矮。

[36]地：指面部的地阁部位。

[37]其有因加疾者：因，依据。有因，有基础依据，此指上文"墙基卑，高不及其地"。加疾，外加疾病缠身。

[38]病而形肉脱，气胜形者死：形肉脱陷，病邪气势亢盛为死证。

[39]有刺营者：深刺而中其经脉，因营行脉内。

[40]有刺卫者：浅刺或不中经脉，因卫行脉外。

[41]有刺寒痹之留经者：由寒邪所致痹证留滞经脉，有其针刺之法。

[42]刺营者出血：针刺营分的方法要使之出血。

[43]刺卫者出气：针刺卫分的方法要泄越卫气，摇大针孔，出针勿按，或用针取汗，因汗为卫阳之液。

[44]刺寒痹者内热：针刺寒痹要久留针，使之内热。或用温熨等方法驱除寒邪。

[45]怫忾贲响：怫，音弗（fú）。《说文解字》："郁也。"忾，《说文解字》："太息也。"《玉篇》："怒也。"怫忾，作郁怒叹息解。贲，同愤，《礼记》注："怒气充实也。"整句意为郁怒叹息，气逆作声。

[46]以火焠之：焠，焠针，即火针。

[47]以药熨之：即以布包热性药物，加温后熨贴身体。

[48]淳酒：《针灸甲乙经》"淳"作"醇"。指酒质醇厚。

[49]㕮咀：音府沮（fǔ jǔ）。张景岳："古人以口嚼药，碎如豆粒而用之。"

[50]渍酒中：渍，浸泡。此指以酒浸泡。

[51]马矢煴中：马矢，即马粪。煴，音蕴（yùn），又同熨。《说文解字》："郁烟也。"颜师古注《前汉书·苏武传》"置煴火"一句云："煴，聚火无焱者也。"整句意为烧马粪只郁烟而不使其出火焰，来熏烤渍药酒器，使热气慢慢传入酒器中。

[52]盖封涂，勿使泄：酒器加盖并涂泥密封，不要使酒药之气外泄。

[53]以尽其汁：使药汁尽吸于布棉絮之中。

[54]必晬其日：晬，音醉（zuì），周时也。晬其日，指满周日，即昼夜周时。

[55]并用滓与绵絮：滓，药滓。绵絮，指用药酒浸渍过的棉絮。

[56]复布为复巾：重叠细白布，做成夹袋状，以盛药滓及棉絮。复巾，夹袋。

[57]生桑炭炙巾：用生桑炭火烤夹袋。

[58]以熨寒痹所刺之处：用烤过的夹袋温熨寒痹的针刺之处。

[59]令热入至于病所：让温热感到达发病部位。

[60]寒复炙巾以熨之：寒，指夹袋热气散尽变凉，要重新烤热再熨患处。

[61]起步内中：起步，站起身来散步。内中，指密室。温熨完毕要站起身在密室中散步，以活动气血。

【语译】

黄帝问少师说：我听说由于人体的禀赋不同，体质有刚柔强弱之分，体形有高矮之别，生理特征和病理变化都有阴阳的不同，我很想知道其中的道理。少师回答说：人体的生理特征和病理变化的性质都有阴阳之分，但阴阳不是绝对的，阴阳之中还可再分阴阳，必须审察清楚阴阳的不同特征，了解疾病的性质，刺治时才有内在依据。同时也应认真了解疾病的起始原因，发病与时序是否相应。各种致病因素都与人体内部五脏六腑和外部皮肉筋骨有着密切的关联。人体的内外分别属阴和属阳，内部和外部还可以再分阴阳。体腔以内，五脏为阴，六腑为阳；体腔以外，筋骨为阴，皮肤为阳。根据各发病部位及疾病本身的具体阴阳属性，就可初步选定刺治的穴位。病在阴中之阴的五脏，就应该刺阴经的荥穴和输穴；病在阳中之阳的六腑，就应刺阳经的合穴；病在阳中之阴的筋骨，就应刺阴经的经穴；病在阴中之阳的皮肤，可以针表浅的络脉。对发病的特征，也可以用阴阳来概括。病在阳分的称作风，病在阴分的称作痹，阴分和阳分俱病的，称作风痹。有的病，虽有形态的表现而无疼痛，这是属阳的一类；有的病，没有形态的表现，却有疼痛，这是属阴的一类。无形而疼痛属阴的病，说明阳分完好而阴分受了外邪的损伤，应急治阴分，不要攻伐阳分；有形而不疼痛属阳的病，说明阴分完好而阳分受了外邪的损伤，应急治阳分，不要攻伐阴分。如果阴分阳分都发生了病患，有时表现为有病形可征，有时没有明显的病形，这是脏腑体表阴阳两方面都受了外邪的损害，再有心中烦躁不安的感觉，这是脏腑阴阳气机失调的表现，说明病甚于阳病，这种表里阴阳俱伤的病情，比较难治，预示着生命之体不久于人世。

黄帝问伯高说：我听说人的外部形体和内部气机发生病变时，发病的先后，必是内外相应，这是什么道理？伯高答道：风寒之邪外侵，必先伤害外部的形体；忧恐愤怒等七情刺激，必先影响内部气机，气的运行紊乱，必使内脏受伤。寒邪伤害形体，就会使体表发病，风邪伤及筋脉，就会使筋脉发病。这是形体和气机发病的相应关系。黄帝说：怎样针刺治疗呢？伯高答道：得病九天的，针三次可愈；得病一个月的，针十次可愈。得病时日的长短远近和所针刺的次数，可用以上数率计算。若久患痹病，病不易去除的，应观察患部的血络，有瘀血的，要刺破排除干净。黄帝说：外因和内因所造成的疾病，有的难治，有的易治，应怎样处理？伯高答道：外邪伤害形体，如只是体表发病而未传入内脏的，针刺的次数可以减半。如果内脏先发病而波及外部形体的，针刺的次数要加倍。这是因发病原因不同，以及疾病的难治、易治而制定的相应处理方法。

黄帝问伯高：人的形体有缓有急，气有盛有衰，骨骼有大有小，肌肉有坚有脆，皮肤有厚有薄，这种不同情况，与人的寿命长短有什么关系？伯高说：形与气表里相称的寿命长，形与气不相称的容易夭亡。皮肤与肌肉匀称协调的寿命长，不匀称、不协调的寿命短。气血经络，是人体的根本，血气经络强盛优于形体的就长寿，弱于形体的就容易夭亡。黄帝说：什么是外形的缓急？与寿命长短的关系如何？伯高说：凡是形体充实、皮肤和缓的，则寿长。形体充实而皮肤敛急的，气脉迫促，则易夭亡。形体充实，脉象坚大的，表里如一，内外俱强，是长寿的顺象；形体充实而脉象弱小无力，是内虚外实，气脉不足，这是一种容易夭亡的危象。形体充实颧骨低小的是骨骼弱小，也是易于夭折的形态。形体充实而肌肉发达坚实、肉理分明的是长寿的形态；形态充实而肌肉松软脆弱、没有明显隆起的，是夭亡的形态。这些都是人的先天禀赋所造成，所以体质有坚强衰弱的区别，寿命也有长短的不同，医生必须懂得立形定气的内在联系，然后可以从事临床而决定生死。黄帝说：我听说长寿和短命，是很难有确切标志来测度的。伯高说：鼻柱塌陷低平，面部骨衰与地阁部不相称的，活不到三十岁就要夭亡；如果再加其他疾病，就连二十岁也活不到。黄帝说：形体与气脉的相称与否，怎么能决定长寿和短命呢？伯高说：人的寿夭，以气为主。气足则神全。平常人如果气足神全胜于形体则寿长；但若病到形肉脱陷，虽然气还不衰，但亦能死亡。也有的形肉没有脱减，而元气已经衰竭，气衰则神衰，生命同样处于危险状态，也不会长寿。

黄帝说：我听说针刺有三种变化，什么叫三变呢？伯高说：有刺营分的，有刺卫分的，有刺寒痹停留经脉的。黄帝说：这三种刺法具体应用是怎样的？伯高说：针刺营分的病要放血，针刺卫分的病要出气，刺寒痹要留针温经使内部产生暖热感。

黄帝说：营卫寒痹的病情怎样？伯高说：营主血属阴，病在阴分，阴病则阳胜，所以有寒热往来，阴虚则无气，故少气，邪在营血，随血上下妄行。卫主气属阳，病在卫分，故为气痛，气无定形，故时来时去，并有怫郁不舒、腹鸣膜胀的症状，这是由于风寒侵犯肠胃所致。寒痹是邪气停留于经络而不去，所以有时疼痛而麻木不仁。

黄帝说：刺寒痹的纳热法怎样呢？伯高说：要根据人的不同体质进行，对于形体粗壮的百姓用艾火灸或焠刺法，对王公大人要用药物熨贴。

黄帝说：怎样用药熨贴呢？伯高说：用醇酒二十升，蜀椒一升，干姜一斤，桂心一斤。将这四种药，用口嚼碎，浸在酒里，再用棉絮一斤，细白布四丈，也浸在酒里，然后将酒器用泥封盖严密，勿泄气，放在燃烧只郁烟而不冒火焰的干马粪中煨，煨五日五夜，取出布和棉絮，晒干后再浸酒中，要把酒全部收尽，每次浸一昼夜时间，取出晒干，然后将布制成夹袋。纳入棉絮和药渣，夹袋长六七尺，共做六七个，然后用生桑炭烤夹袋，烤热后熨寒痹针刺的部位，使热度直达病所，可用六七个夹袋轮流烤熨，凉了就换，每次治疗熨三十遍，直到身上出汗，出汗后就用夹袋擦抹，也是三十次，将汗液拭干，最后起来在密室里散步，不要见风。每针一次，必须用熨法，这样治寒痹就能痊愈。这就是温经散寒的纳热法。

【评介】

本篇主要论述寿夭刚柔的内在机制。人的先天禀赋所形成的体质上的差异，如气机的盛衰、皮肤的松紧、肌肉的坚脆、骨骼的大小，以及气机与形质协调平衡关系等，客观上决定了人寿命长短的差别。古人这些细致的观察与科学的总结，今天看来仍有现实意义。如经文所云："形充而大肉䐃坚而有分者肉坚，肉坚则寿矣。"意在说明，长寿类型的一个先决条件是要形体壮盛，肌肉发达而肉理分明。这从体质上看，显然为运动型，其肌肉丰满，气血运达，无疑为长寿的重要因素。"形充而大肉无分理不坚者肉脆，肉脆则夭矣"，是在说明形体臃肿肥胖，没有明显的肌肉群，而又松缓不坚，是短命的标志。时至今日，臃肿肥胖仍是猝死、中风的重要相关因素，其中也阐明了先天禀赋与发病的关系。

在病理方面，详细阐述了疾病在阴分阳分、筋骨皮肉的不同病因、发病性质及病程长短等情况。并在临床治疗上细致透彻地记述了寒痹熨法的药物处方、剂型配制及使用方法、治疗过程。此为有名的《内经》"十三方"之一。它在现代临床上，仍是行之有效的传世名方。

官针第七

【原文】

凡刺之要，官针[1]最妙。九针之宜，各有所为，长短大小，各有所施也，不得其用，病弗能移。疾浅针深，内伤良肉，皮肤为痈；病深针浅，病气不泻，支为大脓[2]。病小针大，气泻太甚，疾必为害；病大针小，气不泄泻，亦复为败。失针之宜，大者泻，小者不移，已言其过，请言其所施。病在皮肤无常处者，取以镵针于病所，肤白勿取[3]。病在分肉间，取以员针于病所。病在经络痼痹者，取以锋针[4]。病在脉，气少当补之者，取以锃针于井荥分输。病为大脓者，取以铍针。病痹气暴发者[5]，取以员利针。病痹气痛而不去者，取以毫针。病在中者，取以长针。病水肿不能通关节者[6]，取以大针。病在五藏固居者[7]，取以锋针，泻于井荥分输，取以四时[8]。凡刺有九，以应九变。一曰输刺；输刺者，刺诸经荥输藏腧[9]也。二曰远道刺；远道刺者，病在上，取之下，刺府腧[10]也。三曰经刺；经刺者，刺大经之结络经分也[11]。四曰络刺；络刺者，刺小络之血脉也。五曰分刺；分刺者，刺分肉之间也。六曰大泻刺；大泻刺者，刺大脓以铍针也。七曰毛刺；毛刺者，刺浮痹皮肤也[12]。八曰巨刺；巨刺者，左取右，右取左[13]。九曰焠刺[14]；焠刺者，刺燔针则取痹也。凡刺有十二节，以应十二经。一曰偶刺；偶刺者，以手直心若背[15]，直痛所[16]，一刺前，一刺后，以治心痹，刺此者傍针[17]之也。二曰报刺；报刺者，刺痛无常处也，上下行者，直内无拔针，以左手随病所按之，乃出针复刺之也。三曰恢刺；恢刺者，直刺傍之，举之前后[18]，恢筋急，以治筋痹也。四曰齐刺；齐刺者，直入一，傍入二，以治寒气小深者。或曰三刺；三刺者，治痹气小深者也。五曰扬刺；扬刺者，正内一，傍内四[19]，而浮之，以治寒气之博大者[20]也。六曰直针刺；直针刺者，引皮乃刺之，以治寒气之浅者也。七曰输刺；输刺者，直入直出，稀发针而深之[21]，以治气盛而热者也。八曰短刺；短刺者，刺骨痹，稍摇而深之，致针骨所，以上下摩骨[22]也。九曰浮刺；浮刺者，傍入而浮之[23]，以治肌急而寒者也。十曰阴刺；阴刺者，左右率刺之，以治寒厥，中寒厥，足踝后少阴也。十一曰傍针刺；傍针刺者，直刺傍刺各一，以治留痹久居者也。十二曰赞刺；赞刺者，直入直出，数发针而浅之出血[24]，是谓治痈肿也。脉之所居深不见者刺之，微内针而久留之[25]，以致其空脉气也[26]。脉浅者勿刺，按绝其脉乃刺之[27]，无令精出，独出其邪气耳。所谓三刺则谷气出[28]者，先浅刺绝皮[29]，以出阳邪；再刺则阴邪出者，少益深[30]，绝皮致肌肉，未入分肉间也；已入分肉之间，则谷气出。故《刺法》曰：始刺浅之，以逐邪气而来血气；后刺深之，以致阴气之邪；最后刺极深之，以下谷气。此之谓也。故用针者，不知年之所加[31]，气之盛衰，虚实之所起，不可以为工也。凡刺有五，以应五藏。一曰半刺；半刺者，浅内而疾发针，无针伤肉，如拔毛状，以取皮气，此肺之应也。二曰豹文刺；豹文刺者，左右前后针之，中脉为故，以取经络之血者，此心之应也。三曰关刺；关刺者，直刺左右，尽筋上[32]，以取筋痹，慎无出血，此肝之应也，或曰渊刺，一曰岂刺。四曰合谷刺[33]；合谷刺者，左右鸡足[34]，针于分肉之间，以取肌痹，此脾之应也。五曰输刺；输刺者，直入直出，深内之至骨，以取骨痹，此肾之应也。

【注释】

[1]官针：已形成官方认可的针刺技术法典性理论，并为大家所公认的针具和操作方法。

[2]支为大脓：《针灸甲乙经》及《黄帝内经太素》"支"作"反"。

[3]肤白勿取：杨上善："痛处肤当色赤，故白处痛移，不可取也。"《九针十二原》："镵针者，头大末锐，去泻阳气。"肤白为阳虚之象，故不可取。

[4]病在经络痼痹者，取以锋针：《针灸甲乙经》《黄帝内经太素》均无此十一字。因下文有"病在五藏固居者，取以锋针"。此处重出锋针之法。

[5]病痹气暴发者：急性暴发性痹证。

[6]病水肿不能通关节者：《黄帝内经太素》"通"作"过"。似以"通"为是，作通利解。因此病为关节水肿而不通利，即关节运动不便。《九针十二原》："大针者，尖如梃，其锋微员，以泻机关之水也。"

[7]病在五藏固居者：病在五脏固定不移而迁延日久。

[8]取以四时：依据五输穴与四时的对应关系取穴。

[9]刺诸经荣输藏腧：针刺各经的荥穴、输穴及五脏在膀胱经的背俞穴。

[10]刺府腧：针刺六腑在膀胱经的背俞穴。

[11]刺大经之结络经分也：刺五脏六腑之大络。

[12]浮痹皮肤也：皮肤表面的痹证，以麻木不仁为主症。

[13]左取右，右取左：左病取右、右病取左的方法。

[14]焠刺：即火针刺法。

[15]以手直心若背：直，同置，即用两手放置在病人的前心部和与之对应的后背部。

[16]直痛所：直，恰逢也，当也，亦同置。用手探寻恰当疼痛的部位。

[17]傍针：即斜刺，胸背部进针应倾斜针体而勿直刺，以免伤及内脏。

[18]恢刺者，直刺傍之，举之前后：恢，阔也。恢刺是反复提插，先直刺，提针后前后并举向四周倾斜进针，拓宽针刺部位加强感应。

[19]正内一，傍内四：正中进一针，四旁各进一针。

[20]寒气之博大者：博，同搏，此指寒邪广泛寄留人体。

[21]稀发针而深之：少取穴而深刺。

[22]上下摩骨：针至骨部并上下触动。

[23]傍入而浮之：沿皮下斜刺。

[24]数发针而浅之出血：频频点刺使之出血。

[25]微内针而久留之：轻微缓慢进针而留针时间长。

[26]以致其空脉气也：空脉，指经气不充之脉，一般针感不明显，不能即刻得气。气，指经脉之气。

[27]按绝其脉乃刺之：此指针刺浮浅的经脉，先按压血脉，以断血流，然后在断流一方刺之，以免泄气。

[28]谷气出：谷气，即精气或正气，经脉之神气。出，指正气外达。

[29]浅刺绝皮：浅刺至皮下。

[30]少益深：稍稍加深。

[31]年之所加：指五运六气中的客气加临于主气的情况，依年份的不同而定，详见《素问》的"五运六气"学说。

[32]直刺左右，尽筋上：左右指左右四肢关节。尽筋上，针刺直至筋端。

[33]合谷刺："谷"字《黄帝内经太素》无。合谷非合谷穴，指刺痕如鸡爪之状。

[34]左右鸡足：左右各刺如鸡足形。

【语译】

针刺的关键，在于针具形态及大小的巧妙。九种针具有不同的功能，因而也有不同的适应范围，针的长短、大小等特点，各有各的用处。若用得不恰当，就不能治愈疾病。病在浅表而刺得过深，就会损伤内部的健康肌肉，导致皮肤痈肿；病在深部而刺得过浅，不但病邪难除，反而会因邪气内陷，发生大的脓疡。轻浅的疾病，用大针去刺，会使正气大泻，从而加重疾病；深重的疾病，用小针去刺，邪气不得祛除，治疗也会失败。若违背了针具的适应证，误用了大针，就会损伤正气；误用了小针，就不能祛除病邪。以上已谈了错用针具的害处，让我再来说明各种针具的正常使用情况。

病在皮肤而没有固定部位，可以用镵针在病变部位刺之，如果皮肤苍白者，不用镵针刺治。病在分肉之间的，应取圆针于病变部取治。病在经络，日久而成痼痹的，应用锋针来治疗。病在经脉，气虚不足的，当用鍉针，取各经井、荥等腧穴治疗。属于化脓的病证，应当用铍针排脓。对急性发作的痹证，应取圆利针治疗。对疼痛日久不止的痹证，当取毫针治疗。病邪深入于里的，应取长针治疗。因水肿而关节不通利的，可用大针治疗。病在五脏，邪气固定不移的，可用锋针，根据各经井荥等腧穴与四时季节的对应关系，用泻法进行治疗。

针刺的方法有九种，以适应九种不同的病变。第一种叫作输刺，输刺是刺诸经四肢的荥穴和输穴，以及足太阳经在背部的五脏俞穴。第二种叫作远道刺，是病在身体上部的，刺足三阳经下肢的腧穴。第三种叫作经刺，是刺发病的大经结络部分。第四种叫作络刺，是刺皮肤上的小络脉，使其出血以泻邪。第五种叫作分刺，是刺皮肤下层的分肉。第六种叫作大泻刺，大泻刺是刺化脓性痈肿的，用铍针排泄脓液。第七种叫作毛刺，是浮浅的刺法，用以治疗皮肤表层的痹证。第八种叫作巨刺，是左侧的病刺右侧的腧穴，右侧的病刺左侧的腧穴。第九种叫作焠刺，焠刺是用火针治疗寒痹证。

针刺治疗另有十二种手法，以适应十二经的不同病变，第一种叫作偶刺，偶刺是在胸前和与之对应的背后，当痛处下针，治心痹病，但刺的时候，针尖要向两旁斜刺，以避免刺伤内脏。第二种叫报刺，报刺是刺痛无定处、上下游走的疾病，刺时，在痛处垂直进针，不要出针，以左手寻按另外的痛处，再连续如法进针。第三种叫恢刺，是恢阔直刺筋脉拘急处所的四周，用提插的手法，或向前或向后，以舒其气，可以治疗筋痹病。第四种叫齐刺，是在病变部位正中刺一针，在两边各刺一针，三针齐用，这种针法又叫三刺，是治寒痹邪小而深的。第五种叫扬刺，是在病变正中刺一针，在病变周围下四针，用浮浅刺法，以治寒气比较广泛的疾病。第六种叫直针刺，是捏起皮肤，将针沿皮直刺，以治较浅寒气的刺法。第七种叫输刺，是将针直入直出，取穴少而深度大且留针久，治疗气盛而热重的病。第八种叫短刺，是治骨痹病的刺法，要慢慢进针，并摇动针体使针深入至骨，上下提插，以摩擦其骨。第九种叫浮刺，是在病所的旁边，用针斜刺于浮浅的肌表，可以治疗属于寒性的肌肉拘挛的疾病。第十种叫阴刺，是治疗寒厥病的，寒厥病应当刺足内踝后少阴经太溪穴。第十一种叫傍针刺，是取发病部位的经穴，再取旁边的络穴，直刺傍刺各一针，治邪气久居不散的留痹病。第十二种叫赞刺，是针刺时直入直出，快起针而浅刺，多次进出，使刺后出血，这是治疗痈肿初起的刺法。

经脉深伏而不现于外的，针刺要轻微进入，留针时间可以长些，以引导其经气。经脉浮现在皮肤的不要急刺，先要按绝经脉气血，使其不得流通，再行针刺，使脉中精气不致外泄而单独排出邪气。所谓经过三刺而诱导谷气流通的针法，是先浅刺入皮肤，宣泄阳分邪气；再刺稍深一点，透达皮肤接近肌肉，使阴分之邪外出；第三步将针更进一层达到分肉间，使谷气流通，针感明显，所以《刺法》说：开始浅刺以驱逐浅表邪气而使体表的血气流通，后深刺引导阴分的邪气外泄，最后深刺到分肉间以通导谷气，产生较强的针感，这就是三刺的方法。所以运用针刺治病的人，若不明每年的运气情况，主气的盛衰，客气的加临等天时变化，以及人体与之相应情况，就没有做医生的资格。

还有五种刺法，以适应五脏与五体的疾病。第一种叫半刺，是针下浮浅而出针很快的一种方法，仅在皮肤点刺而不可刺伤肌肉，犹如拔毫毛那样，可以祛除皮肤表浅部的邪气，所以半刺法与肺相应。第二种叫豹文刺，刺病变部位的前后左右，针刺点如豹的斑纹一样，以刺中经脉为标准，使之出血，这种刺法与心相应。第三种叫关刺，关刺是直刺四肢关节部分的筋脉尽端，可以治筋痹，刺时不要出血，关刺与肝相应，这种刺法也称渊刺，又叫岂刺。第四种刺法叫合谷刺，是将针深刺入分肉之间，左右各斜刺一针，形如鸡爪，可以治疗肌痹，这种刺法与脾相应。第五种叫输刺，方法是直入直出，将针深刺到骨部，可以用来治疗骨痹，这种刺法与肾相应。

【评介】

《官针》篇介绍了九种定型针具的功能作用及适应证。其以官针相称，说明其操作方法及针刺理论具备了当时绝对的权威性。文中首先介绍了九针的应用及证候特点。继而论述了应九变的九种针法，即输刺、远道刺、经刺、络刺、分刺、大泻刺、毛刺、巨刺、焠刺；适应十二经病变的"十二节"刺法，即偶刺、报刺、恢刺、齐刺、扬刺、直针刺、输刺、短刺、浮刺、阴刺、傍针刺、赞刺；适应邪气深浅及诱导经气的三刺法，即浅刺绝皮、再少益深绝皮致肌肉，继而入分肉间，此可却阴阳之邪而归复正气；最后是适应五脏疾病的五刺法，即半刺、豹文刺、关刺、合谷刺、输刺。这些针刺方法，丰富了"九针十二原"的内容，也反映了我国古代针刺技术的高度成就，为后世针刺临床留下了翔实的资料。

本神第八

【原文】

黄帝问于岐伯曰：凡刺之法，先必本于神[1]。血、脉、营、气、精神，此五藏之所藏也，至于淫泆离藏则精失[2]、魂魄飞扬、志意恍乱、智虑去身者[3]，何因而然乎？天之罪与[4]？人之过乎[5]？何谓德、气、生、精、神、魂、魄、心、意、志、思、智、虑？请问其故。岐伯答曰：天之在我者德也[6]，地之在我者气也[7]，德流气薄而生者[8]也。故生之来谓之精[9]，两精相搏谓之神[10]，随神往来者谓之魂[11]，并精而出入者谓之魄[12]，所以任物者谓之心[13]，心有所忆谓之意[14]，意之所存谓之志[15]，因志而存变谓之思[16]，因思而远慕谓之虑[17]，因虑而处物谓之智[18]。故智者之养生也，必顺四时而适寒暑，和喜怒而安居处，节阴阳而调刚柔，如是则僻邪不至[19]，长生久视[20]。是故怵惕[21]思虑者则伤神，神伤则恐惧流淫而不止[22]。因悲哀动中者，竭绝而失生。喜乐者，神惮散[23]而不藏。愁忧者，气闭塞而不行。盛怒者，迷惑而不治[24]。恐惧者，神荡惮而不收[25]。心怵惕思虑则伤神，神伤则恐惧自失，破䐃脱肉[26]，毛悴色夭[27]，死于冬。脾愁忧而不解则伤意，意伤则悗乱，四肢不举，毛悴色夭，死于春。肝悲哀动中则伤魂，魂伤则狂忘不精，不精则不正，当人阴缩而挛筋[28]，两胁骨不举[29]，毛悴色夭，死于秋。肺喜乐无极则伤魄，魄伤则狂，狂者意不存人[30]，皮革焦，毛悴色夭，死于夏。肾盛怒而不止则伤志，志伤则喜忘其前言[31]，腰脊不可以俯仰屈伸，毛悴色夭，死于季夏；恐惧而不解则伤精，精伤则骨酸痿厥[32]，精时自下。是故五藏，主藏精者也，不可伤，伤则失守而阴虚[33]，阴虚则无气，无气则死矣。是故用针者，察观病人之态，以知精神魂魄之存亡得失之意，五者以伤，针不可以治之也。肝藏血，血舍魂，肝气虚则恐，实则怒。脾藏营，营舍意，脾气虚则四支不用，五藏不安，实则腹胀，经溲不利[34]。心藏脉，脉舍神，心气虚则悲，实则笑不休。肺藏气，气舍魄，肺气虚则鼻塞不利少气，实则喘喝胸盈仰息[35]。肾藏精，精舍志，肾气虚则厥，实则胀，五藏不安。必审五藏之病形，以知其气之虚实，谨而调之[36]也。

【注释】

[1]凡刺之法，先必本于神：针刺之道，以神为基础。神，一指生命活动，为广义之神。亦指神志，即思维活动，为狭义之神。此处"神"字，可兼二义，即生气与精神状态，行针之法，以此为本。

[2]淫泆离藏则精失：淫，溢也，荡也。泆，放恣也。淫泆，情欲太过，放恣不收。离藏，形神相离。精失，精气脱陷。

[3]智虑去身者：智虑，正常思维活动。去，离也。整句意为形神相离。

[4]天之罪与：天，自然。罪，惩罚。与同欤，疑问词。

[5]人之过乎：过，过失，过错。

[6]天之在我者德也：德，道也，此指天道，即自然化育规律。天之在我者德也，即自然赋予我空气、阳光、雨露，以生我育我。杨上善："未形之分，施于我身，谓之德者，天之道也。故庄子曰：'未形之分，物得之以生，谓之德也。阴阳和气，质成我身者，地之道也。'"

[7]地之在我者气也：气，地气，指大地之水谷，以养育我身。

[8]德流气薄而生者：天德下流，地气上应，天地合气，化育万物生灵。

[9]生之来谓之精：精，生殖之精，又称父母之精，为生命之始。

[10]两精相搏谓之神：两精，父母之精。相搏，相结合，搏，疑为"抟"字之讹。神，生命。

[11]随神往来者谓之魂：随神往来，与神相协调。魂，《说文解字》："阳气也。"《淮南子·说山训》："魄问于魂。"高诱注："魄人阴神，魂人阳神。"魂协调于神，指灵魂，属高级生命现象，即思维活动。

[12]并精而出入者谓之魄：精，精气。并精出入，与精相辅。魄，《说文解字》："阴神也。"《玉篇》："人之精爽也。"《礼·祭仪注》："耳目之聪明

曰魄。"魄相辅于精，指体魄、气质、气魄等，属低级生命现象，即各种反射、知觉、感觉机能。

[13] 所以任物者谓之心：任物，驾驭事物。心，指心神。

[14] 心有所忆谓之意：忆，追思印记。意，意念。

[15] 意之所存谓之志：存，意念之得。志，《说文解字》："心之所之也。"即意念向往。又称志向。

[16] 因志而存变谓之思：因，依据。存变，忖度。思，以心绎理曰思，即思忖。

[17] 因思而远慕谓之虑：慕，系恋不忘。虑，《说文解字》："谋思也。"即谋略之思，深谋远虑。

[18] 因虑而处物谓之智：处物，对待及处理事物。智，知也，《荀子·正名》："知而有所合谓之智。"指思慧而敏达，举措聪颖。依据深思熟虑处理事物，方为聪明智慧。

[19] 僻邪不至：僻，怪也。邪，致病因素。僻邪不至，各种致病因素才不会侵袭人体。

[20] 长生久视：寿命长久。视，活也。

[21] 怵惕：怵，《说文解字》："恐也。"怵惕，恐惧心悸。

[22] 流淫而不止：精失自控，遗精滑泄。

[23] 惮散：惮，音旦（dàn）。惮散，涣散不收。

[24] 迷惑而不治：迷惑，恍乱失控。不治，乱也。

[25] 神荡惮而不收：神魂飘荡恐惧不能自持。

[26] 破䐃脱肉：破，坏也，敝也。䐃，隆起之肌肉。破䐃脱肉，指大肉脱陷，形体凋敝。

[27] 毛悴色夭：皮毛憔悴，色泽枯槁。

[28] 阴缩而挛筋：阴缩，阴囊回缩。挛筋，筋肌痉挛。

[29] 两胁骨不举：不能深吸气。

[30] 意不存人：旁若无人。

[31] 喜忘其前言：善忘前所言，指遗忘症。

[32] 骨酸痿厥：筋骨酸楚而痿软不用。

[33] 阴虚：阴精亏损。

[34] 经溲不利：经，月经。溲，二便。指月经及二便失调的证候。

[35] 喘喝胸盈仰息：喘喝，喘满气逆声粗。胸盈，胸满而闷。仰息，仰

面呼吸，张口抬肩。

[36]谨而调之：指谨慎调理五脏虚实。

【语译】

黄帝问岐伯：凡是针刺的根本法则，必须以人的神气作为基础。而血、脉、营、气、精、神是五脏所寓藏，如果嗜欲太过，恣意耗伤，就使五脏精气失藏，以至魂飞魄扬，意志恍乱，失去理智，这是什么原因呢？是自然的惩罚呢，还是人本身的过失呢？什么叫德、气、生、精、神、魂、魄、心、意、志、思、智、虑？请问其中的道理。

岐伯说：天赋予人的是德，即上天的化育机制如阳光、雨露、空气的作用。地赋予人的是气，即大地的养育物质如水谷之食养。天地阴阳上下交感而有万物之生化。生命的原始物质叫作精，阴阳两精互相结合而形成的生命现象叫作神，随着神往来的叫魂，与精同时出入的叫魄。担当驾驭事物功能的总中枢即是心，心对往事的追忆叫意，意存于内，并向往来事就是志，为实现志向，反复思考忖度叫作思，在思考的基础上，而估计未来得失成败叫虑，因深谋远虑而巧妙处理事物叫作智。所以明智的人对于养生之道，既能适应四时气候的寒暖变化，又能调和喜怒，避免激动，安定日常生活，调和阴阳使刚柔相济，这样不受内外邪气的侵犯干扰，就能健康长寿。

所以惊恐思虑太过，神气就要受伤，神气受损，则五脏所藏的精气就失去统摄，因此而流淫不止。悲伤太过会使神气内消而竭绝生命。喜乐太过能使神气飘逸而不得收藏。忧愁太过使气机闭塞而不通。大怒伤于神志，发生迷惑，丧失理智而不能自制。恐惧过度，则神气飘荡不能收敛。

心藏神，惊恐或思虑太过会损伤心神，心神受伤则心怯恐惧，失去主宰自身的能力。心病则肌肉消瘦，皮毛憔悴，容色枯槁无华，到冬季寒水当旺时，病必加重，甚至死亡。脾藏意，如忧愁太过，日久不解会损伤脾，意气不抒则胸中乱，四肢不能举动，皮毛憔悴，容色枯槁，到春季木旺的季节，病必加重甚至死亡。肝藏魂，悲哀太过会伤魂，魂伤则发狂，好忘事而不精明，前阴收缩，筋脉拘挛，两胁肋不能上举，皮毛憔悴，容色枯槁，到秋天金气当旺时，病必加重，甚至死亡。肺藏魄，如喜乐太过，心火乘肺金，则伤魄，魄伤则神乱而发狂，行为反常，旁若无人而无所顾忌，皮肤干枯，毛发憔悴，容色枯槁，到夏季火旺的时候，病必加重，甚至死亡。肾藏志，若大怒不止则伤志，志伤则记忆减退，好忘前言，腰背不能俯仰屈伸，皮毛憔悴，容颜枯槁，到夏季土旺的时候，病必加重，甚至死亡。若恐惧日久不解，就会伤精，精伤则骨酸痿弱无力而厥冷，精液时常下泄。

五脏主藏精不泻，不可损伤，伤则精失而阴虚，不能化生阳气，阳气不能产生，生命就要停止。所以使用针刺治病的时候，要观察患者的形态，以测知精神魂魄存亡得失，从而了解五脏精气的盛衰。如五脏精气俱已受伤，就不是针刺所能治疗的了。

肝贮藏血液，魂属肝血之中，肝气虚则恐惧，肝气盛则易怒。脾贮藏营气，意居于营气之中，脾气虚则水谷之精不能布达，可致四肢失去功用，五脏不能安和，脾气壅实，运化不利就会出现腹胀，二便不利，女子月经不行。心主一身之血脉，神居血脉之中，心气虚则悲忧而情绪低落，心气实盛，则喜笑不休。肺主一身之气，魄居于肺气之中，肺气虚就会鼻塞呼吸不利而气短，肺气壅实，就会出现胸满喘喝、仰面呼吸的症状。肾贮藏阴精，志居于肾精之中，肾气虚衰就会出现手足厥冷，肾有实邪，会出现下腹胀满，并波及五脏而不得安和。所以当治疗的时候，必须审查五脏的疾病表现，以探知各脏的虚实，谨慎周密地加以调理。

【评介】

本神，是以神为根本。本篇是从针刺治疗与养生两方面而论。针刺治疗必须以病人的生命机制的盛衰和精神状态的好坏为基础。因为针刺治疗本身就是调节神气的过程。神失以后，针法也不会发挥作用。《素问·汤液醪醴论》："帝曰：形弊血尽而功不立何者？岐伯曰：神不使也。帝曰：何谓神不使？岐伯曰：针石，道也。精神不进，意志不治，故病不可愈。"这就是"凡刺之法，先必本于神"的道理。

本文强调："天之在我者德也，地之在我者气也，德流气薄而生者也。"这种人本自然的思想，无疑是唯物的。文中并提出以此为基础修身养性，调摄生命。指出："智者之养生也，必顺四时而适寒暑，和喜怒而安居处，节阴阳而调刚柔。"

本文还以唯物论的思想方法，论述了精神源于物质的观点，明确指出："两精相搏谓之神。"并把精、神、魂、魄、心、意、志、思、虑、智这些抽象的思维概念规范化，并且义界分明，便于理解。还指出了七情之变对五脏的影响和危害，以及五脏与精神的关系，这些内容成为后世中医心理学和中医精神病学的重要理论源泉。

终始第九

【原文】

凡刺之道，毕于终始[1]，明知终始，五藏为纪[2]，阴阳定矣。阴者主藏，阳者主府，阳受气于四末[3]，阴受气于五藏。故泻者迎之，补者随之，知迎知随，气可令和。和气之方，必通阴阳，五藏为阴，六府为阳，传之后世，以血为盟[4]，敬之者昌，慢之者亡，无道行私，必得天殃[5]。谨奉天道[6]，请言终始，终始者，经脉为纪，持其脉口人迎，以知阴阳有余不足，平与不平，天道毕矣[7]。所谓平人者不病，不病者，脉口人迎应四时也，上下相应而俱往来也，六经之脉不结动也[8]，本末寒温之相守司也[9]，形肉血气必相称也，是谓平人。少气者，脉口、人迎俱少而不称尺寸也[10]。如是者，则阴阳俱不足，补阳则阴竭，泻阴则阳脱。如是者，可将以甘药[11]，不可饮以至剂[12]。如此者弗灸，不已者因而泻之[13]，则五藏气坏矣。人迎一盛，病在足少阳，一盛而躁，病在手少阳。人迎二盛，病在足太阳，二盛而躁，病在手太阳。人迎三盛，病在足阳明，三盛而躁，病在手阳明。人迎四盛，且大且数，名曰溢阳[14]，溢阳为外格[15]。脉口一盛，病在足厥阴，厥阴一盛而躁，在手心主。脉口二盛，病在足少阴，二盛而躁，在手少阴。脉口三盛，病在足太阴，三盛而躁，在手太阴。脉口四盛，且大且数者，名曰溢阴[16]，溢阴为内关[17]，内关不通死不治。人迎与太阴脉口俱盛四倍以上，命曰关格[18]，关格者与之短期[19]。人迎一盛，泻足少阳而补足厥阴，二泻一补，日一取之，必切而验之，疎取之上[20]，气和乃止[21]。人迎二盛，泻足太阳，补足少阴，二泻一补，二日一取之，必切而验之，疎取之上，气和乃止。人迎三盛，泻足阳明而补足太阴，二泻一补，日二取之，必切而验之，疎取之上，气和乃止。脉口一盛，泻足厥阴而补足少阳，二补一泻，日一取之，必切而验之，疎取之上，气和乃止。脉口二盛，泻足少阴而补足太阳，二补一泻，二日一取之，必切而验之，疎取之上，气和乃止。脉口三盛，泻足太阴而补足阳明，二补一泻，日二取之，必切而验之，疎而取之上，气和乃止。所以日二取之者，太阳主胃[22]，大富于谷气，故可日二取之也。人迎与脉口俱盛三倍以上，命曰阴阳俱溢[23]，如是者不开[24]，则血脉闭塞，气无所行，流淫[25]于中，五藏内伤。如此者，因而灸之，则变易而为他病矣。凡刺之道，气调而止，补阴泻阳，音气益彰[26]，耳目聪明，反此者血气不行。所谓气至而有效者，泻则益虚，虚者脉大如其故而不坚也，坚如其故者，适虽言故[27]，病未去也。补则益实，实者脉大如其故而益坚也，夫如其故而不坚者，适虽言快[28]，病未去也。故补则实，泻则虚，痛虽不随针，病必衰去[29]。必先通十二经脉之所生病，而后可得传于终始矣。故阴阳不相移，虚实不相倾[30]，取之其经。凡刺之属，三刺至谷气[31]，邪僻妄合，阴阳易居，逆顺相反，沉浮异处，四时不得，稽留淫泆，须针而去。故一刺则阳邪出[32]，再刺则阴邪出[33]，三刺则谷气至，谷气至而止。所谓谷气至者，已补而实，已泻而虚，故以知谷气至也。邪气独去者，阴与阳未能调，而病知愈也。故曰补则实，泻则虚，痛虽不随针，病必衰去矣。阴盛而阳虚，先补其阳，后泻其阴而和之。阴虚而阳盛，先补其阴，后泻其阳而和之。三脉动于足大趾之间[34]，必审其实虚。虚而泻之，是谓重虚，重虚病益甚。凡刺此者，以指按之，脉动而实且疾者疾泻之，虚而徐者则补之，反此者病益甚。其动也，阳明在上，厥阴在中，少阴在下。膺腧中膺，背腧中背。肩膊虚者，取之上。重舌[35]，刺舌柱以铍针也[36]。手屈而不伸者，其病在筋，伸而不屈者，其病在骨，在骨守骨，在筋守筋。补须一方实，深取之，稀按其痏[37]，以极出其邪气；一方虚，浅刺之，以养其脉，疾按其痏[38]，无使邪气得入。邪气来也紧而疾，谷气来也徐而和。脉实者，深刺之，以泄其气；脉虚者，浅刺之，使精气无得出，以养其脉，独出其邪气。刺诸痛者，其脉皆实。故曰：从腰以上者，手太阴阳明皆主之；从腰以下者，足太阴阳明皆主之。病在上者下取之，病在下者高取之，病在头者取之足，病在足者取之腘。病生于头者头重，生于手者臂重，生于足者足重，治病者先刺其病所从生者也。春气在毛，夏气在皮肤，秋气在分肉，冬气在筋骨，刺此病者，各以其时为齐[39]。故刺肥人者，以秋冬之齐；刺瘦人者，以春夏之齐。病痛者阴也，痛而以手按之不得者阴也，深刺之。病在上者阳也，病在下者阴也。痒者阳也，浅刺之。病先起阴者，先治其阴而后治其阳；病先起阳者，先治其阳而后治其阴。刺热厥者，留针反为寒；刺寒厥者，留针反为热。刺热厥者，二阴一阳；刺寒厥者，二阳一阴。所谓二阴者，二刺阴也；一阳者，一刺阳也。久病者邪气入深，刺此病者，深内而久留之，间日而复刺之，必先调其左右，去其血脉，刺道毕矣。凡刺之法，必察其形气，形肉未脱，少气而脉又躁[40]，躁厥者[41]，必为缪刺[42]之，散气可收，聚气可布。深居静处，占神往来，闭户塞牖，魂魄不散，专意一神，精气之分，毋闻人声，以收其精，必一其神，令志在针，浅而留之，微而浮之，以移其神，气至乃休。男内女外，坚拒勿出，谨守勿内，是谓得气。凡刺之禁：新内勿刺，新刺勿内。已醉勿刺，已刺勿醉。新怒勿刺，已刺勿怒。新劳勿刺，已刺勿劳。已饱勿刺，已刺勿饱。已饥勿刺，已刺勿饥。已渴勿刺，已刺勿渴。大惊大恐，必定其气，乃刺之。乘车来者，卧而休之，如食顷乃刺之。出行来者，坐而休之，如行十里顷乃刺之。凡此十二禁者，其脉乱气散，逆其营卫，经气不次，因而刺之，则阳病入于阴，阴病出为阳，则邪气复生，粗工勿察，是谓伐身，形体淫泆，乃消脑髓，津液不化，脱其五味，是谓失气也。太阳之脉，其终也，戴眼反折瘛疭，其色白，绝皮乃绝汗，绝汗则终矣。少阳终者，耳聋，百节尽纵，目系绝，目系绝一日半则死矣，其死也，色青白乃死。阳明终者，口目动作，喜惊妄言，色黄，其上下之经盛而不行则终矣。少阴终者，面黑齿长而垢，腹胀闭塞，上下不通而终矣。厥阴终者，中热嗌干，喜溺心烦，甚则舌卷卵上缩而终矣。太阴终者，腹胀闭不得息，气噫善呕，呕则逆，逆则面赤，不逆则上下不通，上下不通则面黑皮毛燋而终矣。

【注释】

[1]毕于终始：毕，尽也。此指穷尽其理。终始，有几种含义，其一指经脉的起止；其二指以经脉为纲纪，探求阴阳有余不足的发病原委及转归。毕于终始，即穷尽终始之理。

[2]五藏为纪：纪，《说文解字》："别丝也。"此引申为条理和头绪的意思。五藏为纪，即以五脏为纲领和头绪。

[3]阳受气于四末：四末，指四肢。六腑所主的阳经均于四肢受其经气。手三阳由手至头，足三阳经由头至足。

[4]以血为盟：即歃血为盟。古人盟誓时以畜禽之血涂唇，以表信义。

[5]敬之者昌，慢之者亡，无道行私，必得夭殃：此为盟誓之言，倡明医为善道，医者应以敬业为天职。

[6]谨奉天道：天道，本指自然规律，此指医学法度。

[7]天道毕矣：医道的内在规律也就穷尽了。

[8]结动也：结，滞涩。结动，指脉动滞涩不畅。

[9]相守司也：意为相互协调。

[10]脉口、人迎俱少而不称尺寸也：脉口，寸口脉。人迎，人迎脉。尺寸，此作"尺度"解，即正常标准。

[11]可将以甘药：将，给予、将养之义。甘药，指甘温补益之药。

[12]不可饮以至剂：《黄帝内经太素》作"不愈，可饮以至剂"。至剂，依本文应解为"与甘药相背之剂"。依《黄帝内经太素》应解为"甘药尽善之剂"。姑存疑以待善本。

[13]不已者因而泻之：不已，没有痊愈。因，依就也，即顺势而行之。因而泻之，顺势而泻。

[14]溢阳：溢，漫溢。溢阳指阳气亢盛至极于外而格阴于内。

[15]外格：格，格拒不通。此指阳气亢盛而阴阳不能交通。

[16]溢阴：阴溢于外而格阳于内。

[17]内关：气机内闭，阴阳不能通达内外。

[18]关格：气机闭塞而格拒不通。

［19］短期：指寿命不久即亡。

［20］疎取之上：疎，"疏"之异体字。"疎"字《黄帝内经太素》作"躁"，字形相近而讹，《黄帝内经太素》为确。因上文有"一盛而躁""二盛而躁"等。故此处应为"躁取之上"。下同。取之上，指取手经。

［21］气和乃止：脉气和调后则停止用针。

［22］太阳主胃：太阳，《针灸甲乙经》《黄帝内经太素》均作"太阴"。太阴主胃指脾与胃相表里，并为胃行其精气。《素问·太阴阳明论》："脾藏者，常著胃土之精也。"

［23］阴阳俱溢：阴阳俱盛。

［24］如是者不开：不开，指阴阳俱溢。阳溢为外格，阴溢为内关。均为阴阳不能交通，故为不开。

［25］流淫：淫，此作"浸润"解。流淫指疾病扩散蔓延。

［26］音气益彰：声音洪亮。

［27］适虽言故：虽然说与原来脉象一样。故，指原来的常脉。

［28］适虽言快：快，畅快。指无病之感。

［29］病必衰去：病势必然衰退。

［30］虚实不相倾：倾，倾轧。此指阴阳不相为胜，意指协调。

［31］谷气：指正气。

［32］一刺则阳邪出：一刺则泻其阳邪外达。

［33］再刺则阴邪出：两次用针则泻其阴邪外达。

［34］三脉动于足大趾之间：三脉，指足阳明、足厥阴、足少阴三经。动，异常表现。三脉均靠近足大趾而行。

［35］重舌：指舌下生肿物。

［36］刺舌柱以铍针也：舌柱，舌系带。铍针，针末如锋，以取大脓。

［37］稀按其痏：稀，缓慢轻松。痏，针孔。

［38］疾按其痏：快速按压针孔。

［39］各以其时为齐：齐，同剂。此指针刺法度。包括取穴多少，针刺深浅等。各以其时为齐，指按时令标准用针。

［40］少气而脉又躁：气虚但脉气躁动。

［41］躁厥者：四肢逆冷而烦躁。

［42］缪刺：左病刺右，右病刺左的方法。

【语译】

欲要明了有关针刺的原理，必须详尽地弄清经脉的终始，若想明确终始的意义，必以五脏为纲纪，然后才能确定阴阳各经的关系。阴经主于五脏，阳经主于六腑。阳主外，受气于四肢末端；阴主内，受气于五脏。所以在用泻法时，要迎而夺之，即逆着脉气的方向用针；补法是随而济之，即顺着脉气的方向用针。掌握迎随补泻的方法，可使阴阳之气调和。但调和血气，必须通晓阴阳的规律，五脏为阴，六腑为阳，同时要将这种理论传之后世，传授时歃血为盟，郑重对待，只有这样才能发扬光大。如果不加重视，轻漫私为，自行其是，那就要造成殃祸。谨慎地把握自然界的演变规律，根据这一规律，谈谈终始的意义。所谓终始，在人体是以十二经为纲纪，故诊察脉口、人迎两处之脉，可测知五脏之阴、六腑之阳的虚实、盛衰，从而了解是否保持平衡，这样也就掌握了人与自然的规律。所谓平人，就是没有病的正常人。无病之人脉口、人迎两处的脉搏，都与四时的阴阳盛衰相适应，脉气上下相应，往来不息，手足六经之脉无结涩之象。脏气与肢体本末在四时寒温变化的情况下，都能相守而相用，形肉与气血协调一致，这就是无病的正常人。气虚的情况下，脉口、人迎脉都虚弱乏力，与常脉的尺寸不相称。这样的病，是阴阳都不足的现象，阴阳两虚的患者，若补其阳，则阴气衰竭，若泻其阴，则阳气亦脱。这种证候，只能用甘温补益药调理，若不愈，可饮用峻补药剂，病可渐愈。但切勿用艾灸去耗竭真阴，更不能因疗效不速，任意改用泻法，则五脏精气都会受到损坏。

人迎脉大于寸口一倍的，病在足少阳经，若大一倍而兼有躁动的，病在手少阳经；人迎脉大于寸口两倍的，病在足太阳经，若大两倍而兼有躁动的，病在手太阳经；人迎脉大于寸口三倍的，病在足阳明经，若大三倍而兼有躁动的，病在手阳明经；人迎脉大于寸口四倍且大而数的，是六阳偏盛之极，阳气盈溢于外，所以叫作溢阳，由于阳气盛极，格拒阴气不得出外，阴阳不能相交，所以称为"外格"。

寸口的脉象比人迎大一倍的，病在足厥阴经，若大一倍而兼有躁动的，病在手厥阴经；寸口的脉象比人迎大两倍的，病在足少阴经，若大两倍而兼有躁动的，病在手少阴经；寸口的脉象比人迎大三倍的，病在足太阴经，若大三倍而兼有躁动的，病在手太阴经；寸口的脉象比人迎大四倍，而且又大又数，这是六阴盛极，名叫溢阴。所谓溢阴，就是阴气盈溢于内，不与阳气相交，所以称为内关，内关是阴阳表里相互隔绝的死证。如果人迎与寸口脉都比平时大四倍以上的，这是阴阳俱盛，互相格拒，名为关格，由于阴阳不通，短期内会死亡。

人迎脉比寸口脉大一倍的，为足少阳胆经阳盛，当泻足少阳经而补足厥阴经，用两泻一补法，每天针一次，在施针的同时，必须诊察人迎、脉口两处的脉象，如果显现躁动不安的，可取刺手少阳经及与其相表里的手厥阴经，待脉气和调，针刺方能停止。人迎脉比寸口脉大两倍的，为阳盛于足太阳膀胱经，当泻足太阳经而补足少阴经，用二泻一补法，两天针一次，在施针的同时，必须诊察人迎、脉口两处的脉象，如果显现躁动不安的，可取刺手太阳经及与其相表里的手少阴经，待脉气和调，针刺方能停止。人迎脉比寸口脉大三倍的，为阳盛于足阳明胃经，当泻足阳明经而补足太阴经，用二泻一补法，每日针二次，在施针的同时，必须诊察人迎、脉口两处的脉象，如果显现躁动不安的，可取刺手阳明经及与其相表里的手太阴经，待脉气调和，针刺方能停止。

寸口脉象比人迎大一倍的，是阴盛于足厥阴肝经，当泻足厥阴而补足少阳，用二补一泻法，每日针一次，在施针的同时，必须诊察人迎脉口二处脉象，如果显现躁动不安的，可取刺手厥阴经及与其相表里的手少阳经，待脉气和调，针刺方能停止。寸口脉比人迎大两倍的，为阴盛于足少阴肾经，当泻足少阴而补足太阳，用两补一泻法，两日针一次，在施针的同时，必须诊察人迎、脉口二处脉象，如果显现躁动不安的，可取刺手少阴经及与其相表里的手太阳经，待脉气和调，针刺方能停止。寸口脉象比人迎大三倍的，为阴盛于足太阴脾经，当泻足太阴而补足阳明，用二补一泻法，每日要针治两次，在施针的同时，必须诊察人迎、脉口二处脉象，如果显现躁动不安的，可取刺手太阴经及与其相表里的手阳明经，待脉气调和，针刺方能停止。为什么每天针两次呢？因为太阴主胃，胃为水谷之海，谷气充盛，多气多血，故可日刺二次。人迎与寸口脉象都比平时大三倍以上的，这是阴阳极盛的表现，叫作阴阳俱溢，这样的病变，是由于外关内格致血脉闭塞，气不得通，流溢于里，内伤五脏所致。此病如用灸法治疗，必亡其阴而变生他病。

凡是针刺治疗，都是以达到阴阳调和为目的。或补阴，或泻阳。补阴也好，泻阳也好，均以声音彰扬、耳聪目明为预期效果，达到这样的效果说明达到了阴阳平调。如果未起到这种作用，说明血气不能运行。所谓针刺引导气至而收到了效果，用泻法后必须出现虚象，这才起到了泻的作用，而虚象的表现是，虽然脉大如其故，但不坚硬。而坚实如其故的，虽然病人暂有舒服的感觉，病也没有去掉，即没有收到泻的效果。相反，用补法后必须出现实象，实象是脉大如其故而更加坚实，如果脉大如其故而不坚实的，虽然有舒服的感觉，但病没有去掉。所以用补法必须出现实象，用泻法必须出现虚象，这样痛苦虽然没有随针刺即刻减轻，但疾病必然要解除的。这样，必须首先精通十二经脉的理论和产生疾病的机理，而后才能晓得终始意义。因此，阴阳盛衰的关系，虚实补泻得法才不会颠倒紊乱，与此同时，还应按本经取穴来治疗。

凡属于适用针刺的病，须用由浅至深的刺皮、肉、分肉等三刺法。针刺时，待针下有谷气至的得气感觉，才能获得好的疗效。邪气侵入经脉妄与正气相混合，扰乱了阴阳之气所处的位置，气血运行的逆顺方向变为相反，脉的沉浮部位相互异处，脉象与四时气候的改变不相适应，邪气滞留体内淫溢泛滥，以上这六种病证，都可用针刺得到治疗。在针刺治疗时，初刺是刺皮肤，表浅的阳邪可以排出；再刺是刺到较深层肌肉，引阴分之邪外出；三刺是刺入分肉之间，候至针下有得气感觉，是谷气来到的表现，即可出针。所谓谷气至，是指用了补法，正气已充实，脉象也有力，若用了泻法，邪气被排除，脉象会转为缓和。从这些征象，就知道谷气已至了。人体的阴阳气血虽不能立即得到和调、恢复常态，但可知病将痊愈，所以，准确地运用补法，正气可得到充实；准确地运用泻法，邪气能够衰减，疼痛虽不能随着出针而马上获愈，但病势必然可以衰减。

人体阴经邪气盛而阳经正气虚，治疗时，当先补阳经的正气，后泻阴经的邪气，从而使阴盛阳虚的病变得到调和。人体阴经的正气虚而阳经的邪气盛，治疗时，当先补阴经的正气，后泻阳经的邪气，从而使阳盛而阴虚的病变得到调和。

足经的阳明、厥阴和少阴三条经脉，都搏动于足大趾、次趾间。针刺时，必须先审察清楚这三经是虚是实，以确定补泻手法。如果虚证误用了泻法，正气更虚，这叫作重虚，重虚是病情更加严重。凡是刺治这些病证，可以用手指切按其动脉，脉的搏动坚实而急速的，属实证，应快速泻其实邪。如果脉的搏动是虚弱而缓慢的，属虚证，应补其正气，若用了与此相反的针法，病情会日益加重。三动脉所在的部位，足阳明经在足背上，足厥阴经在足跗中，足少阴经脉在足下。

膺腧是胸部两旁的穴位，属阴经。故治阴经的病，应刺中膺部穴位。背腧是在背部的一些穴位，属阳经，故治阳经的病，应刺中背部穴位。肩胛部出现酸麻木胀等属虚的病证时，可取刺与该部有经脉相通的腧穴，并施以补法。治重舌病，用铍针刺舌下之筋，排出恶血。若手只能弯曲而不能伸的，是筋病，只能伸而不能弯曲的，是骨病，病在骨的当治骨，病在筋的当治筋。

脉象正当坚实有力时，针刺宜深，出针后不立即按其针孔，使邪气尽量排除。当脉象软弱乏力时，针刺宜浅，为了养护脉气，同时应当疾速按其针孔，以防外邪侵入。邪气盛时，脉象常表现为紧脉、疾脉；谷气至时脉象常表现得从容和缓。脉实的，属邪气壅实，当深刺，以外泄其邪；脉虚的，属正气不足，当浅刺，保护精气不外泄，以养其脉气，仅将邪气排除。凡是针刺各种疼痛的病证，多用泻法，因为它们的脉象多表现为坚实有力。

腰以上患病，可取刺手太阴、手阳明二经；腰以下患病，可取刺足太阴、足阳明二经。这是循经近取之法。由于经脉贯穿全身上下，彼此相通，所以病在上半身的，可以取刺下部的穴位；病在下半身的，可以取刺上部的穴位；病在头部的，可以取刺足部的穴位；病在腰部的，可以取刺腘部的穴位。这是循经远取之法。病生于头部的，头必重；病在手部的，手臂必重；病在足部的，足部必重。治疗这些病证时，先要找出疾病最初发生的部位，然后针刺，这是治病必求于本的原则。

邪气伤人，往往随时气的不同而有深浅的差别。春夏阳气升发，春天病邪伤人，多在表浅的皮毛；夏天病邪伤人，在浅层的皮肤。秋冬阳气收藏，秋天病邪伤人，在较深层的分肉之间；冬天病邪伤人，在最深层的筋骨。所以治疗以上这些病证，针刺的深浅，应根据季节的变化而达到相应层次，因病人体质不同，也要因人而异，若体肥肉厚的胖人患病，应采取平时秋冬所用的深度；而皮薄肉少的瘦人患病，以春夏为深度标准。患有疼痛的人，多因寒邪凝滞，属阴证，疼痛部位较深，用手按压不到痛处的也是阴证，施治时宜深刺；病人身痒，是病邪在皮肤，施治时宜浅刺。病在上部的属阳，病在下部的属阴。

疾病先起于阴经的，当先治阴经，以治其本，然后再治阳经，是谓治标。疾病先起于阳经的，当先治阳经，以治其本，然后再治阴经，是谓治标。针刺热厥，进针后留针，待针下感觉发凉时再退针；针刺寒厥，进针后也留针，待针下感觉温热时再退针。针刺热厥病，要刺阴经二次，刺阳经一次。针刺寒厥病，要刺阳经二次，刺阴经一次。所谓二阴，是指在阴经针刺二次。所谓一阳，是指在阳经针刺一次。患病日久的，邪气侵入必深。针刺这类疾病，必须深刺，而且应做长时间的留针，以驱除痼疾伏邪，同时要隔日再刺一次，直至病愈。在针刺之前，必先诊察疾病在经在络，如在经的就直刺其经，若在络的就左右缪刺其络。血络有瘀血的，刺其出血。熟悉了以上这些原则，针刺的道理大体上也就掌握了。

针刺的法则，必须诊察病人形体强弱与正气盛衰情况。如果患者形体、肌肉并不消瘦，只是正气衰少而脉象躁动，这种气虚脉躁而厥的病，必须采用左病刺右、右病刺左的缪刺法，使欲散的精气可以收持，聚集的邪气可以散失。施针时，要深居幽静，注意力高度集中，密切观察病人的精神活动，在室内将门窗关闭，神志专一，精神内守，不向外分散，也不为外界人声所扰乱。把精神集中到针刺上，或浅刺而留针，或轻微地浮刺，以转移患者的注意力，直至针下得气为止。针刺之后，使男性阳气内入，女性阴气外出，阴阳之气沟通而达到协调，从而正气充盛而内守，邪气不得深入于里，这就是得气的意义。

凡针刺治病，必须掌握下述禁忌证：行房事不久的不可刺，针刺不久的不要行房事；喝酒已醉的人不可刺，已经针刺的人不能酒醉；刚发怒的人不可刺，已经针刺的人不要发怒；刚刚劳累的人不可刺，已经针刺的人不要过劳；饱饭之后不可刺，已经针刺的人不要吃得过饱；饥饿的人不可刺，已经针刺的人不要受饥饿；大渴之时不可刺，已经针刺的人不要受渴；受过大惊大恐的人，必使其精神情绪安定之后，才能进行针刺；坐车来就医者，应让其卧床休息，约吃过一顿饭的时间后，才能针刺；步行前来的病人，让其坐下休息到约走十里路的时间，然后才能针刺。以上所列举的十二种针刺禁忌，如果脉乱气散，营卫失调，经脉之气不依次运行，就草率地施针，会使表浅的阳病深入于里，内里的阴邪窜至体表，形成表里俱病，邪气复盛，正气益衰。粗率的医生不体察这些禁忌，妄施针刺，应该说这是在摧残病人的身体，使其脑髓耗尽，津液不生，五味败绝，这就是所谓失气。

手足太阳二经脉气将绝之时，病人出现目睛上视不能转动，角弓反张，手足抽搐，面色苍白，皮肤败绝以及绝汗出，绝汗一出，人就快死亡了。手足少阳二经脉气将绝之时，病人出现耳聋，周身骨节皆松弛无力，目系脉气竭绝，眼珠不能转动等症状。目系绝一日半就要死亡，病人临死时，面色青白。手足阳明二经脉气将绝之时，病人出现口眼抽动且牵引歪斜，发惊，胡言乱语，脸色发黄及手足阳明经脉躁动等症状。因为脉气不行，人就会死亡。手足少阴二经脉气将绝之时，病人出现脸色发黑，齿龈短缩好似牙齿变长而且齿附积垢，腹部胀满，气机闭塞，上下不通等，因此而死亡。手足厥阴二经脉气将绝之时，病人出现胸中发热，咽干，小便频数，心中烦乱，甚至舌卷，阴囊上缩等而死亡。手足太阴二经脉气将绝之时，病人出现腹胀闭塞，呼吸不利，嗳气呕吐。呕吐则气上逆，气逆则面赤，若气不上逆则上下不通，上下不通则面显黑色，皮毛焦枯而死亡。

【评介】

本篇题名为《终始》，意在说明平人脉象的正常标准，病人发病的起始，发展过程，阴阳盛衰在人迎、寸口上的表现以及病情转归。故其文云："终始者，经脉为纪，持其脉口人迎，以知阴阳有余不足，平与不平，天道毕矣。"本文强调依据寸口脉（桡动脉）和人迎脉（颈动脉）的气势和相互间的动势差异，来判断平人（正常人）及病人的情况。又依据两脉的盛躁情况来判断疾病阴阳盛衰的性质，并依据经脉起止来取穴治疗。这也是"终始"的意义所在。

本文内容，首先指出平人的标准：即脉口人迎应四时、上下相应而俱往来、六经之脉不结动、本末之寒温之相守司、形肉血气必相称。继而指出根据人迎寸口脉势盛衰情况来判断人体阴阳盛衰的不同病情，采取相应的治疗措施和针刺方法。最后，指出针刺十二禁和各经死证的主要表现。

卷 之 三

经脉第十

【原文】

雷公问于黄帝曰：禁脉[1]之言，凡刺之理，经脉为始，营其所行，制其度量，内次五藏，外别六府，愿尽闻其道。黄帝曰：人始生，先成精，精成而脑髓生，骨为干，脉为营，筋为刚，肉为墙，皮肤坚而毛发长，谷入于胃，脉道以通，血气乃行。雷公曰：愿卒闻经脉之始生。黄帝曰：经脉者，所以能决死生，处百病，调虚实，不可不通。肺手太阴之脉，起于中焦，下络大肠，还循胃口，上膈属肺[2]，从肺系横出腋下，下循臑[3]内，行少阴心主之前[4]，下肘中，循臂内上骨下廉[5]，入寸口，上鱼[6]，循鱼际[7]，出大指之端；其支者，从腕后直出次指内廉，出其端。是动则病肺胀满膨膨而喘咳[8]，缺盆中痛[9]，甚则交两手而瞀[10]，此为臂厥[11]。是主肺所生病者[12]，咳，上气喘喝，烦心胸满，臑臂内前廉痛厥，掌中热。气盛有余，则肩背痛风寒，汗出中风，小便数而欠。气虚则肩背痛寒，少气不足以息[13]，溺色变。为此诸病，盛则泻之，虚则补之，热则疾之，寒则留之，陷下则灸之[14]，不盛不虚，以经取之。盛者寸口大三倍于人迎[15]，虚者则寸口反小于人迎也[16]。大肠手阳明之脉，起于大指次指之端，循指上廉，出合谷两骨之间[17]，上入两筋之中[18]，循臂上廉，入肘外廉，上臑外前廉，上肩，出髃骨之前廉[19]，上出于柱骨[20]之会上，下入缺盆络肺，下膈属大肠；其支者，从缺盆上颈贯颊，入下齿中，还出挟口，交人中[21]，左之右，右之左[22]，上挟鼻孔。是动则病齿痛颈肿[23]。是主津液所生病者[24]，目黄口干，鼽衄[25]，喉痹[26]，肩前臑痛，大指次指痛不用。气有余则当脉所过者热肿[27]，虚则寒栗不复[28]。

为此诸病，盛则泻之，虚则补之，热则疾之，寒则留之，陷下则灸之，不盛不虚，以经取之。盛者人迎大三倍于寸口，虚者人迎反小于寸口也。胃足阳明之脉，起于鼻之交頞中[29]，旁纳（一本作约字）太阳之脉，下循鼻外，入上齿中，还出挟口环唇，下交承浆，却循颐后下廉[30]，出大迎，循颊车，上耳前，过客主人，循发际，至额颅[31]；其支者，从大迎前下人迎，循喉咙，入缺盆，下膈属胃络脾；其直者[32]，从缺盆下乳内廉，下挟脐，入气街中[33]；其支者，起于胃口，下循腹里，下至气街中而合，以下髀关，抵伏兔，下膝膑中，下循胫外廉，下足跗，入中指内间；其支者，下廉三寸而别，下入中指外间；其支者，别跗上[34]，入大指间，出其端。是动则病洒洒振寒，善呻数欠颜黑，病至则恶人与火，闻木声则惕然而惊，心欲动[35]，独闭户塞牖而处[36]，甚则欲上高而歌，弃衣而走，贲响腹胀，是为骭厥[37]。是主血所生病者，狂疟[38]温淫汗出，鼽衄，口㖞唇胗[39]，颈肿喉痹，大腹水肿，膝膑肿痛，循膺、乳、气街、股、伏兔、骭外廉、足跗上皆痛，中指不用。气盛则身以前皆热，其有余于胃，则消谷善饥，溺色黄。气不足则身以前皆寒栗，胃中寒则胀满。为此诸病，盛则泻之，虚则补之，热则疾之，寒则留之，陷下则灸之，不盛不虚，以经取之。盛者人迎大三倍于寸口，虚者人迎反小于寸口也。脾足太阴之脉，起于大指之端，循指内侧白肉际，过核骨[40]后，上内踝前廉，上踹内[41]，循胫骨后，交出厥阴之前，上膝股内前廉，入腹属脾络胃，上膈，挟咽，连舌本[42]，散舌下；其支者，复从胃，别上膈，注心中。是动则病舌本强，食则呕，胃脘痛，腹胀善噫[43]，得后与气则快然如衰[44]，身体皆重。是主脾所生病者，舌本痛，体不能动摇，食不下，烦心，心下急痛，溏，瘕泄，水闭，黄疸，不能卧，强立股膝内肿厥，足大指不用。为此诸病，盛则泻之，虚则补之，热则疾之，寒则留之，陷下则灸之，不盛不虚，以经取之。盛者寸口大三倍于人迎，虚者寸口反小于人迎也。心手少阴之脉，起于心中，出属心系，下膈络小肠；其支者，从心系上挟咽，系目系；其直者，复从心系却上肺，下出腋下，下循臑内后廉，行太阴心主之后[45]，下肘内，循臂内后廉，抵掌后锐骨[46]之端，入掌内后廉，循小指之内出其端。是动则病嗌干心痛，渴而欲饮，是为臂厥。是主心所生病者，目黄胁痛，臑臂内后廉痛厥，掌中热痛。为此诸病，盛则泻之，虚则补之，热则疾之，寒则留之，陷下则灸之，不盛不虚，以经取之。盛者寸口大再倍于人迎，虚者寸口反小于人迎也。小肠手太阳之脉，起于小指之端，循手外侧上腕，出踝中[47]，直上循臂骨下廉，出肘内侧两筋之间，上循臑外后廉，出肩解[48]，绕肩胛，交肩上，入缺盆络心，循咽下膈，抵胃属小肠；其支者，从缺盆循颈上颊，至目锐眦[49]，却入耳中；其支者，别颊上䪼抵鼻[50]，至目内眦，斜络于颧。是动则病嗌痛颔肿，不可以顾，肩似拔，臑似折。是主液所生病者，耳聋目黄颊肿，颈颔肩臑肘臂外后廉痛。为此诸病，盛则泻之，虚则补之，热则疾之，寒则留之，陷下则灸之，不盛不虚，以经取之。盛者人迎大再倍于寸口，虚者人迎反小于寸口也。膀胱足太阳之脉，起于目内眦[51]，上额交巅[52]；其支者，从巅至耳上角；其直者，从巅入络脑，还出别下项，循肩髆[53]内，挟脊抵腰中，入循膂[54]，络肾属膀胱；其支者，从腰中下挟脊贯臀，入腘中；其支者，从髆内左右[55]，别下贯胛，挟脊内，过髀枢[56]，循髀外从后廉下合腘中，以下贯踹内，出外踝之后，循京骨[57]，至小指外侧。是动则病冲头痛，目似脱，项如拔，脊痛腰似折，髀不可以曲，腘如结，踹如裂，是为踝厥。是主筋所生病者，痔疟狂颠疾，头囟项痛，目黄泪出鼽衄，项背腰尻腘踹脚皆痛，小指不用。为此诸病，盛则泻之，虚则补之，热则疾之，寒则留之，陷下则灸之，不盛不虚，以经取之。盛者人迎大再倍于寸口，虚者人迎反小于寸口也。肾足少阴之脉，起于小指之下，邪走足心[58]，出于然谷[59]之下，循内踝之后，别入跟中，以上踹内，出腘内廉，上股内后廉，贯脊属肾络膀胱；其直者，从肾上贯肝膈，入肺中，循喉咙，挟舌本；其支者，从肺出络心，注胸中。是动则病饥不欲食，面如漆柴，咳唾则有血，喝喝而喘，坐而欲起，目䀮䀮[60]如无所见，心如悬若饥状，气不足则善恐，心惕惕如人将捕之，是为骨厥。是主肾所生病者，口热舌干，咽肿上气，嗌干及痛，烦心心痛，黄疸肠澼[61]，脊股内后廉痛，痿厥嗜卧，足下热而痛。为此诸病，盛则泻之，虚则补之，热则疾之，寒则留之，陷下则灸之，不盛不虚，以经取之。灸则强食生肉[62]，缓带披发[63]，大杖重履而步[64]。盛者寸口大再倍于人迎，虚者寸口反小于人迎也。心主手厥阴心包络之脉，起于胸中，出属心包络，下膈，历络三焦；其支者，循胸出胁，下腋三寸，上抵腋，下循臑内，行太阴少阴之间，入肘中，下臂行两筋之间，入掌中，循中指出其端；其支者，别掌中，循小指次指出其端。是动则病手心热，臂肘挛急，腋肿，甚则胸胁支满，心中憺憺大动，面赤目黄，喜笑不休。是主脉所生病者，烦心心痛，掌中热。为此诸病，盛则泻之，虚则补之，热则疾之，寒则留之，陷下则灸之，不盛不虚，以经取之。盛者寸口大一倍于人迎，虚者寸口反小于人迎也。三焦手少阳之脉，起于小指次指之端，上出两指之间，循手表腕[65]，出臂外两骨之间，上贯肘，循臑外上肩，而交出足少阳之后，入缺盆，布膻中，散落心包，下膈，循属三焦；其支者，从膻中上出缺盆，上项，系耳后直上，出耳上角，以屈下颊至颐；其支者，从耳后入耳中，出走耳前，过客主人前，交颊，至目锐眦。是动则病耳聋浑浑焞焞[66]，嗌肿喉痹。是主气所生病者，汗出，目锐眦痛，颊痛，耳后肩臑肘臂外皆痛，小指次指不用。为此诸病，盛则泻之，虚则补之，热则疾之，寒则留之，陷下则灸之，不盛不虚，以经取之。盛者人迎大一倍于寸口，虚者人迎反小于寸口也。胆足少阳之脉，起于目锐眦，上抵头角，下耳后，循颈行手少阳之前，至肩上，却交出手少阳之后，入缺盆；其支者，从耳后入耳中，出走耳前，至目锐眦后；其支者，别锐眦，下大迎，合于手少阳，抵于颐，下加颊车，下颈合缺盆以下胸中，贯膈络肝属胆，循胁里，出气街，绕毛际[67]，横入髀厌[68]中；其直者，从缺盆下腋，循胸过季胁，下合髀厌中，以下循髀阳[69]，出膝外廉，下外辅骨之前，直下抵绝骨[70]之端，下出外踝之前，循足跗上，入小指次指之间；其支者，别跗上，入大指之间，循大指歧骨[71]内出其端，还贯爪甲，出三毛[72]。是动则病口苦，善太息，心胁痛不能转侧，甚则面微有尘，体无膏泽[73]，足外反热，是为阳厥。是主骨所生病者，头痛颔痛，目锐眦痛，缺盆中肿痛，腋下肿，马刀侠瘿[74]，汗出振寒，疟，胸胁肋髀膝外至胫绝骨外踝前及诸节皆痛，小指次指不用。为此诸病，盛则泻之，虚则补之，热则疾之，寒则留之，陷下则灸之，不盛不虚，以经取之。盛者人迎大一倍于寸口，虚者人迎反小于寸口也。肝足厥阴之脉，起于大指丛毛之际[75]，上循足跗上廉，去内踝一寸，上踝八寸，交出太阴之后[76]，上腘内廉，循股阴入毛中[77]，过阴器，抵小腹，挟胃属肝络胆，上贯膈，布胁肋，循喉咙之后，上入颃颡[78]，连目系，上出额，与督脉会于巅；其支者，从目系下颊里，环唇内；其支者，复从肝别贯膈，上注肺。是动则病腰痛不可以俯仰，丈夫㿉疝[79]，妇人少腹肿，甚则嗌干，面尘脱色。是主肝所生病者，胸满呕逆飧泄，狐疝遗溺闭癃[80]。为此诸病，盛则泻之，虚则补之，热则疾之，寒则留之，陷下则灸之，不盛不虚，以经取之。盛者寸口大一倍于人迎，虚者寸口反小于人迎也。手太阴气绝则皮毛焦，太阴者，行气温于皮毛者也，故气不荣则皮毛焦，皮毛焦则津液去皮节，津液去皮节者则爪枯毛折，毛折者则毛先死，丙笃丁死[81]，火胜金也。手少阴气绝则脉不通，脉不通则血不流，血不流则髦色不泽，故其面黑如漆柴者，血先死，壬笃癸死，水胜火也。足太阴气绝者则脉不荣肌肉，唇舌者肌肉之本也，脉不荣则肌肉软，肌肉软则舌萎人中满，人中满则唇反，唇反者肉先死，甲笃乙死，木胜土也。足少阴气绝则骨枯，少阴者冬脉也，伏行而濡骨髓者[82]也，故骨不濡则肉不能著也，骨肉不相亲则肉软却[83]，肉软却故齿长而垢，发无泽[84]，发无泽者骨先死，戊笃己死，土胜水也。足厥阴气绝则筋绝，厥阴者肝脉也，肝者筋之合也，筋者聚于阴气，而脉络于舌本也，故脉弗荣则筋急，筋急则引舌与卵[85]，故唇青舌卷卵缩则筋先死，庚笃辛死，金胜木也。五阴气俱绝则目系转，转则目运，目运者为志先死，志先死则远一日半死矣。六阳气绝，则阴与阳相离，离则腠理发泄，绝汗乃出[86]，故旦占夕死，夕占旦死[87]。经脉十二者，伏行分肉之间，深而不见；其常见者，足太阴过于外踝之上[88]，无所隐故也。诸脉之浮而常见者，皆络脉也。六经络手阳明少阳之大络，起于五指间，上合肘中。饮酒者，卫气先行皮肤，先充络脉，络脉先盛，故卫气已平，营气乃满，而经脉大盛。脉之卒然动者，皆邪气居之，留于本末；不动则热，不坚则陷且空，不与众同，是以知其何脉之动也。雷公曰：何以知经脉之与络脉异也？黄帝曰：经脉者常不可见也，其虚实也以气口知之，脉之见者皆络脉也。雷公曰：细子[89]无以明其然也。黄帝曰：诸络脉皆不能经大节之间，必行绝道而出[90]，入复合于皮中，其会皆见于外。故诸刺络脉者，必刺其结上[91]，甚血者[92]虽无结，急取之以泻其邪而出其血，留之发为痹也。凡诊络脉，脉色青则寒且痛，赤则有热。胃中寒，手鱼之络多青矣；胃中有热，鱼际络赤；其暴黑者，留久痹也；其有赤有黑有青者，寒热气也；其青短者，少气也。凡刺寒热者皆多血络，必间日而一取之，血尽而止，乃调其虚实；其小而短者少气，甚者泻之则闷，闷甚则仆不得言，闷则急坐之也。手太阴之别，名曰列缺，起于腕上分间，并太阴之经直入掌中，散入于鱼际。其病实则手锐掌热[93]，虚则欠㰦[94]，小便遗数，取之去腕半寸，别走阳明也。手少阴之别，名曰通里，去腕一寸半，别而上行，循经入于心中，系舌本，属目系。其实则支膈[95]，虚则不能言，取之掌后一寸，别走太阳也。手心主之别，名曰内关，去腕二寸，出于两筋之间，循经以上，系于心包络心系。实则心痛，虚则为头强，取之两筋间也。手太阳之别，名曰支正，上腕五寸，内注少阴；其别者，上走肘，络肩髃。实则节弛肘废[96]，虚则生肬[97]，小者如指痂疥[98]，取之所别也。手阳明之别，名曰偏历，去腕三寸，别入太阴；其别者，上循臂，乘肩髃，上曲颊偏齿；其别者，入耳合于宗脉[99]。实则龋聋[100]，虚则齿寒痹隔，取之所别也。手少阳之别，名曰外关，去腕二寸，外遶臂[101]，注胸中，合心主。病实则肘挛，虚则不收，取之所别也。足太阳之别，名曰飞扬，去踝七寸，别走少阴。实则鼽窒[102]头背痛，虚则鼽衄，取之所别也。足少阳之别，名曰光明，去踝五寸，别走厥阴，下络足跗。实则厥，虚则痿躄[103]，坐不能起，取之所别也。足阳明之别，名曰丰隆，去踝八寸，别走太阴；其别者，循胫骨外廉，上络头项，合诸经之气，下络喉嗌[104]。其病气逆则喉痹瘁喑[105]，实则狂巅，虚则足不收，胫枯，取之所别也。足太阴之别，名曰公孙，去本节之后一寸，别走阳明；其别者，入络肠胃。厥气上逆则霍乱[106]，实则肠中切痛，虚则鼓胀，取之所别也。足少阴之别，名曰大钟，当踝后绕跟，别走太阳；其别者，并经上走于心包，下外贯腰脊。其病气逆则烦闷，实则闭癃，虚则腰痛，取之所别者也。足厥阴之别，名曰蠡沟，去内踝五寸，别走少阳；其别者，径胫上睾，结于茎[107]。其病气逆则睾肿卒疝，实则挺长[108]，虚则暴痒，取之所别也。任脉之别，名曰尾翳，下鸠尾，散于腹。实则腹皮痛，虚则痒搔，取之所别也。督脉之别，名曰长强，挟膂上项，散头上，下当肩胛左右，别走太阳，入贯膂。实则脊强，虚则头重，高摇之，挟脊之有过者，取之所别也。脾之大络，名曰大包，出渊腋[109]下三寸，布胸胁。实则身尽痛，虚则百节尽皆纵[110]，此脉若罗络之血者[111]，皆取之脾之大络脉也。凡此十五络者，实则必见，虚则必下，视之不见，求之上下，人经不同，络脉异所别也。

【注释】

[1]禁脉：脉，应为"服"字。守山阁校本云："此下所引系《禁服》篇文，脉当作服。"

[2]还循胃口，上膈属肺：还，返还。循，沿顺。属，连属，统属，主属之义。属者，主也。肺经主属肺脏，下文例同。

[3]臑：音儒（rú）或闹（nào）。上臂部，即肘至肩处。

[4]行少阴心主之前：少阴，指手少阴心经。心主，指手厥阴心包经。手太阴经行于此两经之前。

[5]上骨下廉：上骨，指桡骨。下廉，下缘，此指桡侧缘。

[6]上鱼：鱼，第一掌骨内侧的肌肉隆起处。

[7]鱼际：第一掌骨内外侧肌肉分界处，即赤白肉际，此处穴位亦称鱼际穴。

[8]是动则病肺胀满膨膨而喘咳：是，此也，指手太阴肺经。动，动变，指异常反应。病，发生疾病。膨膨，肺胀胸廓饱满之象。整句为：如果这条经脉发生异常动变，则是病变的反应，表现为肺胀满，胸廓膨膨然，并且气喘咳嗽等。下文例同。

[9]缺盆中痛：缺盆，锁骨窝。此处有疼痛感。

[10]瞀：音冒（mào），头目昏闷不清。

[11]臂厥：病名，臂部气机逆乱。

[12]是主肺所生病者：是，此也，指代手太阴肺经。主，主治。整句为，这条经脉主治肺脏系统所产生的疾病。

[13]少气不足以息：少气，气短。息，一呼一吸谓之息。不足以息，呼吸气短。

[14]陷下则灸之：陷下，阳气内虚，脉虚下陷不起，则用灸法。

[15]盛者寸口大三倍于人迎：本经邪气盛时寸口脉比人迎脉大三倍。

[16]虚者则寸口反小于人迎也：本经气虚时寸口脉反小于人迎脉。

[17]两骨之间：指第一第二掌骨之间。

[18]上入两筋之中：两筋，指拇长伸肌腱和拇短伸肌腱。

[19]髃骨之前廉：髃骨，肩胛骨与锁骨衔接处。前廉，前缘。

[20]柱骨：指颈椎第七椎骨。

[21]交人中：手阳明大肠经左右两侧在人中穴处交叉。

[22]左之右，右之左：左侧手阳明大肠经至右侧鼻翼旁，右侧手阳明大肠经至左侧鼻翼旁。

[23]是动则病齿痛颈肿：这条经脉发生动变则出现牙痛和颈肿的病变。

[24]是主津液所生病者：液，《脉经》《黄帝内经太素》《千金要方》均无此字。这条经脉主治阴津方面的病变。

[25]鼽衄：鼽，音求（qiú）。《说文解字》："鼽，病寒鼻窒也。"意为鼻塞。衄，鼻出血。

[26]喉痹：喉中肿痛而发声不利。

[27]当脉所过者热肿：经脉所循行的部位发生热而红肿的疾病。

[28]寒栗不复：栗，寒栗，战栗。不复，指阳气不复，形体不温。

[29]交頞中：頞，《玉篇》："鼻茎也。"足阳明经交会于鼻茎中。

[30]却循颐后下廉：却，退转。颐，下颔角之上，口角后方的部位。

[31]额颅：额角发际处。

[32]其直者：指主干经脉，一般直行。

[33]入气街中：气街，即气冲穴，在腹股沟上方，毛际两旁，股动脉内侧处。

[34]别跗上：别，别出，分别。跗，足背部。

[35]心欲动：据《素问·脉解》篇："惕然而惊也……故欲独闭户牖而居。"此句似应为"心动"，"欲"字连下读。心动，指心中惕惕不安。

[36]独闭户塞牖而处："独"字上似应连"欲"字。牖，窗户。

[37]骭厥：骭，音干（gàn）。指足胫部。骭厥，足胫气逆。

[38]狂疟：疟，《针灸甲乙经》作"瘈"。瘈，抽搐。

[39]口喎唇胗：喎，同歪。胗，音枕（zhěn）。《说文解字》："唇疡也。"此指唇生疮疡。

[40]核骨：足大趾本节后第一跖骨髁突起部。

[41]踹内：踹，同腨。指小腿腓肠肌处。

[42]舌本：舌根部。

[43]善噫：噫，音衣（yī），叹气声。善噫，好叹气。

[44]得后与气则快然如衰：得后，得行大便。气，指矢气，即肛门排气。快然，舒适畅快。衰，此指行大便后腹部解除胀满憋闷的空虚畅快感。

[45]行太阴心主之后：太阴指手太阴肺经。心主，指手厥阴心包经。

[46]锐骨：指掌后尺骨头。

[47]出踝中：踝，此指腕后尺骨茎突。

[48]肩解：肩后关节缝隙。

[49]目锐眦：外眼角。

[50]别颊上颛抵鼻：颊，面颊部。颛，音拙（zhuō），眼眶下方，颧骨连及上牙床的部位。

[51]目内眦：内眼角。

[52]上额交巅：上前额交会于巅顶。巅，头顶处。

[53]肩髆：髆，音博（bó），肩胛骨。

[54]膂：音旅（lǚ），指脊背部两侧部位。

[55]从髆内左右：指膀胱经于背部的最大分支左右各一条从肩胛部下行。

[56]髀枢：髋关节。

[57]京骨：指第五跖骨粗隆处，下为京骨穴。

[58]邪走足心：邪，同斜。肾经斜走足心部位。

[59]然谷：舟骨粗隆下凹陷处为然谷穴。

[60]目䀮䀮：䀮，音荒（huāng），两目视物不清。

[61]肠澼：澼，音辟（pì）。肠澼为泻痢不止。

[62]强食生肉：肉，《黄帝内经太素》作"食"，《脉经》作"害"，《千金要方》作"灾"。《脉经》与《千金要方》之文字似与文义不属。《黄帝内经太素》虽作"食"字，但杨上善注文与本书义同，其云："肾有虚风冷病，故强令人生食豕肉，温中补虚，脚腰轻健。"杨氏此解似嫌牵强。强食，应为增强食欲。生肉，是指生肌长肉。

[63]缓带披发：宽衣松带，披散头发，以松缓形体，使气血流畅。《素问·四气调神大论》："被发缓形，以使志生。"义同。

[64]大杖重履而步：扶杖散步，并足着重履。重履是古时老人居家闲养或患者养病时所穿的一种双层鞋，又称复履。

[65]手表腕：指手背及腕部。

[66]耳聋浑浑焞焞：耳内塞闷而听觉模糊，并烘烘作响。

[67]绕毛际：在阴毛边缘绕行。

[68]髀厌：髋关节外侧，即大转子部。

[69]髀阳：大腿的阳面，即外侧面。

[70]绝骨：外踝上三寸处，即悬钟穴部。

[71]歧骨：指第一、第二跖骨联合处。

[72]三毛：足大趾爪甲后毛丛处。

[73]体无膏泽：肌肤表面晦暗粗糙无光泽。

[74]马刀侠瘿：瘰疬发生在颈两侧，即颈淋巴结肿。

[75]大指丛毛之际：足大趾爪甲后趾节处。

[76]上踝八寸，交出太阴之后：肝经在三阴交穴之上行于脾经之前，内踝上八寸处返交脾经之后。

[77]循股阴入毛中：肝经沿大腿阴面上行入于阴毛中。

[78]颃颡：音航嗓（háng sǎng）。指鼻咽部。

[79]㿉疝：男性疝气的一种，阴囊肿坠。

[80]狐疝遗溺闭癃：狐疝，男性疝气，行走站立时小肠进入阴囊，平卧

时回入腹中，如狐之出入无常，古人称为狐疝。遗溺，尿失禁。闭癃，尿潴留。

[81]丙笃丁死：丙，丙日。笃，病甚。丁，丁日。死，死亡。古时以十天干记日，再以十干配五行，甲乙属木，丙丁属火，戊己属土，庚辛属金，壬癸属水。五脏中肺属金，肺病如遇丙丁火日，则相克，故丙笃丁死。下文例同。

[82]伏行而濡骨髓：伏行，深部循行。濡，滋养。少阴脉在深部运行而滋养骨髓。

[83]骨肉不相亲则肉软却：相亲，相互滋养。肉软却，肌肉松软萎缩。

[84]肉软却故齿长而垢，发无泽：肉软却，此指牙龈萎缩，牙龈萎缩则齿露显长而积垢，无生气。毛发亦无光泽。

[85]引舌与卵：舌体与睾丸回缩。引，抽引回缩。卵，指睾丸。

[86]绝汗乃出：绝汗，指真阴真阳外脱时的汗出，或热而黏，或清而冷，又称脱汗。

[87]旦占夕死，夕占旦死：占，占卜，占验，此指预测或预示。意为早晨出绝汗则晚间死，晚间出绝汗则早晨死。

[88]足太阴过于外踝之上：外踝应为内踝。

[89]细子：自谦之词，犹言小生、小子。

[90]必行绝道而出：指大络脉一般横贯而行，不经过大的骨节间隙。

[91]结上：络脉聚结处。

[92]甚血者：甚血，指络脉血气充盈而怒张。

[93]手锐掌热：手锐，热盛阴亏手指细瘦，掌中发热。

[94]欠㰦：㰦，音去（qù），欠也。欠㰦，张口呵欠。

[95]支膈：胸膈撑胀不舒。

[96]节弛肘废：关节弛缓不收，肘臂废痿不用。

[97]肬：同疣，皮肤结节样赘生物。

[98]痂疥：结痂疥疮。

[99]宗脉：指耳中诸脉会聚处。《口问》篇："耳者，宗脉之所聚也。"

[100]龋聋：《针灸甲乙经》作"龋齿耳聋"。

[101]外遶臂：遶，同绕。

[102]衄窒：鼻孔窒塞不通。

[103]痿躄：下肢废痿不用。

[104]喉嗌：喉咽部。嗌，咽也。

[105]瘁瘖：瘁，同猝。猝瘖，暴哑，突然失音不能说话。

[106]霍乱：一般指急性上吐下泻病证。

[107]茎：阴茎。

[108]实则挺长：实，病气实。挺长，指阴茎持续性勃起。

[109]渊腋：足少阳胆经腧穴，在腋下三寸处。

[110]百节皆纵：百节，各个关节。纵，弛缓不收。

[111]此脉若罗络之血者：罗，网罗，包罗。此脉包罗诸络之血。

【语译】

雷公问黄帝：禁服篇曾说过，针刺治病首先应懂得经脉理论，掌握它营运循行的终始，知道它的运行尺度，经脉内连五脏，外络六腑，其中的道理，希望听你详尽地说一说。黄帝说：人体生命的产生，是先由男女媾精而成，首先发育而生脑髓，此后逐渐形成人体，以骨骼为支柱，以脉道营藏血气，以筋力驱动骨骼，以肉为卫护。待皮肤坚韧，毛发生长之后，人形即成。出生以后，开始依赖后天脾胃，凭借水谷精气的营养，脉道内外贯通，血气即可在脉道中循行。雷公说：我希望能够了解经脉的起始循行情况。黄帝说：经脉不仅能运行气血，通调阴阳，而且对于诊治疾病、决断生死也有重要作用，所以这些知识是必须具备的。

肺所连属的经脉叫手太阴经，起始于中焦，向下联络大肠，回绕胃口，上贯膈膜，入属肺脏。再从肺系横行出走腋下，沿上臂内侧而下，行于手少阴经和手厥阴经的前面，直下至肘中，然后沿着前臂内侧桡骨的内缘，入寸口动脉处，前行至鱼部，沿手鱼边侧，出拇指尖端；它的支脉，从手腕后直走食指尖端内侧，与手阳明大肠经相接。这条经脉如发生异常变动，所发生的病证，为肺部胀满，咳嗽气喘，缺盆中疼痛，喘咳气逆，呼吸气粗，病人两手交叉按于胸部，则眩晕，视物模糊不清，这是臂厥病。这条经脉可以主治咳嗽，呼吸气逆，喝喝而喘，心中烦乱，胸部满闷，臂部内侧前缘疼痛，掌心发热。本经气盛有余的，可发生肩背痛风，汗出，小便频数而量少的病证。本经气虚不足的，可发生肩背痛寒，呼吸短促，小便颜色也出现异常。治疗这些病证时，属实的要用泻法，属虚的要用补法，属热的要用速刺法，属寒的要用留针法，阳气内衰而脉虚下陷不起的要用灸法，不实不虚的从本经取治。本经气盛的病脉是寸口脉比人迎脉大三倍，虚的寸口脉反小于人迎脉。

　　大肠所连属的经脉叫手阳明经，起始于食指尖端，沿食指拇指侧的上缘，通过拇指、食指歧骨间的合谷穴，上入腕上两筋凹陷处，沿前臂上方至肘外侧，再沿上臂外侧前缘，上肩，出肩峰前缘。上出于背，与诸阳经会合于大椎穴，再向前入缺盆联络肺，下膈又入属大肠；它的支脉，从缺盆上走颈部通过颊部入下齿龈，回绕至上唇，交会于人中。上行挟于鼻孔两侧，与足阳明胃经相接。本经经脉如发生异常，其病证为牙齿疼痛，颈部肿大等。这条经脉主治津方面发生的病证，如眼睛发黄，口中发干，鼻塞流涕或出血，以及喉中肿痛，肩前及臑内作痛，食指疼痛不能动等。本经气有余的实证，为在本经脉循行所过的部位发热而肿。本经气不足的虚证，为恶寒战栗，且难以恢复温暖。治疗这些病证时，属实的要用泻法，属虚的要用补法，属热的要用速刺法，属寒的要用留针法，阳气内衰而脉虚陷下不起的要用灸法，不实不虚的从本经取治。本经气盛的病脉是人迎脉比寸口脉大二倍，虚的人迎脉反小于寸口脉。

　　胃所连属的经脉叫足阳明经，起于鼻旁，由此上行，左右相交于鼻梁上端凹陷处，旁约足太阳经脉，沿鼻外侧下行，入上齿龈，复出环绕口唇。相交于任脉的承浆穴，再沿腮部后方的下缘，出大迎穴，沿发际至额颅部。它的支脉，从大迎前下走人迎穴，沿喉咙入缺盆，下膈膜，连属本经胃腑，联络与本经相表里的脾脏。其直行的经脉，从缺盆下走乳内侧，再向下挟脐，入阴毛际两旁的气冲穴；另一支脉，起于胃口，向下至腹内，再下至气冲穴与前直行的经脉会合，由此下行，经大腿前方至髀关，直抵伏兔穴，下入膝盖，沿胫骨前外侧下至足背，入中趾内侧；再一支脉，自膝下三寸处别出，向下行入中趾外侧；又一支脉，从足背斜出足厥阴的外侧，走入足大趾，直出大趾尖端，与足太阴脾经相连接。这条经脉发生异常，其病证为身上阵阵发冷，喜伸腰挺足频频打呵欠，额部暗黑，病发时厌恶见人和火光，听到木器的音响更为惊惧，心跳不安，总想关闭门窗独居屋内，阳盛热极时，就会登高喊唱，脱掉衣服乱跑，且有腹胀肠鸣等症状，这叫骭厥。这条经脉主治血证病，抽搐发狂，温病，汗自出，鼻塞或衄血，口角歪斜，口唇生疮，喉颈肿，腹水肿大，膝盖肿痛，沿胸侧、乳部、伏兔、足胫外缘、足背等处均痛，足中趾不能屈伸。本经气有余的实证，身前及胸腹部均发热，胃热盛则消烁水谷，易于饥饿，溲色改变；本经气不足的虚证，身前胸腹部感觉发冷，如胃中有寒，可发生胀满。治疗这些病证时，属实的要用泻法，属虚的要用补法，属热的要用速刺法，属寒的要用留针法，阳气内衰而脉虚下陷不起的要用灸法，不实不虚的从本经取治。本经气盛的病脉，是人迎脉比寸口脉大三倍，虚的人迎脉反小于寸口脉。

　　脾所连属的经脉叫足太阴经，起于足大趾尖端，循行大趾内侧赤白肉分界处，经过大趾本节后的圆骨，上行至足内踝的前面，再上行入小腿肚内侧，沿胫骨后方，穿过足厥阴经之前，再向上行，经过膝股内侧的前缘，直入腹内，属脾络胃，再上膈膜，注于心中，与手少阴经相接。本经脉因受邪而发生的病证，为舌根强硬，食后则呕，胃脘部疼痛，腹内作胀，嗳气等。解大便或得矢气之后，就觉得衰疲而松快。本经主治脾脏发生的病证，如舌根疼痛，身体不能转动，难以进食，心中烦乱，心下掣引作痛，大便稀薄或下痢，或水闭于内，大小便不通，或黄疸，勉强站立时则股膝内侧肿痛，足大趾不能活动。治疗这些病证时，属实的要用泻法，属虚的要用补法，属热的要用速刺法，属寒的要用留针法，阳气内衰而脉虚下陷不起的要用灸法，不实不虚的从本经取治。本经气盛的病脉，是寸口脉比人迎脉大三倍，虚的寸口脉反小于人迎脉。

　　心所属的经脉叫手少阴脉，起于心中，出属于心系，下过膈膜，联络小肠；它的支脉，从心系上挟咽喉，而与眼球内连于脑的脉络相联系；直行的脉，从心系上行至肺，横出腋下，沿上臂内侧后缘，行手太阴经和手厥阴经的后面，下肘内，沿臂内后侧，到掌心小指侧高骨尖端，入手掌内侧，沿小指内侧至尖端，与手太阳经相接。本经脉因受邪所发生的病证为咽喉干燥，心痛，渴欲饮水，为臂厥的现象。本经主治心脏发生病证，如眼睛发黄，胁肋胀满疼痛，上臂和下臂内侧后缘疼痛或厥冷，及掌心热痛等。治疗这些病证时，属实的要用泻法，属虚的要用补法，属热的要用速刺法，属寒的要用留针法，阳气内衰而脉虚下陷不起的要用灸法，不实不虚的从本经取治。本经气盛的病脉，寸口脉比人迎脉大两倍，虚的寸口脉反小于人迎脉。

　　小肠所连属的经脉叫手太阳经，起于小指外侧的尖端，沿手外侧至腕，过腕后小指侧高骨，直向上沿前臂尺骨的下缘，出肘后内侧尺肱两骨中间，再向上沿臑外后侧，出肩后骨缝，绕行肩胛，相交于两肩之上，入缺盆，联络心，沿咽喉下行膈膜至胃，再向下属于本腑小肠；它的支脉，从缺盆沿颈上颊，至眼外角，转入耳内；又一支脉，从颊部别出走入眼眶下而至鼻部，再至眼内角，与足太阳经相接。本经脉受邪侵犯而发生的病证，为咽喉疼痛，下颊发肿，头项难以转顾，肩痛如扯拉，臂痛如折。本经主治液发生的病证，如耳聋，眼睛发黄，颊肿，沿颈向下至颔、肩、臑、肘、臂等部后侧疼痛。

治疗这些病证时，属实的要用泻法，属虚的要用补法，属热的要用速刺法，属寒的要用留针法，阳气内衰而脉虚下陷不起的要用灸法，不实不虚的从本经取治。本经气盛的病脉，人迎脉比寸口脉大两倍，虚的人迎脉反小于寸口脉。

　　膀胱所连属的经脉叫足太阳经，起于眼内角，上行额部交会于头顶；它的支脉，从头顶到耳上角；直行的脉则从头顶入内络脑，复出下行后项，沿着肩胛内侧，挟行脊柱两旁到达腰部，入深层，沿着脊旁肌肉行走，联络肾脏，属本腑膀胱；又一支脉，从腰部下行挟脊通过臀部，直入腘窝中；还有一支脉，通贯肩胛，挟脊下行，过髀枢，沿着大腿后外侧向下行，与前一支脉会合于腘窝中，由此再向下，经过小腿肚，外出踝骨后方，沿小趾本节后的圆骨至小趾外侧尖端，与足少阴经相接。本经脉受邪发生的病证，为气上冲而头痛，眼睛像要脱出而控痛，颈项像被扯拔，脊背疼痛，腰痛如折断，大腿不能屈伸，腘窝部筋脉似被捆绑不能随意运动，小腿肚痛得像裂开，这叫作踝厥病。本经主治筋发生的病证，以及痔疮、疟疾、狂病、癫病，头脑内及头顶部疼痛，眼睛发黄，流泪，鼻塞流涕或出血，项、背、腰、尻、腘、腨及脚的部位都觉得疼痛，足小趾也不能活动等。治疗这些病证时，属实的要用泻法，属虚的要用补法，属热的用速刺法，属寒的用留针法，阳气内衰而脉虚下陷不起的要用灸法，不实不虚的从本经取治。本经气盛的病脉，人迎脉比寸口脉大两倍，虚的人迎脉反小于寸口脉。

　　肾所连属的经脉叫足少阴经，起于足小趾下，斜走足心，出内踝前大骨的然谷穴下方，沿内侧踝骨的后面转入足跟。由此上行经小腿肚内侧，出腘窝内侧，再沿骨内侧后缘，贯穿脊柱，属肾脏，联络膀胱；直行的经脉，从肾上行，穿过肝脏，通过膈膜，入肺，沿喉咙，挟于舌根；它的支脉，从肺联络心，注于胸中，与手厥阴经相接。本经脉受邪而发生的病证，为腹内饥饿而不想进食，面色晦暗而消瘦，咳吐带血，喘息有声，不能平卧，坐卧不安，两目昏花不清，心像悬吊，腹内空虚，有如饥饿之感，肾气虚的容易发生恐惧，心中怦怦跳动，好像被逮捕一样。这叫作骨厥。本经脉主治肾脏发生的病证，如口热舌干，咽部发肿，气上逆，喉咙发干而痛，心内烦扰且痛，足部酸软而厥冷，好睡，足心发热而痛。治疗这些病证时，属实的要用泻法，属虚的要用补法，属热的要用速刺法，属寒的要用留针法，阳气内衰而脉虚下陷不起的要用灸法，不实不虚的从本经取治。本经用灸法，可以增进食欲，生肌长肉。还要宽松腰带，散披头发，扶大杖，着重履，缓步行走，使气血通畅，筋骨舒展。本经气盛的病脉，寸口脉比人迎脉大两倍，虚的寸口脉小于人迎脉。

心主所连属的经脉叫手厥阴心包经，起于胸中，连属心包络，下膈膜，依次联络上中下三焦；它的支脉，从胸走胁，当腋缝下三寸处上行至腋窝，向下再循上臂内侧，行于手太阴经和手少阴经中间，入肘中，向下沿着前臂两筋之间，入掌中，沿中指直达尖端；又一支脉，从掌内，沿无名指直达尖端，与手少阴经相接。本经脉受邪而发生的病证，为手心发热，臂肘部拘挛，腋下肿，甚至胸中满闷，心跳不宁，面赤，眼黄，喜笑不止。本经主治经脉发生的病证，如心中烦躁，心痛，掌心发热。治疗这些病证时，属实的要用泻法，属虚的要用补法，属热的要用速刺法，属寒的用留针法，阳气内衰而脉虚下陷不起的要用灸法，不实不虚的从本经取治。本经气盛的病脉是寸口脉比人迎脉大一倍，虚的寸口脉反小于人迎脉。

三焦所连属的经脉叫手少阳经，起于无名指尖端，上行小指与无名指中间，沿手背上行腕部，出前臂外侧尺桡两骨中间，穿过肘，沿上臂外侧上肩，交出足少阳经的侧面，入缺盆，交于两乳之间的膻中，与心包联络，下膈膜，依次属于三焦；它的支脉，从膻中上出缺盆，再上走项，挟耳后，出耳上角，环曲下行，绕颊部至眼眶下；又一支脉，从耳后进入耳中，复出耳前，过足少阳经客主人穴的前方，与前一条支脉交会于颊部，向上行至眼外角，与足少阳经相接。本经受邪而发生的病证，为耳聋耳鸣作响，喉咙肿痛，喉痹等。本经主治气发生的病证，如自汗出，外眼角痛，颊肿，耳后、肩、臑、肘、臂外侧等处都发生疼痛，无名指不能运动。治疗这些病证时，属实的要用泻法，属虚的要用补法，属热的要用速刺法，属寒的要用留针法，阳气内衰而脉虚下陷不起的要用灸法，不实不虚的从本经取治。本经气盛的病脉是人迎脉比寸口脉大一倍，虚的人迎脉反小于寸口脉。

胆所连属的经脉叫足少阳经，起于眼外角，上行至额角，折向下绕至耳后，沿颈走手少阳经前面，到肩上，又交叉到手少阳经的后面，入于缺盆；它的支脉，从耳后入耳内，复出走耳前至眼外角后方；又一支脉，从眼外角，下走大迎，会合手少阳经至眼眶下方，再下走颊车，下行颈部仍入缺盆，然后下行至胸中，穿过膈膜，联络肝脏，再连属于胆腑，由胆沿胁内下行，经气街，绕阴毛处，横入环跳；直行的脉，从缺盆下腋，沿胸部过季胁，向下与前一支脉会合于环跳，再沿大腿的外侧下行到达膝外缘，向下入外辅骨之前，下出外踝前，沿足背出足小趾与第四趾尖端；又一支脉，由足背走向足大趾，沿足大趾、次趾的骨缝，至大趾尖端，又返回穿入爪甲，出爪甲后二节间的丛毛处与足厥阴经相接。本经脉受邪所发生的病证，为口苦，时常叹气，胸胁前心作痛，不能转侧，病重的面部像有灰尘，暗无光泽，全身皮肤失去濡润，足外侧发热，这叫作阳厥。本经主治骨发生的病证，如额角、下颌及外眼角痛，缺盆肿痛，腋下肿，腋下或颈旁生瘰疬，自汗出而发冷，疟疾，胸、胁、肋、髀、膝等部位的外侧直至胫骨、绝骨、外踝前以及诸关节皆痛，足第四趾不能运动。治疗这些病证时，属实的要用泻法，属虚的要用补法，属热的要用速刺法，属寒的要用留针法，阳气内衰而脉虚下陷不起的要用灸法，不实不虚的从本经取治。本经气盛的病脉是人迎脉比寸口脉大一倍，虚的人迎脉反小于寸口脉。

肝连属的经脉叫足厥阴经，起于足大趾二节间丛毛的旁侧，沿足背上缘行至内踝前一寸，再入踝上八寸，交出于足太阴经的后面，上走腘内缘，沿股内侧入阴毛中，环绕阴器，向上抵少腹，挟行胃两旁，属肝脏，联络胆腑，向上穿过膈膜，散布于胁肋，再沿喉咙后面，绕到面部至喉咙与鼻道相连处，连目系，出额部，与督脉相会于巅顶的百会；它的支脉，从目系下走颊内，环绕唇内；又一支脉，从肝别出穿膈膜，注于肺中，与手太阴经相接。本经脉受邪而发生的病证，为腰痛不能俯仰，男子患癀疝，妇女患少腹部肿胀，病重的还可见喉咙发干，面部尘暗无光泽。本经主治肝脏发生的病证，如胸中满闷，呕吐气逆，腹泻完谷不化，狐疝，遗尿或小便不通。治疗这些病证时，属实的要用泻法，属虚的要用补法，属热的要用速刺法，属寒的要用留针法，阳气内衰而脉虚下陷不起的要用灸法，不实不虚的从本经取治。本经气盛的病脉是寸口脉比人迎脉大一倍，虚的寸口脉反小于人迎脉。

手太阴肺经的脉气竭绝，皮毛就会焦枯，皮毛的焦枯是津液耗损的表现，津液的耗损不仅使皮毛焦枯，肌表也会受到伤害，肌表受伤进而可使皮肤枯焦，毫毛脱落。毫毛脱落是肺经精气将衰竭的征象，此种疾病丙日危重、丁日死亡，此为火能胜金的缘故。

手少阴心经的脉气竭绝，则脉道不通。手少阴经是心脏的经脉，若脉道不通则血流不畅，面色失去润泽。故面色暗黑无光泽是血脉将枯竭的征象，此种病证壬日危重、癸日死亡，是水能胜火的缘故。

足太阴脾经的脉气竭绝，则不能输布精微，口唇失其濡养，口唇是肌肉之本，肌肉因失去营养而松软，肌肉松软则舌体萎缩、人中部肿满，人中部肿满则口唇外翻，口唇外翻是肌肉将衰萎的征象，此种征象甲日危重，乙日死亡，这是木能胜土的缘故。

足少阴肾经脉气竭绝，则骨枯槁。肾主水，应于冬，故肾脉称为冬脉，其脉伏行深部而温养骨髓，若骨髓失却肾气濡养，肉就不能附着于骨，骨肉不能亲合而分离，肌肉就软弱，牙龈萎缩，则齿长而多垢，毛发也失去光泽。毛发不光泽是骨气将要衰败的征象，此种病证戊日危重，己日死亡，这是土能胜水的缘故。

足厥阴肝经脉气竭绝，则经筋拘急、阴囊回缩、舌体卷屈。足厥阴属肝脏的经脉，肝脉外合于筋，经筋聚合在阴器，而脉络于舌本，如果肝脉不能营运精微以养筋，则筋拘急，筋拘急牵引阴囊和舌根，出现口唇发青、舌体卷屈、阴囊抽缩等症状。这是经筋将要败绝的征象，此种病证，庚日危重，辛日死亡，这是金能胜木的缘故。

五脏经气皆上注于目。若五脏阴精竭绝，就会使眼球内连于脑的脉络旋转，旋转而使目昏花眩晕。五志皆藏于阴，眼花眩晕视物不清预示着脏阴之气将绝，最远不超过一天就要死亡。若六腑阳气败绝，则阴气与阳气两相分离，腠理不闭，精气外泄，可见绝汗大如串珠、凝涩不流，是阳气竭绝的死证，如果早晨出现危象，预示晚上可能死亡，夜间出现危象，预示明晨可能死亡，这是十二经脉衰败的表现。手足十二经脉均隐行于分肉之间，位置较深，从体表不易看见；通常能见到的，只有足太阴经过足内踝之上的部位，这是由于该处皮肉薄，无所隐蔽的缘故。其他各脉浮现能够看到的，都是络脉。手六经的络脉以阳明、少阳二经为最大，二络脉分别起于五指间，向上汇合于肘窝之中。饮酒后，酒随卫气外达皮肤，络脉先充盛，故卫气亦盛满，进而营气盛满充灌经脉之中，致经脉大盛。经脉突然发生异常搏动，都是因邪气留在经脉所致。如果邪气在经脉聚而不动，可郁而化热，脉形坚硬，若脉不坚硬是经气空虚，与诸脉不同，这样就可以知道某一经脉出现了病态。

雷公说：我仍不明白其中的道理。黄帝说：所有络脉都不能经过大的骨节，一般横贯而行，然后再入皮中，起着贯穿流通的作用，共同会合后，都显现在外面，因此，凡针刺各络脉时，必须刺在络脉聚结之处，若其邪血较甚，虽无聚结之象，也应急刺络脉，放出恶血，以泻其邪，不然的话，邪血留结不去，则发为痹证。

以络脉作诊断，凡络脉色青的，是寒邪凝滞，会产生疼痛；络脉色红是有热象。胃中有寒，手鱼部的络脉多见青色；胃中有热，鱼际络脉呈赤色。若手鱼部络脉见黑色，是邪留日久的痹病；若络脉颜色赤黑青兼见的，是寒热错杂的病变。在治疗时，凡是针刺发冷发热的病证，都应多刺表浅血络，必须隔日一刺，把邪血泻尽为止，然后根据体质虚实进行调治。若络脉细小而短的，是气虚的表现，对这种病人如用泻法，会引起昏冒，甚至突然跌倒不省人事，不能说话。在昏冒烦乱发生时，应立刻让病人平卧，施行急救。

手太阴经别出的络脉，名叫列缺，它起于腕后上侧分肉之间，于本经经脉并行直入手掌中，散于鱼际处。如果发病，邪实的腕后高骨及手掌发热；正虚的张口呵欠，小便不禁或频数。治疗时，取腕后一寸半列缺穴，本络由此别出，联络手阳明经。

手少阴经别出的络脉，名叫通里，它起于腕后内侧一寸处，本络由此别出，循本经上行。入于心中，再上行联系舌根，属于目系。如果络脉发病，邪实的在胸膈间有支撑不舒之感，正虚的不能言语，治疗时，取腕后内侧一寸处的通里穴，本络由此别出联络手太阳经。

手厥阴心包经别出的络脉，名叫内关，它起于掌后腕上二寸处，出两筋之间，本络由此别走手少阳经，并循本经上行，系于心包，络于心系。如果本络脉发病，邪气实则前心痛，正气虚则心中烦乱。治疗时，取腕上内侧二寸处两筋间的内关穴。

手太阳经别出的络脉，名叫支正，它起于腕上外侧五寸，向内注于手少阴心经；其别出向上过肘，络于肩髃穴。如果发病，邪实则骨节弛缓、肘关节痿软不能运动，正虚则气血不行，皮上生赘疣，小的如指大，结痂如疥。治疗时，取本经别出的络穴支正。

手阳明经别出的络脉，名叫偏历，它起于腕上外侧三寸处，别行走入手太阴经；其别而上行的沿臂上肩髃，再上行过颈到曲颊，偏络于齿；另一别出络脉，上入耳中，合于该部的主脉。如果发病，邪实则龋齿耳聋，正虚则齿冷、膈间闭塞不畅，治疗时，取本经别出的络穴偏历。

手少阳经别出的络脉，名叫外关，它起始于腕上二寸处，向外绕行于臂部，再上行注于胸中与手厥阴心包经相会合。如果发病，邪实则肘关节拘挛，正虚则肘部弛缓不收，治疗时，取本经别出的络穴外关。

足太阳经别出的络脉，名叫飞扬，它起于外踝上七寸处，别行走入足少阴经。如果发病，邪实的出现鼻塞不通、头背部疼痛，正虚的出现鼻塞流涕或出血，治疗时，取本经别出的络穴飞扬。

足少阳经别出的络脉，名叫光明，它起于外踝上五寸处，别行走入足厥阴经，与本经相并向下络于足背上。如果发病，邪实则肢冷，正虚则下肢痿软无力不能行走、坐而不起，治疗时，取本经别出的络穴光明。

足阳明经别出的络脉，名叫丰隆，它起于外踝上八寸处，别行走入足太阴经；其别出而上行的，沿着胫骨的外侧，络于头项，与该处其他诸经经气会合，向下绕络于喉咽。如果发病，其病气上逆，出现喉痹和突然失音，邪实则发癫狂，正虚则两足弛缓不收、胫骨枯痿，治疗时，取本经别出的络穴丰隆。

足太阴经别出的络脉，名叫公孙，它起于足大趾本节后一寸处，别行走入足阳明经；其别出而上行的，入腹络于肠胃。如果发病，厥气上逆，发为霍乱，邪气实则腹中剧烈疼痛，正气虚则腹胀如鼓，治疗时，取本经别出的络穴公孙。

足少阴经别出的络脉，名叫大钟，它起于足内踝的后面，环绕足跟别行走入足太阳经；其别出的络脉与本经向上的经脉相并，走入心包络，然后向下贯穿腰脊。如果发病，其病气上逆，心烦闷乱，邪气实则二便不通，正气虚则腰痛，治疗时，取本经别出的络穴大钟。

足厥阴经别出的络脉，名叫蠡沟，它起于内踝上五寸处，别行走入足少阳经；其别出而上行的络脉，沿本经达于睾丸，聚于阴茎。其病气上逆，突发为疝病、睾丸肿痛，邪气实则阴器挺长，正气虚则阴部暴痒，治疗时，取本经别出的络穴蠡沟。

任脉的别出络脉，名叫尾翳，由此别出下行散落于腹部。如果发病，邪气实则腹皮痛，正气虚则腹皮作痒。治疗时，取本经别出的络穴尾翳。

督脉别出的络脉名叫长强，向上挟脊背两旁肌肉，沿脊膂上行到项部，散于头上，又返转向下行于肩胛部的左右。别行走入足太阳膀胱经，入贯脊部。如果发病，邪气实则脊柱强直、不能俯仰，虚则头部有沉重感。治疗时，取本经别出的络穴长强。

脾脏的大络名叫大包，此大络在渊腋下三寸，散布于胸胁。如果发病，邪气实则全身疼痛，虚则周身骨节皆弛缓无力，这一支络脉能包罗各络脉之血。治疗时，可刺取脾脏的大络大包穴。

以上十五络脉，邪气实时，血满脉中而明显可见，正气虚时，脉络陷下而不易见，但可在络脉的上下寻取，由于每个人的经脉循行略有不同，别出的络脉也有差异。

【评介】

本篇为《内经》中经络针刺理论的重点内容，论述了十二经脉的脏腑归属、阴阳属性、名称、起始与终止点、循行部位，及十五络的起始与循行路线。阐明了十二经脉动变反应与脏腑发病的内在联系，及十二经脉主治病证范围。同时也阐述了五脏经气竭绝所出现的特征和预后，并指出经脉对疾病诊断、治疗上的重要作用。

关于本文的"是动则病"及"所生病"的问题，历代有不同的解释。《难经·二十二难》："经言是动者，气也；所生病者，血也。邪在气，气为是动；邪在血，血为所生病。"清代徐大椿《难经经释》："是动诸病，乃本经之病；所生之病，则以类推而旁及他经者。"明代张景岳《类经》则解释说："动，言变也，变则变常而为病也……观此以是动为气，所生为血，先病为气，后病为血，若乎近理。然细察本篇之义，凡在五脏，则各言脏所生病，凡在六腑，则或言气，或言血，或脉或筋，或骨或津液，其所生病本各有所主，非以气血二字统言十二经者也。"纵观诸论，《难经》之解，于义未得。徐大椿之说，亦未明其经义。张景岳的理解，较之其他诸家均为全面，尤其对"动"字的解释甚为确切。但其对"所生病"的理解，则没有抓住关键。"是动则病"的"是"字，为指示代词，即"此"的意思，指"这条经脉"。"动"是指异常变化，或异常反应。整句意为：这条经脉发生异常反应则发生某某病变。后世称之为"是动病"而省略其中的"则"字，是忽视语法规律的曲解。关于对"所生病"的理解，关键是把握前面"是主"二字，如："是主肺所生病者，咳，上气喘喝……""是主津液所生病者，目黄口干……""是"字，仍是指示代词，指"这条经脉"。"主"字，是"主治"的意思。这在古代是个惯用词。如《针灸甲乙经·序例》："诸言主之者，可灸可刺。"其文"目瞑瞑，赤痛，天柱主之"。意指灸天柱穴或刺天柱穴，可主治"目瞑瞑，赤痛"的病变。《伤寒论》中共所熟知的"桂枝汤主之""麻黄汤主之"等，均与此义同。所以，本文"是主肺所生病者，咳，上气喘喝……"，其义应为"这条经脉主治肺所产生的诸多病证，如咳嗽、气逆、喘息等"。后面的文字"为此诸病，盛则泻之，虚则补之，热则疾之，寒则留之，陷下则灸之，不盛不虚，以经取之"，即是主治原则，也是文字的前后照应。

另外，"灸则强食生肉"一句，依杨上善之解"强令人生食豕肉"，与语法不属，文理亦较牵强。此句其意应为："用灸法治疗，就会增强食欲，生肌长肉。"

经别第十一

【原文】

黄帝问于岐伯曰：余闻人之合于天道[1]也，内有五藏，以应五音、五色、五时、五味、五位也；外有六府，以应六律[2]，六律建阴阳诸经而合之十二月、十二辰、十二节、十二经水、十二时、十二经脉者，此五藏六府之所以应天道。夫十二经脉者，人之所以生，病之所以成，人之所以治，病之所以起[3]，学之所始[4]，工之所止[5]也，粗之所易[6]，上之所难[7]也。请问其离合出入[8]奈何？岐伯稽首再拜曰：明乎哉问也！此粗之所过[9]，上之所息[10]也，请卒言之[11]。足太阳之正[12]，别入于腘中[13]，其一道下尻[14]五寸，别入于肛，属于膀胱，散之肾，循膂当心入散[15]；直者，从膂上出于项，复属于太阳，此为一经也。足少阴之正，至腘中，别走太阳而合，上至肾，当十四顀[16]，出属带脉；直者，系舌本，复出于项，合于太阳，此为一合。成以诸阴之别，皆为正也。足少阳之正，绕髀入毛际，合于厥阴；别者，入季胁之间，循胸里属胆，散之上肝贯心，以上挟咽，出颐颔[17]中，散于面，系目系，合少阳于外眦也。足厥阴之正，别跗上，上至毛际，合于少阳，与别俱行，此为二合也。足阳明之正，上至髀，入于腹里，属胃，散之脾，上通于心，上循咽出于口，上颈颔[18]，还系目系，合于阳明也。足太阴之正，上至髀，合于阳明，与别俱行，上结于咽，贯舌中，此为三合也。手太阳之正，指地[19]，别于肩解，入腋走心，系小肠也。手少阴之正，别入于渊腋两筋之间，属于心，上走喉咙，出于面，合目内眦，此为四合也。手少阳之正，指天[20]，别于巅，入缺盆，下走三焦，散于胸中也。手心主之正，别下渊腋三寸，入胸中，别属三焦，出循喉咙，出耳后，合少阳完骨之下，此为五合也。手阳明之正，从手循膺乳，别于肩髃，入柱骨，下走大肠，属于肺，上循喉咙，出缺盆，合于阳明也。手太阴之正，别入渊腋少阴之前，入走肺，散之太阳，上出缺盆，循喉咙，复合阳明，此六合也。

【注释】

[1]天道：自然规律。

[2]六律：律，原指定音器。相传黄帝时乐师伶伦截竹为管，以管的长短，分别声音的高低清浊，以此为标准来定各种乐器的音调。乐律有十二，阴阳各六，阳为律，阴为吕。六律即黄钟、太簇、姑洗、蕤宾、夷则、无射；六吕为林钟、南吕、应钟、大吕、夹钟、仲吕。六律六吕，简称律吕。

[3]起：此为痊愈之义。

[4]学之所始：始，起始，基础。此指初学医道者之基础。

[5]工之所止：工，指医者，并且是技术娴熟的医者。止，功成业就，学业达到所要求的程度。

[6]粗之所易：粗，指粗工，技术低劣的医生。易，容易。粗工反觉容易。

[7]上之所难：上，上工，技术高超的医生。难，指难度大。上工反觉难度大。

[8]离合出入：指经脉的离合出入。

[9]粗之所过：过，过错，差错。粗工所易出差错的问题。

[10]上之所息：息，《针灸甲乙经》作“悉”，详细的意思。上工详细钻研的问题。

[11]卒言之：卒，详细。

[12]足太阳之正：正，别道循行的正经。

[13]别入于腘中：别，指正经别出而行的部分。腘，后膝窝处。

[14]尻：尾骨部。

[15]当心入散：当，处也。散，分散。当心入散，当于心的部位而分散开来。

[16]䪼：《针灸甲乙经》《黄帝内经太素》均作“椎”。

[17]颐颔：颐，腮部。颔，下颌部。

[18]頞䪼：頞，鼻茎部。䪼，颧部。

[19]指地：指，趋向。地，下行之义。杨上善：“地，下也，手太阳之

正，从手至肩，下行走心，系小肠，为指地也。"

[20]指天：此意为趋向于上方。张景岳："指天者，天属阳，运于地之外。手少阳之正，上别于巅，入缺盆，下走三焦，散于胸中，包罗脏腑之外，故曰指天。"

【语译】

黄帝问岐伯：我听说人生要合乎自然规律，内有五脏以应五音、五色、五时、五味、五位，外有六腑以应六律。六律分六阴六阳，合于人体诸经，以应时令的十二月、十二辰、十二节、十二经水、十二时和十二经脉，这是五脏六腑与自然界事物相应的情况。十二经脉是人体气血运行的通路，人体赖此生存，疾病也由此而形成，治病也以此为依据，病愈也以此为转机。所以初学者从一开始就应该学好有关经脉理论，良医的标准，也是以娴熟掌握经脉为依据。有关经脉的理论，粗率的医生认为很容易学懂，因而马虎从事，而知识渊博的医生，知其深奥，反而感觉难以学精。请你谈谈经脉在人体是怎样离合出入的？岐伯很恭敬地说：问得很关键，也很细致。经脉的离合出入，这是粗医容易出错误的问题，也是高明的医生悉心钻研的问题，让我详细地谈谈吧。

足太阳经脉别道循行的正经，其一入于腘窝中，与足少阴经脉合而上行；另一道上行至尻下五寸处，别行入于肛门，连属于膀胱，再分散行至肾脏，循脊上行，到达心部而分散；其直行的，以脊上行出项部，又属于足太阳本经经脉，内外合为一经，这是在足太阳经脉之外别行的一经。足少阴经脉别道循行的正经，至腘窝中，别出一脉与太阳经合并，上行至肾当十四椎处连属带脉；其直行的，从肾上行系于舌根，复出绕行项部，与足太阳经相合；这是阴阳表里相配的第一合。这一阴阳表里二经关系，是以诸阳经的正经与诸阴经的经别相互配合，都称为别出循行的正经。

足少阳经脉别道循行的正经，绕于髀部而入阴毛处，与足厥阴经脉合并；其别出一脉入季胁间，沿胸入里连属胆，散行于肝，向上贯穿心部，上行挟咽喉两旁，出于腮部及颔中，散于面部，连结于目系，与足少阳本经会合于外眼角。足厥阴经脉别道循行的正经，自足背别行，上行至阴毛处，与足少阳别行的正经相合，向上并行，这是第二合。

足阳明经脉别道循行的正经，上行髀关，进入腹里，连属胃，散行脾脏，上通于心，上行沿咽部出于口，再上行至鼻梁及颧，联系目系，与足阳明本经相合。足太阴经脉别道循行的正经，别行至髀部，与足阳明经别行的正经相合而向上并行，连结于咽部，贯入舌本，这是第三合。

手太阳经脉别道循行的正经，趋向下方地，从肩后骨缝别行入于腋下，走入心脏，连结于小肠。手少阴经脉别道循行的正经，走入渊腋穴处两筋之间，连属心本脏，上走喉咙，出面部、与手太阳经的一条支脉会合于内眼角，这是第四合。

手少阳经脉别道循行的正经，起向上方天，别出巅顶，入于缺盆，下走三焦，散于胸中。手厥阴心包经脉别道循行的正经，别出渊腋下三寸处，入于胸中，别行连属三焦，出而上行，沿喉咙出耳后，与手少阳三焦经会合于完骨的下方，这是第五合。

手阳明经脉别道循行的正经，从手上行至侧胸、乳部之间，别行出于肩髃穴，入于柱骨，而后向下走入大肠，向上连属于肺脏，沿喉咙出缺盆，与手阳明本经相合。手太阴经脉别道循行的正经，别出入于渊腋部手少阴经之前，入肺之本脏，散行于大肠，上行出缺盆，沿喉咙，再与手阳明经相合，这是第六合。

【评介】

经别，指十二正经别出运行的部分。本篇主要论述了十二经别的循行部位及阴经阳经离合出入的情况。因为十二经别是十二经脉别道运行的部分，所以仍属正经范围。它虽与十二经脉的循行通路不同，但仍是人体气血的重要运行脉道。手三阴经由胸走手，经别是自腋入胸，合于手三阳经；手三阳经由手走头，手太阳经别自腋入内脏，手少阳、手阳明经别由头颈下入内脏；足三阴经由足走腹胸，而经别从足上头，合入足三阳经；足三阳经由头走足，经别则由足走向头面部。十二经别按阴阳表里关系分为六个离合，阴阳二经并行出入，自四肢末端正经之上别出，流入于内脏，再上头颈。其中阳经别出，先循行于相表里的脏与腑，再合于本经；而阴经别出，仅循行于本脏，合于相对偶的阳经。

此篇经论是深入研究经脉理论的重要内容，为揭示经络实质提供了线索。

经水第十二

【原文】

黄帝问于岐伯曰：经脉十二者，外合于十二经水[1]，而内属于五藏六府。夫十二经水者，其有大小、深浅、广狭、远近各不同，五藏六府之高下、小大、受谷之多少亦不等，相应奈何？夫经水者，受水而行之；五藏者，合神气魂魄而藏之；六府者，受谷而行之，受气而扬之[2]；经脉者，受血而营之。合而以治奈何？刺之深浅，灸之壮数[3]，可得闻乎？岐伯答曰：善哉问也！天至高，不可度，地至广，不可量，此之谓也。且夫人生于天地之间，六合[4]之内，此天之高、地之广也，非人力之所能度量而至也。若夫八尺之士，皮肉在此，外可度量切循而得之，其死可解剖而视之，其藏之坚脆，府之大小，谷之多少，脉之长短，血之清浊，气之多少，十二经之多血少气，与其少血多气，与其皆多血气，与其皆少血气，皆有大数。其治以针艾[5]，各调其经气，固其常有合乎？黄帝曰：余闻之，快于耳，不解于心[6]，愿卒闻之。岐伯答曰：此人之所以参天地而应阴阳也，不可不察。足太阳外合于清水，内属于膀胱，而通水道焉。足少阳外合于渭水，内属于胆。足阳明外合于海水，内属于胃。足太阴外合于湖水，内属于脾。足少阴外合于汝水，内属于肾。足厥阴外合于渑水，内属于肝。手太阳外合于淮水，内属于小肠，而水道出焉。手少阳外合于漯水，内属于三焦。手阳明外合于江水，内属于大肠。手太阴外合于河水，内属于肺。手少阴外合于济水，内属于心。手心主外合于漳水，内属于心包。凡此五藏六府十二经水者，外有源泉而内有所禀，此皆内外相贯，如环无端，人经亦然。故天为阳，地为阴，腰以上为天，腰以下为地。故海以北者为阴，湖以北者为阴中之阴，漳以南者为阳，河以北至漳者为阳中之阴，漯以南至江者为阳中之太阳，此一隅之阴阳也，所以人与天地相参也。黄帝曰：夫经水之应经脉也，其远近浅深，水血之多少各不同，合而以刺之奈何？岐伯答曰：足阳明，五藏六府之海也[7]，其脉大血多，气盛热壮[8]，刺此者不深弗散，不留不泻[9]也。足阳明刺深六分[10]，留十呼[11]，足太阳深五分，留七呼。足少阳深四分，留五呼。足太阴深三分，留四呼。足少阴深二分，留三呼。足厥阴深一分，留二呼。手之阴阳，其受气之道近，其气之来疾，其刺深者皆无过二分，其留皆无过一呼。其少长大小肥瘦，以心撩之[12]，命曰法天之常[13]。灸之亦然。灸而过此者得恶火[14]，则骨枯脉涩；刺而过此者，则脱气。黄帝曰：夫经脉之大小，血之多少，肤之厚薄，肉之坚脆，及腘之大小，可为度量乎？岐伯答曰：其可为度量者，取其中度[15]也，不甚脱肉而血气不衰[16]也。若失度之人[17]，瘠瘦而形肉脱者[18]，恶可以度量刺乎[19]。审切循扪按[20]，视其寒温盛衰而调之[21]，是谓因适而为之真[22]也。

【注释】

[1]经水：指古时以中原地带为主的十二条河流和湖泊，分别为清、渭、海、湖、汝、渑、淮、漯、江、河、济、漳十二水。古人以天人相应的观点以内应人体的十二经脉。

[2]受气而扬之：气，水谷之精气。扬，播散。

[3]灸之壮数：壮，用灸一灼，谓之一壮。古人用艾绒制灸，每对穴位熏灼一次，称为一壮。

[4]六合：古人称天地四方为六合。

[5]针艾：指针刺疗法和艾灸疗法。

[6]快于耳，不解于心：知其然而不知其所以然。杨上善："快于耳，浅知也；解于心，深识也。"不解于心，指不能深入认识。

[7]足阳明，五藏六府之海也：指胃经为五脏六腑的营养源泉。

[8]气盛热壮：热壮，又称壮热，即高热不已。为阳明经热型。

[9]不深弗散，不留不泻：不深刺则热不散，不留针则邪气不泻。泻，排除。

[10]刺深六分：指针刺的深度。

[11]留十呼：留，留针。呼，指一息，即呼与吸的时间。留针十次呼吸的时间。因为呼吸补泻的针法是吸进针而呼出针为泻法，此指泻阳明邪热，要待病人第十次呼气时出针，故称留十呼。

[12]其少长大小肥瘦，以心撩之：撩，取也。行针时针刺的深浅，留针的长短，要依据病人的年龄、高矮、胖瘦来定夺。以心撩之，指医生以自己的心数，依据病人的情况取其相应的手法。

[13]法天之常：法，效法，遵循。天之常，指自然规律。

[14]灸而过此者恶火：用灸法超过了以上的限数，病人则产生厌恶火的症状。

[15]取其中度：中度，指适度而取。

[16]不甚脱肉而血气不衰：指形肉气血没出现明显的脱陷。

[17]失度之人：指不能以正常标准行针治疗的人。

[18]瘠瘦而形肉脱者：瘠，同消。形肉脱，肌肉脱陷。

[19]恶可以度量刺乎：恶，切勿。整句意指形体消瘦脱陷者切不可用常规法度针刺。

[20]审切循扪按：审，审慎。切循扪按，是医生用手检查病人形体、脉搏、皮肤等部位的方法。

[21]视其寒温盛衰而调之：寒温，指病人阴阳虚实情况。盛衰，指病人形体气血的情况。

[22]是谓因适而谓之真：因适，依据适当的法度。真，最切合实际的方法。

【语译】

黄帝问岐伯道：人体的十二经脉，外合于大地上十二条河流，内连于五脏六腑。这十二条河流，每条的大小、深浅、宽窄和流行远近各不相同，两者如何相应？江河收受地面的水而流行各地；五脏藏神魂魄等精神活动；六腑受纳水谷传导变化，汲取水谷精微之气布扬于全身；经脉受纳血液营灌百脉。把以上这些情况汇总起来，运用在治疗上是怎样的呢？针刺的深浅、艾灸壮数的多少能说给我听吗？岐伯回答说：你问得很好。天至高难以度量，地至广也难以测度，人虽生活在天地之间，六合之内，但对于天的高度，地的广度，用人力是难以探测的。对于人体，从外部测量皮肉或用手切循身体各部位，是可以知道它的尺度的。人死以后，通过解剖观察五脏的坚脆，六腑的大小，纳谷的数量，脉道的长短，血液的清浊，十二经是多血少气，是少血多气，是气血都多，还是气血都少等情况，都可以得出一定的常数。人体运用针刺艾灸治病，刺入的深浅，艾炷的大小、多少，也与之相适应，有一定规律。

黄帝说：以上你说的这些道理，听起来很清楚，但我心里仍不能深刻地理解，希望再详细地听一听。岐伯说：这是人与天地阴阳相适应的道理，是不可不知的。足太阳经外与清水相配合，内连属于膀胱而运行水液；足少阳经外与渭水相配合，内连属于胆；足阳明经外与海水相配合，内连属于胃；足太阴经外与湖水相配合，内连属于脾脏；足少阴经外与汝水相配合，内连属于肾脏；足厥阴经外与渑水相配合，内连属于肝脏；手太阳经外与淮水相配合，内连属于小肠，小肠泌别清浊下入膀胱，受气化而出，故通调水道；手少阳经外与漯水相配合，内连属于三焦；手阳明经外与江水相配合，内连属于大肠；手太阴经外与河水相配合，内连属于肺脏；手少阴经外与济水相配合，内连属于心脏；手厥阴经外与漳水相配合，内连属于心包络。以上所说的五脏六腑，好像十二经水一样，外有源泉，内有禀受，这都是内外相互贯通，如环而无端，人的经脉在体内循环不止，也是如此。天属阳，地属阴。对人体来说，腰以上属阳，腰以下属阴。海水之北为阴，湖水之北为阴中之阴。漳水以南为阳，河水以北至漳水为阳中之阴，漯水以南至江水者为阳中之太阳。这仅是举大地一隅的阴阳，说明人与天地相应的意义。

黄帝说：十二经水应于人体的十二经脉，经水与经脉都有远近深浅以及水与血多少的不同，如果把两者结合起来，用于针刺治疗是怎样的呢？岐伯回答说：足阳明经为五脏六腑之海，其经脉最大而多气多血，其邪气偏盛时，热势盛壮，所以刺这一经时，不深刺则邪不能散，不留针则邪气不能泻。所以足阳明经要针刺六分深，留针时间十呼；足太阳经，针刺五分深，留针时间七呼；足少阳经，针刺四分深，留针时间五呼；足太阴经，针刺三分深，留针时间四呼；足少阴经，针刺二分深，留针时间三呼；足厥阴经，针刺一分深，留针时间二呼。手三阴三阳经脉，均循行人体上半身，它们距离较近，气行迅速，不宜久留针，刺入的深度，一般不超过二分，留针的时间，一般不超过一呼。但人有老少、长短、肥瘦的不同，医者必须用自己的心数揣测，根据具体情况，适当地运用针刺手法，这是顺从自然之理，灸法也是如此。如果不能运用这些法则，灸得过度，会使病人产生恶火症状，使骨髓枯槁，血脉凝涩；针刺过度，会发生脱泄元气的不良后果。

黄帝说：人体的经脉的大小，血气的多少，皮肤的厚薄，肌肉的坚脆，还有肌肉群落的大小，这些都能度量吗？岐伯回答说：如果度量上述各方面，要选择中等身材，肌肉不甚消瘦，血气不甚衰弱的人为标准。若是形体消瘦、肌肉脱陷的人，是不能用为标准的。所以必须通过切、循、扪、按等方法检查，测知经脉气血的寒温盛衰等具体情况，来进行调治，这才适宜而不失真恰。

【评介】

经水，本指中原地区为主的十二水系。本篇以天人相应的观点，以自然界十二水流的大小、深浅、长短来说明人体十二经脉气血的多少，并以此阐发十二经发病的盛衰、针刺的深度、留针的久暂等理论。强调用针的法度，必须依据病人的高矮、长幼、肥瘦等情况灵活处理，才能达到预期的效果。

值得指出的是，古人以十二经水机械地比拟人体的十二经脉，有其形而上学的一面，这是古人受历史条件局限，附会其事而凿其说的必然结果。

卷 之 四

经筋第十三

【原文】

足太阳之筋[1]，起于足小指上，结于踝，邪上结于膝，其下循足外踝，结于踵[2]，上循跟，结于腘；其别者，结于腨外，上腘中内廉，与腘中并上结于臀，上挟脊上项；其支者，别入结于舌本；其直者，结于枕骨[3]，上头下颜[4]，结于鼻；其支者，为目上网[5]，下结于頄；其支者，从腋后外廉，结于肩髃；其支者，入腋下，上出缺盆，上结于完骨；其支者，出缺盆，邪上出于頄。其病小指支[6]，跟肿痛，腘挛，脊反折，项筋急，肩不举，腋支，缺盆中纽痛[7]，不可左右摇。治在燔针劫刺[8]，以知为数[9]，以痛为输[10]，名曰仲春痹[11]也。足少阳之筋，起于小指次指，上结外踝，上循胫外廉，结于膝外廉；其支者，别起外辅骨，上走髀，前者结于伏兔之上，后者结于尻；其直者，上乘䏚季胁[12]，上走腋前廉，系于膺乳，结于缺盆；直者，上出腋，贯缺盆，出太阳之前，循耳后，上额角，交巅上，下走颔[13]，上结于頄；支者，结于目眦为外维[14]。其病小指次指支转筋[15]，引膝外转筋，膝不可屈伸，腘筋急，前引髀，后引尻，即上乘䏚季胁痛，上引缺盆膺乳颈，维筋急，从左之右，右目不开[16]，上过右角[17]，并蹻脉而行，左络于右[18]，故伤左角，右足不用[19]，命曰维筋相交。治在燔针劫刺，以知为数，以痛为输，名曰孟春[20]痹也。足阳明之筋，起于中三指，结于跗上，邪外上加于辅骨，上结于膝外廉，直上结于髀枢，上循胁，属脊；其直者，上循骭，结于膝；其支者，结于外辅骨，合少阳；其直者，上循伏兔，上结于髀，聚于阴器，上腹而布，至缺盆而结，上颈，上挟口，合于頄，下结于鼻，上合于太阳，太阳为目上网,阳明为目下网;其支者,从颊结于耳前。其病足中指支,胫转筋,脚跳坚[21],伏兔转筋,髀前肿,㿉疝,腹筋急,引缺盆及颊,卒口僻[22],急者目不合,热则筋纵,目不开。颊筋有寒,则急引颊移口[23];有热则筋弛纵缓,不胜收故僻[24]。治之以马膏[25],膏其急者,以白酒和桂[26],以涂其缓者[27],以桑钩钩之[28],即以生桑灰置之坎中[29],高下以坐等[30],以膏熨急颊[31],且饮美酒,啖美炙肉[32],不饮酒者,自强[33]也,为之三拊[34]而已。治在燔针劫刺,以知为数,以痛为输,名曰季春[35]痹也。足太阴之筋,起于大指之端内侧,上结于内踝;其直者,络于膝内辅骨,上循阴股,结于髀,聚于阴器,上腹,结于脐,循腹里,结于肋,散于胸中;其内者,著于脊。其病足大趾支,内踝痛,转筋痛,膝内辅骨痛,阴股引髀而痛,阴器纽痛,下引脐两胁痛,引膺中脊内痛。治在燔针劫刺,以知为数,以痛为输,命曰孟秋痹也。足少阴之筋,起于小指之下,并足太阴之筋邪走内踝之下,结于踵,与太阳之筋合而上结于内辅之下,并太阴之筋而上循阴股,结于阴器,循脊内挟膂,上至项,结于枕骨,与足太阳之筋合。其病足下转筋,及所过而结者皆痛及转筋。病在此者主痫瘛[36]及痉[37],在外者不能俯,在内者不能仰,故阳病者腰反折不能俯,阴病者不能仰。治在燔针劫刺,以知为数,以痛为输,在内者熨引饮药[38]。此筋折纽,纽发数甚者,死不治,名曰仲秋痹也。足厥阴之筋,起于大指之上,上结于内踝之前,上循胫,上结内辅之下,上循阴股,结于阴器,络诸筋。其病足大趾支,内踝之前痛,内辅痛,阴股痛转筋,阴器不用[39],伤于内则不起[40],伤于寒则阴缩入[41],伤于热则纵挺不收[42]。治在行水清阴气。其病转筋者,治在燔针劫刺,以知为数,以痛为输,命曰季秋痹也。手太阳之筋,起于小指之上,结于腕,上循臂内廉,结于肘内锐骨[43]之后,弹之应小指之上[44],入结于腋下;其支者,后走腋后廉,上绕肩胛,循颈出走太阳之前,结于耳后完骨;其支者,入耳中;直者,出耳上,下结于颔,上属目外眦。其病小指支,肘内锐骨后廉痛,循臂阴入腋下,腋下痛，腋后廉痛，绕肩胛引颈而痛，应耳中鸣痛，引颔目瞑[45]，良久乃得视，颈筋急则为筋瘘颈肿[46]。寒热在颈者，治在燔针劫刺之，以知为数，以痛为输，其为肿者，复而锐之。本支者，上曲牙[47]，循耳前，属目外眦，上颔，结于角[48]。其痛当所过者支转筋。治在燔针劫刺，以知为数，以痛为输，名曰仲夏痹也。手少阳之筋，起于小指次指之端，结于腕，上循臂，结于肘，上绕臑外廉，上肩走颈，合手太阳；其支者，当曲颊入系舌本；其支者，上曲牙，循耳前，属目外眦，上乘颔，结于角。其病当所过者即支转筋，舌卷。治在燔针劫刺，以知为数，以痛为输，名曰季夏痹也。手阳明之筋，起于大指次指之端，结于腕，上循臂，上结于肘外，上臑，结于髃；其支者，绕肩胛，挟脊；直者，从肩髃上颈；其支者，上颊，结于頄；直者，上出手太阳之前，上左角，络头，下右颔。其病当所过者支痛及转筋，肩不举颈，不可左右视。治在燔针劫刺，以知为数，以痛为输，名曰孟夏痹也。手太阴之筋，起于大指之上，循指上行，结于鱼后，行寸口外侧，上循臂，结肘中，上臑内廉，入腋下，出缺盆，结肩前髃，上结缺盆，下结胸里，散贯贲[49]，合贲下[50]，抵季胁。其病当所过者支转筋痛，甚成息贲[51]，胁急吐血[52]。治在燔针劫刺，以知为数，以痛为输，名曰仲冬痹也。手心主之筋，起于中指，与太阴之筋并行，结于肘内廉，上臂阴，结腋下，下散前后挟胁；其支者，入腋，散胸中，结于臂。其病当所过者支转筋，前及胸痛息贲。治在燔针劫刺，以知为数，以痛为输，名曰孟冬痹也。手少阴之筋，起于小指之内侧，结于锐骨，上结肘内廉，上入腋，交太阴，挟乳里，结于胸中，循臂，下系于脐。其病内急，心承伏梁，下为肘网[53]。其病当所过者支转筋，筋痛。治在燔针劫刺，以知为数，以痛为输。其成伏梁唾血脓者，死不治。经筋之病，寒则反折筋急，热则筋弛纵不收，阴痿不用[54]。阳急则反折[55]，阴急则俯不伸[56]。焠刺[57]者，刺寒急也，热则筋纵不收，无用燔针。名曰季冬痹也。足之阳明，手之太阳，筋急则口目为噼[58]，眦急不能卒视[59]，治皆如右方[60]也。

【注释】

[1]足太阳之筋：筋，即经筋。每条经脉都要连结筋脉，主要在各关节部位。

[2]结于踵：结，连结，聚结。踵，足跟。

[3]枕骨：第一颈椎之上突起处。

[4]颜：指颜面部。

[5]目上网：指目上眼胞处的网状筋脉。

[6]小指支：小指，足小趾。支，伸而不可屈，屈则痛。

[7]纽痛：纽结样疼痛，类似绞痛。

[8]燔针劫刺：燔针，烧灼后进针，即火针。劫刺，即疾刺疾出的针法。

[9]以知为数：知，行针得效并感知消除症状。数，指针刺限数。

[10]以痛为输：以痛点为针刺腧穴，即天应穴，又称阿是穴。

[11]仲春痹：仲春，农历二月。古时一年四季每季的三个月均分孟、仲、季，一月为孟春，二月为仲春，三月为季春。四月为孟夏，五月为仲夏，六月为季夏。七月为孟秋，八月为仲秋，九月为季秋。十月为孟冬，十一月为仲冬，十二月为季冬。仲春痹为二月发生的痹证，应足太阳。痹，关节疼痛，屈伸不利等。

[12]上乘䏚季胁：乘，沿袭循行。䏚，指胁下软肋游离端空软处。季胁，即软肋处。

[13]颌：下颌部。

[14]外维：外，外眼角的部位。维，维系，指维系外眼角处的动作。

[15]转筋：即挛筋，局部挛缩。

[16]从左之右，右目不开：左侧肢体病变伴随右目不睁的症状。杨上善："此筋本起于足，至项上而交至左右目，故左箱有病，引右箱目不得开，右箱有病，引左箱目不得开也。"即交叉瘫。

[17]右角：指右额角。

[18]左络于右：指经筋在上头面部左右交叉相联络。

[19]故伤左角，右足不用：左侧额角部受损伤，而右下肢出现废痿不用的病变。

[20]孟春：指正月。

[21]脚跳坚：脚跳，指足弓。坚，足弓部由转筋而致的坚挺不舒。

[22]卒口僻：卒，同猝，突然间。僻，偏也。口僻，指口角歪斜。

[23]急引颊移口：急，劲急。引颊，牵引面颊部。移口，口向受牵引的面颊部移动。

[24]不胜收故僻：纵缓不收所致的口歪。

[25]马膏：指马的膏油，其性味甘平柔润，能柔筋缓急通痹。

[26]以白酒和桂：白酒，古指新米酒。桂，指桂枝、桂皮等。

[27]缓者：筋脉弛缓不收者。

[28]以桑钩钩之：用桑钩钩住下歪的口角，以矫正之。

[29]以生桑灰置之坎中：桑灰，即桑炭火。坎，此指墙宠，即墙上的洞穴。

[30]高下以坐等：指墙上的洞穴其高度与病人取坐位时的高度相等。

[31]以膏熨急颊：以马膏油涂于引急的面颊部，然后靠近墙坎中的生桑炭火温熨此处。

[32]噉美炙肉：噉，同啖，吃的意思。美炙肉，肥美的烤肉。

[33]自强：自行勉强，指强饮一点酒。

[34]为之三拊：三拊，指用以上方法治疗三次。

[35]季春：农历三月。

[36]瘛瘲：癫痫手足搐动。

[37]痉：重度抽搐，角弓反张。

[38]熨引饮药：熨，温熨。引，导引。饮药，服饮汤药。

[39]阴器不用：阴器，生殖器。不用，指不育或性机能低下。

[40]伤于内则不起：不起，指阳痿不起。

[41]阴缩入：前阴回缩。

[42]纵挺不收：阴茎持续性勃起。

[43]肘内锐骨：指肱骨内上髁。

[44]弹之应小指之上：弹击锐骨时反射至手小指指端。

[45]引颌目瞑：引颌，疼痛牵引到下颌部。目瞑，指眼黑，暂时失明。

[46]筋痿颈肿：痿，《针灸甲乙经》《黄帝内经太素》均作"瘘"。"瘘"为是。

[47]曲牙：指牙槽。

[48]结于角：连结于额角处。

[49]散贯贲：散贯，散行贯通。贲，胃上膈处的贲门部。

［50］合贲下：入合贲门之下。

［51］息贲：病名，为五积病之一的肺积。

［52］胁急吐血：为息贲的部分主要症状。胁急，两胁拘急而痛。

［53］下为肘网：网，《针灸甲乙经》《黄帝内经太素》及《圣济总录》均作"纲"。纲，条索状抽痛。

［54］阴痿不用：阴，生殖器。痿，功能丧失。

［55］反折：角弓反张。

［56］俯不伸：蜷缩不伸。

［57］焠刺：火针刺法。

［58］口目为噼：噼，《针灸甲乙经》作"僻"。此指口目歪斜。

［59］不能卒视：卒，《尔雅释古》："尽也。"不能卒视，指视野缩小并且模糊不清。

［60］右方：上述方法。古书竖排，以右为上。

【语译】

足太阳经之筋，起于足小趾外侧，向上连结于外踝，再斜行向上连结于膝部，另一支下行，沿着足外踝连于足跟，沿着足跟上行连结于腘窝内；从外踝别出的一支，结聚于腿肚的外侧，上行至腘窝内缘，与从足跟上行结于腘窝之筋并行，连结于臀部，上挟脊柱到顶部；由此分出的一条筋，别行入内结于舌根；从项部直行的一支，向上连结于枕骨，上行头顶，由头的前方下行到颜面，连结于鼻；由此分出的一条支筋，网络上眼胞，然后向下连结于颧骨处；其下行的支筋，从腋后外侧，连结于肩髃；另一条支筋，入腋窝下方，然后绕行到缺盆，向上连结于耳后完骨部；另有一条，从缺盆分出，斜行向上入于颧骨部，与前下行结于颃的支筋相合。足太阳经支筋发病，可见足小趾强直不可屈，足根部肿痛，腘窝部牵急，脊背反张，项筋拘急，肩不能抬举，腋部支撑痛，不能左右动摇。治疗本病当用火针，以速刺疾出法，针刺的次数以病愈为度，以痛处为针刺的穴位，这种病证叫仲春痹。

足少阳经之筋，起于足第四趾端，向上行连结于外踝，沿着胫骨外侧，向上结于膝部外缘；其支筋，别起于外辅骨，上走髀部，分为两支，行于前面的，结聚于伏兔之上，行于后面的，结聚于尾骨部；其直行的，上行至胁下空软处与软胁部，再向上走腋部的前缘，横过胸旁，结聚于缺盆；其直行的上出于腋部，穿过缺盆，出行于足太阳经筋的前面，沿耳后绕上额角，交于巅顶上，从头顶侧面向下走至额部，又向上结聚于颧部，分出的支筋，结聚并维系眼外角。足少阳经之筋发病，可见足第四趾掣引转筋，并牵拉膝外侧转筋，膝部不能随意屈伸，腘窝部的筋拘急，前面牵扯髀部，后面牵引尾骨部，向上牵及胁下空软处及软胁部作痛，向上牵引缺盆、胸侧、颈部所维系的筋发生拘急，如果眼角维筋拘急时，从左向右牵引，则右眼不能张开，筋上过右额角与跷脉并行，阴阳跷脉在此互相交叉，左右之筋也是交叉的，左侧的筋维络右侧，所以左侧的额角筋伤，会引起右足失去功用，这叫维筋相交。治疗本病当用火针速刺疾出法，针刺的次数以病愈为度，以痛处为针刺的穴位，这种病证叫孟春痹。

足阳明经之筋，起于足次趾连及中趾间，结聚于足背上，斜行的，从足背的外侧上行至辅骨，结聚于膝的外侧，向上结聚于髀关节，又向上沿胁部连属于脊；其直行的，从足背向上沿胫骨，结聚于膝部。由此所分出的支筋，结聚于腓骨，与足少阳经的筋相合；其直行的，沿伏兔上行，结于髀部而聚会于阴器，再向上散布于腹部，上行至缺盆部，在上颈挟口合于颧部，继而下结于鼻，从鼻旁上行与太阳经筋相合，太阳经的细筋网络于上眼胞，阳明经的细筋网络于下眼胞；另一支筋，通过颊部结聚于耳前。足阳明经之筋发病，可见足中趾、胫部转筋，足弓部强硬不舒，伏兔部转筋，髀前肿，㿉疝，腹筋拘急，向上牵扯到缺盆部及颊部，突然发生口角歪斜，筋拘急之侧眼不能闭合，如有热则筋弛纵，眼不能开。颊筋有寒，则发生拘急、牵引颊部致口角移动；有热时则筋弛缓收缩无力，故见口歪。治疗口角歪斜的方法，是用马脂涂在拘急一侧的面颊，以润养其筋；用白酒调和桂末涂在弛缓一侧的面颊，以温通脉络，再用桑钩钩其口角，以调整其歪斜；另用生桑炭火放置墙龛中，墙龛的高度与患者取坐位时的面颊部相等，然后面颊靠近炭火熏烤，并以马脂温熨拘急的面颊，同时让患者喝些酒，多吃烤肉之类的美味，不能喝酒的也勉强喝一些，以活血舒筋，用这种方法连续治疗三次。其他症状的治疗，可应用火针速刺疾出法，针刺的次数以病愈为度，以痛处为针刺的穴位。这种病证叫季春痹。

足太阴经之筋，起于足大趾尖端的内侧，上行结聚于内踝；其直行的，向上结聚于膝内辅骨，沿骨内侧上行，结于髀部，聚于前阴，再上行至腹部，结聚于脐，沿腹内上行，结于两胁，然后向上散布于胸中；其行于内的附着于脊旁。足太阴经之筋发病，可见足大趾支痛，内踝作痛，转筋，膝内辅骨疼痛，股内侧牵引髀部作痛，阴器扭转作痛，同时向上引脐及两胁作痛，并牵引胸膺和脊内作痛。治疗本病应采取火针速刺疾出法，针刺的次数以病愈为度，以痛处为针刺的穴位，这种病叫孟秋痹。

足少阴经之筋，起于足小趾的下方，与足太阴经筋并行，再斜行向上，至内踝之下，结聚于足跟。下与足太阳经筋相合，而向上结于内辅骨之下，在此与足太阴经筋并行，沿着股的内侧结于阴器，又沿深部挟脊旁肌肉上行至项，结于头后部的枕骨，与足太阳经筋相合。足少阴经之筋发病，可见足下转筋，所经过和所结聚的部位，都有疼痛和转筋的症状。病在足少阴经筋，主要有痫证、抽搐和角弓反张等。病在背侧的不能前俯，阴病腹部筋急而身体不能后仰。治疗本病应用火针速刺疾出法，针刺的次数以病愈为度，以痛处为针刺的穴位，病在胸腹内不宜针刺，可温熨患处，按摩导引以舒筋，并饮用汤药以和血。若本经的筋反折纠纽，发作次数频繁，症状很重的，往往是不治的死证，这种病证叫仲秋痹。

足厥阴经之筋，起于足大趾之上，上行结聚于内踝之前，沿着胫骨而结于内辅骨之下，又沿着骨内侧上行结于前阴，并联络足三阴及足阳明诸经之筋。足厥阴经筋发病，可见足大趾牵引内踝前部疼痛，内辅骨处亦痛，股内侧疼痛转筋，前阴痿软不举，伤于寒邪则阴器回缩，伤于热则阴器挺长不收。治疗本病应行水以治厥逆之阴气。若是转筋疼痛之类的病证，应用火针速刺疾出法，针刺的次数以病愈为度，以痛处为针刺的穴位，这种病证叫季秋痹。

手太阳经之筋，起于手小指上，结聚于手腕，沿前臂内侧上行，结聚于肘内高骨之后，如用手指弹击此处的筋，则酸麻之感能反射到小指端，再上行入结于腋下；其支筋，向后走腋窝后缘，上绕肩胛，沿胫部出走足太阳经筋之前，结聚于耳后完骨，由此分出的支筋，入于耳中；其直行的筋，出耳上，下行结于颔部，又上行连属外眼角。手太阳经筋发病，可见小指强直痛，内高骨后缘疼痛，沿臂的内侧至腋下及腋下后侧等处均痛，绕肩胛牵引颈部作痛，并感到耳中鸣而且痛。放射至颔部，眼黑目闭，须过较长一段时间才能看清景物，颈筋拘急，可发生筋痿、颈肿等病证。寒热发生在颈部的，其治疗应以火针速刺疾出，针刺的次数以病愈为度，以痛处为针刺的穴位，刺后其肿不消者，再用锐利的针刺治，这种病证叫作仲夏痹。

手少阳经之筋，起于无名指侧端，上行结聚于腕部，再沿臂上行结于肘部、上绕臑的外侧，过肩走至颈，与手太阳经的筋相合；从颈分出的支筋，当下额部深入，系于舌根；又有一条支筋，上走牙槽，沿耳前连属外眼角，向上过额部结于额角。手少阳经筋发病，可见本经之筋循行部位掣引、转筋和舌卷。治疗时应用火针速刺疾出，针刺的次数以病愈为度，以痛处为针刺的穴位，这种病证叫季夏痹。

手阳明经之筋，起于食指靠近大指的侧端，结聚于腕，沿臂上行结于肘的外侧，上行臑部而结于肩髃；从此分出的支筋，绕过肩胛，挟脊两侧；直行的筋，从肩髃上行至颈，从此分出的支筋，上行至颊，结聚于颧部；直行的筋向上出于手太阳经筋的前方，上至左额角，络于头部而下行入右颔。手阳明经筋发病，可见本经所循行结聚的部位掣引转筋及疼痛，肩不能抬举，颈部不能左右顾视。治疗时应用火针速刺疾出，针刺的次数以病愈为度，以痛处为针刺的穴位，这种病证叫孟夏痹。

手太阴经之筋，起于手大指之端，沿指上行，结聚于手鱼之后，行于寸口的外侧，沿臂上行结于肘中，上行臑内侧，入腋下，出缺盆，结于肩髃前，再向上结于缺盆，自腋下行入胸，结于胸内，散布于膈，与手厥阴经之筋合于膈部，下行抵季胁部。手太阴经筋发病，可见本经筋所循行和结聚的部位掣引、转筋、疼痛，重者可成息贲病，或胁下拘急、吐血。治疗对应用火针速刺疾出，针刺的次数以病愈为度，以痛处为针刺的穴位，这种病证叫仲冬痹。

手厥阴心包经之筋，起于手中指之端，沿指上行，通过掌后与手太阴经筋相并行，结聚肘的内侧，上行臂的内侧而结于腋下，从腋下前后布散挟在两胁；其支筋，入于腋，散布胸中，结于膈部。手厥阴心包经筋发病，可见本经筋所循行结聚的部位掣引、转筋，以及胸痛或成息贲病。治疗时应用火针速刺疾出，针刺的次数以病愈为度，以痛处为针刺的穴位，这种病证叫孟冬痹。

手少阴经之筋，起于小指的内侧，循指上行结于掌后小指侧高骨，再上行结于肘的内侧，上行入腋内，与手太阴经筋相交叉，走胸，伏行于乳内，结于胸中，沿膈下行联系脐部。手少阴经筋发病，可见胸内拘急，心下有积块坚硬名曰伏梁；上肢的筋有病，肘部牵急屈伸不利。手少阴经筋发病，可见本经筋所循行或结聚的部位掣引转筋和疼痛。治疗时应用火针速刺疾出，针刺的次数以病愈为度，以痛处为针刺的穴位。若已成伏梁而吐脓血的，为脏气已伤，常为死证。大凡经筋的病，遇寒则筋拘急，遇热则筋松弛，阴痿不举。背部的筋挛急则脊背向后反张，腹部的筋挛急，身体向前弯曲不能伸。焠刺是用来刺治因寒而筋急病的，若因热而经筋弛缓，就不能用火针了。这种病证叫季冬痹。

足阳明经筋和手太阳经筋拘急，则发生口眼歪斜，眼角拘急时不能全然视物。治疗这些病证可应采取上述的燔针劫刺法和马膏熨颊法。

【评介】

所谓经筋，是属于十二经脉的组成部分，主要分布于四肢远端和各关节处。其循行部位大体与本经经脉相吻合，但不与内脏相连。其作用则另具特点，主要为运动性功能，而病变亦以运动性为主。为此，张景岳在其《类经》中评述说："十二经脉之外，而复有所谓经筋者何也？盖经脉营行表里，故出入脏腑，以次相传；经筋联缀百骸，故维络周身，各有定位。虽经筋所行之部，多与经脉相同，然其所结所盛之处，则唯四肢溪谷之间为最，以筋会于节也。筋属木，其华在爪，故十二经筋皆起于四肢指爪之间，而后盛于辅骨，结于肘腕，系于关节，联于肌肉，上于颈项，终于头面，此人身经筋之大略也。筋有刚柔，刚者所以束骨，柔者所以相维，亦犹经之有络，纲之有纪，故手足项背直行附骨之筋皆坚大，而胸腹头面支别横络之筋皆柔细也。但手足十二经之筋又各有不同者，如手足三阳行于外，其筋多刚；手足三阴行于内，其筋多柔。而足三阴、阳明之筋皆聚于阴器，故曰前阴者，宗筋之所聚，此又筋之大会也。然一身之筋，又皆肝之所生，故唯足厥阴之筋络诸筋，而肝曰罢极之本，此经脉、经筋之所以异也。"张氏此论，较全面地总结了本篇的要旨及意趣。

骨度第十四

【原文】

黄帝问于伯高曰：脉度[1]言经脉之长短，何以立之[2]？伯高曰：先度其骨节之大小广狭长短，而脉度定矣。黄帝曰：愿闻众人之度[3]，人长七尺五寸者，其骨节之大小长短各几何？伯高曰：头之大骨围二尺六寸[4]，胸围四尺五寸，腰围四尺二寸。发所复者[5]，颅至项尺二寸，发以下至颐[6]长一尺，君子终折[7]。结喉[8]以下至缺盆[9]中长四寸。缺盆以下至髑骭[10]长九寸。过则肺大，不满则肺小。髑骭以下至天枢长八寸，过则胃大，不及则胃小。天枢以下至横骨[11]长六寸半，过则回肠[12]广长，不满则狭短。横骨长六寸半，横骨上廉以下至内辅[13]之上廉长一尺八寸，内辅之上廉以下至下廉长三寸半，内辅下廉下至内踝长一尺三寸，内踝以下至地长三寸，膝腘以下至跗属长一尺六寸，跗属以下至地长三寸，故骨围大则太过，小则不及。角[14]以下至柱骨[15]长一尺，行腋中不见者长四寸，腋以下至季胁[16]长一尺二寸，季胁以下至髀枢[17]长六寸，髀枢以下至膝中长一尺九寸，膝以下至外踝长一尺六寸，外踝以下至京骨[18]长三寸，京骨以下至地[19]长一寸。耳后当完骨[20]者广九寸，耳前当耳门者广一尺三寸，两颧之间相去七寸，两乳之间广九寸半，两髀之间广六寸半。足长一尺二寸，广四寸半。肩至肘长一尺七寸，肘至腕长一尺二寸半，腕至中指本节长四寸，本节至其末长四寸半。项发[21]以下至背骨[22]长二寸半，膂骨[23]以下至尾骶二十一节长三尺，上节长一寸四分分之一，奇分在下，故上七节至于膂骨九寸八分分之七。此众人骨之度也，所以立经脉之长短也。是故视其经脉[24]之在于身也，其见浮而坚[25]，其见明而大者，多血[26]；细而沉者，多气[27]也。

【注释】

[1]脉度：指经脉的长度。

[2]何以立之：立，确立。指经脉长度依据什么确定。

[3]众人之度：众人，指一般的人。度，此指一般人的常规度数。

[4]头之大骨围二尺六寸：头之大骨围，指头围，即头盖骨周长。二尺六寸，古制度量衡。

[5]发所复者：头发所覆盖的部位。

[6]发以下至颐：前发际至下颌角前。

[7]君子终折：君子，此指相貌端正的人。终，《针灸甲乙经》《黄帝内经太素》《圣济总录》均作"参"。参，同叁。君子三折，指相貌端正的人从前发际至眉中、眉中至鼻端、鼻端至颐部三折相等。

[8]结喉：即喉结，甲状骨部。

[9]缺盆：此指胸骨上窝，即天突穴处。

［10］髑骺：音合于（hé yú）。即剑突，古称鸠尾骨。

［11］横骨：耻骨。

［12］回肠：小肠。

［13］内辅：胫骨部。

［14］角：额角。

［15］柱骨：第七颈椎。

［16］季胁：软肋处。

［17］髀枢：髋关节。

［18］京骨：第五跖骨粗隆处。

［19］地：足底部。

［20］完骨：乳突部。

［21］项发：后项发际。

［22］背骨：第一胸椎处。

［23］脊骨：腰背部的椎骨。

［24］经脉：此指浮现于体表的血脉。

［25］浮而坚：浮浅而坚实。

［26］其见明而大者，多血：此指经脉浮浅坚实、明显粗大的是多血的表现。

［27］细而沉者，多气：细小沉伏不明显的是多气的表现。

【语译】

黄帝问伯高说：脉度篇所说的人身经脉的长短，是依照什么标准确立的呢？伯高回答说：首先度量出各骨节的大小、宽窄和长短，而后用这个标准确定脉的长度。黄帝说：我希望你谈谈大众常人的骨度，一般人如以身长七尺五寸为准，全身各骨节的大小、长短是多少？伯高说：头盖骨周围长二尺六寸，胸围四尺五寸，腰围四尺二寸。头发所覆盖的颅部，从前发际到后发际长一尺二寸，从前发际下至下颌角长一尺，五官端正、体格匀称的人，面部上、中、下三停的部位长度相等。从喉结隆起处到缺盆中长四寸，从缺盆中下行到剑突心骨长九寸，若超过九寸的则肺脏大，不满九寸的肺脏小。从胸骨下端到脐中长八寸，超过八寸的则胃大，不满八寸的则胃小。从脐到横骨长六寸半，超过六寸半的则大肠粗而长，不满六寸半的大肠细且短。横骨长六寸半，从横骨的上缘向下到胫骨内侧上缘长一尺八寸，膝骨内侧部的上缘至下缘长三寸半，从膝骨内侧下缘向下到内踝骨长一尺三寸，从内踝骨向下到地长三寸，从膝腘之间向下沿小腿外侧到跗属长一尺六寸，从跗属向下到地长三寸，所以骨围大的人体就会超出七尺五寸，骨围小的人体就不满七尺五寸。度量人的侧面，从额角到颈项之根部长一尺，从颈根向下到腋窝横纹隐伏处长四寸。从腋窝到季胁长一尺二寸，从季胁到髀关节长六寸，从髀关节到膝中长一尺九寸，从膝到外踝长一尺六寸，从外踝到京骨长三寸，从京骨到地长一寸。耳后两乳突间的宽度是九寸，耳前两耳门部位的宽度是一尺三寸，两颧之间的宽度是七寸，两乳之间的宽度是九寸半，两髀之间的宽度是六寸半。足的长度是一尺二寸，宽四寸半。肩端至肘长一尺七寸，肘至腕长一尺二寸半，腕至中指末节根部长四寸，手指末节根部至指尖长四寸半。度量人的背部，从项后发际向下到脊骨大椎长三寸半，从大椎到尾骶骨共二十一节，长三尺，上七椎每节长一寸四分一厘。共长九寸八分七厘，余数在以下诸节平均计算。这是一般人周身的骨度，根据这个标准，确定了人体经脉的长短度数。同时可以观察人体的经脉，其呈现在体表浮浅而坚实或明显粗大的是多血之经，细而深伏的是多气之经。

【评介】

骨度，为人体各骨骼的长度或围度，它是测度经脉循行度数的依据，也是循经取穴折量的依据。亦可以此测度脏腑的大小长短。本篇详细论述了人的头围、胸围、腰围以及各骨部的度量数据。这说明在《内经》时代，我国的医务工作者已经对人体解剖做了较详细的度量工作。这对认识人体以及临床取穴针刺具有十分重要的指导意义。

五十营第十五

【原文】

黄帝曰：余愿闻五十营[1]，奈何？岐伯答曰：天周二十八宿[2]，宿三十六分[3]，人气行一周，千八分[4]。日行二十八宿[5]，人经脉上下、左右、前后二十八脉[6]，周身十六丈二尺，以应二十八宿，漏水下百刻[7]，以分昼夜。故人一呼脉再动[8]，气行三寸，一吸，脉亦再动，气行三寸，呼吸定息[9]，气行六寸。十息气行六尺，日行二分。二百七十息，气行十六丈二尺，气行交通于中[10]，一周于身，下水二刻，日行二十五分[11]。五百四十息，气行再周于身，下水四刻，日行四十分。二千七百息，气行十周于身，下水二十刻，日行五宿二十分。一万三千五百息[12]，气行五十营于身，水下百刻，日行二十八宿，漏水皆尽，脉终矣。所谓交通者，并行一数[13]也，故五十营备，得尽天地之寿[14]矣，凡行八百一十丈也。

【注释】

[1]五十营：五十，五十周次。营，营气。古人认为，营气昼夜之间在人体经脉中运行五十周次。

[2]天周二十八宿：宿，音秀（xiù）。天周，指一周天，即天球黄道一周。二十八宿，是天球沿黄道与赤道带分布的二十八组恒星，以作为观察太阳视运动的坐标，又称为二十八舍，其名称分别是：东方苍龙七宿，角、亢、氐、房、心、尾、箕；北方玄武七宿，斗、牛、女、虚、危、室、壁；西方白虎七宿，奎、娄、胃、昴、毕、觜、参；南方朱雀七宿，井、鬼、柳、星、张、翼、轸。

[3]宿三十六分：指每宿为三十六分。

[4]人气行一周，千八分：指人气一周天亦即一昼夜运行的分度是千八分，千八分是三十六分乘以二十八所得的分度。

[5]日行二十八宿：日行，即周日内太阳视运动。古人认为太阳昼夜沿黄道运行一周，历经二十八宿，故称日行二十八宿。

[6]二十八脉：手足三阴三阳十二经脉，左右两侧合二十四脉，加冲、任、督、带四脉，共计二十八脉。

[7]漏水下百刻：漏水，又称漏壶或壶漏，为古代的主要计时器，这种计时器是以昼夜百刻计算，每刻又分为六十分。

[8]一呼脉再动：一呼之间脉动两次。

[9]呼吸定息：一呼一吸称为一息。

[10]气行交通于中：气行，营气运行。交通，人体气血与天体运行节律

保持一致。

[11] 下水二刻，日行二十五分：二十五分，《针灸甲乙经》作"二十分有奇"，为是。因为周天一千零八分，日百刻每刻十分零八毫，水下二刻人气行一周次，日行应为二十分一厘六毫，故《针灸甲乙经》"二十分有奇"为确。

[12] 一万三千五百息：指昼夜间呼吸的次数。

[13] 并行一数：并行，人体气血运行与日行同步。一数，节律相一致。

[14] 得尽天地之寿：意为人体营气日行五十周次，是与天体运行节律相合，标志着得尽天地之禀赋，健康无病而得天年之寿。

【语译】

黄帝说：我希望听你谈谈经脉之气在人体运行五十周的情况是怎样的？岐伯回答说：周天有二十八宿。每宿的距离是三十六分，人体的经脉之气，一昼夜运行五十周，太阳昼夜间历行周天一千零八分，周历二十八宿，人体的经脉分布在上下、左右、前后，共二十八脉，脉气在全身运行一周共十六丈二尺，恰好相应于二十八宿，并可用铜壶滴水下注百刻为标准，计算昼夜所需时间。所以人一呼气，脉跳动两次，脉气行三寸，一吸气，脉也跳动两次，脉气又行三寸，一呼一吸叫作一息，气行共六寸，十息气行共六尺。以二十七息而气行一丈六尺二寸计算，日行为二分有奇。人体气血与天体运行节律同步，气血在全身运行一周，漏水下注二刻，日行二十分有奇。二千七百息，脉气在全身运行十周，漏水下注二十刻，日行五宿二十分有奇。一万三千五百息，脉气在全身运行五十周，漏水下注一百刻，日行二十八宿。当百刻时，脉气正好运行了五十周。人体气血运行仍与天体运行保持同节律。人的脉气如果能够经常保持一昼夜运行五十周的话，就能得尽天年之寿。即每昼夜脉气营运八百一十丈。

【评介】

五十营，是古人认为气血昼夜间在人体营运五十周次。人体气血及各种生理现象受自然界影响并与天体运动保持某种一致性，这种思想无疑是正确的。但人气日行五十周次，以及一呼脉两动而气行三寸，显然为古人想象的数据，是有待探讨的问题。另外，人昼夜间呼吸一万三千五百息，也与实际情况大有出入，可能为古人计算上的错误，这无疑就失去了它的科学性。

营气第十六

【原文】

黄帝曰：营气之道[1]，内谷为宝[2]。谷入于胃，乃传之肺，流溢于中，布散于外，精专者行于经隧[3]，常营无已[4]，终而复始，是谓天地之纪[5]。故气从太阴出，注予阳明，上行注足阳明，下行至跗上，注大指间，与太阴合，上行抵髀。从脾注心中，循手少阴出腋下臂，注小指，合手太阳，上行乘腋出颇[6]内，注目内眦，上巅下项，合足太阳，循脊下尻，下行注小指之端，循足心注足少阴，上行注肾，从肾注心，外散于胸中。循心主脉[7]出腋下臂，出两筋之间，入掌中，出中指之端，还注小指次指之端，合手少阳，上行注膻中[8]，散于三焦，从三焦注胆，出胁注足少阳，下行至跗上，复从跗注大指间，合足厥阴，上行至肝，从肝上注肺，上循喉咙，入颃颡之窍[9]，究于畜门[10]。其支别者，上额循巅下项中，循脊入骶，是督脉也，络阴器，上过毛中，入脐中，上循腹里，入缺盆，下注肺中，复出太阴。此营气之所行也，逆顺之常[11]也。

【注释】

[1]营气之道：指营气生化及运行的规律。

[2]内谷为宝：内，同纳，受纳之义。营气为人体的营养之气，来源于水谷之精气，是维持生命的后天之宝。

[3]精专者行于经隧：精专，指饮食中所化生出的精纯物质，又称水谷之精微。经隧，指脉道管腔。水谷之精微化为营气，运行于脉道之内。

[4]常营无已：营，此为动词，指营血的生化、运行。常营无已，营血的生生化化，运行周流而不休止。

[5]天地之纪：自然规律。

[6]颇：此指内眼眶及鼻根部。

[7]心主脉：心主，指心包。心主脉，指心包经。

[8]膻中：指两乳之间的膻中穴。

[9]颃颡之窍：此指后鼻道的鼻咽开口处。

[10]究于畜门：究，终也，归结之义。畜门，鼻孔。丹波元简："畜门者，鼻孔中通于脑之门户。畜，同嗅，以鼻吸气也。"

[11]逆顺之常：逆顺，偏义复词，此为顺之义。逆顺之常，指营气循诸经顺序依次运行的常规。

【语译】

黄帝说：营气的化生，是以水谷为基础。水谷进入胃中，化生精微之气先上注到肺，再流溢于中以营养脏腑，散布于外以灌溉四肢百骸，其精纯的部分运行在经脉之中，不停地在全身营运，终而复始地循环，与天体自然不停地同步运转。营气的运行，首先从手太阴经发出，沿着臂内侧上缘，到手大指尖端，流注到手阳明经，然后上行面部，注入足阳明经，再循经下行至足背，流注于足大趾间，与足太阴经相合，沿脾经由足上行腹部至脾脏，从脾注入心中，由此沿手少阴经横出腋部，向下沿臂内侧后缘，流注手小指尖端，合入手太阳经，由此复出，沿手臂外侧上行越过腋部，向上出于眼眶下，流注于眼的内角，然后上注巅顶，下项，合入足太阳经，接着沿脊柱两旁向下，经过尾骶部，下行流注足小趾尖端，再沿足心流注足少阴经，而后循经上行注于肾脏，从肾流注于心包络，散布于胸中，然后沿心包经出腋下臂内侧，下行前臂掌侧，出两筋之间进入手掌中，直出中指的尖端，再回转注入无名指的尖端，合入手少阳经，上行注入两乳间的膻中，散于上、中、下三焦，再从三焦注入胆腑，出胁部注入足少阳经，向下行，循经到足背部，又从足背流注到足大趾间，合入足厥阴经，接着循肝经上行到肝脏，再由肝脏上注到肺，向上沿着喉咙入后鼻道，终止于鼻的外孔道。从足厥阴经支别而行的，上至额部，循巅顶下行到项的中间，沿脊骨下入尾骶部，这是督脉循行的道路；继续循行，其脉又络阴器，上过毛际入于脐中，向上入腹里，再进入缺盆部，然后下行注入肺中，再从手太阴肺经发出，进行新的一周循行。以上是营气循行流注的路径，及其由胸走手，出阴入阳，由手走头，出阳入阳，由头走足，出阳入阴，由足走胸，出阴入阴的往返运行次序。

【评介】

营气，指血气中的营分。本篇主要论述营气的生成及运行情况。其中详细叙述了营气在经脉中的流注次序，其次第与十二经气流注大体相同，即由胃所受纳的水谷之精气上输于肺，再由肺经传入大肠经，下面依次传入胃经、脾经、心经、小肠经、膀胱经、肾经、心包经、三焦经、胆经、肝经，然后由肝经别出上行经额交巅顶，下项入督脉前行，再交任脉上行，然后回流于肺，终而复始。

脉度第十七

【原文】

黄帝曰：愿闻脉度。岐伯答曰：手之六阳[1]，从手至头，长五尺，五六三丈。手之六阴[2]，从手至胸中，三尺五寸，三六一丈八尺，五六三尺，合二丈一尺。足之六阳[3]，从足上至头八尺，六八四丈八尺。足之六阴[4]，从足至胸中，六尺五寸，六六三丈六尺，五六三尺，合三丈九尺。蹻脉从足至目，七尺五寸，二七一丈四尺，二五一尺，合一丈五尺。督脉任脉各四尺五寸，二四八尺，二五一尺，合九尺。凡都合一十六丈二尺，此气之大经隧也。经脉为里，支而横者为络，络之别者为孙，盛而血者疾诛之[5]，盛者泻之，虚者饮药以补之。五藏常内阅于上七窍[6]也，故肺气通于鼻，肺和则鼻能知臭香矣；心气通于舌，心和则舌能知五味矣；肝气通于目，肝和则目能辨五色矣；脾气通于口，脾和则口能知五谷矣；肾气通于耳，肾和则耳能闻五音矣。五藏不和则七窍不通，六府不和则留为痈。故邪在府则阳脉不和，阳脉不和则气留之，气留之则阳气盛矣。阳气太盛则阴脉不利，阴脉不利则血留之，血留之则阴气盛矣。阴气太盛，则阳气不能荣也，故曰关[7]。阳气太盛，则阴气弗能荣也，故曰格[8]。阴阳俱盛，不得相荣，故曰关格[9]。关格者，不得尽期而死[10]也。黄帝曰：蹻脉安起安止？何气荣水？岐伯答曰：蹻脉者，少阴之别，起于然骨[11]之后，上内踝之上，直上循阴股入阴，上循胸里入缺盆，上出人迎之前，入頄[12]属目内眦，合于太阳、阳蹻而上行，气并相还则为濡目[13]，气不荣则目不合。黄帝曰：气独行五藏，不荣六府，何也？岐伯答曰：气之不得无行也，如水之流，如日月之行不休[14]，故阴脉荣其藏，阳脉荣其府，如环之无端，莫知其纪，终而复始。其流溢之气，内溉藏府，外濡腠理。黄帝曰：跷脉有阴阳，何脉当其数[15]？岐伯答曰：男子数其阳[16]，女子数其阴[17]，当数者为经[18]，其不当数者为络[19]也。

【注释】

[1]手之六阳：指左右手三阳经，双侧合为六阳。

[2]手之六阴：指左右手三阴经，合为六阴。

[3]足之六阳：左右足三阳经，合为六阳。

[4]足之六阴：左右足三阴经，合为六阴。

[5]盛而血者疾诛之：盛，盛满之义，此指浮浅的络脉血气盛满。血者，指瘀血。疾，迅速。诛之，此指针刺放血。

[6]五藏常内阅于上七窍：阅，禀也。老子《道德经》："自古及今，其名不去，以阅众甫。"注："阅，禀也。甫，始也。言道禀与万物，始生从道受气。"于，同与。上七窍，指五官七窍。整句意为：五官七窍内禀五脏之精气。故下文云："肺气通于鼻，肺和则鼻能知臭香矣。"

[7]关：此指阳气阻隔。

[8]格：此指阴气阻隔。

[9]关格：指阴阳俱盛，相互阻隔而不能交通，隔绝不能相荣养。

[10]不得尽期而死：尽期，指天年之寿。此句意为不得天年之寿而早死。

[11]然骨：此指舟骨处。

[12]顑：此指颧部。

[13]气并相还则为濡目：气并，指足少阴经、足太阳经与阳跷脉相会合。濡目，濡润眼睛。

[14]如日月之行不休：此指人体气血在经脉中如日月运行一样，循环不休。

[15]何脉当其数：当，充也。数，指人体脉度长一十六丈二尺的总数。整句意为，阴阳跷二脉，哪一条充当其中而合为一十六丈二尺的总数？

[16]男子数其阳：男子以阳跷脉充数其中，即男子把阳跷脉计算在内。

[17]女子数其阴：女子以阴跷脉充数其中，即女子把阴跷脉计算在内。

[18]当数者为经：充其数者作为经脉对待，即男子阳跷脉与女子阴跷脉。

[19]其不当数者为络：未充其数者作为络脉对待，即男子阴跷脉与女子阳跷脉。

【语译】

黄帝说：我愿听你谈谈脉的长度。岐伯回答说：手三阳经，左右共六条，从手到头，每条经脉长五尺，五六合三丈。手三阴经，左右共六条，从手到胸中，每条经脉长三尺五寸，三六是一丈八尺，五六是三尺，共合二丈一尺。足三阳经，左右共六条，从足上至头，每条经脉长八尺，六八是四丈八尺。足三阴经，左右共六条，从足至胸中，每条经脉长六尺五寸，六六是三丈六尺，五六是三尺，共合三丈九尺。左右跷脉，从足至目，每条长七尺五寸，二七是一丈四尺，二五是一尺，共合一丈五尺。督脉、任脉，每条长四尺五寸，二四是八尺，二五是一尺，两条经脉共合九尺。以上二十八条经脉总长度是一十六丈二尺，这是营气循行的大隧道。经脉隐伏循行人体里部，从经脉分出支脉横行的是络脉，络脉别出的分支为孙络，孙络盛满而有瘀血的，应当立即用放血法去攻伐它。邪气盛的用泻法，正气虚的应服用药物进行调补。

五官七窍，内禀于五脏的精气。肺气外通于鼻，肺脏的功能正常，鼻就能辨别香臭；心气外通于舌，心脏的功能正常，舌就能辨别五味；肝气外通于目，肝脏的功能正常，目就能辨别五色；脾气外通于口，脾脏的功能正常，口就能辨别饮食的味道；肾气外通于耳，肾脏的功能正常，耳就能辨别五音。如果五脏失于和利，则七窍功能失常；六腑失于调和通利，则邪气留阻，气血凝结，发为痈疡。所以，邪在六腑，属阳的经脉会失于和利，阳脉失和则气机留滞，气机留滞则使阳气偏盛。如果阳气偏盛，则波及属阴的经脉失于和调通利，阴脉失和，则血行留滞，血留滞则使阴气偏盛。如阴气太盛，累及到阳气不能营运入内与阴气相交，这叫作关。若阳气太盛，阳盛则阴病，阴气亦不能营运外出与阳气相交，这叫作格。若阴阳之气俱盛，表里格拒，彼此不能营运相交，这叫作关格。关格是阴阳离决，两相格拒的表现，出现这种情况，人就不能尽享天年之期而早亡。

黄帝说：跷脉从哪里起到哪里止，是哪一经的经气使它像流水一样营运呢？岐伯回答说：阴脉是足少阴肾经的别脉，起于然谷之后的照海穴，上行于内踝的上面，直向上沿大腿内侧入于前阴，而后沿着胸内入于缺盆，向上出人迎的前面，入颧部，连属于眼内角，与足太阳经、阳跷脉会合而上行。阴跷与阳跷的脉气并行回还而濡养眼目，若脉气不荣则眼睛不能合拢。黄帝说：阴跷之脉气，独行于五脏，没有营运到六腑是什么道理？岐伯回答说：脏气的流行是没有停息的，像水的流行，日月的运转，永不休止。所以阴脉营运五脏精气，阳脉营运六腑精气，如环无端，终而复始，无从知道它的起点，日复一日地运行着。跷脉之气，流于内，灌溉五脏六腑，溢于外，濡润肌腠皮肤。黄帝说：跷脉有阴跷、阳跷的区别，计算哪一条的长度，才能符合脉度十六丈二尺的总数呢？岐伯答：男子计算阳跷脉的长度，女子计算阴跷脉的长度，男子以阳跷为经、阴跷为络，女子以阴跷为经、阳跷为络。以前所说，跷脉共长一丈五尺，是从称为经的角度计算的，两络脉是不计算在总长度之内的。

【评介】

脉度，指人体手足三阴三阳、任脉、督脉与跷脉的总长度，古人计算的数值为一十六丈二尺。并以此阐明，人体阴阳脉络作为经隧而行其气血，循环不已，以联络五脏六腑，五官七窍。如气血运行障阻不通，则形成关与格的病理局面，人则不能尽终其天年。

另外，手足三阴三阳和跷脉，都是以左右双侧来计算的，故称手之六阳、手之六阴、足之六阳、足之六阴。手之六阳，《黄帝内经太素》"手"下多一"足"字，为"手足之六阳"，《黄帝内经太素》有误文。因为多一"足"字，则下文计算之理与计算之数皆不相属。手足六阴六阳，《难经·二十三难》皆作手足三阴三阳，然而其计算皆以"六"为准，可知左右自在其中矣。

营卫生会第十八

【原文】

黄帝问于岐伯曰：人焉受气[1]？阴阳焉会[2]？何气为营？何气为卫？营安从生？卫于焉会？老壮不同气，阴阳异位，愿闻其会。岐伯答曰：人受气于谷，谷入于胃，以传与肺，五藏六府，皆以受气，其清者为营，浊者为卫[3]，营在脉中，卫在脉外，营周不休[4]，五十而复大会[5]。阴阳相贯，如环无端。卫气行于阴二十五度[6]，行于阳二十五度[7]，分为昼夜，故气至阳而起，至阴而止。故曰：日中而阳陇[8]为重阳，夜半而阴陇为重阴。故太阴主内，太阳主外，各行二十五度，分为昼夜。夜半为阴陇，夜半后而为阴衰，平旦阴尽而阳受气矣。日中而阳陇，日西而阳衰，日入阳尽而阴受气矣。夜半而大会，万民皆卧，命曰合阴，平旦阴尽而阳受气，如是无已，与天地同纪[9]。黄帝曰：老人之不夜瞑[10]者，何气使然？少壮之人不昼瞑者，何气使然？岐伯答曰：壮者之气血盛，其肌肉滑，气道通，荣卫之行，不失其常，故昼精[11]而夜瞑。老者之气血衰，其肌肉枯[12]，气道涩[13]，五藏之气相搏[14]，其营气衰少而卫气内伐[15]，故昼不精，夜不瞑。黄帝曰：愿闻营卫之所行，皆何道从来？岐伯答曰：营出于中焦[16]，卫出于下焦[17]。黄帝曰：愿闻三焦[18]之所出。岐伯答曰：上焦出于胃上口，并咽以上贯膈而布胸中，走腋，循太阴之分而行，还至阳明，上至舌，下足阳明，常与营俱行于阳二十五度，行于阴亦二十五度，一周也，故五十度而复大会于手太阴矣。黄帝曰：人有热，饮食下胃，其气未定，汗则出，或出于面，或出于背，或出于身半，其不循卫气之道而出何也？岐伯曰：此外伤于风，内开腠理，毛蒸理泄[19]，卫气走之[20]，固不得循其道，此气慓悍滑疾[21]，见开而出，故不得从其道，故命曰漏泄[22]。黄帝曰：愿闻中焦之所出。岐伯答曰：中焦亦并胃中，出上焦之后，此所受气者，泌糟粕，蒸津液，化其精微，上注于肺脉，乃化而为血，以奉生身，莫贵于此，故独得行于经隧，命曰营气。黄帝曰：夫血之与气，异名同类[23]，何谓也？岐伯答曰：营卫者精气也[24]，血者神气也[25]，故血之与气，异名同类焉。故夺血者无汗[26]，夺汗者无血[27]，故人生有两死而无两生[28]。黄帝曰：愿闻下焦之所出。岐伯答曰：下焦者，别回肠，注于膀胱而渗入焉。故水谷者，常并居于胃中，成糟粕，而俱下于大肠，而成下焦，渗而俱下，济泌别汁[29]，循下焦而渗入膀胱焉。黄帝曰：人饮酒，酒亦入胃，谷未熟[30]而小便独先下何也？岐伯答曰：酒者熟谷之液也，其气悍以清，故后谷而入，先谷而液出焉。黄帝曰：善。余闻上焦如雾[31]，中焦如沤[32]，下焦如渎[33]，此之谓也。

【注释】

[1]人焉受气：气，此指水谷之精气。意为人体于何处禀受后天精气。

[2]阴阳焉会：阴阳，此指营卫。会，会合。

[3]清者为营，浊者为卫：《内经》以营为阴，卫为阳，并有清阳与浊阴之分。此言清者为营，浊者为卫，恐有误文，或为另有一家之说。

[4]营周不休：营，此为动词，营运之义。周，周流。

[5]五十而复大会：五十，指营卫二气在人体昼夜间运营五十周次。复大会，指营卫二气再次会合。

[6]卫气行于阴二十五度：卫气夜间在人体阴分运行二十五周次。度，周次。

[7]行于阳二十五度：卫气白天在人体阳分运行二十五周次。

[8]阳陇：指阳气最盛之时。陇，同隆。下"阴陇"意同，指阴气最盛之时。

[9]与天地同纪：纪，纲纪，作"规律"解。此指人体阴阳受天地阴阳规律影响而同步运动。

[10]瞑：同眠。

[11]昼精：白天精力充沛。

[12]肌肉枯：肌肉苍老枯槁。

[13]气道涩：气道，营气运行之通道，即经脉。涩，滞涩而不流畅。

[14]五藏之气相搏：相搏，相互搏结而不协调。此指五脏气机紊乱。

[15]伐：击也，此作"干扰"解。

[16]营出于中焦：营气为水谷营养之精气，由中焦脾胃化生而来。

[17]卫出于下焦：下，《黄帝内经太素》《千金要方》《外台秘要》《黄帝内经灵枢略》等均作"上"。观上下文理，"上"字为确。此指卫气出于上焦肺中，循手太阴经之分位起始运行。

[18]三焦：据下文文义，"三"字似是"上"字为确。

[19]毛蒸理泄：毛窍外蒸，腠理泄越。

[20]卫气走之：走，跑也，此指卫气外越。

[21]慓悍滑疾：慓悍，刚暴猛烈。滑疾，流利迅速。

[22]漏泄：又称漏汗，指不正常的汗出。

[23]血之与气，异名同类：血，血液。气，此指营卫二气，营气寓于血中，卫气散于脉外，血液、营气、卫气虽名称各异，但同源于水谷之精，故称同类。

[24]营卫者精气也：营卫均为水谷之精所化，也是人体精气的体现。

[25]血者神气也：神气，生命之意。血为营气的载体，血的营运正常，是正常生命的体现，故称神气。

[26]夺血者无汗：夺，脱陷。无，同勿。脱血的人不要发其汗。因为汗为卫阳之液，与血异名同类，又称血汗同源。

[27]夺汗者无血：脱汗的人不要再损伤其血。

[28]人生有两死而无两生：张景岳："血主营，为阴为里；汗属卫，为阳为表。一表一里，无可并攻。故夺血者无取其汗，夺汗者无取其血。若表里俱夺，则不脱于阴，必脱于阳。脱阳亦死，脱阴亦死，故曰人生有两死。然而人之生也，阴阳之气皆不可无，未有孤阳能生者，亦未有孤阴能生者，故曰无两生也。"

[29]济泌别汁：济，古文作"渌"，本指酿酒，有过滤之义。泌，《说文解字》："侠流也。"此指水液由微孔中溢出。别汁，指分化水液。济泌别汁，指小肠分清浊的作用。

[30]谷未熟：谷，胃中之谷食。熟，腐熟消化之义。

[31]上焦如雾：指上焦生化宣发卫气，其性状如雾露一样弥漫全身。《灵枢·决气》篇："上焦开发，宣五谷味，熏肤、充身、泽毛，若雾露之溉，是为气。"

[32]中焦如沤：沤，《说文解字》："久渍也。"此指中焦脾胃腐熟消化的机能，以吸取营养。

[33]下焦如渎：渎，《说文解字》："沟也，一曰邑中沟也。"邑中沟，即城镇中的排水沟。此指下焦如同沟渎一样，把代谢水液排出体外。

【语译】

黄帝问岐伯：人的精气是从何处来的？阴阳二气是怎样交会的？什么叫营？什么叫卫？营气是怎样产生的？卫气与营气是怎样交会的？老年人和壮年人气机的盛衰不同，阴阳之气循行的位置互异，我想知道它们是怎样会合的？岐伯回答说：人的精气是依靠水谷精微化生的，饮食入胃，其精微转输到肺，肺朝百脉，故五脏六腑都能得到营养，水谷化生的精微，其中清的叫营，浊的叫卫，营气行于脉中，卫气走在脉外，两者周流全身，不休止地运行，一昼夜各在人体循行五十周，然后会合一次，终而复始，如环无端。卫气夜行于阴二十五周次，昼行于阳二十五周次，划分为昼夜，行至阳则人睡醒而起，行至阴则人卧而睡。所以说，卫气白昼行于阳经，中午时阳气最盛，称为重阳，夜晚行于阴经，夜半时阴气最盛，称为重阴。营卫的循行，营在内，卫在外。营气的循行，起始于手太阴经而复会于手太阴经，故太阴主内。卫气的运行，起始于足太阳经而复会于足太阳经，故太阳主外。营气周流十二经，昼夜各二十五周次，卫气昼行于阳，夜行于阴，亦各二十五周次，营卫各行五十周次，划分昼夜各半。夜半阴气最盛为阴隆，夜半过后则阴气渐衰，待到黎明时阴气已渐尽，而阳气渐盛。中午阳气最盛为阳隆，日西时阳气渐衰，黄昏之时阳已衰尽，而阴气渐盛。夜半时，营气、卫气都在阴分，是相互会合的时候，人要入睡，营卫在半夜会合，这叫作合阴，次日黎明，阴气由盛极渐至衰尽，此时阳气又渐渐转盛，像这样日日夜夜循行不息，与天地日月同步，有规律地运行。

黄帝说：老年人在夜间不能熟睡，是什么原因使他们这样呢？少年和壮年人在白天精力充沛而夜晚熟睡，又是什么机制使他们这样呢？岐伯回答说：少年人和壮年人气血旺盛，肌肉滑利，气道通畅，营气、卫气的运行都很正常，所以在白天精神充沛，夜间就能熟睡。老年人的气血已经衰少，他们的肌肉枯萎，气道涩滞，五脏的机能不够协调，营气衰少，卫气内扰，营卫失调，不能以正常规律运行，所以在白天精力不充沛，在夜间也就不能熟睡。

黄帝说：我愿听你谈谈营卫之气的运行，是从什么部位生化发出的？岐伯回答说：营气是由中焦生化发出的，卫气是由上焦生化发出的。黄帝说：愿听你再谈谈三焦的机制和所化生的物质。岐伯回答说：上焦之气由胃中水谷精气所化生，出于胃的上口，沿食道穿过膈膜，布散于胸中，再横走于腋下，沿手太阴经的路径下行至手，从手注入手阳明经。由此上行至舌，向下注于足阳明胃经，顺着十二经脉的流注次序，推动着营气白天行于阳二十五度，夜间行于阴二十五度，一昼夜共行五十度，为一周，总会于手太阴肺经。

黄帝说：人在天热的时候，饮食入胃尚未化成精气，就已出汗，有的出在面部，有的出在背，有的出在半身，并不按照卫阳运行的规律而汗出，这是什么道理？岐伯说：这是因为外为风热所伤，腠理开泄，汗液向外蒸腾，卫气外越，就不能按照常规运行，卫气的性质强悍，行动滑疾，遇到有开泄的间隙，就从此而出，所以不能按照原来的途径运行了，这种现象，叫作漏泄。

黄帝说：愿听你谈谈中焦之气，是从什么部位发出的？岐伯回答说：中焦之气与上焦之气一样，也出于胃上口，但其出于上焦之后，所受纳的谷食之气，需经过泌别糟粕，蒸化津液的消化过程，把饮食的精华部分，向上注于肺脉，同时由饮食的精微和津液相和合，乃能化生成为血液，以奉养生命之体，它是维持人的生命最宝贵的物质，所以独行于十二经脉，这就叫作营气。黄帝说：血与气同属一类而名称不同，这是什么道理？岐伯回答说：营气和卫气都是由水谷的精气化生的，血液也是由水谷的精微经心的作用化赤而成的，所以，血与气名称虽不同，但来源同属一类，因此，血液耗伤过度的人，不可再发其汗，汗出过多的人，不可再伤其血，如血汗耗伤过度，可造成亡阴亡阳，亡阳会死，亡阴也会死，阴阳共存，才能生存。

黄帝说：愿听你谈谈下焦之气是从什么部位发出的？岐伯回答说：下焦的机制是在回肠部泌别糟粕，谷之糟粕下行大肠，水之糟粕进入膀胱。所以水谷同时纳入胃中，经过胃的腐熟消化，通过小肠，使清浊分别，残渣归入大肠，水液由此渗入膀胱。黄帝说：人喝了酒，酒也入于胃中，为什么先入胃的食物尚未腐熟消化，而酒却单独先从小便排泄出去呢？岐伯回答说：酒是熟谷经发酵酿制成的液体，酒气的性质慓疾滑利，它虽在食物之后入胃，却在食物腐熟以前排出。黄帝说：很对。我听说上焦的作用是生化温煦，像雾露一样弥漫、灌溉全身；中焦的作用像沤渍腐熟一样消化饮食，吸收精微，通过脾的转输，以营养全身；下焦的作用是排泄，它就像沟渎一样把水液糟粕送出体外。三焦的情况就是这样。

【评介】

营卫生会，是论述营气、卫气的生成、循行和会合的情况，并阐明营卫的生理与病理情况。

三焦，是《内经》给后人留下的一个争论不休的问题。本篇是《内经》中论述三焦最详细的篇章。然而对三焦的实质，经文描述得仍较模糊。对三焦的认识，后人有两种解释，《难经·二十五难》："心主与三焦为表里，俱有名无形。"华佗、王叔和、孙思邈等均持此解。另一种说法认为三焦有名有形，如宋人陈无择云："三焦者，有脂膜如掌大。"张景岳则谈到："盖脏腑之外，身躯之内，包络诸脏，一腔之大腑也。"李中梓等也同意这一见解。

　　根据本文文义，三焦实质上是对人体胸腹部三个大部位的综合论述，其中最主要是在阐明人体三种重要物质的产生过程，即卫气、营气及水谷之糟粕的生化和代谢过程。三种物质每一种的产生，均需要几个脏器的综合协调功能。其中卫气依赖上焦开发，其中涉及胃、肺的综合作用；营气主要依靠中焦脾胃消化吸收，上注于肺脉而进入经脉；糟粕的代谢靠小肠分清浊，其中精微上升，谷之糟粕下降大肠，水之糟粕渗入膀胱，这就是下焦的作用。经文最后以"上焦如雾，中焦如沤，下焦如渎"引喻总结了三焦的功能作用。"焦"字的含义，《说文解字》解为"火所伤"，《玉篇》解为："炙也。"实质上此字有"蒸化"的含义，指人体蒸化卫气、营气及糟粕的部位和过程。

　　"卫出下焦"，是本书的错讹，应是"卫出上焦"，本文文理及《黄帝内经太素》等书均可为证，《内经》其他篇章亦有许多内证，如《决气》篇："上焦开发，宣五谷味，熏肤，充身泽毛，若雾露之溉，是谓气。"《五味论》："辛入于胃，其气走于上焦，上焦者，受气而营诸阳者也。"《痈疽》篇："肠胃受谷，上焦出气，以温分肉，而养骨节，通腠理。"《素问·调经论》："阳受气于上焦，以温皮肤分肉之间。"而后世部分注家如张景岳等，依"下"字作注，并发挥其中的道理，实为以讹传讹之举。

　　本文部分内容所涉及的人体解剖与生理，其认识仍处于较原始阶段。如尿液由回肠渗入膀胱的观点，显然失之臆断，不可拘执。

　　关于营卫昼夜之间在人体内各行五十周次的问题，是古人力图用天文现象解释人体的说法，出于想象和臆造。详见本书第七十六《卫气行》篇。

四时气第十九

【原文】

　　黄帝问于岐伯曰：夫四时之气，各不同形，百病之起，皆有所生，灸刺之道，何者为定（一本作宝）？岐伯答曰：四时之气，各有所在，灸刺之道，得气穴为定[1]。故春取经[2]、血脉、分肉之间，甚者深刺之，间者浅刺[3]之。夏取盛经孙络[4]，取分间绝皮肤[5]。秋取经腧，邪在府，取之合。冬取井荥，必深以留之。温疟汗不出[6]，为五十九痏[7]。风㽷肤胀[8]，为五十七痏，取皮肤之血者[9]，尽取之[10]。飧泄，补三阴之上，补阴陵泉，皆久留之，热行乃止[11]。转筋于阳[12]治其阳，转筋于阴[13]治其阴，皆卒刺[14]之。徒疢[15]，先取环谷下三寸[16]，以铍针针之，已刺而筒之[17]，而内之[18]，入而复之[19]，以尽其疢[20]，必坚[21]，来缓则烦悗[22]，来急则安静[23]，间日一刺之，疢尽乃止。饮闭药[24]，方刺之时徒饮之[25]，方饮无食[26]，方食无饮[27]，无食他食，百三十五日[28]。着痹不去[29]，久寒不已，卒取其三里。骨为干。肠中不便[30]，取三里，盛泻之，虚补之。疠风[31]者，素刺其肿上[32]，已刺，以锐针针其处，按出其恶气[33]，肿尽乃止[34]，常食方食，无食他食[35]。腹中常鸣，气上冲胸，喘不能久立，邪在大肠，刺肓之原[36]、巨虚上廉[37]、三里。小腹控睾、引腰脊，上冲心，邪在小肠者，连睾系，属于脊，贯肝肺，络心系。气盛则厥逆，上冲肠胃，熏肝，散于肓，结于脐。故取之肓原以散之，刺太阴以予之[38]，取厥阴以下之[39]，取巨虚下廉以去之[40]，按其所过之经以调之[41]。善呕，呕有苦，长太息，心中憺憺[42]，恐人将捕之，邪在胆，逆在胃，胆液泄则口苦，胃气逆则呕苦，故曰呕胆。取三里以下胃气逆，则刺少阳血络以闭胆逆[43]。却调其虚实以去其邪[44]。饮食不下，膈塞不通，邪在胃脘，在上脘则刺抑而下之[45]，在下脘则散而去之[46]。小腹痛肿，不得小便，邪在三焦约[47]，取之太阳大络，视其络脉与厥阴小络结而血者，肿上及胃脘，取三里。睹其色，察其以[48]，知其散复者，视其目色，以知病之存亡也。一其形[49]，听其动静者，持气口人迎以视其脉，坚且盛且滑者病日进，脉软者病将下，诸经实者病三日已。气口候阴[50]，人迎候阳[51]也。

【注释】

[1]得气穴为定：气穴，指经穴。定，《针灸甲乙经》作"宝"。

[2]经：《素问·水热穴论》作"络"。

[3]间者浅刺：间者，指病情轻微者。

[4]盛经孙络：盛经，指手足阳经，气血充盛。孙络，浮浅细小的络脉。

[5]取分间绝皮肤：分间，指皮肤与肌肉离合处。绝皮肤，针刺至皮下。

[6]温疟汗不出：温疟，先发热而后寒冷为特征的疟疾。汗不出，意味着邪气不能外透。

[7]为五十九痏：痏，音委（wěi），本指伤痕。此指针刺伤痕，引申为腧穴。五十九痏，指治疗热病的五十九穴，详见《热病》篇。

[8]风疢肤胀：疢，同水，指人体内的水邪。风疢，外感风邪而内停水邪之患。肤胀，指皮肤肿胀，风水病而致的水肿证。

[9]皮肤之血者：皮肤瘀血。

[10]尽取之：取尽皮肤瘀血的各部位。

[11]热行乃止：针下有热感则止针。

[12]转筋于阳：肢体阳侧面，即外侧面转筋。

[13]转筋于阴：肢体阴侧面，即内侧面转筋。

[14]焠刺：焠，同焠。焠刺即火刺法。

[15]徒疢：徒，仅仅、只有之义。徒疢，指单纯的水肿病而没有风邪。

[16]环谷下三寸：环谷，所指部位不详，杨上善认为是脐中，待考。

[17]以铍针针之，已刺而筒之：铍针，两侧有刃的针具，用于破痈疽、排脓水。筒，竹管，此指管形针具。已刺而筒之，用铍针取口，然后用筒形针具置入。

[18]而内之：把筒状针具置入较深的部位。

[19]入而复之：置入筒状针具后反复操作。

[20]以尽其疢：使水邪尽除。

[21]必坚：《针灸甲乙经》《黄帝内经太素》"坚"下有"束之"二字，必坚束之，指在环谷下三寸处，用针以后用布带束紧。

[22]来缓则烦悗：来，《针灸甲乙经》作"束"。悗，同闷。如布带束得松缓则产生烦闷症状。

[23]来急则安静：来，《针灸甲乙经》作"束"。束急，用布带紧束。紧束布带才会安静。

[24]饮闭药：闭，指癃闭，即尿闭。饮闭药，指饮用治疗尿闭的药物，此类药物以利水为主。

[25]方刺之时徒饮之：在行针刺之时单饮通闭之药。

[26]方饮无食：无，同勿。饮药时不要吃其他食物。

[27]方食无饮：刚吃完食物，不要饮用药物。

[28]无食他食，百三十五日：忌食损脾助湿的食物一百三十五天。

[29]着痹不去：着痹，湿邪所致，因湿邪黏滞，日久不愈。

[30]肠中不便：肠道功能失调。

[31]疠风：病名，又称大风、癞风或大麻风。《素问·风论》："疠者，有荣气热胕，其气不清，故使其鼻柱坏而色败，皮肤疡溃，风寒客于脉而不去，名曰疠风。"现代医学称麻风病。

[32]素刺其肿上：素，《针灸甲乙经》《黄帝内经太素》均作"索"。索，寻求。索刺其肿上，寻求遍身肿处，于肿处之上针刺。

[33]按出其恶气：气，《针灸甲乙经》作"血"。针刺后挤按，使恶血排除。

[34]肿尽乃止：肿消以后则停止。

[35]常食方食，无食他食：常食，日常食用的便饭。常食方食，日常便饭才能食用。无，同勿。他食，指不常用的食物，如腥膻辛辣之物。

[36]肓之原：指气海穴，又称脖胦。在脐与关元穴正中点。《九针十二原》："肓之原出于脖胦。"

[37]巨虚上廉：上巨虚穴。

[38]予之：即补法。

[39]下之：即泻法。

[40]去之：亦指泻法。

[41]调之：补泻兼施，调理的方法。

[42]心中惔惔：心中悸动不安。

[43]以闭胆逆：闭，阻断。胆逆，胆汁上逆而呕哕苦水的疾病。

[44]以去其邪：去，同祛。泻其邪气。

[45]刺抑而下之：抑，平抑。下之，泻法。

[46]散而去之：泻下的方法。

[47]三焦约：指膀胱。

[48]察其以：以，《黄帝内经太素》作"目"。

[49]一其形：一，统一、综合之义。一其形，综合全身情况进行诊察。

[50]气口候阴：气口，指寸口脉，为手太阴肺经之脉，主内，诊察诸阴经之病。

[51]人迎候阳：人迎，指颈动脉，为足阳明胃经之脉，主外，诊察诸阳经之病。

【语译】

黄帝问岐伯：四时气候的变化，各有不同的情况，人体各种疾病的发生，都有一定的发病机理，怎样来决定针灸治疗的原则呢？岐伯回答说：四时气候影响人体时，各有它一定的发病部位，灸刺治疗疾病，也应当根据不同的发病季节来确定有关的穴位。春天针刺，宜取用经络、血脉和分肉的间隙，病情较重的，用深刺的方法，病情较轻的宜浅刺。夏天针刺应取皮腠间的支络，或刺分肉之间，以透过皮肤为度。秋天针刺宜取各经的腧穴，邪气在六腑的，可取阳经的合穴。冬季针刺时宜取各经的井穴和荥穴，但必须深刺而且留针。

患温疟不出汗的，可以取五十九个治疗热病的主要腧穴。患风水病肤胀，可以取五十七个治疗水病的主要腧穴，如果皮肤有瘀血的，都应针刺放血。脾气虚寒所致飧泻证，应针刺脾经的三阴交，用补的手法，同时补脾经的合穴阴陵泉，都应久留针，待针下有热感再止针。若转筋的部位在阳侧的，应取三阳经的腧穴进行刺治，若转筋部位在阴侧的，应取三阴经的腧穴进行刺治，且都用火针刺。

患单纯水肿病的，首先在环谷下三寸的部位，用铍针刺之，然后用中空如筒的针，刺入该处，可以反复操作，把水放尽，使原来的水肿时松软的肌肉恢复坚实。同时用布袋束其腰腹部，如果束得松缓，患者会感觉烦闷不舒；束得紧些则舒适安静。用针刺放水治疗，每隔一日施行一次，至水肿退尽为止。还需要饮服通闭的药物，利其小便，以防再肿。在针刺之后，立刻服药，但正在服药时不要吃食物，刚吃过食物不要立即服药，且要禁吃其他伤脾助湿的食物一百三十五天。湿邪偏重的着痹长久不愈，是寒湿久留在内，用速刺法，刺取足三里。肠胃被伤，功能失调，可取胃经的合穴足三里，邪气实的用泻法，正气虚的用补法。患麻风的病人，一般当刺其肿起的部位。刺过之后，再用锐利的针刺患处，然后用手按压出毒气恶血，直至肿消为止。刺后应注意饮食调养，吃一些普通常吃的食物，不要吃其他腥膻辛辣的食物。

腹中经常鸣响，气上逆，冲向胸部，喘促不能久立，这是邪在大肠所致，当刺肓原气海穴、上巨虚上侧及足三里。小腹控引睾丸作痛、牵及腰脊，上冲心胸，这是邪在小肠，小肠连于睾系，向后附属于脊，其经脉贯穿肝肺，绕络心系，所以当小肠邪气盛就会厥气上逆，上冲肠胃，动扰肝脏，布散于肓膜，结聚在脐部，所以应取用肓之原气海穴，针刺手太阴经以补肺虚，再刺足厥阴经以泻肝实，并刺下巨虚下侧以去小肠的邪气，同时又按摩小肠脉所过之经以调其气。

病人时常呕吐，呕吐物挟有苦水，并经常叹气，心中慌慌不宁，好像被逮捕一样，这是邪在胆，阳气上逆于胃的缘故，胆液外泄后，其气上逆则觉口苦，胃气冲逆时，就会呕吐出苦汁，这叫呕胆病。治疗时，取胃经的足三里，用以降胃气止呕吐。并针刺足少阳胆经部位的血络，以抑胆气上逆。逆气退却后，还要根据虚实情况进行调治，以祛除病邪。饮食不能咽下或觉胸膈阻塞不通的，这是病邪留在胃脘的缘故。病在上脘，则针刺上脘，以抑降上逆的胃气；病在下脘，则当温散停积的寒滞。小腹部肿痛，小便不利，是病邪在膀胱的缘故，治疗时，应取足太阳经的大络委阳穴，察看足太阳经的络脉与足厥阴经的小络，有瘀血结聚者，针刺以去其瘀血，如果小腹部肿痛向上连及胃脘，应取足三里治疗。针刺时，看病人的气色，观察患者的眼神，可知正气的散失或恢复。看目色的变化，可知病邪的存在或消失。还要综合察看病人的病情，再诊气口、人迎脉，脉象坚实且洪大滑利的，是病证日渐加重，如果脉象软弱缓和，是病邪将退的表现。诸经脉实有力，是正气旺盛，邪气将衰，病在三天左右就可以好了。气口属肺脉，主内，以候阴；人迎为胃脉，主外，以候阳。

【评介】

四时气，指四季气候对人体的影响，本篇意在阐明针刺治疗应依据不同时令而选择不同的穴位和掌握不同的进针深度，并运用不同的补泻手法。指出了温疟、风痹、飧泻、转筋、徒㾠、着痹、疠风等病证的针刺方法。同时对肠道、胃、胆、膀胱等脏器的病变、治疗也作了说明。值得指出的是疠风一病为现代的麻风病，是恶性传染病之一，在《素问》中已有其典型症状的描述，本篇又有其详细的治疗方法。这说明对麻风病认识和治疗方面，从世界医学史角度看，《内经》有其一定的先导作用。

卷 之 五

五邪第二十

【原文】

邪在肺，则病皮肤痛，寒热，上气喘，汗出，咳动肩背[1]。取之膺中外腧[2]，背三节五藏之傍[3]，以手疾按之，快然[4]，乃刺之，取之缺盆中以越之[5]。邪在肝，则两胁中痛，寒中，恶血在内，行善掣[6]，节时脚肿[7]，取之行间以引胁下[8]，补三里以温胃中，取血脉以散恶血，取耳间青脉，以去其掣[9]。邪在脾胃，则病肌肉痛。阳气有余，阴气不足，则热中善饥；阳气不足，阴气有余，则寒中肠鸣腹痛。阴阳俱有余，若[10]俱不足，则有寒有热，皆调于三里。邪在肾，则病骨痛阴痹[11]。阴痹者，按之而不得[12]，腹胀腰痛，大便难，肩背颈项痛，时眩。取之涌泉、昆仑，视有血者尽取之[13]。邪在心，则病心痛喜悲，时眩仆[14]，视有余不足而调之其输[15]也。

【注释】

[1]咳动肩背：咳嗽时引动肩背，并产生疼痛。

[2]膺中外腧：膺，胸部。膺中外腧，指胸外侧肺经的中府、云门等穴。

[3]背三节五藏之傍：《针灸甲乙经》《脉经》《千金要方》无"节五藏"三字，"三"下为"椎"字。背三椎之傍，是肺俞穴所在之处。

[4]以手疾按之，快然：用手在肺俞穴处快速按压，则有舒服的感觉。

[5]取之缺盆中以越之：缺盆中，指两缺盆正中的天突穴。越，《黄帝内经太素》作"起"，起，作痊愈解。

[6]行善掣：行，《针灸甲乙经》《脉经》《千金要方》作"胻"，指小腿部。善掣，好抽掣。掣，《黄帝内经太素》作"瘛"，义同。

[7]节时脚肿：《针灸甲乙经》《黄帝内经太素》《脉经》《千金要方》均

无"脚"字。节，指关节。

[8]取之行间以引胁下：行间，指肝经的行间穴。引胁下，针感可放射至胁下。

[9]取耳间青脉，以去其掣：青脉，青色的脉络，瘀血之象。去其掣，解除抽掣。

[10]若：或也。

[11]阴痹：寒痹的一个类型，部位较深。

[12]阴痹者，按之而不得：阴痹的特点，有疼痛而无压痛。

[13]视有血者尽取之：有血者，有血瘀表现。尽取之，遍取血瘀之处。

[14]时眩仆：仆，昏倒。时常眩晕昏倒。

[15]调之其输：输，指心经的输穴神门穴。

【语译】

邪气在肺，就会发生皮肤疼痛，恶寒发热，气上逆而喘，出汗，咳嗽而耸动肩背。治疗时可取胸部外侧的中府、云门穴，以及背部第三椎旁开一寸半的肺俞穴，先用手快速地揉按，若有舒适感，即在该处进行针刺，然后再取任脉的天突穴，以散越肺中邪气。邪气在肝，就会发生两胁疼痛，寒气偏盛，出现脾胃虚寒证；肝藏血，肝病可使瘀血留滞体内，或小腿的筋出现抽掣，关节时有肿痛。治疗时可取足厥阴肝经的荥穴行间，以引气下行缓解胁痛，补足阳明胃经三里穴，以温胃暖中，并针刺本经血络以散恶血，取足少阳经近耳根处的青络，以去其掣痛。邪气在脾，就会发生肌肉疼痛。如果阳气有余，阴气不足，阳邪入腑，胃热过盛，则出现容易饥饿的症状；如果阳气不足，阴气有余，脾脏虚寒，健运失职，则出现肠鸣、腹痛等症状。若阴阳都有余，则脾胃邪气俱盛；阴阳都不足，则脾胃正气俱不足，而病发寒热。但无论是寒是热，都可以针刺足阳明经的合穴三里进行调治。邪气在肾，则发生骨痛阴痹，所谓阴痹，其痛无定处，用手按摸也确定不了具体部位，同时会发生腹胀，腰痛，大便难，肩背颈项强痛，时常晕眩。治疗时可取足少阴经的涌泉穴和足太阳经的昆仑穴。如发现有瘀血现象，均应刺之出血。邪气在心，则发生心痛，喜悲伤，时常有眩晕、昏仆等症状，应视病证的虚实，取本经的腧穴，用补虚泻实的方法进行调治。

【评介】

五邪，实指五脏的五种病变。本篇主要论述五脏病变各自的典型症状表现。邪在肺，主要以皮肤和呼吸道证候为主。邪在肝，主要表现在两胁与筋脉。邪在脾，则以肌肉与消化道证候为主。邪在肾，主要是骨、腰与大便的异常。邪在心，主要以神志病变为主。文中同时指出五脏出现异常时所应取的具体穴位。

寒热病第二十一

【原文】

皮寒热者，不可附席[1]，毛发焦[2]，鼻槁腊[3]，不得汗。取三阳之络[4]，以补手太阴[5]。肌寒热者，肌痛，毛发焦而唇槁腊，不得汗。取三阳于下以去其血者[6]，补足太阴以出其汗。骨寒热者，病无所安，汗注不休[7]。齿未槁[8]，取其少阴于阴股之络；齿已槁，死不治。骨厥亦然。骨痹[9]，举节不用而痛[10]，汗注烦心，取三阴（一本作三阳）之经[11]，补之。身有所伤血出多，及中风寒，若有所堕坠，四支懈惰不收，名曰体惰。取其小腹脐下三结交[12]。三结交者，阳明、太阴也，脐下三寸关元也。厥痹者，厥气上及腹。取阴阳之络，视主病也，泻阳补阴经也。颈侧之动脉人迎。人迎，足阳明也，在婴筋之前[13]。婴筋之后，手阳明也，名曰扶突。次脉[14]，足少阳脉也，名曰天牖。次脉，足太阳也，名曰天柱。腋下动脉，臂太阴也，名曰天府。阳迎头痛[15]，胸满不得息[16]，取之人迎。暴喑气鞕[17]，取扶突与舌本出血。暴聋气蒙[18]，耳目不明，取天牖。暴挛痫眩[19]，足不任身[20]，取天柱。暴瘅内逆[21]，肝肺相搏，血溢鼻口，取天府。此为天牖五部[22]。臂阳明有入頄遍齿[23]者，名曰大迎，下齿龋取之[24]。臂恶寒补之，不恶寒泻之。足太阳有入頄遍齿者，名曰角孙，上齿龋取之[25]，在鼻与頄前。方病之时其脉盛，盛则泻之，虚则补之。一曰取之出鼻外[26]。足阳明有挟鼻入于面者，名曰悬颅[27]，属口，对入系目本[28]，视有过者取之，损有余，益不足[29]，反者益其[30]。足太阳有通项入于脑者，正属目本，名曰眼系，头目苦痛取之，在项中两筋间，入脑乃别阴跷、阳跷，阴阳相交，阳入阴，阴出阳，交于目锐眦[31]，阳气盛则瞋目[32]，阴气盛则瞑目。热厥取足太阴、少阳，皆留之；寒厥取足阳明、少阴于足，皆留之。舌纵涎下[33]，烦悗，取足少阴。振寒洒洒[34]，鼓颔[35]，不得汗出，腹胀烦悗，取手太阴。刺虚者，刺其去也[36]；刺实者，刺其来也[37]。春取络脉，夏取分腠[38]，秋取气口[39]，冬取经输[40]，凡此四时，各以时为齐[41]。络脉治皮肤，分腠治肌肉，气口治筋脉，经输治骨髓、五藏。身有五部：伏兔一[42]；腓二，腓者腨也[43]；背三；五藏之腧[44]四；项五。此五部有痈疽者死。病始手臂者，先取手阳明、太阴而汗出；病始头首者，先取项太阳而汗出；病始足胫者，先取足阳明而汗出。臂太阴可汗出[45]，足阳明可汗出。故取阴而汗出甚者，止之于阳[46]；取阳而汗出甚者，止之于阴。凡刺之害，中而不去则精泄[47]，不中而去则致气[48]；精泄则病甚而恇[49]，致气则生为痈疽也。

【注释】

[1]不可附席：《针灸甲乙经》《难经》《黄帝内经太素》"不"字之上有"皮"字。皮不可附席，指皮肤着床席则疼痛。

[2]毛发焦：焦，同憔，憔悴枯槁。

[3]槁腊：干枯不润。

[4]取三阳之络：三阳，即第三阳，此指足太阳经。络，络穴，此指飞扬穴。

[5]补手太阴：补肺经列缺、太渊、鱼际等穴。

[6]取三阳于下以去其血者：三阳于下，膀胱经的飞扬穴。去其血，排出瘀血。

[7]汗注不休：大汗淋漓不断。

[8]齿未槁：牙齿尚未枯槁。

[9]骨痹：指骨骼酸痛、骨沉重不举的病证。

[10]举节不用而痛：举，抬举、运动。节，关节。不用，不便。

[11]取三阴之经：三阴，此指厥阴经。经，指经穴，即中封穴。

[12]脐下三结交：指关元穴，足阳明、足太阴及任脉结于此。

[13]婴筋之前：婴筋，此指颈部胸锁乳突肌处。

[14]次脉：指颈部手阳明经后的经脉。

[15]阳迎头痛：迎，《针灸甲乙经》《黄帝内经太素》均作"逆"。阳气上逆则头痛，因手三阳与足三阳经会于头面。

[16]不得息：指呼吸不利。

[17]暴喑气鞕：暴喑，突然失音。鞕，同硬，又同梗。气鞕，指喉中之气梗塞不畅。

[18]暴聋气蒙：突然耳聋。气蒙，指头部耳内昏蒙憋闷。

[19]暴挛痫眩：暴挛，手足突然搐动。痫，癫痫。眩，眩仆。

[20]足不任身：两足不能支撑身体。

[21]暴瘅内逆：瘅，《针灸甲乙经》作"痹"。

[22]天牖五部：即上文所言人迎、扶突、天牖、天柱、天府五个穴位。五穴均在颈部，天牖居中，故称天牖五部。

[23]入顽遍齿：顽，颧部。手阳明经入颧而遍络齿部。

[24]下齿龋取之：指大迎穴治疗下龋齿。

[25]上齿龋取之：上齿有龋洞取角孙穴。

[26]鼻外：《针灸甲乙经》《黄帝内经太素》作"眉外"。

[27]悬颅：胆经穴，在侧额部，足阳明胃经交会于此。

[28]目本：眼底部。

[29]损有余，益不足：泻实补虚之义。

[30]反者益其：其，《针灸甲乙经》《黄帝内经太素》《千金要方》均作"甚"。反者益甚，指补泻反用则病益甚。

[31]目锐眦：外眼角。

[32]瞋目：瞋，音抻（chēn），怒目也。指两眼怒瞪。

[33]舌纵涎下：舌纵，舌体痿软不收。涎下，口涎外流。

[34]振寒洒洒：振寒，寒战。洒洒，萧瑟寒冷貌。

[35]鼓颔：战栗时牙齿震动。

[36]刺虚者，刺其去也：针刺补法，即针刺方向随其经气运行方向而刺的方法，针尖顺着脉气去的方向进针。如手三阴经由胸去向手，手三阳经由

手去向头，足三阳经由头去向足，足三阴经由足去向胸即是。

[37]刺实者，刺其来也：针刺泻法，即迎其经气而刺，逆其脉气而进针。

[38]分腠：此指皮肤分肉之间。

[39]气口：指寸口脉附近的腧穴。

[40]经输：指五输穴中的经穴与输穴。

[41]各以时为齐：齐，同剂。以四时为依据决定穴位的多少与深浅。

[42]伏兔一：伏兔穴处为其中之一。

[43]腓者腨也：腓与腨均指小腿肚部位。

[44]五藏之腧：指膀胱经背部五脏俞穴所处的部位。

[45]可汗出：此处汗出视为正常。

[46]止之于阳：取阳经止汗。

[47]中而不去则精泄：中而不去，刺中疾病而不即刻出针。精泄，精气外越。

[48]不中而去则致气：未刺中疾病而出针则招致邪气来犯。致气，招致邪气。

[49]惵：恐惧怯弱。

【语译】

皮发寒热，疼痛不可着席，毛发焦枯，鼻中干燥，汗不得出。治疗时取用足太阳经的络穴飞扬，以泄表热，再针刺手太阴经以补肺气。肌发寒热，肌肉疼痛，毛发枯焦，口唇干燥，汗不得出。治疗时取用足太阳经下部的络穴飞扬，排出瘀血，再补足太阴脾经以出其汗。骨发寒热，烦躁不安，汗出如注而不止。如果牙齿没有枯燥现象，表示阴气尚充，治疗时当取足少阴经的络穴大钟；如果牙齿已经很干燥，是阴气已经竭绝，为不治的死证。至于骨厥，也可根据齿、爪干燥与否进行诊断和治疗。骨痹之病，全身各骨节活动不自如而且疼痛，汗出如注，心中烦乱。治疗时可取三阴经的穴位，察看病在何处，针刺用补法。若身体有破伤，出血很多，又受了风寒的侵袭，或从高处坠堕跌伤，至肢体懈怠无力，这叫作懈病，治疗时可取脐下小腹部的三结交，所谓三结交，是胃经、脾经、任脉三经相交处的关元穴。厥痹，是厥逆之气，由下肢向上，传及腹部，治疗时可取与本病有关的阴经或阳经的络穴，但须察看其主病属阴还是属阳，然后再取穴，在阳经用泻法，在阴经用补法。

颈部结喉两侧的动脉叫人迎，属足阳明经，在婴筋的前面。婴筋后面的，是手阳明经的腧穴，名叫扶突。再向后的是手少阳经的腧穴，名叫天牖。天牖后面是足太阳经的腧穴，名叫天柱。腋下三寸处的动脉，是手太阴经的腧穴，名叫天府。

阳邪上逆于阳经而发生头痛，出现胸中满闷、呼吸不利，取足阳明经的人迎穴。突然失音，气梗不便，刺扶突穴，并针舌根出血。突然耳聋，经气蒙蔽不通，耳失聪，目不明，取天牖。突然发生拘挛、癫痫、眩晕，两足软弱无力，不能支撑身体，取天柱穴。突然患热病内气上逆，肝肺二经相扰，血逆妄行，口鼻出血，取天府穴。以上所取五穴，天牖居中，其他腧穴在其四周，故称天牖五部。

手阳明大肠经入于颧部而遍络于齿的，穴名叫大迎，所以下齿龋痛，可以取它。臂恶寒的多虚，故用补法，不恶寒的多实，故用泻法。足太阳膀胱经入于颧部而遍络于齿的，穴名叫角孙，上齿龋痛，可以取它。在刚发病的时候，其脉气表现充盛，要用泻法，脉虚弱的则用补法。另一种说法，亦可以取鼻外侧的穴位治疗，也是补虚泻实。

足阳明经脉有挟于鼻旁而入于面部的一条支脉，与足少阳经交会的穴位叫悬颅。经脉下行连属于口，上行对入系目本，头痛牵引颔部亦痛，治疗时可以刺发病部位的腧穴，泻其有余，补其不足，反之就要加重病情。足太阳膀胱经有通过项部的玉枕穴入络于脑的支脉，直接连属于目本，名叫眼系，头目疼痛的，可在项中两筋间取此穴治疗，此脉由项入脑，分别连属于阴跷、阳跷二脉，这两条脉阴阳相交，阳气内入，阴气外出，阴阳之气出入交于目外眦。当阳气偏盛时，则两目怒睁；而阴气偏盛时，则两目昏闭。

对于热厥当补足太阴脾经，泻足少阳胆经，并都应留针；对于寒厥当补足阳明胃经，泻足少阴肾经，在足部取穴，亦留针。若舌纵缓不收，口角流涎，胸中烦闷的，当补足少阴肾经。恶寒战栗，两颔鼓动，不出汗，腹胀烦闷，属阳气不足，当补手太阴经。针刺正气虚的证候，应顺着脉气去的方向施补法；针刺邪气实的证候，应迎着脉气来的方向施泻法。春季多取络脉间穴位，夏季多取分肉、腠理间的穴位，秋季多取气口部的穴位，冬季多取各经脉的穴位。刺络脉间穴位可治皮肤的病，刺分腠间穴位可治肌肉的病，刺气口部穴位可治筋脉的病，刺各经脉穴位可治骨髓、五脏的病。

身体有五处重要部位：一是伏兔部；二是腓部，即小腿部；三是背部；四是背部五脏俞穴所居部位；五是项部。这五个部位，如果患有痈疽，毒气很容易内陷，所以有致死的危险。疾病开始发生在手臂的，可先取手阳明大肠经、手太阴肺经的穴位进行针刺治疗，使其出汗；疾病开始发生在头部的，可先取在项部足太阳膀胱经的穴位进行针刺治疗，使其出汗；疾病开始发生在足胫部的，可先取足阳明胃经的穴位进行针刺治疗，使其出汗。针刺手太阴经的穴位可以出汗，针刺足阳明经的穴位也可出汗。针刺阴经而出汗过多的，可刺阳经来止汗；针刺阳经出汗过多的，可刺阴经来止汗。错误的针刺会给人体造成危害，已刺中病而仍留针不去的，使人精气外泄；未刺中病而出针的，会使邪气凝聚；精气耗泄过度的，会使病情加重而心悸；邪气凝滞不散的，能引起疮疡。

【评介】

寒热，主要叙述了几种寒热病证。如皮寒热、肌寒热和骨寒热，指明了以上寒热病的治疗方法。论述了骨痹、热痹的证候表现、治疗及其预后。并阐明天牖五部的穴位位置和主治功能。本文还指出了四时取穴的原则。强调了痛发五部的不良预后，即大腿伏兔穴处、小腿肚处、腰背及颈部如发痈疽，往往预后不良。这在古代临床，确有实际意义。最后指出，如用针不当，即中病不止针或未中病而止针，都会招致不良后果，在临床治疗上，有一定指导意义。

癫狂第二十二

【原文】

目眦外决于面者[1]，为锐眦；在内近鼻者为内眦；上为外眦[2]，下为内眦[3]。癫疾始生[4]，先不乐，头重痛，视举目赤[5]，甚作极已[6]而烦心，候之于颜[7]，取手太阳、阳明、太阴[8]，血变而止[9]。癫疾始作而引口[10]啼呼喘悸者，候之手阳明、太阳，左强者攻其右[11]，右强者攻其左，血变而止。癫疾始作先反僵[12]，因而脊痛，候之足太阳、阳明、太阴、手太阳，血变而止。治癫疾者，常与之居[13]，察其所当取之处。病至，视之有过者泻之[14]，置其血于瓠壶之中[15]，至其发时，血独动矣，不动，灸穷骨二十壮。穷骨者，骶骨也[16]。骨癫疾[17]者，顑齿诸腧分肉皆满而骨居[18]，汗出烦悗。呕多沃沫，气下泄，不治[19]。筋癫疾者，身倦挛急大[20]，刺项大经之大杼脉[21]。呕多沃沫，气下泄，不治。脉癫疾者，暴仆，四肢之脉皆胀而纵。脉满，尽刺之出血；不满，灸之挟项太阳，灸带脉于腰相去三寸，诸分肉本输[22]。呕多沃沫，气下泄，不治。癫疾者，疾发如狂者，死不治。狂始生[23]，先自悲也，喜忘，苦怒，善恐者，得之忧饥[24]，治之取手太阴、阳明，血变而止，及取足太阴、阳明。狂始发[25]，少卧不饥，自高贤也，自辩智也，自尊贵也，善骂詈[26]，日夜不休，治之取手阳明、太阳、太阴、舌下、少阴[27]，视之盛者，皆取之，不盛，释之也[28]。狂言、惊、善笑、好歌乐、妄行不休者，得之大恐，治之取手阳明、太阳、太阴。狂，目妄见[29]、耳妄闻[30]、善呼者，少气之所生也，治之取手太阳、太阴、阳明、足太阴、头、两顑。狂者多食，善见鬼神[31]，善笑而不发于外[32]者，得之有所大喜，治之取足太阴、太阳、阳明，后取手太阴、太阳、阳明。狂而新发，未应如此者[33]，先取曲泉左右动脉[34]，及盛者见血，有顷已，不已，以法取之，灸骨骶二十壮。风逆暴四肢肿[35]，身漯漯[36]，唏然时寒[37]，饥则烦，饱则善变[38]，取手太阴表里，足少阴、阳明之经，肉清取荥[39]，骨清取井、经也。厥逆为病也，足暴清，胸若将裂，肠若将以刀切之，烦而不能食，脉大小皆涩，暖[40]取足少阴，清取足阳明，清则补之，温则泻之。厥逆腹胀满，肠鸣，胸满不得息，取之下胸二胁咳而动手[41]者，与背腧以手按之立快者[42]是也。内闭不得溲，刺足少阴、太阳与骶上以长针，气逆则取其太阴、阳明、厥阴，甚取少阴、阳明动者之经也。少气，身漯漯也，言吸吸[43]也，骨酸体重，懈惰不能动，补足少阴。短气，息短不属，动作气索，补足少阴，去血络也。

【注释】

[1] 目眦外决于面者：目眦，眼角。外决于面者，外侧开裂于面颊部的。

[2]上为外眦：上，指上眼胞，属于目外眦。

[3]下为内眦：下眼胞属于目内眦。

[4]癫疾始生：癫疾，指癫痫病。始生，在发生之前的预感阶段。

[5]视举目赤：眼上视而发红。

[6]甚作极已：甚，《黄帝内经太素》《千金要方》作"其"。其作极已，指严重发作之后。

[7]候之于颜：候，诊察。颜，前额部。

[8]取手太阳、阳明、太阴：张景岳："当取手太阳支正、小海，手阳明偏历、温溜，手太阴太渊、列缺等穴。"

[9]血变而止：张景岳："泻去邪血，必待其血色变而后止针。"

[10]引口：指口角向一侧牵引。

[11]左强者攻其右：指口角向左侧牵引的则取右侧腧穴，即缪刺法。

[12]反僵：角弓反张。

[13]常与之居：指与癫痫患者伴居，待其发作而施治。

[14]视之有过者泻之：视，诊察。有过者，疾病发作的显著部位。泻之，指泻病位的经脉。

[15]置其血于瓠壶之中：把患者的病血放置于瓠壶中。瓠壶，用瓠瓜做成的器皿，似壶，古人常用来盛水或酒等。

[16]穷骨者，骶骨也：穷骨，椎骨尽处，即骶骨末端，此指骶骨末端的长强穴。

[17]骨癫疾：病位较深、发病以骨异常为主症。

[18]顑齿诸腧分肉皆满而骨居：顑，音坎（kǎn），指口角后至腮部。腮与齿部诸穴位附近的肌肉绷紧而饱满。骨居，《针灸甲乙经》作"骨倨"，指骨骼强直。

[19]气下泄，不治：气下泄，指癫痫发作时二便失禁，为脾肾衰败之象。不治，不治之证。

[20]身倦挛急大：《针灸甲乙经》《千金要方》"急"下有"脉"字。

[21]大杼脉：指膀胱经背部的内行经脉，首先是大杼穴。

[22]本输：四肢的输穴。

[23]狂始生：指狂证刚刚发生的初起阶段。

[24]得之忧饥：发病原因是忧愁饥馑。

[25]狂始发：狂证复发的初起阶段。

[26]骂詈：詈，音历（lì），骂也。

[27]舌下、少阴：舌下，廉泉穴。少阴，指手少阴经的神门穴及少冲穴。

[28]不盛，释之也：经脉不充盛的可以释手不加以针刺。

[29]目妄见：指幻视现象。

[30]耳妄闻：指幻听症状。

[31]善见鬼神：幻视中常见神魔鬼怪。

[32]善笑而不发于外：常独自偷笑。

[33]未应如此者：指狂证新发没有出现上文所说的症状。

[34]先取曲泉左右动脉：丹波元简："此穴属足厥阴肝经，见《本输》篇。而《甲乙》诸书，未有言及动脉者，惟《外台》云'横向胫二寸当脉中是也'。"曲泉穴在屈膝时腘横纹内上方，此处无动脉。疑此句句读有误，似应读如"先取曲泉"，"左右动脉"与下文"及盛者见血"连续。

[35]风逆暴四肢肿：风逆，风邪内逆。暴，突然。

[36]身漯漯：寒冷的样子。

[37]唏然时寒：不断发冷而发出唏嘘之声。

[38]饱则善变：过饱则使症状加重。

[39]肉清取荥：清，冷也。荥，荥穴。

[40]暖：此指温热症状。

[41]咳而动手：以手放置胸二肋间，随咳嗽手有震动感。

[42]以手按之立快者：用手按压有舒适感。

[43]言吸吸：声怯气虚，言语低微。

【语译】

眼角向外开裂于面颊一侧的，称为锐眦；眼角向内开裂于近鼻一侧的，称为内眦。上眼胞属外眦，下眼胞属内眦。

癫痫将要发作时，病人先出现精神抑郁、闷闷不乐，头重而痛，两目上视，眼睛发红等症状，当其严重发作之后，感到烦乱不宁。诊断时，可通过察看前额部的色泽而判断。治疗时，应取手太阳经的支正、小海，手阳明经的偏历、温溜，手太阴经的太渊、列缺等穴。针刺泻去邪血，待其血色变至正常后而止针。癫病开始发作，口角常牵扯以致歪斜，啼哭呼叫，或见喘促心悸等症状，治疗时，应取手阳明、太阳二经的穴位，观察其病之所在，采用缪刺法。向左侧牵引的，刺其右侧；向右牵引的，刺其左侧。待其血色变至正常，而后止针。癫病开始发作，先出现项强反张，身体僵直，因而脊背疼痛，治疗时，取足太阳经、足阳明经、足太阴经和手太阳经的穴位，观察其病候所在，进行针刺，待其血色变至正常，而后止针。

治疗患癫病的人，应该和病人居住在一起，观察发病时的情况和变化，以便确定应当针刺的经穴。发病时，看到有病的经脉，施行针刺泻血，把刺出的血，盛在用瓠瓜做成的壶中，到其发病时，其血独动，若不动时，可在穷骨施灸二十壮。所谓穷骨，就是尾骶骨部的长强穴。

病深入骨的骨癫病，腮、齿各腧穴的分肉之间，壅滞而胀满，骨骼强直，出汗，心中烦闷。若口吐涎沫，气陷于下，这是不治的死证。病入筋的筋癫病，身体蜷曲，痉挛拘急，脉大，可针刺足太阳经在项后第一椎旁的大杼穴。若呕吐很多涎沫，是不治之证。病入脉的脉癫病，突然仆倒，四肢的脉皆胀而弛纵。如果脉胀满的，都要刺其出血；脉不胀满的，可灸挟项两旁的足太阳经，再灸足少阳胆经的带脉穴，此穴在距腰间三寸许的部位。各经分肉之间和四肢的腧穴，皆可酌情取用。若呕吐很多涎沫，气陷于下、二便失禁，这是不治的死证。癫病如突然发作像狂证一样，也是不治的死证。

狂病开始发生时，患者先有悲哀抑郁，好忘事，容易发怒，时常恐惧，大多由于过度忧愁和饥饿所致，治疗时应先取手太阴经、手阳明经的穴位，针刺泻去邪血，待血色变至正常，而后止针，又可刺取足太阴经、足阳明经的穴位，以配合治疗。狂病开始发作时，患者常有睡眠少而兴奋异常，不饥不饿，善言善辩，常以高贤、智慧、尊贵自居，并且经常骂人，日夜吵闹不休，治疗时应取手阳明经、手太阳经、手太阴经的穴位，以及廉泉穴、手少阴心经的神门、少冲等穴。要观察上述各经脉，凡是充盛的都可针刺出血，不充盛的可不取刺。

狂病患者，言语狂妄，善惊，好笑，喜欢歌唱，乱跑乱跳而不休止，是由于受了大惊大恐，伤其神志所致，治疗时应取刺手阳明经、手太阳经、手太阴经的穴位。狂病患者，常有目妄见，耳妄闻，时常呼喊，是由于气衰神怯所致，治疗时应取刺手太阳经、手太阴经、手阳明经、足太阴经及头部、两腮的穴位。狂病患者，饮食量多不知饥饱，常妄见鬼神，经常窃笑，是由于过度喜乐伤神所致，治疗时，应取刺足太阴经、足太阳经、足阳明经的穴位，再刺手太阴经、手太阳经、手阳明经的穴位。狂病属于新起，未出现以上狂病证候的，先取足厥阴经的左右曲泉穴，以及各盛满的经脉，刺其出血，病可很快痊愈，如果仍然不好的，可依照前述治狂病的方法取穴刺治，并灸骶骨长强穴二十壮。

外感风邪厥气内逆的病,突然四肢发肿,全身发冷战栗,口出唏嘘畏寒之声,饥饿时感觉烦闷,吃饱后则症状加重。治疗时可取刺手太阴经及手阳明经的穴位,以祛风邪;又可取刺足少阴经、足阳明经的穴位,以调逆气。如果肌肉清冷的,可取刺上述四经的荥穴,以祛其寒;寒冷入骨的,可取刺上述四经的井穴和经穴,以泻其水邪。

厥逆为病,两足突然清冷不温,胸部像要裂开一样的绞痛,腹部好像被刀切割一样的疼痛,腹胀不能进食,脉搏不论大小均呈涩象。这样的病,如身体温暖的,当取刺足少阴经的穴位,身体清冷的,当取刺足阳明经的穴位,清冷的用补法,温暖的用泻法。

厥气上逆,如有腹部胀满,肠鸣,胸满而呼吸不利的,当取刺胸下左右两胁的穴位,以手按其位,让病人咳嗽,动而应手处,即是其穴。再取背部穴位,以手按其有舒适感的部位即是。小便不通的,当取刺足少阴经和足太阳经的穴位,再在尾骨端的长强穴,用长针刺之。气上逆的,当取刺足太阴脾经、足阳明胃经的穴位,气逆较甚的,取足少阴肾经和足阳明胃经穴位配合施治,并在出现证候的经脉上针刺。少气的病人,身体发寒战,言语低微气怯,骨节酸疼,身体困重,四肢乏力,懒于动作,治疗这种病当取刺足少阴经的穴位,施以补法。短气的患者,呼吸迫促而不能接续,动作时呼吸更觉困难,治疗时亦取刺足少阴经,施以补法;如发现有血络的,则当针刺去血。

【评介】

癫狂,是讨论癫证与狂证的发病原因、证候类型、取穴、刺灸方法以及癫证的预后等问题,是《内经》论治癫狂的重要篇章。癫疾,即癫痫证,是神志方面常见的证候。此证时至今日医学界仍没有较好的治疗方法,而针灸治疗依然占有重要地位。本篇不但列举了各种癫证的发病规律和症状表现,也提出了相应的取穴方法和部位,以及灸、刺的具体手法,为现代临床针灸治疗癫痫病提供了翔实的资料。

值得提出的是,文中所论置患者病血于瓠壶中,其发病时观察血的动与不动,进而采取治疗措施,这种方法历代医家均没有详细地解释,其道理也难以理解,亦未见实践其说的资料存世,所以是一个有待实际考察与研究的问题。清初张志聪曾解释说:"置其血于壶中,发时而血独动者,气相感召也。如厥气传于手太阴、太阳，则血于壶中独动，感天气太阳之运动也。不动者，病入于地水之中，故当灸骶骨二十壮。"这只能说是张氏的理解，不足以说明问题的确切性和实践性。

本篇对狂证各种证型的发病原因、起病过程也有详细的论述。特别是对不同证型的典型表现，进行了细致的描述，并提出了相应的取穴原则和灸刺方法，为现代临床以针灸治疗精神病打下了良好的基础。

热病第二十三

【原文】

偏枯[1]，身偏不用而痛，言不变，志不乱，病在分腠之间[2]，巨针取之[3]，益其不足，损其有余，乃可复也。痱[4]之为病也，身无痛者，四肢不收，智乱不甚，其言微知，可治，甚则不能言，不可治也。病先起于阳，后入于阴者，先取其阳，后取其阴，浮而取之[5]。热病三日，而气口静、人迎躁[6]者，取之诸阳，五十九刺，以泻其热而出其汗，实其阴以补其不足者。身热甚，阴阳皆静者，勿刺也；其可刺者，急取之，不汗出则泄。所谓勿刺者，有死征也。热病七日八日，脉口动喘而短[7]（一本作弦）者，急刺之，汗且自出，浅刺手大指间。热病七日八日，脉微小，病者溲血，口中干，一日半而死，脉代者[8]，一日死。热病已得汗出，而脉尚躁，喘且复热，勿刺肤，喘甚者死。热病七日八日，脉不躁，躁不散数[9]，后三日中有汗；三日不汗，四日死。未曾汗者，勿腠刺之[10]。热病先肤痛窒鼻充面[11]，取之皮，以第一针[12]，五十九，苛轸鼻，索皮于肺[13]，不得索之火[14]，火者心也。热病先身涩[15]，倚而热[16]，烦悗，干唇口嗌[17]，取之皮，以第一针，五十九，腹胀口干，寒汗出，索脉于心，不得索之水，水者肾也。热病嗌干多饮，善惊，卧不能起，取之肤肉，以第六针[18]，五十九，目眦青，索肉于脾，不得索之木，木者肝也。热病面青脑痛，手足躁，取之筋间[19]，以第四针[20]，于四逆[21]，筋躄目浸[22]，索筋于肝，不得索之金，金者肺也。热病数惊，瘛疭而狂，取之脉，以第四针，急泻有余者，癫疾毛发去[23]，索血于心，不得索之水，水者肾也。热病身重骨痛，耳聋而好瞑，取之骨，以第四针，五十九刺，骨病不食，啮齿耳青[24]，索骨于肾，不得索之土，土者脾也。热病不知所痛，耳聋不能自收[25]，口干，阳热甚，阴颇有寒者，热在髓，死不可治。热病头痛，颞颥，目瘛脉痛[26]，善衄，厥热病也，取之以第三针[27]，视有余不足，寒热痔[28]。热病体重，肠中热[29]，取之以第四针，于其腧及下诸指间，索气于胃络，得气也。热病挟脐急痛，胸胁满，取之涌泉与阴陵泉，取以第四针，针嗌里[30]。热病而汗且出，及脉顺可汗者，取之鱼际、太渊、大都、太白，泻之则热去，补之则汗出，汗出太甚，取内踝上横脉以止之[31]。热病已得汗而脉尚躁盛，此阴脉之极也，死；其得汗而脉静者，生。热病者脉尚盛躁而不得汗者，此阳脉之极也，死；脉盛躁得汗静者，生。热病不可刺者有九，一曰，汗不出，大颧发赤哕者死[32]；二曰，泄而腹满甚者死；三曰，目不明，热不已者死；四曰，老人婴儿，热而腹满者死；五曰，汗不出，呕下血者死；六曰，舌本烂，热不已者死；七曰，咳而衄，汗不出，出不至足者死[33]；八曰，髓热者死[34]；九曰，热而痉者死[35]。腰折[36]，瘛疭[37]，齿噤齘[38]也。凡此九者，不可刺也。所谓五十九刺者，两手外内侧各三，凡十二痏，五指间各一，凡八痏，足亦如是；头入发一寸傍三分各三，凡六痏；更入发三寸边五，凡十痏；耳前后口下者各一，项中一，凡六痏；巅上一，囟会一，发际一，廉泉一，风池二，天柱二。气满胸中喘息，取足太阴大指之端，去爪甲如薤叶[39]，寒则留之，热则疾之，气下乃止。心疝暴痛[40]，取足太阴、厥阴，尽刺去其血络。喉痹舌卷[41]，口中干，烦心，心痛，臂内廉痛，不可及头[42]，取手小指次指爪甲下，去端如韭叶。目中赤痛，从内眦始，取之阴跷。风痉身反折[43]，先取足太阳及腘中及血络出血；中有寒，取三里。癃[44]，取之阴跷及三毛[45]上及血络出血。男子如蛊[46]，女子如怚[47]，身体腰脊如解，不欲饮食，先取涌泉见血，视跗上[48]盛者，尽见血也。

【注释】

[1]偏枯：又称偏风，为中风所致，主要症状为半身不遂、口眼歪斜和语言不利等。

[2]病在分腠之间：病邪较浅，在腠理与分肉之间。

[3]巨针取之：用九针之一的大针治疗。

[4]痱：音费（fèi），废痿的意思，病名，又称风痱。它与偏枯一样，都有半身不遂的症状。不同的是，偏枯是半身不遂兼有疼痛感觉，且神志不乱；而痱病是肢体痿软不收，并有不同程度的语言障碍和意识障碍。

[5]浮而取之：《针灸甲乙经》作"必审其气之浮沉而取之"。

[6]气口静，人迎躁：气口脉平静而人迎脉躁动。

[7]脉口动喘而短：短，《针灸甲乙经》《脉经》《黄帝内经太素》均作"眩"。日刻本及《类经》均作"弦"。此言脉象，似以"短"与"弦"为是。喘，非喘息之义，此作"震动"解，如《素问·五藏生成》中"赤脉之至也，喘而坚"，《素问·举痛论》中"脉不通则气因之，故喘动应手矣。"

[8]脉代者：此指结代脉出现。

[9]躁不散数：脉虽躁动，但不散不数。

[10]勿腠刺之：不要用刺腠理的方法。《针灸甲乙经》《黄帝内经太素》均作"勿庸刺之"。

[11]窒鼻充面：鼻塞面部浮肿。

[12]以第一针：用第一针治疗。第一针为九针中的镵针。

[13]苛轸鼻，索皮于肺：苛，细小之意。轸，同疹。苛轸鼻，指鼻部有小疹。索，寻求治疗。寻求皮毛浅刺以治肺经病。

[14]不得索之火：火，指心而言，意为不要求治于心火，以防火克其金。

[15]身涩：身体有拘紧滞涩不爽之感。

[16]倚而热：《针灸甲乙经》作"烦而热"。

[17]干唇口嗌：《针灸甲乙经》作"唇嗌干"。

[18]以第六针：用第六针治疗。第六针，即圆利针。

[19]取之筋间：取治手足筋间。筋间是指层位而言。

[20]以第四针：用第四针治疗。第四针，即锋针。

[21]于四逆：此三字各本互有出入，疑有错衍。

[22]筋躄目浸：躄，《释文》："足不能行也。"此指因筋病而两足不用。目浸，指眼泪与分泌物过多。

[23]癫疾毛发去：癫疾，由热病而致的瘈疭，即抽风。毛发去，毛发脱落。

[24]啮齿耳青：啮，音聂（niè），牙齿磨动，此为高热所致。耳青，耳郭瘀血而发青。

[25]耳聋不能自收：《黄帝内经太素》无"耳聋"二字。不能自收，此四字为一读，指四肢弛缓。

[26]颞颥，目瘛脉痛：颞颥，音聂如（niè rú），《集韵》："耳前动也。"《广韵》："鬓骨。"颞颥在此应为症状，指因高热引起的耳前抽动，即面颊部蠕动。目瘛，目抽掣而不能正视，瘛，同掣。脉痛，经脉疼痛。

[27]取之以第三针：以第三针取治。第三针，即锃针。

[28]视有余不足，寒热痔：此处文义不属，似有脱衍错讹。

[29]肠中热：多为肠中湿热证。

[30]针嗌里：针刺嗌里，此指廉泉穴。

[31]取内踝上横脉以止之：内踝上横脉，指内踝前静脉向后上方横行的部位，接近三阴交穴。取治此脉以止汗出太甚。

[32]大颧发赤哕者死：颧发红为精气竭绝，虚阳浮越之象，如伴有呕哕，胃气败绝，故为死证。哕，音约（yuě），干呕。

[33]汗不出，出不至足者死：汗不出，邪不能外散，出不至足，汗出不透，故为死证。

[34]髓热者死：指热邪内陷骨髓。

[35]热而痉者死：高热抽搐或角弓反张，为死证。

[36]腰折：《针灸甲乙经》作"腰反折"，指角弓反张。

[37]瘈疭：抽搐。

[38]齿噤齘：齿噤，牙关紧。齘，音谢（xiè），《说文解字》："齿相切也。"齿噤齘，为口噤而切齿。此为惊风抽搐之象。

[39]如薤叶：薤，《黄帝内经太素》作"韭"。

[40]心疝暴痛：心疝，小腹部有肿物而拘急疼痛。暴痛，猝痛。

[41]喉痹舌卷：喉痹，痰火上壅或血瘀而致的喉中阻塞。舌卷，舌体卷缩。

[42]不可及头：此指臂痛不能抬举，手不能至头部。

[43]风痉身反折：抽搐角弓反张。

[44]癃：尿闭。

[45]三毛：足大趾端丛毛处。

[46]蛊：蛊胀病，类似腹水症。

[47]怚：妒也。《针灸甲乙经》作"阻"，指女子经闭不通。

[48]跗上：足背之上。

【语译】

偏枯的症状，如果是半身不遂而痛，患者言语正常，神志清楚，这是病邪尚未入脏，仅在分腠之间。治疗时，应令病人温卧取汗，再采用大针进行刺治，属虚的用补法，属实的用泻法，这样就可以恢复正常。痱的症状，身体无疼痛的感觉，四肢弛缓不收，如患者神识不甚乱，其言语虽微弱模糊，但仍令人可辨，是病势较轻，尚可治疗；如果病情严重，以致不能言语，就不可治了。风病如先起于阳分，而后深入阴分的，应先取刺阳经，后取刺阴经，但必须审察清楚风气在表在里，然后确定针刺的深浅。

热病已三日，如果气口的脉平静而人迎脉躁动的，这是邪尚在表，治疗时可随证选取各阳经治热病的五十九穴，以泻其在表之热，使邪气随汗而出，也应配用充实阴经的针法，以补益其不足。如果病人身发高热，气口、人迎脉象都显沉静，这是阳证得阴脉的现象，不可以针刺；若还有针刺的可能，应当急刺之，虽不得汗，但仍可以泄其病邪。所谓不可针刺的，是指有死亡的征象。

热病已七八天，气口脉象躁动搏击应手而头眩的，当急速刺治，使其汗出热散，应取手太阴经大指间的少商穴，宜浅刺。

热病已七八天，脉象微小，是正气不足的表现，如果病人有尿血、口中干燥等症状，是热盛阴竭的死证，一天半后会死亡，若见代脉，是脏气衰绝，一日内死亡。热病出汗以后，脉象如仍呈现躁动之象，且搏击应手，全身发热，此时不可针刺，以防再伤其正气。若脉象震动加剧的，就会死亡。

热病初起，有皮肤痛、鼻塞、面部浮肿的，其治疗当浅刺皮部，用九针中的第一针，针刺五十九个治疗热病的穴位，若鼻生小疹，是邪在皮毛，属肺经患病，浅刺肺经，但不能针刺属火的心经穴位，因为心火能克制肺金。

热病初起，有身体滞涩不爽、心中烦闷而发热、唇咽发干等症状，是热在血脉，当取治血脉，用九针中的镵针，针刺五十九个治疗热病的穴位。若腹胀口干，出冷汗，属心经患病，治疗心经，但不能刺治属于水的肾经穴位，因为肾水能克制心火。

热病，咽干，饮水多，惊悸不宁，不能安卧，当刺皮肤肌肉，用九针中的第六针圆利针，取治五十九个热病穴。眼角色青，属脾经患病，治疗脾经。但不能刺治属于木的肝经穴位，因为肝木能克制脾土。

热病，面色青，头脑作痛，手足烦而躁动，是邪客于筋，当刺筋结之间，用九针中的锋针刺于四肢，以治其厥逆。若足不能行，泪出不收，属肝经病患，治疗肝经，但不能刺治属于金的肺经穴位，因为肺金能克制肝木。

热病，屡发惊痛，手足搐搦，精神狂乱，是邪热入心，当刺血络，用九针中的锋针，立即泻去有余的热邪；若阳极阴虚，见癫疾、毛发脱落，属心经患病，治疗心经，但不能刺治属于水的肾经穴位，因为肾水能克制心火。

热病，身体沉重，骨节疼痛，耳聋，目不欲眵，是邪热入肾，当刺治于骨，用九针中的锋针，取治五十九个治疗热病的穴位。若骨病而不能食，咬牙，耳呈青色，属肾经患病，治肾经，但不能刺治属于肉的脾经穴位，因为脾土能克制肾水。

热病有疼痛但不知痛处，耳聋，四肢弛缓不收，口干，阳热偏盛，阴气偏盛时怕冷等，是邪热深入骨髓，为不可治的死证。热病有头痛，耳前部位及眼区筋脉抽掣作痛，鼻常出血，是热逆于上，当用九针中的锟针刺治，根据病情的虚实，泻其有余的实邪，补其正气的不足。

热病，身体沉重，邪在胃而致肠中热，可以用九针中的锋针，刺于脾胃二经的腧穴太白、陷谷，以及在下部的各足趾间的穴位如历兑、内庭等，同时还可以刺治胃经的络穴，必须产生针感。

热病，脐周围拘急疼痛，是胸胁痞满，分别刺治肾经的涌泉穴和脾经的阴陵泉穴，治疗时用九针中的锋针。因肾、脾二经之脉均上络咽嗌，故又可针刺舌下部的廉泉穴。

热病而汗出，脉现洪数的，是阳证得阳脉，脉与证相顺，可以发其汗以去热，取手太阴经的鱼际、太渊和足太阴经的大都、太白等穴，针刺时用泻法即可以退热，用补法可使汗出。倘若汗出过多的，可针刺内踝上三阴交穴附近的横脉，用泻的手法，可以止汗。

热病，出汗以后，若脉仍躁盛，这是孤阳不敛，阴脉虚弱已极，属于有阳无阴的征象，为死证；热病若出汗之后，脉象转为平静的，这是邪去正复的征象，预后良好。热病，若脉现躁象而不能出汗的，这是阳亢极的死证；

若脉虽躁盛，而在出汗后脉象转为平静的，这是顺证，预后良好。

热病，有九种不可针刺的死证：一是不出汗，颧部发红、干呕，为阴液不足，虚阳上越，胃气败绝的死证；二是泄泻、腹部胀甚；三是两眼视物不清，发热不退的；四是老年人和婴儿，发热而腹胀满的；五是热病不出汗，呕吐兼有下血的；六是舌根溃烂，发热不退的；七是咳血衄血，不出汗，即使出汗也达不到足部的；八是热邪已深入骨髓的；九是发热而出现痉病的，为耗伤阴血，热极生风的死证，所谓发热而出现痉病的，是指腰背反张，手足抽掣，口噤不开以及牙齿相切等。凡是出现上述九种证候的，都是热邪太盛，精气阴血竭绝的死证，所以不可针刺。

所谓治疗热病的五十九个穴位，就是两手手指端外侧各三穴，内侧亦各三穴，左右共有十二穴。在五指间，各有一穴，左右两手共八穴；五足趾的本节后有一穴，两足共八穴；头部入前发际一寸督脉上星穴的两旁各有三穴，左右共六穴；再从入发际三寸的两边各有五穴，左右共十穴；耳前后各一穴，口下一穴，项中一穴，共六穴；巅顶一穴，囟会一穴，前发际一穴，后发际一穴，廉泉一穴，左右风池共二穴，左右天柱共二穴，共计九穴。上述各部位合起来共五十九穴。

胸中气满而发生喘促的，治疗时可取用足太阴经的隐白穴，穴位在足大趾内侧端，距爪甲角如韭叶宽。属寒的，刺治时当用留针法；属热的，刺治时当用快速刺法。待上逆之气下降不喘为度。

心疝暴痛的，治疗时可取足太阴经与足厥阴经，在二经的血络上针刺放血，以泻其邪。

喉痹舌卷曲不伸，口中干燥，心烦心痛，手臂内缘作痛，不能上举到头部，治疗时可取用手少阳经的关冲穴，其穴位在手无名指的小指侧，距爪甲角约韭叶宽。

眼睛发红疼痛，开始起于内眼角，治疗时可取用阴跷脉的起点照海穴。

风痉出现颈项强直、角弓反张等症状，治疗时先取足太阳经在腘窝中央的委中穴，并在表浅的血络上针刺出血，以泻其邪；内有寒的，应取足阳明经的足三里穴。

小便不通，可取用阴跷始发部的照海穴，以及足大趾外侧丛毛上的大敦穴，并在肝肾二经的血络上针刺泻血。

男子患了蛊病，女子患了月经阻隔的病，身体腰脊懈怠无力，且不思饮食，治疗时，先取刺足少阴经的涌泉穴，使其出血，再观察足背上盛满的血络，尽刺出血，使邪气外散。

【评介】

热病，是指各种以发热为主症的疾病。本篇主要论述了热病的各种证候表现、诊断方法、治疗措施及其预后。在针刺治疗方面，详细讨论了各种取穴方法、施治原则和禁针问题。

本篇首先论述了偏枯与痱病二证，后世部分注家认为与本篇文义不属，疑其为错简。

文中论述的施治原则，是以热势、脉象、汗出情况以及二便、面色、抽搐惊风等兼见症情参伍诊断来决定的，于今日临床诊治热病仍有重要意义。其对预后的判断，特别是死证的认识，提出了九不可刺的论断，而现在看来，因受历史条件的限制，有较大的局限性。

文中所介绍的五十九个治疗热病的穴位，在现代针灸临床上仍发挥着重要作用。

厥病第二十四

【原文】

厥头痛[1]，面若肿起而烦心，取之足阳明、太阴。厥头痛，头脉痛[2]，心悲善泣，视头动脉反盛者，刺尽去血，后调足厥阴。厥头痛，贞贞头重而痛[3]，泻头上五行，行五，先取手少阴，后取足少阴。厥头痛，意善忘，按之不得，取头面左右动脉[4]，后取足太阴。厥头痛，项先痛，腰脊为应，先取天柱，后取足太阳。厥头痛，头痛甚，耳前后脉涌有热，泻出其血，后取足少阳。真头痛[5]，头痛甚，脑尽痛[6]，手足寒至节[7]，死不治。头痛不可取于腧者，有所击堕[8]，恶血在于内；若肉伤，痛未已，可则刺[9]，不可远取也。头痛不可刺者，大痹为恶[10]，日作者，可令少愈，不可已。头半寒痛，先取手少阳、阳明，后取足少阳、阳明。厥心痛[11]，与背相控[12]，善瘛[13]，如从后触其心，伛偻[14]者，肾心痛也，先取京骨、昆仑。发狂不已，取然谷。厥心痛，腹胀胸满，心尤痛甚，胃心痛也，取之大都、太白。厥心痛，痛如以锥针刺其心，心痛甚者，脾心痛也，取之然谷、太溪。厥心痛，色苍苍如死状，终日不得太息[15]，肝心痛也，取之行间、太冲。厥心痛，卧若徒居[16]，心痛间[17]，动作痛益甚[18]，色不变，肺心痛也，取之鱼际、太渊。真心痛，手足清至节[19]，心痛甚，旦发夕死，夕发旦死。心痛不可刺者，中有盛聚[20]，不可取于腧。肠中有虫瘕及蛟蛕[21]，皆不可取以小针。心肠痛，侬作痛肿聚[22]，往来上下行，痛有休止，腹热喜渴涎出者，是蛟蛕也。以手聚按而坚持之[23]，无令得移[24]，以大针刺之，久持之，虫不动，乃出针也。恭腹侬痛，形中上者[25]。耳聋无闻，取耳中。耳鸣，取耳前动脉。耳痛不可刺者，耳中有脓，若有干耵聍[26]，耳无闻也。耳聋，取手小指次指爪甲上与肉交者，先取手，后取足。耳鸣，取手中指爪甲上，左取右，右取左，先取手，后取足。足髀[27]不可举，侧而取之，在枢合[28]中，以员利针，大针不可刺。病注下血[29]，取曲泉。风痹淫泺[30]，病不可已者，足如履冰[31]，时如入汤中[32]，股胫淫泺[33]，烦心头痛，时呕时悗，眩已汗出，久则目眩，悲以喜恐[34]，短气，不乐，不出三年，死也。

【注释】

[1]厥头痛：厥，指经气逆乱，由此所引起的头痛称厥头痛。病因多为内伤。

[2]头脉痛：头部沿一定脉络疼痛，部位较局限而固定。

[3]贞贞头重而痛：贞贞，《针灸甲乙经》作"员员"。此指头痛而困重，眩晕昏沉之感。

[4]按之不得，取头面左右动脉：按之不得，指疼痛没有确切的部位。头面左右动脉指颞动脉。

[5]真头痛：指脑内深部疼痛，痛势较剧，俗称脑仁痛。

[6]脑尽痛：头部广泛性疼痛。

[7]手足寒至节：手足逆冷至肘膝关节。

[8]有所击堕：由物击或坠堕所致的脑部震荡。

[9]可则刺：《针灸甲乙经》作"可即刺"。意为就近针刺，即外伤附近取治。

[10]大痹为恶：大痹，严重的痹证。为恶，为患之义，为一种头痛的发病原因。

[11]厥心痛：经气逆乱所致的心痛，有胸阳不振之候。

[12]与背相控：心痛彻背，即放射性疼痛。

[13]善瘈：时常有拘急的症状。

[14]伛偻：弯腰曲背的畸形。

[15]不得太息：呼吸表浅而短促，不能深呼吸。

[16]卧若徒居：若，或也。徒居，休闲而居，此指休息。

[17]心痛间：间，较轻。指睡卧或休息时，心痛症状较轻。

[18]动作痛益甚：活动时心痛加重。

[19]手足清至节：清，冷也。即上文所说手足寒至节。

[20]中有盛聚：盛聚，指瘀血、积滞等有形之患。

[21]虫瘕及蛟蛕：虫瘕，由寄生虫聚结而形成的包块。瘕的特点是可聚可散可移动。蛟蛕，较长的寄生虫。蛕，同蛔。

[22]怅作痛肿聚：《脉经》作"懊怅作痛肿聚"。懊怅，烦恼郁闷不舒。

[23]以手聚按而坚持之：用手握按肿物并用力不可放松。

[24]无令得移：不要让它移动。

[25]恚腹怅痛，形中上者：恚，音烹（pēng），满也。此二句义不相属，疑有脱误。

[26]聤聍：音丁宁（dīng níng），指耳垢。

[27]足髀：足部与股部。髀，大腿。

[28]枢合：髋关节部的环跳穴。

[29]病注下血：泄泻下注并有下血症状。

[30]淫泺：泛滥，指病情扩展。

[31]足如履冰：足底冰凉之感。

[32]如入汤中：如入热水中。汤，热水。

[33]股胫淫泺：向股胫部扩展。

[34]悲以喜恐：悲、喜、恐惧交相出现。

【语译】

经气上逆造成的头痛，兼有面部浮肿、心烦等症状的，可选足阳明胃经、足太阴脾经的有关穴位进行针刺。

经气逆乱头痛，头上经脉掣痛，病人情绪悲苦，常常哭泣，诊察其头部脉络盛满之处，先用针刺破，泻出恶血，然后调治足厥阴肝经。

经气逆乱，以致头部沉重、痛而眩晕，应在头上取督脉、足太阳膀胱经、足少阳胆经等五条经脉，每条经脉取五个穴位，进行局部的针刺，同时泻手少阴心经，然后调补足少阴肾经。

经气逆乱而致头痛，记忆力减退，以手寻按，找不到头痛的部位，可取头面左右的动脉进行针刺，然后再刺足太阴脾经加以调理。

经气逆乱所致的头痛，项部先痛，而后反应到腰脊。先取足太阳膀胱经的天柱穴，然后再取该经其他穴位进一步调治。

经气逆乱所致的头痛，头痛剧烈，耳前后脉络阵阵热涌，先刺破脉络出血，再取足少阳胆经的有关穴位调治。

真头痛，痛势剧烈，病人感到满脑都疼痛，手足冷到肘膝关节，这是邪气盛而正气衰惫，为死证。

头痛不能取远端腧穴的，如撞击跌仆之类的外伤，造成瘀血内留的，就是如此；假若肌肉损伤，疼痛未止，可就近于局部针刺止痛，不可远取腧穴来治疗。

头痛不可针刺的，如严重的痹证所造成的头痛，天天发作，针刺后只能略有好转，但不能根治。

偏头痛两半侧发凉的，可先选取手少阳三焦经、手阳明大肠经的腧穴，再选取足少阳胆经、足阳明胃经的腧穴取治。

厥心痛牵引到背，并有拘急，有如从背后掣动其心，其人弯腰曲背，这是肾经邪气上犯于心，故称肾心痛。治疗时，先选用足太阳膀胱经的京骨穴和昆仑穴，若针后痛仍不止，则取足少阴肾经的然谷穴。

厥心痛，胸腹胀满，心痛剧烈的，属于胃经的邪气干犯于心，称为胃心痛。取足太阴脾经的大都、太白二穴。

厥心痛，痛得像锥刺一样，剧烈难忍，为脾气犯心所致，称脾心痛，宜刺足少阴肾经的然谷、太溪二穴。

厥心痛，面色苍青如死灰，气闭气梗，终日不能作深呼吸，这是由肝气厥逆犯心而致痛，称为肝心痛，取足厥阴肝经的行间、太冲二穴针治。

厥心痛，卧床休息或闲居静养的时候，心痛稍有缓解，活动时疼痛加剧，面色没什么变化，这是肺气逆乱犯心而致，称为肺心痛，应取手太阴肺经的鱼际、太渊二穴针治。

真心痛，发作时手足厥冷至肘、膝，这是极严重的疾病，如疼痛剧烈，常出现早晨发作晚上死亡、晚上发作早晨死亡的现象。

心痛有不宜治疗的，如内有积聚、瘀血等，所以不能用针刺腧穴的方法来治疗。

肠中寄生虫病，形成虫积的，都不宜以小针治疗。虫病常造成心腹疼痛而烦闷难忍，或形成上下移动的虫积，时痛时止，并有腹内发热、口渴流涎等症状，此为蛔虫积块，治疗时，用手按住肿物或疼痛处，不让它移动，用大针刺入，这样坚持到虫已经不动，然后出针。凡是出现满腹疼痛，烦闷不堪，肿物上下移动的虫病，多用此法治之。耳聋听不到声音，针刺位于耳前的听宫穴；耳鸣，针刺耳前动脉旁的耳门穴；耳部作痛有些是不能针刺的，如耳中有脓，或者有干结耵聍堵塞，听觉憋闷而疼痛的，就属这一类；一般的耳聋，可针刺无名指端终侧爪甲角与肉相交处的关冲穴和足窍阴穴，次序是先针关冲后针窍阴；耳鸣的治疗，一般取手中指指端爪甲角的中冲穴和足大趾外侧爪甲角部的大敦穴，左耳鸣的取右边的穴位，右耳鸣的取左边的穴位，针刺时，先取中冲穴，后取大敦穴。

下肢不能活动，令病人侧卧，取髋关节部位的环跳穴，以圆利针刺之，不要使用大针。

大便泻注下血，针刺足厥阴肝经的曲泉穴。

风痹病浸淫发展到不可治疗的时候，足冷得像踏着冰块。也有时像浸泡在热汤中，冷热不定。下肢的严重病变，可以向体内发展，出现心烦、头痛、呕吐、满闷，过后又出现目眩，接着汗出，情绪波动，或悲苦，或恐惧，郁郁不乐，气息低微，不出三年，就要死亡。

【评介】

厥病，是一种气机逆乱的疾病。以寒气内盛、阳气不振为主症。本篇主要论述厥头痛、厥心痛、虫瘕及蛟蛕、耳聋与风痹的发病证候、针治措施与预后。

本文首先列举十种头痛，其中厥头痛六种，可依据不同的证候表现循经取穴治疗。真头痛为寒气内盛，认为"死不治"；大痹为恶所致的头痛，认为"不可刺"和"不可已"；头半寒痛的，可取手足少阳、手足阳明治疗。本文还指出外伤震荡性头痛可就近取治而不可远取。这些方法均对临床有重要指导意义。

厥心痛共列举五种，与肾、胃、脾、肝、肺有内在联系，可循相应经脉取穴治疗。真心痛，手足清至节的，往往导致猝死。文中所述由虫瘕及蛟蛕所致的"心肠痛"，类似后世的蛔厥证，并指出了用大针刺之的方法。

最后论述了耳部疾患及风痹的证候表现和针治方法。

病本第二十五

【原文】

先病而后逆者，治其本[1]，先逆而后病者，治其本[2]，先寒而后生病者，治其本。先病而后生寒者，治其本。先热而后生病者，治其本。先泄而后生他病者，治其本。必且调之，乃治其他病。先病而后中满者，治其标[3]。先病后泄者，治其本。先中满而后烦心者，治其本。有客气，有同气[4]。大小便不利，治其标[5]；大小便利，治其本。病发而有余，本而标之[6]，先治其本，后治其标[7]；病发而不足，标而本之[8]，先治其标，后治其本[9]。谨详察间甚[10]，以意调之[11]，间者并行[12]，甚为独行[13]。先小大便不利而后生他病者，治其本也[14]。

【注释】

[1]先病而后逆者，治其本：先病，首先发生的疾病，即原发病。后逆，在先病基础上出现的逆转。主要表现为四肢厥逆。本，发病的根本，此指先病。治其本，是指治其先病。

[2]先逆而后病者，治其本：先逆，首先出现四肢厥逆的现象。后病，在四肢厥逆基础上产生的病证。治其本，此指治其先逆。

[3]先病而后中满者，治其标：先病，为病本。中满，中焦不运，气机不通而痞满，此为病之标。标，本指树之枝叶，引申为外部的标象。此指最突

出的症状表现。治其标，是指先治其中满。

[4]有客气，有同气：客气，指外邪，客，寄留之义。外邪寄留于人体称为客气。同气，《针灸甲乙经》作"固气"，《素问·标本病传》篇林亿《新校正》引全元起本亦作"固气"。固气为是。固气是人体内部固有的邪气，即内因所致疾病。

[5]大小便不利，治其标：大小便不利，指二便不通，此为标，但要首先治疗，以使二便通调，腑气通畅。

[6]病发而有余，本而标之：病发有余，指实证，以邪气盛为本。本而标之，是标本同治，但以本为先。

[7]先治其本，后治其标：先以祛邪为主治目的，再治其标，治兼证或解除症状。

[8]病发而不足，标而本之：病发不足，为正气虚，以正虚为本。标而本之，标本同治而以治标为先。

[9]先治其标，后治其本：先解除主要症状，后补益正气。

[10]间甚：间为轻证，甚为重证。

[11]以意调之：用心调治。

[12]间者并行：轻证可标本同治，或多种相兼证同时治疗。

[13]甚为独行：《针灸甲乙经》《黄帝内经太素》及《素问·标本病传》均作"甚者独行"，与上文相合。甚者独行，指重证疾病应首先治疗主症，或首先解除危及生命的主要症状。

[14]先小大便不利而后生他病者，治其本也：先小大便不利，即小大便不利为本。后生他病，他病为标。治其本，即治小大便不利，以通便为要务。

【语译】

先有某种原发疾病，继而出现四肢厥逆的，治其原发病；先有厥逆的症状，而后出现其他疾病的，应首先治厥逆这个本病；先有了寒病，而引起其他病变的，先治疗寒病；先有了某种疾病而后产生寒证的，先治原发病；先有了热病，而后产生其他病变的，治疗热病；先有了某种疾病，而后发生热证的，治其原发病；先有某种疾病而后发生泄泻的，治疗原发病；先有泄泻而后转生其他疾病的，须先调治泄泻，再接着治疗继发的病变；先有某种疾病，而后发生中满的，要解除中满这个标病；先有中满发生，而后继发心中烦闷的，应先治中满这个本病。

人有感受外界六淫邪气而发病的，也有人体固有的内因病。不论哪种情况，凡出现大小便不利症状的，都应首先救治这个紧急的标病。如果大小便通利而无其他紧急症情的，就先治其本病。

疾病发作之后而现实证的，一般先治其本，祛除病邪，而后治其标，解决症状；疾病发作之后出现虚证的，一般先治其标，助正补虚，后治其本，祛除病邪。应审慎地观察病情的浅深轻重，用心调治。病轻缓的，可标本同治，病深重的，应侧重于主证治疗。先有大小便不利，而后出现其他病证的，要先治大小便不利这个本病。

【评介】

病本，指发病的根本，一般可指发病原因、原发疾病、固有疾病等等。本与标相对，标，常指疾病的症状、继发疾病或客留疾病等。古人常以"标本"来概括事物相对的两个方面，借以分析事物矛盾的主次。在临床治疗中，解决主要矛盾往往关系到事物的成败。而主要矛盾可能是本，也可能是标。这要靠医生临证分析危及患者生命的主要症结何在。在一般情况下，我们往往从本而治。但在特殊情况下，治其标则是当务之急。如在某种情况下，二便不通虽然是某种疾病的症状，为标，但通二便、治其标则为要务。本篇以典范疾病为例证，阐发标本先后的治疗思想，其精神实质对启迪后人大有裨益。

杂病第二十六

【原文】

厥挟脊而痛者至顶[1]，头沉沉然，目𥉋𥉋然，腰脊强，取足太阳腘中血络。厥胸满面肿，唇漯漯然[2]，暴言难，甚则不能言，取足阳明。厥气走喉而不能言，手足清，大便不利，取足少阴。厥而腹向向然[3]，多寒气，腹中榖榖[4]，便溲难，取足太阴。嗌干，口中热如胶，取足少阴。膝中痛，取犊鼻[5]，以员利针，发而间之。针大如氂[6]，刺膝无疑。喉痹不能言，取足阳明；能言，取手阳明。疟不渴，间日而作，取足阳明；渴而日作，取手阳明。齿痛，不恶清饮[7]，取足阳明；恶清饮，取手阳明。聋而不痛者，取足少阳；聋而痛者，取手阳明。衄而不止衃，血流[8]，取足太阳；衃血，取手太阳，不已，刺宛骨下，不已，刺腘中出血。腰痛，痛上寒，取足太阳阳明；痛上热[9]，取足厥阴；不可以俯仰，取足少阳；中热而喘，取足少阴、腘中血络。喜怒而不欲食，言益小，刺足太阴；怒而多言，刺足少阳。颠痛[10]，刺手阳明与颠之盛脉出血。项痛不可俯仰，刺足太阳；不可以顾[11]，刺手太阳也。小腹满大，上走胃，至心，淅淅身时寒热，小便不利，取足厥阴。腹满，大便不利，腹大，亦上走胸嗌，喘息喝喝然，取足少阴。腹满食不化，腹向向然，不能大便，取足太阴。心痛引腰脊，欲呕，取足少阴。心痛腹胀，啬啬然[12]大便不利，取足太阴。心痛引背不得息[13]，刺足少阴；不已，取手少阳。心痛引小腹满[14]，上下无常处[15]，便溲难，刺足厥阴。心痛，但短气不足以息，刺手太阴。心痛，当九节刺之[16]，按已刺按之[17]，立已；不已，上下求之[18]，得之立已[19]。颠痛，刺足阳明曲周动脉[20]见血，立已；不已，按人迎于经，立已[21]。气逆上，刺膺中陷者与下胸动脉[22]。腹痛，刺脐左右动脉[23]，已刺按之，立已；不已，刺气街，已刺按之，立已。痿厥为四末束悗，乃疾解之[24]，日二，不仁者十日而知[25]，无休，病已止[26]。哕[27]，以草刺鼻，嚏，嚏而已；无息而疾迎引之[28]，立已；大惊之[29]，亦可已。

【注释】

[1]顶：指头顶。《黄帝内经太素》作"项"。

[2]唇漯漯然：一说唇肿貌。另一说为涎唾下流。互存。

[3]腹向向然：向向，《针灸甲乙经》作"膨膨"。指腹部胀满而隆起，腹大如鼓。

[4]縠：音胡（hú），水声也。

[5]犊鼻：足阳明经穴，即外膝眼。

[6]氂：音毛（máo），本指牛尾之长毛，此指细长如氂的毫针。

[7]不恶清饮：不厌恶喝冷水。

[8]衄而不止衃，血流：此断句有误，应为"衄而不止，衃血流。"衄，出血证，主要指鼻出血。衃，音胚（pēi），出血凝滞而陈旧者叫衃血。

[9]痛上热：《针灸甲乙经》无"痛"字。上热，指上部发热。

[10]颅痛：《针灸甲乙经》作"颌痛"。颌，下颌部。

[11]不可以顾：头项不能转侧。

[12]啬啬然：腹胀痛而艰涩不爽。

[13]心痛引背不得息：心痛牵引背部而不敢深呼吸。

[14]心痛引小腹满：《黄帝内经太素》无"引"字，《千金要方》无"满"字。观下文义，"引"下似有脱误。

[15]上下无常处：指病位不固定。

[16]当九节刺之：在第九节上针刺。九节，即第九胸椎。

[17]按已刺按之：《黄帝内经太素》作"不已刺按之"。

[18]不已，上下求之：指刺第九椎无效，可于九椎上下再行针刺。

[19]得之立已：在上下求之过程中，如得其相应感应部位，则立即见效。

[20]曲周动脉：下颌部动脉，于颊车穴附近。

[21]按人迎于经，立已：按压人迎脉旁的人迎穴，即刻取效。人迎穴，属胃经。

[22]刺膺中陷者与下胸动脉：膺中陷者，诸说不一，马莳："即足阳明胃经膺窗穴也。"张景岳："足阳明之屋翳也。"膺窗在乳中线第三肋间，屋翳在乳中线第二肋间，两穴功用相近，可参。下胸动脉，诸家说法不一，存疑。

[23]刺脐左右动脉：指脐旁天枢穴。

[24]痿厥为四末束悗，乃疾解之：痿厥，四肢痿软不用。四末，四肢。束，捆束。悗，同闷。疾解之，迅速解开捆束。整句意为：痿厥的治疗方法是把四肢束捆而产生闷胀的感觉，然后将其迅速解开。

[25]日二，不仁者十日而知：每日做二次，麻木不仁的十天即可有知觉。

[26]无休，病已止：不要中断治疗，病好后停止。

[27]哕：此指呃逆，即膈肌痉挛。

[28]无息而疾迎引之：无息，屏住呼吸。疾迎引之，迅速迎着上逆之气而猛然提气。

[29]大惊之：突然惊吓他一下。

【语译】

经气厥逆造成脊柱两旁疼痛，牵涉至头顶部，头沉重，眼睛昏蒙不清，腰脊强直，这是足太阳经的病变，宜取足太阳经，针刺腘窝委中穴部位的血络，使其出血。

经气厥逆导致胸满、面唇肿起，涎唾不收，突然言语困难，甚至不能言语的，病在足阳明胃经，治疗时，应取该经的穴位。

经气厥逆涉及喉部，不能言语，手足清冷，大便不通，这都是足少阴肾经病变，取该经穴位进行针刺。

经气厥逆而造成腹部膨膨胀满，寒气内盛，肠鸣作响，大小便不利等，其病在足太阴脾经，取该经穴位进行针治。

咽干，口中觉热，津唾黏稠如胶，这是足少阴肾经病变，取该经穴位。

膝关节部位疼痛，取足阳明胃经的犊鼻穴，用圆利针间针刺。圆利针大如牦牛尾长毛，针刺膝部是适宜的，不必怀疑。

喉痹病，不能说话的，应针刺足阳明经的穴位；若还能说话的，应针刺手阳明经的穴位。

疟疾，没有口渴症状而隔日一发的，针刺足阳明胃经；有口渴症状而每日一发的，取刺手阳明大肠经。

牙齿疼痛，不怕冷饮的，取足阳明胃经；怕冷饮的，取足阳明大肠经。

耳聋而不疼痛的，取刺足少阳胆经的穴位；耳聋而疼痛的，取刺手阳明大肠经的穴位。

鼻中出血不止，并有血块，取刺足太阳膀胱经穴位；若出血不多而兼有血块的，取刺手太阳小肠经穴位；不止，可刺手太阳小肠经的腕骨穴；若再不止，取刺足太阳膀胱经委中穴出血。

腰痛，若痛处上部发凉，取刺足太阳膀胱经、足阳明胃经穴位；若上部发热，取刺厥阴肝经穴位；若因腰痛而不能俯仰，取足少阳胆经刺治；若兼有内热气喘的，针刺足少阴肾经穴位。男可刺腘窝部的血络出血。

容易发怒而不思饮食，而且不愿多说话，应刺足太阴脾经穴位；易怒而且话多不休的，应刺足少阳胆经穴位为治。

下颌部疼痛，应针刺手阳明大肠经穴位与腮部的脉络，使之出血。

项部疼痛，不能低头仰头的，应取足太阳膀胱经穴位针治；不能左右回顾的，应取手太阳小肠经。

少腹胀大，胀闷感上及胃脘和心窝，恶寒战栗，全身时冷时热，小便不利，当取足厥阴肝经穴位进行针治。

腹胀满，大便不通，胀闷感上及胸部甚至咽部，喘息憋闷，张口呼吸，发出喝喝的声音，应取足少阴肾经穴位针治。

腹部胀满，食物不得消化，腹内肠鸣，大便不通利的，当取足太阴脾经的穴位针治。

心痛牵引腰脊作痛，恶心欲吐的，取足少阴肾经的穴位针治。

心痛牵引背部，不敢正常呼吸，应针刺足少阴肾经穴位，若不愈，可取手少阳三焦经的穴位针治。

心痛牵引少腹而满胀，其疼痛部位上下没有定处，大小便困难的，刺足厥阴肝经穴位。

心痛而兼有气短，呼吸困难的，刺手太阴肺经穴位。

心痛，针刺第九椎下，若疼痛不能止，当在刺后按压，一般可以马上止痛；若压后仍疼痛不已，当在八节之下或十节之下再用此法刺治，找到了相应的穴位，疼痛可以马上停止。

下颌痛，针刺足阳明胃经颊车穴周围的动脉，令其出血，痛可立止；若不止，按住人迎穴旁的动脉，经过按压后，可马上止痛。

气逆上冲，针刺胸前足阳明胃经的膺窗或屋翳穴，以及胸下的动脉处。

腹病，针刺脐两旁天枢穴处的动脉，针刺后，加以按压，可立即止痛；若痛不止，再刺足阳明胃经的气冲穴，刺后也加按压，可立即止痛。

四肢软弱无力的痿病，在治疗时，将患者四肢用束带缠绕起来，使其产生憋胀，难以忍受的时候，迅速解开，每天做两次；麻木不仁的，经此法治疗，十天左右就可以有感觉了，还要继续这样治疗，不要停顿，直至病愈为止。

呃逆，用草刺激鼻道，使其喷嚏，可止；也可以屏住呼吸，等待呃逆上冲时，迅速提气，可以止住；或当其发作时突然使他大吃一惊，也能止住。

【评介】

杂病，是指常见的证候较轻的内外杂病。本篇论述了这些杂病的症状表现，诊断要点和治疗方法。所讨论的杂病有厥逆上气、心痛喉痹、疟疾、牙痛、耳聋、鼻衄、额痛、项痛、腰痛、膝痛、腹胀、大小便不利、呃逆等。每种病又根据不同症状特点而采取相应治疗方法。其治疗方法除针刺以外，尚有束捆法治痿厥，探嚏法及惊吓法治呃逆。其方法简便且行之有效。

周痹第二十七

【原文】

黄帝问于岐伯曰：周痹[1]之在身也，上下移徙，随脉其上下，左右相应[2]，间不容空[3]，愿闻此痛，在血脉之中邪？将在分肉之间乎？何以致是？其痛之移也，间不及下针[4]，其慉痛之时[5]，不及定治，而痛已止矣，何道使然？愿闻其故。岐伯答曰：此众痹也[6]，非周痹也。黄帝曰：愿闻众痹。岐伯对曰：此各在其处，更发更止[7]，更居更起，以右应左，以左应右[8]。非能周也[9]，更发更休也。黄帝曰：善。刺之奈何？岐伯对曰：刺此者，痛虽已止，必刺其处，勿令复起。帝曰：善。愿闻周痹何如？岐伯对曰：周痹者，在于血脉之中，随脉以上，随脉以下，不能左右，各当其所[10]。黄帝曰：刺之奈何？岐伯对曰：痛从上下者，先刺其下以过（一作遇，下同）之[11]，后刺其上以脱之[12]；痛从下上者，先刺其上以过之，后刺其下以脱之。黄帝曰：善。此痛安生？何因而有名？岐伯对曰：风寒湿气，客于外分肉之间，迫切而为沫[13]，沫得寒则聚，聚则排分肉而分裂也，分裂则痛，痛则神归之[14]，神归之则热，热则痛解，痛解则厥[15]，厥则他痹发[16]，发则如是。帝曰：善。余已得其意矣。此内不在藏，而外未发于皮，独居分肉之间，真气不能周[17]，故命曰周痹。故刺痹者，必先切循其下之六经[18]，视其虚实，及大络之血结而不通，及虚而脉陷空者而调之，熨而通之，其瘛坚[19]，转引而行之[20]。黄帝曰：善。余已得其意矣。亦得其事也。九者[21]，经巽之理[22]，十二经脉阴阳之病也。

【注释】

[1]周痹：周身上下发病部位较广泛，证候较重，而真气不能周流的痹证。

[2]左右相应：左右同时出现症状，呈对称性。

[3]间不容空：指疼痛症状此伏彼起而不间断。

[4]其痛之移也，间不及下针：疼痛部位变化多端，针刺应酬不暇或因转移过快，而无从下针。

[5]憺痛之时：憺，《说文解字》："起也。"憺又同撼。

[6]众痹也：指证候较轻的普通痹证。

[7]更发更止：时发时止。

[8]以右应左，以左应右：症状左右先后相应。

[9]非能周也：但不是周身同时出现症状。

[10]各当其所：不是左右相应，而随处可出现症状。

[11]痛从上下者，先刺其下以过之：疼痛由上往下发展的，应越过疼痛部位以下取穴，以遏制病邪进一步发展。

[12]后刺其上以脱之：其后针刺上面疼痛的部位以解脱痛苦。脱，解脱之意。

[13]迫切而为沫：沫，水气，即痰气。外邪交迫于内，而形成病理性水气。

[14]痛则神归之：神，精神。由于疼痛刺激，而精神聚结在痛处。归，聚结。

[15]痛解则厥：疼痛解除则阳气也随之消散，阳气散则厥气生。

[16]厥则他痹发：厥逆之气诱发他处之痹产生。

[17]真气不能周：真气，真元之气，包括元阴和元阳，为人体生命的本元物质。《刺节真邪论》："真气者，所受于天，与谷气并而充身也。"周，周流，引申为布达充养。

[18]必先切循其下之六经：《针灸甲乙经》作"循切其上下之大经"。切循，沿经切取穴位以行针刺。

[19]瘛坚：瘛，抽搐。坚，拘紧。

[20]转引而行之：用按摩导引的方法而行其经气。行之，疏导。

[21]九者：指九针。

[22]经巽之理：经，经脉。巽，音迅（xùn），《韵会》："入也，柔也，卑也。"《易巽封疏》："巽者卑顺之名。"此作疏通、条畅、顺达之意。意为九针能疏通经气，顺应了经脉之理。

【语译】

黄帝问岐伯说：人得了周痹，疼痛随血脉上下移动，疼痛的部位上下左右相应，时而又连续不断，没有片刻的间息，我想知道这种疼痛是发生在血脉呢，还是在分肉之间？导致这种病的原因和机制是什么？这种疼痛移动得这样快，以致来不及在痛处下针，疼痛发作的时候，还没有决定如何去治，而疼痛就消失了。这是什么道理呢？我很想明白其中的缘故。岐伯回答说：这为众痹，不是周痹。黄帝说：我很想听你讲一下众痹这个病。岐伯回答说：众痹，它的病邪分布在身体各部，邪气随时停留，随时转移，症状上也就表现为随时疼痛，随时停止，左右相互影响呈对称性，但不是周身都痛。黄帝说：对。可是怎样去刺治呢？岐伯答道：针刺这种病，要注意疼痛发作的部位，虽然某一地方疼痛发过以后很快就停止了，但仍须针刺这个部位，不要使之再发作。

黄帝说：好。我想再听你说说周痹是怎么回事？岐伯答道：周痹，是邪气在血脉之中，随着血脉的上下循行而周遍全身。其发病，不是左右对应，而是邪气走窜到哪里，哪里就发病。黄帝问：怎样进行针刺呢？岐伯答：疼痛从上部发展到下部的，先刺其下部，以阻遏病邪，后刺其上部以解除疼痛；疼痛从下部发展到上部的，先刺其上部，以阻遏病邪的进展，后刺其下部以解除疼痛。黄帝说：对。那么这种疼痛是怎么发生的呢？为什么称这种病为周痹？岐伯答道：风、寒、湿三气从外侵入，逐步深入到分肉间，将分肉间津液迫为水邪，水邪更因寒而凝聚，进一步排挤分肉使其分裂，从而导致疼痛。而某处疼痛一发生，则精神就集中在这个部位，精神归集的地方也会使阳气聚集而发热，发热可使疼痛缓解，在某处疼痛缓解的时候，邪气又向他处逆行发展，于是邪气所到之处，又发生上述的病理变化。而疼痛也就随着发作，此起彼落，发病如故。

这就是说，引起这个病的邪气，在内没有深入脏腑，在外没有散发到皮肤，仅留在分肉间，故而使人体的真气不能正常地周流，所以称这种病为周痹。因此，针刺痹病的方法，必先沿发病部位所在的大经脉，进行切按；观察其属虚属实，看其大络的血液是否瘀结不通，经脉是否陷下空虚，依此调治，或用熨法温通经络、祛除邪气，有拘急坚劲的情况，可以按摩行其气血。黄帝说：对。懂得这个病的机理，也明白了治疗的方法。看来九针可以使经气顺达，最适宜治疗十二经脉的各种病证。

【评介】

周痹，是诸痹中病情较重，证候较典型的痹证。本篇主要讨论周痹与众痹的区别，其以周痹为典范，从发病原因、病理变化、证候特点等方面来揭示周痹与众痹的发病规律，从而指明各自的治疗方法，为后世对痹的认识提供了翔实的临床资料。

口问第二十八

【原文】

黄帝闲居，辟左右[1]而问于岐伯曰：余已闻九针之经，论阴阳逆顺六经已毕，愿得口问[2]。岐伯避席再拜曰：善乎哉问也，此先师之所口传[3]也。黄帝曰：愿闻口传。岐伯答曰：夫百病之始生也，皆生于风雨寒暑，阴阳喜怒，饮食居处，大惊卒恐[4]，则血气分离，阴阳破散，经络厥绝，脉道不通，阴阳相逆，卫气稽留，经脉虚空，血气不次，乃失其常。论不在经者[5]，请道其方[6]。黄帝曰：人之欠[7]者，何气使然？岐伯答曰：卫气昼日行于阳，夜半则行于阴，阴者主夜，夜者卧[8]。阳者主上，阴者主下。故阴气积于下，阳气未尽，阳引而上，阴引而下，阴阳相引，故数欠。阳气尽，阴气盛，则目瞑；阴气尽而阳气盛，则寤[9]矣。泻足少阴，补足太阳。黄帝曰：人之哕者，何气使然？岐伯曰：谷入于胃，胃气上注于肺[10]，今有故寒气与新谷气，俱还入于胃，新故相乱，真邪相攻[11]，气并相逆，复出于胃，故为哕。补手太阴，泻足少阴。黄帝曰：人之唏[12]者，何气使然？岐伯曰：此阴气盛而阳气虚，阴气疾而阳气徐，阴气盛而阳气绝，故为唏。补足太阳，泻足少阴。黄帝曰：人之振寒者，何气使然？岐伯曰：寒气客于皮肤，阴气盛，阳气虚，故为振寒寒慄，补诸阳。黄帝曰：人之噫[13]者，何气使然？岐伯曰：寒气客于胃，厥逆从下上散，复出于胃，故为噫。补足太阴、阳明，一曰补眉本[14]也。黄帝曰：人之嚏者，何气使然？

岐伯曰：阳气和利，满于心，出于鼻，故为嚏，补足太阳荣、眉本[15]，一曰眉上也。黄帝曰：人之亸[16]者，何气使然？岐伯曰：胃不实则诸脉虚，诸脉虚则筋脉懈惰，筋脉懈惰则行阴用力，气不能复，故为亸。因其所在，补分肉间。黄帝曰：人之哀而泣涕出者，何气使然？岐伯曰：心者，五藏六府之主也；目者，宗脉之所聚也[17]，上液之道也；口鼻者，气之门户也。故悲哀愁忧则心动，心动则五藏六府皆摇，摇则宗脉感，宗脉感则液道开，液道开，故泣涕出焉。液者，所以灌精濡空窍者也，故上液之道开则泣，泣不止则液竭，液竭则精不灌，精不灌则目无所见矣，故命曰夺精。补天柱经侠颈。黄帝曰：人之太息者，何气使然？岐伯曰：忧思则心系急，心系急则气道约[18]，约则不利，故太息以伸出之。补手少阴、心主、足少阳留之也。黄帝曰：人之涎下者，何气使然？岐伯曰：饮食者，皆入于胃，胃中有热则虫动，虫动则胃缓，胃缓则廉泉开[19]，故涎下。补足少阴。黄帝曰：人之耳中鸣者，何气使然？岐伯曰：耳者，宗脉之所聚也，故胃中空则宗脉虚，虚则下，溜[20]脉有所竭者，故耳鸣。补客主人[21]，手大指爪甲上与肉交者[22]也。黄帝曰：人之自啮舌[23]者，何气使然？此厥逆走上，脉气辈至[24]也，少阴气至则啮舌，少阳气至则啮颊[25]，阳明气至则啮唇[26]矣，视主病者，则补之。凡此十二邪者，皆奇邪之走空窍者也，故邪之所在，皆为不足，故上气不足，脑为之不满，耳为之苦鸣，头为之苦倾，目为之眩；中气不足，溲便为之变，肠为之苦鸣；下气不足，则乃为痿厥心悗。补足外踝下留之。黄帝曰：治之奈何？岐伯曰：肾主为欠，取足少阴。肺主为哕，取手太阴、足少阴。嚏者，阴与阳绝[27]，故补足太阳，泻足少阴。振寒者，补诸阳。噫者，补足太阴、阳明。嚏者，补足太阳、眉本。亸，因其所在，补分肉间。泣出，补天柱经侠颈，侠颈者，头中分也。太息，补手少阴、心主、足少阳留之。涎下，补足少阴。耳鸣，补客主人、手大指爪甲上与肉交者。自啮舌，视主病者，则补之。目眩头倾，补足外踝下留之。痿厥心悗，刺足大趾间上二寸留之。一曰足外踝下留之。

【注释】

[1]辟左右：辟，《黄帝内经太素》作"避"，解为离去。左右，指左右人等。辟左右，意为令左右人等回避。

[2]口问：指不载经传、口头传授的知识，即师徒间的口头问答知识。

[3]先师之所口传：先师，指先世之师。口传，口头传授的知识。

[4]卒恐：猝恐。卒，通猝。

[5]论不在经者：指不载于经传的理论。

[6]请道其方：道，道说、晓示之意。方，法也，此指学说、理论。

[7]欠：《说文解字》："张口气悟也，象气从人上出之形。"此字古体为象形文，像张口出气之形，意为呵欠。

[8]夜者卧：《针灸甲乙经》《黄帝内经太素》作"夜者主卧"。

[9]寤：睡醒。

[10]胃气上注于肺：胃气，指胃中水谷之精气，上输于肺而布达全身。

[11]真邪相攻：真，正气。邪，邪气。相攻，相交争。

[12]唏：音希（xī），抽泣声。

[13]噫：饭饱后或胃冒寒时胃中气机上逆，又称嗳气。

[14]眉本：眉内端的攒竹穴。

[15]补足太阳荣、眉本："荣"应作"荥"。

[16]軃：音躲（duǒ），《广韵》："垂下貌。"此指肢体疲乏困顿，精神懒散，全身无力的状态。

[17]目者，宗脉之所聚也：宗聚，脉之总会。《大惑论》："五藏六府之精气，皆上注于目而为之精。"

[18]气道约：气道，呼吸道。约，束约而不通利。

[19]廉泉开：廉泉开放。廉泉，非廉泉穴，指舌下孔，涎液之道。

[20]溜：同流。

[21]客主人：即上关穴，在耳前颧骨弓上缘，下关正上方，为足少阳胆经穴，治耳鸣的常用穴。

[22]爪甲上与肉交者：指爪甲上面与肉交会处。

[23]自啮舌：自咬其舌。

[24]脉气辈至：辈，等次之义，此作"分别"解。脉气辈至，经脉之气分别而至。

[25]啮颊：自咬其口腔内面颊部。

[26]啮唇：自咬其口唇部。

[27]阴与阳绝：《针灸甲乙经》《黄帝内经太素》作"阴盛阳绝"。

【语译】

黄帝闲居，让左右的人回避，问岐伯说：我已经懂得关于针术方面的阴阳逆顺、六经终始理论。我还想了解一下你从他人的口述中得到的医学知识。岐伯离开座位，再拜说：您问得好啊！我这就讲给您听，这些都是先师口传给我的！黄帝说：我很想听这些口传的医学知识。岐伯答道：各种疾病的发生，大多由于风雨寒暑的侵袭，体内的阴阳失调，或是喜怒惊恐的精神刺激，以及居住不宜、饮食不调等原因，导致了血气分离而不协调，阴阳失去平衡，经络闭塞，脉道不通畅，阴阳逆乱，卫气滞留，经脉空虚，气血循行失序，于是人体就失去正常而生病。这些经典上没有记载，下面请允许我谈一下。

黄帝说：人打呵欠，是什么机制？岐伯答道：卫气白昼行于阳分，夜间行于阴分，阳主昼主动，阴主夜主静，所以白昼清醒，入夜则睡眠，阳气主升发而向上，阴气主沉降而向下，人将要入睡的时候，阴气原已聚集于下，阳气开始入于阴分，但还未尽入，阳引阴气向上，阴引阳气向下，阴阳上下相引，于是连连呵欠。等到阳气尽入阴分，阴气盛时，就能闭目入睡；若天明阴气渐退，阳气外盛，人就清醒了。如属病态呵欠，应该泻足少阴肾经，补足太阳膀胱经以助阳。

黄帝问：人患呃逆证，是什么原因？岐伯说：在正常情况下，饮食物入胃，经过胃的消化，上注到肺。若胃中原有寒气在内，使新化生的饮食精微滞留胃中，新的水谷之气与原有的寒气相争而上逆，从胃中逆行而出，则造成呃逆。治疗时，补手太阴肺经，泻足少阴肾经。

黄帝问：人有时发生嚏嘘抽咽，这是什么原因所致？岐伯说：这是由于阴气盛而阳气虚，阴气运行疾速，阳气被阴气阻遏反而缓慢，导致阴气过盛，阳气衰微所造成。治疗时，应补足太阳经，泻足少阴经。

黄帝问：振寒战栗是怎样发生的？岐伯说：这是由于寒邪侵入肌肤，阴寒之气偏盛，而体表阳气偏虚，不能很好地发挥温煦作用，所以出现发冷、战栗的症状，治疗时，当采用温补各阳经以振奋阳气的方法。

黄帝问：人发生嗳气，是什么原因？岐伯回答说：寒气侵入胃中，扰乱胃气，使其不得顺降而发生厥逆，逆气从下向上散越，又从胃中逆行而出，这就形成了嗳气。应该温补足太阴脾经和足阳明胃经来治疗。

　　黄帝说：喷嚏是怎样形成的？岐伯说：阳气和利，布满心胸而上出于鼻，成为喷嚏，治疗时应补足太阳荥穴通谷，以及眉根部的攒竹穴。

　　黄帝问：人全身无力、疲困懈惰是什么原因？岐伯说：胃气虚，不能供给各经脉以充足的营养，以致各经脉皆虚，经脉的虚弱就导致筋骨肌肉的懈惰无力，在这样的情况下，若再强力入房，元气损伤而不能迅速恢复，导致懈惰无力，治疗时应根据病变发生的部位，在分肉间施以补法。

　　黄帝问：人在悲哀时涕泪俱出，这是什么原因？岐伯答道：心是脏腑的主宰；眼睛是诸经脉聚会的地方，五脏六腑的精气都上注于目，目也是液由上而外泄的道路；至于口鼻，是气的通路和门户。悲哀忧愁等情志变化，首先激动了心神情感，心为之不安，继则影响到其他脏腑，从而使眼及口鼻的液道开张，涕泪就由此而出。人体的液，有灌输精微物质、濡养空窍的作用，所以当上液之道开张而流泪的时候，会损耗精液，而哭泣不止则可耗竭精液而不能灌输精微、濡养空窍，导致眼黑不明，这称为夺精。治疗时应补足太阳经在后项部位的天柱穴。

　　黄帝说：人时有长叹，这是什么原因所造成的？岐伯说：忧愁思虑则心系急迫，心系急迫可约束气道，使其不通畅，所以不时长叹作深呼吸以舒展其气。治疗时应补手少阴经、手厥阴心包经、足少阳胆经，采用留针的方法。

　　黄帝问：人有时口流涎液，是什么原因造成的？岐伯说：饮食入胃，若胃中有热，寄生虫因热而蠕动，会使胃气弛缓，廉泉开张而流出口涎。因肾为胃之关，其脉系于舌根，故治疗时应补足少阴肾经。

　　黄帝问：人发生耳鸣，是什么原因所致？岐伯答道：耳部是宗脉聚集的地方，若胃中空虚，水谷精气供给不足，则宗脉必虚，宗脉虚则阳气陷下，精微不得上奉，上入耳部的经脉气血不充而有耗竭的趋势，所以耳中鸣响。治疗时，补足少阳胆经的客主人穴及位于手大指爪甲角的手太阴肺经少商穴。

　　黄帝说：人有时自咬其舌，是什么原因所致？岐伯说：这一类的疾病，是由于厥气上逆，影响诸经气上逆而致。如少阴脉气上逆，就会自咬其颊部，阳明脉气上逆，就会咬唇。治疗时，应诊视发病的部位，确定属于何经，而施以扶正祛邪的方法。

　　上述十二种病证，都是邪气侵入空窍造成的，邪气所以能侵害这些部位，多由正气的不足。凡上气不足，则脑髓不充，则耳鸣，头部支撑无力而低垂，两目昏眩；中气不足，则升降障碍，二便失常，肠中鸣响；下气不足，两足痿弱无力而厥冷，阳气不得宣行而心胸闷窒。治疗时，取足外踝后部的昆仑穴，用补法并留针。

黄帝说：上述各病，如何治疗？岐伯说：以肾气虚为主的呵欠，取足少阴肾经；因肺而致的呃逆，应补手太阴肺经、足少阴肾经；抽咽唏嘘的，是由于阴盛阳衰，所以要补足太阳膀胱经、泻足少阴肾经；身上发冷的，补诸阳经；嗳气，应补足太阴脾经和足阳明胃经；喷嚏的，当补足太阳膀胱经的攒竹穴；肢体痿弱无力的，各在发病部位，补分肉间；哭泣、涕泪俱出的，当补位于项后中行两旁的足太阳经天柱穴；时作叹气的，当补手少阴心经、手厥阴心包经和足少阳胆经，用留针法；口流涎液的，补足少阴肾经；耳鸣的，补足少阳胆经的客主人穴，及手太阴肺经少商穴；自咬其舌的，据发病的经脉而用补法取穴；两目昏眩、头垂无力的，补足外踝后的昆仑穴，用留针法；足软无力而厥冷、心胸窒闷的，刺足大趾本节后二寸处，用留针法，另有治此病用针刺足外踝后昆仑穴的，也用留针法。

【评介】

口问，是指口头问答所传授的知识。文中首先讨论了六淫外邪、七情内伤以及生活起居失调三种因素所致疾病的发病规律和表现。继而讨论了欠、哕、唏、振寒、噫、嚏、亸、太息、涎下、耳鸣、啮舌、啮唇、啮颊等的发生机理。最后论述了上气、中气、下气不足的症状表现。

本篇名曰《口问》，意为所传知识不见经传，而是以口头问答传授。至于所授知识的意义，我们通过内容来看，均是日常生活中一些微疾小患，所以其价值较之他篇相对减色。

卷 之 六

师传第二十九

【原文】

黄帝曰：余闻先师，有所心藏，弗著于方[1]，余愿闻而藏之，则而行之[2]，上以治民，下以治身，使百姓无病，上下和亲，德泽下流，子孙无忧，传于后世，无有终时，可得闻乎？岐伯曰：远乎哉问也。夫治民与自治，治彼与治此，治小与治大，治国与治家，未有逆而能治之也，夫惟顺而已矣。顺者，非独阴阳脉论气之逆顺也，百姓人民，皆欲顺其志也。黄帝曰：顺之奈何？岐伯曰：入国问俗，入家问讳，上堂问礼，临病人问所便[3]。黄帝曰：便病人奈何？岐伯曰：夫中热消瘅则便寒[4]，寒中之属则便热。胃中热，则消谷，令人县心善饥[5]，脐以上皮热。肠中热，则出黄如糜[6]，脐以下皮寒。胃中寒，则腹胀，肠中寒，则肠鸣飧泄。胃中寒，肠中热，则胀而且泄。胃中热，肠中寒，则疾饥[7]，小腹痛胀。黄帝曰：胃欲寒饮，肠欲热饮，两者相逆，便之奈何？且夫王公大人，血食之君，骄恣从欲[8]，轻人[9]，而无能禁之，禁之则逆其志，顺之则加其病，便之奈何？治之何先？岐伯曰：人之情，莫不恶死而乐生。告之以其败[10]，语之以其善[11]，导之以其所便，开之以其所苦，虽有无道之人[12]，恶有不听者乎？黄帝曰：治之奈何？岐伯曰：春夏先治其标，后治其本[13]；秋冬先治其本，后治其标[14]。黄帝曰：便其相逆[15]者奈何？岐伯曰：便此者，食饮衣服，亦欲适寒温，寒无凄怆[16]，暑无出汗。食饮者，热无灼灼，寒无沧沧[17]，寒温中适，故气将持，乃不致邪僻[18]也。黄帝曰：本藏以身形支节䐃肉[19]，候五藏六府之小大[20]焉。今夫王公大人，临朝即位之君而问焉，谁可扪循之而后答乎？岐伯曰：身形支节者，藏府之盖[21]

也，非面部之阅[22]也。黄帝曰：五藏之气，阅于面者，余已知之矣，以肢节知而阅之奈何[23]？岐伯曰：五藏六府者，肺为之盖，巨肩陷咽，候见其外[24]。黄帝曰：善。岐伯曰：五藏六府，心为之主，缺盆为之道[25]，骭骨有余，以候𩩲骬[26]。黄帝曰：善。岐伯曰：肝者主为将，使之候外，欲知坚固，视目小大。黄帝曰：善。岐伯曰：脾者主为卫[27]，使之迎粮，视唇舌好恶，以知吉凶。黄帝曰：善。岐伯曰：肾者主为外，使之远听，视耳好恶，以知其性。黄帝曰：善。愿闻六府之候。岐伯曰：六府者，胃为之海，广骸[28]、大颈、张胸，五谷乃容；鼻隧以长，以候大肠；唇厚、人中长，以候小肠；目下果大[29]，其胆乃横；鼻孔在外，膀胱漏泄；鼻柱中央起，三焦乃约[30]。此所以候六府者也。上下三等，藏安且良矣。

【注释】

[1]弗著于方：方，古代记述文字的木板。《礼·中庸》："布在方策。"注："方，板也，策简也。"弗著于方，没有形成文字著于版牍。

[2]则而行之：则，法也，法其可法曰则，此作"遵循"解。则而行之，遵循法则并加以奉行。

[3]临病人问所便：便，方便，喜好，即是病人的志意所欲。

[4]中热消瘅则便寒：中热，内热。消瘅，即消渴。瘅，热也。整句意为，内热之类的疾病，患者欲寒凉，得寒凉则舒。

[5]县心善饥：县，同悬。悬心，指心下空虚之感。县心善饥，心下空虚而容易饥饿。

[6]出黄如糜：排出的大便稀黄如糜粥。糜，稷米。此指用稷米粉做成的稀粥。

[7]疾饥：吃饭后很快出现饥饿感。

[8]骄恣从欲：骄恣，骄横任性。从欲，即纵欲。

[9]轻人：对人轻慢。

[10]告之以其败：败，失败，此指弊端或灾祸。

[11]语之以其善：善，益处，其中的裨益。

[12]无道之人：指不明事理、不通情理的人。无道，此指怪僻愚顽。

[13]春夏先治其标，后治其本：春夏阳发于外，应先治表现在外的症状，后治内在的主病。

[14]秋冬先治其本，后治其标：秋冬精敛于内，应先治内在本病，而后治外在症状。

[15]便其相逆：指病人所喜好的与病情有妨碍。杨上善："谓适于口则害于身，违其心而利于体。"

[16]凄怆：过度寒冷。

[17]热无灼灼，寒无沧沧：指凉热适度，不要太灼热，也不要太冰凉。无，同勿。

[18]邪僻：各种致病因素。

[19]本藏以身形支节胭肉：本藏，指本书第四十七篇《本藏》篇。支节，四肢及关节。胭肉，隆起的肌肉。

[20]候五藏六府之小大：测度五脏六腑的大小。

[21]藏府之盖：脏腑的外围组织。

[22]面部之阅：阅，此指观察测度。面部之阅，观测面部的方法。

[23]以肢节知而阅之奈何：如何以形体肢节的外观测度脏腑的情况。

[24]候见其外：测度的外在依据。

[25]缺盆为之道：缺盆是血脉运行的通路。

[26]骷骨有余，以候髑骬：骷，音瓜（guā），本指骨端，此指缺盆旁骨。髑骬：音合于（hé yú），《玉篇》："髑骬，肩骨。"另，骬同骬。《广雅》："髑骬，缺盆骬也。"据此，髑骬应指锁骨。但一般认为髑骬指剑突。

[27]脾者主为卫：《针灸甲乙经》作"脾主为胃"。

[28]广骸：骸，音孩（hái），骨也。广骸，指骨骸广长。另，骸，《千金要方》作"胲"。"胲"字依据《汉书·东方朔传》颜注指面颊肉。据此，广胲应为面颊肌肉丰厚。

[29]目下果大：目下果，指下眼胞。

[30]三焦乃约：约，约束，调控之意。此指三焦机能正常而不失调。

【语译】

黄帝说：我听说先师有一些学习心得，没有在著作之中记载下来，我想知道这些心得并记取它，作为准则来奉行，这样既可治疗大众的疾病，又可以自我保健，使百姓都不受疾苦，上下亲和，把这些福德遗给后人，让子子孙孙不因疾病而忧虑，让经验永远流传，我可以听一听吗？岐伯说：你提的问题真够深远啊！不论治民、治身，治彼、治此，治小还是治大，治国还是理家，没有违背常理可以治理好的，只有顺应客观规律才行。所谓顺，并不单纯指医学上的阴阳、经脉、气血的逆顺，就连国事、人事也是如此，对待老百姓，也就应该顺应他们意志。

黄帝说：怎样做才算顺呢？岐伯说：到了一个国家，要首先了解当地的风俗习惯，到了一个家庭，要先了解人家有什么忌讳，进到正室里，要问清礼节，临证时，要问病人的喜恶，借以确定疾病的性质。黄帝说：怎样通过了解病人的喜好来了解疾病？岐伯说：因内热而致多食易饥的消瘅病，病人欲得寒；属于寒邪内侵一类的病，病人欲得热；胃中有热，则谷食易化而常有饥饿感，心下空虚难忍，脐以上的腹部发热；肠中积热，则排泄黄色糜粥样的粪便，脐下小腹部发热。胃中寒，则出现腹胀；肠中寒，则肠鸣、便泄、粪便中有没经消化的谷食。胃中寒、肠中热的寒热错杂证，则见腹胀而且便泄；胃中热、肠中寒的错杂证则易饥而又小腹胀痛。

黄帝说：胃中有热的欲得寒饮，肠中有寒的欲得热饮，病本身互相违逆，怎样做才能适应病人的需要？还有那些王公大人们，整天膏粱厚味，骄傲妄行，恣情纵欲，他们目中无人，受不得一点约束，医生的嘱咐，让他去遵守，就会违逆了他的意愿，但若任从他的欲望，却会加重其病情，在这个时候，如何才能得其宜呢？岐伯说：愿意生而不愿意死，这是人之常情，遇有上述情况，应对病人进行说服和开导，告诉他不遵医嘱的危害，说清楚遵从医嘱的好处，同时开导病人创造适宜治愈疾病的条件，让他明白不遵医嘱的严重性，这样做了之后，即使有不通情理的人，哪里还会听不进去呢？

黄帝说：怎样治疗呢？岐伯说：春夏之时，应先治其标病，后治其本病，秋冬之时，应先治其本病，后治其标病。黄帝说：对那种意愿与病情违逆的情况如何措置才算适宜？岐伯说：顺应这样的病人，在饮食衣服方面，也应注意使他寒温适中，天冷时，不要着凉，天热时，不要热得出汗，饮食也不要过冷过热。寒热适中，病人正气就能常备，邪气就不能进一步侵害了。

黄帝说：本脏篇中说到根据人的形体、四肢、关节、肌肉等的情况，可以测知五脏六腑的大小。若是当朝的君主和王公大人们的身体情况，医生又不能随便地扪循抚摸加以检查，那怎么回复他们呢？岐伯答说：身形肢节，覆盖在五脏六腑的外部而与内脏有密切关系，观察这些，可以知道内脏的情况，但观察身形肢节并不像观察面色以察五脏精气虚实那样简单。黄帝说：从面部色泽来察知五脏精气的盛衰，这些道理，我已经懂得了。但从肢节形体的表现来察知内脏的情况究竟是怎样的？岐伯说：肺位最高，为五脏六腑之华盖，根据肩部的上下动态，咽部的升陷情况，可以推测肺的虚实。黄帝说：很对。岐伯继续说：心为五脏六腑的主宰，缺盆为血脉的通路，观察缺盆两旁的肩端骨距离远近，再配合观察胸骨剑突的长短等，可以测知心脏的小大坚脆等情况。黄帝说：很好。岐伯说：肝以将军之官，开窍于目，欲知肝脏的坚固情况，可以看眼睛的大小。黄帝说：很对。岐伯说：脾主水谷精微的运化和输布，从而充实人体卫外机制，所以了解唇舌口味的好坏，可以知道脾脏的虚实。黄帝说：很对。岐伯又说：肾脏的功能，表现在外的就是人的听觉，因肾开窍于耳，根据耳的听力的强弱，就可判断肾脏的虚实。黄帝说：很好。希望再听你讲一下测候六腑的方法。岐伯说：测候六腑的方法是这样的：胃为水谷之海，若颊部肌肉广厚，颈部粗壮，胸部开阔，胃容纳水谷的量就多。从鼻道是否深长，可测知大肠的状况。从口唇的厚薄、人中的长短，可测候小肠。下眼胞大，胆气就强。鼻孔掀露于外，则膀胱易于漏泄。鼻梁高起的，三焦正常。这就是测候六腑的一般情况。面部的上、中、下三个部位距离相等的，一般说来，内脏是安好的。

【评介】

师传，指先师口授的知识或理论，即承师之道术。本篇开始介绍了医生在临诊时如何通过病人喜恶来了解其心理特质。故强调"入国问俗，入家问讳，上堂问礼，临病人问所便"。临床上病人之所便，是个常见问题，便其相顺，医生可因势利导。难点在于"便其相逆"，而面对的又是"骄恣从欲，轻人，而无能禁之"的"王公大人"。然而依据"人之情，莫不恶死而乐生"的心理特性，"告之以其败，语之以其善，导之以其所便，开之以其所苦，虽有无道之人"，也会言听计从的。实质上，这是本篇所论及的医学伦理学和医学心理学的内容。

本篇还强调，病人之所便，不管饮食衣服，一定要寒温适度，才会"不致邪僻"。至于本篇所论"春夏先治其标，后治其本；秋冬先治其本，后治其标"的训诫，临床应依据病情灵活处理，不可拘泥。

最后，本篇论述了依据形体骨骼、肌肉、五官等来推断脏腑的一些情况，具有一定的参考意义，而亦不可拘执其端。

决气第三十

【原文】

黄帝曰：余闻人有精、气、津、液、血、脉，余意以为一气耳，今乃辨为六名，余不知其所以然。岐伯曰：两神相搏[1]，合而成形，常先身生，是谓精。何谓气？岐伯曰：上焦开发[2]，宣五谷味，熏肤[3]，充身泽毛，若雾露之溉，是谓气[4]。何谓津？岐伯曰：腠理发泄，汗出溱溱[5]，是谓津。何谓液？岐伯曰：谷入气满[6]，淖泽注于骨[7]，骨属屈伸[8]，泄泽补益脑髓[9]，皮肤润泽，是谓液。何谓血？岐伯曰：中焦受气取汁，变化而赤，是谓血。何谓脉？岐伯曰：壅遏营气[10]，令无所避[11]，是谓脉。黄帝曰：六气者，有余不足，气之多少，脑髓之虚实，血脉之清浊，何以知之？岐伯曰：精脱者，耳聋；气脱者，目不明；津脱者，腠理开，汗大泄；液脱者，骨属屈伸不利，色夭[12]，脑髓消，胫酸，耳数鸣；血脱者，色白，夭然不泽，其脉空虚[13]，此其候也。黄帝曰：六气者，贵贱[14]何如？岐伯曰：六气者，各有部主[15]也，其贵贱善恶[16]，可为常主[17]，然五谷与胃为大海也。

【注释】

[1]两神相搏：搏，别本作"抟"。《素问·调经论》王冰注引作"薄"。此处作交结、结合解。两神相搏，指两神相结合。两神，指父母之神。

[2]上焦开发：上焦的机能开启发动。

[3]熏肤：熏，温煦。肤，肌肤皮毛。

[4]是谓气：气，此指卫阳之气。

[5]汗出溱溱：溱溱，湿润貌。

[6]谷入气满：谷食进入人体，其精气充满布散。

[7]淖泽注于骨：淖，音闹（nào），《说文解字》："泥也。"淖泽，作黏稠润泽解。淖泽注于骨，指水谷之精气滋润黏稠如膏泽般的，注入骨空。

[8]骨属屈伸：属，所主。屈伸，此指关节。

[9]泄泽补益脑髓：泄泽，《黄帝内经太素》作"淖泽"，为是。水谷之精稠厚润泽的，补益脑髓。

[10]壅遏营气：壅遏，约束限制，营气行于经脉，受脉道的约束限制。

[11]令无所避：避，《说文解字》："回也。"作"迂回、回避"解。令无所避，是营气行于脉道应当一往直前，而不要有所迂回。故"避"可引申为阻碍之义。无所避，即无所阻碍。

[12]色夭：色泽憔悴，凋敝不荣。

[13]其脉空虚：《针灸甲乙经》作"脉脱者，其脉空虚"。本经脱"脉脱者"三字。丹波元简："本经脱'脉脱者'三字，当补。若不然，则六脱之候不备。"

[14]贵贱：意为主次。

[15]各有部主：指六气各有所主的脏器，亦即六气的生化脏器。

[16]贵贱善恶：贵贱，主次。善恶，正常与异常。

[17]常主：指六气恒常的统领脏器。

【语译】

黄帝说：人的精、气、津、液、血、脉，我认为都是一气所生，现在把它分为六种名称，我不懂是怎么回事。岐伯说：男女交媾，形成生命的前基物质叫作精。黄帝问：什么是气？岐伯答：上焦将饮食精微宣发布散到全身各部，以温煦皮肤，充实形体，润泽毛发，像雾露灌溉着各种生物一样充养全身，这就叫作气。黄帝问：什么叫作津？岐伯说：肌腠开泄，流出大量的汗液，这汗液就叫作津。黄帝问：什么叫作液？岐伯说：水谷入胃以后，化生精微，向全身布散，使全身精气充满，滋润骨髓，使骨骼关节屈伸自如，润泽于脑，以补益脑髓，渗润皮肤，使皮肤滑润，就称为液。黄帝问：什么叫作血？岐伯说：中焦脾胃消化吸收饮食物，其中精微物质，经气化作用变成红色液体，这叫作血。黄帝问：什么叫作脉？岐伯说：统约营血，使其不向外流溢的管道，就叫作脉。

黄帝问：精、气、津、液、血、脉六气的有余不足，气的多少，脑髓的虚实，血脉的清浊等，怎样知道呢？岐伯答：精虚的，会发生耳聋；气虚的，眼发黑视物不清；津虚的，腠理开泄，大汗淋漓；液虚的，骨骼关节屈伸不利，面色枯槁不润，脑髓不充满，小腿酸软，时作耳鸣等；血虚的，肤色苍白枯槁；脉脱的，脉道空虚下陷。

黄帝问：六气的重要性各有什么不同？岐伯说：六气都分别有它自己的统领的脏器，所以它们在人体中的重要性以及正常异常等，都依据这些主管脏器的情况而定。虽然如此，但六气都由谷食精微所化生，而这些精微又都源于胃的功能作用。所以胃是六气化生的源泉。

【评介】

决气，是把人体精、气、津、液、血、脉六者分别论述的意思。决，有分别、列别之义。气，指上述六种物质。本篇首先讨论六种物质的生成，即六气来源于一气，一气乃水谷之精。其"辨为六名"，实质上是论述六种物质的生理作用。精，是指先天父母之精，它是构成生命的基源；气，指卫阳之气，是上焦宣发水谷悍气的产物，来温润皮肤，抵御外邪；津，为液之阳，人体水液之轻清者，主要发于腠理；液，为人体水液之厚浊者，为液之阴，充益骨空精髓，润泽人体内外；血，中焦运化水谷之精专者，输之于脉道，营养全身；脉，为营血的运行通道，营运全身。

最后，指出六者脱陷的病理表现，取治以五脏为主，但以调养胃气，补益水谷之精为要务。

肠胃第三十一

【原文】

黄帝问于伯高曰：余愿闻六府传谷者，肠胃之小大长短，受谷之多少奈何？伯高曰：请尽言之，谷所从出入浅深远近长短之度：唇至齿长九分，口广二寸半。齿以后至会厌[1]，深三寸半，大容五合[2]。舌重十两，长七寸，广二寸半。咽门重十两[3]，广一寸半，至胃长一尺六寸。胃纡曲屈[4]，伸之，长二尺六寸，大一尺五寸，径五寸[5]，大容三斗五升。小肠后附脊[6]，左环回周迭积[7]，其注于回肠[8]者，外附于脐上[9]，回运环十六曲[10]，大二寸半，径八分分之少半，长三丈二尺。回肠当脐，左环回周叶积而下[11]，回运环反十六曲[12]，大四寸，径一寸寸之少半，长二丈一尺。广肠傅脊^[13]，以受回肠^[14]，左环叶脊^[15]，上下辟^[16]，大八寸，径二寸寸之大半，长二尺八寸。肠胃所入至所出，长六丈四寸四分，回曲环反，三十二曲^[17]也。

【注释】

[1]会厌：现代解剖学仍称"会厌"，为一软骨组织，于气管和食管会合处，吞咽或呕吐时覆盖气管，以免水与食物呛入呼吸道，呼吸和说话时，会厌则开启通气。

[2]大容五合：大，指宽度或容度。容，容纳。合，音阁，古代的容积单位，十合为一升。下文所谈斗、升、合等的容量，均为古制，其容量较之后世要小。

[3]咽门重十两：《黄帝内经太素》无"门重十两"四字，"咽"字属下读，于义为得。

[4]胃纡曲屈：纡曲，迂回弯曲。屈，屈弓。胃纡曲屈，胃呈屈弓状弯曲。

[5]长二尺六寸，大一尺五寸，径五寸：长，指轴向长度。大，指周长。径，指径向长度，直取度之曰径，即直径。

[6]小肠后附脊：小肠后面附着于脊部。

[7]左环回周迭积：左环，从左至右环绕。回周，迂回曲折。迭，同叠。迭积，重叠堆积。

[8]回肠：回肠，指小肠的下半部分。小肠的上半部分又称空肠。

[9]外附于脐上：外部附着于脐上。

[10]回运环十六曲：来回折叠十六个弯曲。《针灸甲乙经》《黄帝内经太素》"环"下有"反"字。

[11]左环回周叶积而下：左环回周，《千金要方》作"右环回周"。叶，似应作"迭"，则与上文"迭积"合。

[12]回运环反十六曲：折叠十六个弯曲。回运，迂回。反，同返。环反，往返。

[13]广肠傅脊：广肠，大肠。傅，同附。

[14]以受回肠：接受回肠之物。

[15]左环叶脊：从右至左环绕脊部。叶脊，指内脊。

[16]上下辟：辟，同避。上下辟，指上下分离。意为大肠没有曲折叠积，

而是上下分离。

[17]三十二曲：指腹内消化道从上到下共三十二曲折。

【语译】

黄帝问伯高说：我想了解一下六腑消化传导器官的大小、长短、受盛水谷的多少是怎样的？伯高说：请让我详细地谈谈吧，饮食物入口一直到排出，所经过的所有消化道，其深浅、远近、长短等情况是这样：自唇到牙齿长九分，口的宽度是二寸半，从牙齿之后到会厌，深三寸半，整个口腔可容五合的食物；舌的重量为十两，长七寸，宽二寸半；咽门重十两，宽一寸半；自咽门到胃为一尺六寸；胃体是弯曲的，伸直了长二尺六寸，周围长一尺五寸，直径五寸，容积二斗五升；小肠的后部附于脊部，从左向右环迁堆叠，下接回肠，外附于脐之上方，共有十六个弯曲，周围二寸半，直径不到八分半，长三丈二尺；回肠在脐部开始向右环绕而重叠，也有十六个弯曲，周围四寸，直径不到一寸半，长两丈一尺；大肠附着于脊部，接受回肠的内容物，向左环绕盘叠脊部上下，周围八寸，直径二寸半有余，长二尺八寸。整个消化道从食物入口算起直到糟粕排出，总长六丈四寸四分，有弯曲的地方共三十二处。

【评介】

肠胃，是介绍消化道各器官的长短、大小容量和所处的部位。是《内经》中解剖学内容之一。古人这些形态学上的描述，与现代解剖学相比较，大部分相近。这足以说明，在《内经》时代，中国医学在解剖学这个领域是相当发达的。古人对人体内部的脏腑器官都认真地进行了实物考察。当然，由于历史条件的限制，其中部分认识有出入，形态描述得也不够准确，尤其后来受封建礼教的束缚，此学科成为禁区，解剖领域两千年来一直沿袭其说而没有发展，致使此学科在中医学理论中成为薄弱环节，实乃历史的遗憾。

平人绝谷第三十二

【原文】

黄帝曰：愿闻人之不食，七日而死何也？伯高曰：臣请言其故。胃大一尺五寸[1]，径五寸[2]，长二尺六寸[3]，横屈受水谷三斗五升[4]，其中之谷，常留二斗[5]，水一斗五升[6]而满，上焦泄气，出其精微[7]，慓悍滑疾[8]，下焦下溉诸肠[9]。小肠大二寸半，径八分分之少半，长三丈二尺，受谷二斗四升，水六升三合合之大半。回肠大四寸，径一寸寸之少半，长二丈一尺，受谷一斗，水七升半。广肠大八寸，径二寸寸之大半，长二尺八寸，受谷九升三合八分合之一。肠胃之长，凡五丈八尺四寸，受水谷九斗二升一合合之大半，此肠胃所受水谷之数也。平人则不然[10]，胃满则肠虚[11]，肠满则胃虚，更虚更满，故气得上下，五藏安定，血脉和利，精神乃居，故神者[12]，水谷之精气也。故肠胃之中，当留谷二斗，水一斗五升。故平人日再后[13]，后二升半[14]，一日中五升[15]，七日五七三斗五升，而留水谷尽矣[16]。故平人不食饮七日而死者，水谷精气津液皆尽故也。

【注释】

[1]胃大一尺五寸：大，指周长。

[2]径五寸：径，直径。

[3]长二尺六寸：长，轴向长度。

[4]横屈受水谷三斗五升：横屈，横向屈弓。受水谷，受纳水谷。

[5]其中之谷，常留二斗：三斗五升中谷占其中二斗。

[6]水一斗五升：三斗五升中水占一斗五升。

[7]上焦泄气，出其精微：泄，生化发散。气，指卫气。出其精微，上焦所生化发散的卫气，出之于水谷精微。

[8]慓悍滑疾：指卫气的特性。

[9]下焦下溉诸肠：下焦滋养大小肠。

[10]平人则不然：平人，正常人。则不然，是指正常人的胃肠道并不是上下都充满着水谷。

[11]胃满则肠虚：胃内充满时，肠道是空虚的。

[12]神者：此指生命。

[13]平人日再后：再，两次。后，指排便。

[14]后二升半：每次排便合二升半。

[15]一日中五升：每天排便合五升。

[16]七日五七三斗五升，而留水谷尽矣：每天排便五升，七天是三斗五升，人体内留存的水谷则排泄殆尽。

【语译】

黄帝说：愿听你讲一下，人七天不进饮食就会死亡，这究竟是什么道理？伯高说：请让我说明其中的缘故。胃周长一尺五寸，直径五寸，长二尺六寸，它横置弯曲，可容纳水谷三斗五升，通常情况下存留食物二斗、水一斗五升就满了。饮食消化而形成的精微，经上焦之气升发宣泄而布遍全身，其中一部分形成慓悍滑疾的阳气，所余之物在下焦灌渗于诸肠之中。

小肠的周长二寸半，直径略小于八分半，长三丈二尺，能容食物二斗四升，水六升三合半稍多一点。回肠周长四寸，直径略小于一寸半，长二丈一尺，能容食物一斗，水七升半。大肠周长八寸，直径二寸半稍多，长二丈八寸，能容食物九升三又八分之一合，肠胃的总长度，计五丈八尺四寸，容纳饮食物九斗二升一合半稍多，这是肠胃受纳水谷的总量。

正常人所受纳水谷的量与实际的肠胃容量并不相同，这是因为当胃中饮食充满时，肠里就空虚了，这样，肠胃之间，充实空虚，上下交替，人的气机才能上下通畅，五脏才能安和，血脉才能通利和调，精神才能充沛，所以说人的神气，是靠水谷精微充养的。人的肠胃之内，通常留有食物二斗，水液一斗五升。常人每天解大便二次，每次排出二升半。一天排出五升，七天排出三斗五升，这样，肠胃原来保留的水谷都排尽了，所以，常人若七天不进饮食，就要死亡，根本的原因，是水谷精气津液耗竭。

【评介】

平人，指正常人。绝谷，指断绝饮食。本篇就健康人在连续断绝饮食的情况下，可维持七天的生命而论述了其中的道理。一般而言，正常人连续七天不进饮食，即可导致死亡，这种维持生命的极限，古人的观察与总结基本上是正确的。但内在的道理，其认识失之粗浅。就其整个消化道的受纳量和排泄量，古人仅作了简单机械的加减。如"平人日再后，后二升半，一日中五升，七日五七三斗五升"是不真实的，实质上断绝饮食的后几天，人也断绝排泄，这时人是靠所藏精气生存的。

本文所谈"胃满则肠虚，肠满则胃虚，更虚更满，故气得上下，五藏安定，血脉和利，精神乃居，故神者，水谷之精气也"，此论较精当。其中强调了六腑以通为用的原则，也阐明生命必须依赖水谷之精气来充养的自然法则。

海论第三十三

【原文】

黄帝问于岐伯曰：余闻刺法于夫子，夫子之所言，不离于营卫血气。夫十二经脉者，内属于府藏，外络于肢节，夫子乃合之于四海[1]乎？岐伯答曰：人亦有四海、十二经水。经水者[2]，皆注于海，海有东西南北，命曰四海。黄帝曰：以人应之奈何？岐伯曰：人有髓海，有血海，有气海，有水谷之海，凡此四者，以应四海也。黄帝曰：远乎哉，夫子之合人天地四海也，愿闻应之奈何？岐伯答曰：必先明知阴阳表里荥输所在[3]，四海定矣。黄帝曰：定之奈何？岐伯曰：胃者水谷之海，其输上在气街[4]，下至三里[5]。冲脉者为十二经之海，其输上在于大杼[6]，下出于巨虚之上下廉[7]。膻中者为气之海[8]，其输上在柱骨之上下[9]，前在于人迎[10]。脑为髓之海，其输上在于其盖[11]，下在风府[12]。黄帝曰：凡此四海者，何利何害？何生何败？岐伯曰：得顺者生，得逆者败；知调者利，不知调者害。黄帝曰：四海之逆顺奈何？岐伯曰：气海有余者，气满胸中，悗息[13]面赤；气海不足，则气少不足以言。血海有余，则常想其身大[14]，怫然不知其所病[15]；血海不足，亦常想其身小[16]，狭然不知其所病[17]。水谷之海有余，则腹满；水谷之海不足，则饥不受谷食[18]。髓海有余，则轻劲多力，自过其度[19]；髓海不足，则脑转耳鸣，胫酸眩冒[20]，目无所见，懈怠安卧[21]。黄帝曰：余已闻逆顺，调之奈何？岐伯曰：审守其输而调其虚实，无犯其害，顺者得复，逆者必败。黄帝曰：善。

【注释】

[1]合之于四海：指人体十二经脉与人体四海相联系。

[2]经水者：此指自然界十二经水。

[3]荥输所在：荥，《黄帝内经太素》作"营"，"营"为是。输，气血重要的输注部位。

[4]其输上在气街：水谷之海胃的气血输注重要部位上面在于气街。气街，指气冲穴，属足阳明胃经，在腹股沟上方，曲骨穴旁开二寸处。

[5]下至三里：下面的输注气血的重要腧穴是足三里。

[6]大杼：膀胱经穴，第一胸椎棘突下旁开一寸五。

[7]巨虚之上下廉：上巨虚与下巨虚。

[8]膻中者为气之海：膻中，非膻中穴，此指胸中而言。

[9]柱骨之上下：柱骨，指第七颈椎。上，指哑门穴。下，指大椎穴。

[10]人迎：此指足阳明胃经的人迎穴。

[11]盖：指头盖骨中央处的百会穴。

[12]风府：督脉经穴，在哑门之上。

[13]悗息：呼吸不畅，憋闷。

[14]常想其身大：常常自觉身形壅满硕大。

[15]佛然不知其所病：佛然，郁闷不舒。不知其所病，有痛苦而不知其所在。即苦不堪言而又没有确定的病位。

[16]常想其身小：常自觉身形瘦小。

[17]狭然不知其所病：狭然，狭小瘦瘪之感。不知其所病，不知痛苦之所在。

[18]饥不受谷食：有饥饿感，但受纳不佳。

[19]轻劲多力，自过其度：一种病态，轻身力大，超过自己平时的力度。

[20]脑转耳鸣，胫酸眩冒：脑转，眩晕而自觉天旋地转。胫酸，腿酸。眩冒，眩晕昏闷。

[21]懈怠安卧：疲倦无力而嗜睡。

【语译】

黄帝问岐伯说：我听你讲述刺法，总离不开营卫血气，而十二经脉，内部联属于脏腑，外部联络着肢节，你能把人体与四海的关系谈一谈吗？岐伯回答说：自然界有东西南北四个海，称为四海，经水都流注于海中，人也有与外界四海相应的四海和与十二经水相应的十二经。黄帝说：人到底怎样和它们相应呢？岐伯说：人身有髓海、血海、气海和水谷之海，这四海可以与自然界的四海相应。

黄帝说：这个问题实在深远啊，夫子把人与天地间的四海联系起来，可它们究竟是如何相应的呢？岐伯说：首先必须明确地了解人身的阴阳、表里，经脉的荥、输等具体分布，然后就可以确定人身的四海了。

黄帝说：四海及其经脉重要输穴是怎样确定的呢？岐伯说：胃的功能是受纳饮食物，故称水谷之海。它的气血输注的重要腧穴，在上边的是气冲穴，下边是足三里穴；冲脉是十二经的要冲，故称十二经之海，它的气血输注的重要腧穴，上边是大杼穴，下边是上巨虚、下巨虚；膻中为宗气积聚之处，故称气海，它的气血输注的重要腧穴，上边有天柱骨上的哑门穴和天柱骨下的大椎穴，前边有人迎穴；髓充满于脑，所以脑称为髓海，它的气血输注的重要腧穴，上边有脑盖中央的百会穴，下边是风府穴。

黄帝说：这四海的功能，对人说来怎样使其有利？怎样就会有害？又怎样能促进人的生命活动？怎样会使生命活动受到损害？岐伯说：四海功能调顺正常的，就会促进生命机能健旺；四海功能不能正常发挥的，生命就容易败亡。知道调养四海的，就有利于健康，不知道调养四海的，就有害于健康。

黄帝说：人身四海的正常和异常的情况怎样？岐伯说：气海有余，则气盛壅满于胸中，烦闷，喘急，面色红赤；气海不足，则气少说话无力。血海有余，常自觉身体庞大，郁闷，痛苦不可名状，亦不知痛之所在；血海不足，则常自觉身体瘦小，紧敛，有痛苦而不知其所在。水谷之海有余，则腹部胀满；水谷之海不足，饥饿但吃不下东西。髓海有余，则身体轻健，动作有力，超过其常度；髓海不足，则头脑眩晕，耳鸣，胫膝酸软，眼睛看不清东西而感到昏闷，身体懈怠懒于动作，常想安卧。

黄帝说：我已经知道四海的逆顺了，如何调治呢？岐伯说：根据病情，把握住四海气血输注的各个要穴，补虚泻实，不要触犯要害。能够遵循这样的原则，身体就能健康；违背上述治疗原则，就会有败亡的危险。

【评介】

海论，是论述人体之四海。海，是类比人体某种物质大量会聚之处。本文首先以自然界十二经水及四海来对应人体亦有十二经及四海。其中有天人相应的思想在其中，亦有牵合附会的倾向。本文重点指出四海上下输注气血的重要穴位，为四海病候提供了治疗依据。本篇论及的四海病证，其气海病证，与呼吸道的某些证候相似，可取大椎、哑门、人迎等穴治疗；水谷之海的病证，类似消化道的某些证候，可取气冲及足三里来进行治疗；血海之证，类似神志方面的病变，可用大杼及上下巨虚来治疗；髓海病证与肾气病变关系密切，可取百会、风府调治。因为四海之病有虚实之分，所以取穴调治亦有补泻之法，即经文所论："审守其输而调其虚实，无犯其害，顺者得复，逆者必败。"

五乱第三十四

【原文】

黄帝曰：经脉十二者，别为五行，分为四时，何失而乱？何得而治？岐伯曰：五行有序，四时有分，相顺则治，相逆则乱。黄帝曰：何谓相顺？岐伯曰：经脉十二者，以应十二月。十二月者，分为四时。四时者，春秋冬夏，其气各异，营卫相随，阴阳已和，清浊不相干[1]，如是则顺之而治。黄帝曰：何谓逆而乱？岐伯曰：清气在阴，浊气在阳[2]，营气顺脉，卫气逆行[3]，清浊相干[4]，乱于胸中，是谓大悗[5]。故气乱于心，则烦心密嘿[6]，俯首静伏[7]；乱于肺，则俯仰喘喝[8]，接手以呼[9]；乱于肠胃，则为霍乱[10]；乱于臂胫，则为四厥[11]；乱于头，则为厥逆，头重眩仆。黄帝曰：五乱者，刺之有道[12]乎？岐伯曰：有道以来，有道以去，审知其道，是谓身宝。黄帝曰：善。愿闻其道。岐伯曰：气在于心者，取之手少阴、心主之输[13]。气在于肺者，取之手太阴荥[14]、足少阴输[15]。气在于肠胃者，取之足太阴、阳明；不下者，取之三里[16]。气在于头者，取之天柱、大杼；不知，取足太阳荥输[17]。气在于臂足，取之先去血脉，后取其阳明、少阳之荥输[18]。黄帝曰：补泻奈何？岐伯曰：徐入徐出，谓之导气[19]，补泻无形，谓之同精[20]，是非有余不足也，乱气之相逆[21]也。黄帝曰：允乎哉道[22]，明乎哉论[23]，请著之玉版[24]，命曰治乱也。

【注释】

[1]清浊不相干：清浊，指营卫。不相干，不相干扰。营行脉内，卫行脉

外而相随运行。

[2]清气在阴，浊气在阳：阴阳逆乱的表现，正常应清在阳而浊在阴。

[3]卫气逆行：指卫气不能与营气协调运行。

[4]清浊相干：营卫相互干扰。

[5]大悗：憋闷感较重。

[6]烦心密嘿：烦心，心中烦躁。密，指密室独处。嘿，同默，沉默好静。

[7]俯首静伏：俯首，指藏首。病人喜欢藏首静伏。

[8]俯仰喘喝：俯仰，前俯后仰。喘喝，由于憋闷而张口呼吸。俯仰喘喝，随呼吸而前俯后仰，呼吸困难的表现。

[9]接手以呼：《针灸甲乙经》作"按手以呼"，为确。呼气时以手按胸，憋闷的表现。

[10]霍乱：指胃肠道的一种急症，以暴然上吐下泻，并有腹痛为主症。

[11]四厥：四肢厥冷。

[12]刺之有道：道，道术，指针刺法则。

[13]取之手少阴、心主之输：心经的神门穴与心包经的大陵穴，此为两经的输穴。

[14]手太阴荥：肺经的荥穴鱼际。

[15]足少阴输：肾经的输穴太溪。

[16]不下者，取之三里：取治足三里以下气除邪。不下者，又指排便困难。

[17]不知，取足太阳荥输：不知，本指针刺后没有得气反应，引申为不愈。如不愈，再取膀胱经的荥穴通谷与输穴束骨。

[18]先去血脉，后取其阳明、少阳之荥输：先于血瘀之脉放血治疗，再取手足阳明与手足少阳经的荥穴和输穴。其中包括手阳明经的荥穴二间、输穴三间，足阳明经的荥穴内庭、输穴陷谷，手少阳三焦经的荥穴液门、输穴中渚，足少阳经的荥穴侠溪、输穴临泣。

[19]导气：引导经气。

[20]同精：精，精妙。同精，指补与泻有同样的精妙手法。

[21]乱气之相逆：气机本身的逆乱。

[22]允乎哉道：允，允当、正确。道，指针刺法则。

[23]明乎哉论：明，明确。论，针法理论。

[24]著之玉版：著，铭刻记载。玉版，玉制的版牍，古时用以记载重要文献。

【语译】

人的十二经脉分属于五行，并和四时相应，怎样就会引起失调而功能紊乱？怎样就能达到正常？岐伯说：五行生克各有一定的秩序，四季变化，也各有一定的规律，人与五行、四时相适应，就会正常，相违背，就会功能紊乱。

黄帝说：什么叫相顺而治？岐伯说：人身的十二经脉，与一年的十二个月相应。十二个月又分为四季，也就是春夏秋冬，这四季气候各不相同。营卫之气内外相随，运行有序，阴阳协调，也互不干犯，这就适应了自然，叫作相顺而治。

黄帝说：什么叫作相逆而乱？岐伯说：清阳之气应上升，浊阴之气应沉降，若清气不能升散，浊气不能沉降，这就是经气逆乱的表现。营气顺脉而行，而卫气的循行却不按常规，这和上面说的情况一样，都属于清浊混淆、阴阳紊乱。乱于胸中，则使人产生烦闷。气乱于心，则心神烦乱，沉默少言，垂头无力而静卧；气乱于肺，则呼吸不利，气喘呼呼，俯仰不安，两手交叉于胸部以呼气；气乱于肠胃，则成上吐下泻、升降失常的霍乱；气乱于四肢，会造成四肢厥冷；气乱于头，就会发生气逆上冲，头重脚轻，眩晕仆倒。

黄帝说：对五乱的病证，针刺时有一定规律吗？岐伯说：疾病的发生发展有它的规律，祛除它也有规律可循。探明疾病发生发展以及治疗的规律，这对人身是十分宝贵的。黄帝说：好。想听你讲讲治疗方面的规律。岐伯说：气乱于心的，应刺治手少阴心经之输神门和手厥阴心包经之输大陵；气乱于肺的，应刺治手太阴肺经之荥穴鱼际和足少阴肾经之输太溪；气乱于肠胃的，应刺治足太阴脾经和足阳明胃经，如不愈，可再刺足三里穴；气乱于头的，应刺治足太阳膀胱经的天柱和大杼穴，如不愈，可再刺足太阳膀胱经的荥穴通谷和该经的输穴束骨；气乱于臂足四肢的，如局部有血瘀现象，应先刺破瘀血的脉络，然后取手阳明大肠经的荥穴二间、输穴三间，以及手少阳三焦经的荥穴液门、输穴中渚治疗手臂的病患，取足阳明胃经的荥穴内庭、输穴陷谷，以及足少阳胆经的荥穴侠溪、输穴临泣治疗足胫的病患。

黄帝说：补泻的手法是怎样的？岐伯说：慢进针、慢出针，这种手法叫作导气；起到扶正祛邪的调整作用，补泻无明显手法的，叫作同精。因为上述五乱病既不是有余的实证，也不是不足的虚证，只是气机逆乱，所以采用这样的方法。黄帝说：这些论述的确允当，分析真切，请把这些铭刻在玉制版牍上，命名为治乱。

【评介】

五乱，是指五种气机的紊乱。主要分气乱于心、气乱于肺、气乱于肠胃、气乱于臂胫、气乱于头五个方面。导致五乱的原因主要为清气在阴、浊气在阳，营卫逆行，清浊相干。文中明确指出了五乱的证候表现，为临床辨证提供了依据。并指明了治疗五乱的确切腧穴，为临床针刺治疗留下了翔实资料。

胀论第三十五

【原文】

黄帝曰：脉之应于寸口，如何而胀？岐伯曰：其脉大坚以涩者，胀也。黄帝曰：何以知藏府之胀也？岐伯曰：阴为藏，阳为府[1]。黄帝曰：夫气之令人胀也，在于血脉之中耶，藏府之内乎？岐伯曰：三（一云二字）者皆存焉，然非胀之舍也[2]。黄帝曰：愿闻胀之舍。岐伯曰：夫胀者，皆在于藏府之外，排藏府而郭胸胁[3]，胀皮肤，故命曰胀。黄帝曰：藏府之在胸胁腹里之内也，若匣匮之藏禁器[4]也，各有次舍，异名而同处，一域之中[5]，其气各异[6]，愿闻其故。黄帝曰：未解其意，再问。岐伯曰：夫胸腹，藏府之郭[7]也。膻中者，心主之宫城也[8]。胃者，太仓也。咽喉小肠者，传送也。胃之五窍者，闾里门户也[9]。廉泉玉英者，津液之道也[10]。故五藏六府者，各有畔界[11]，其病各有形状。营气循脉，卫气逆为脉胀，卫气并脉循分为肤胀[12]，三里而泻，近者一下，远者三下[13]，无问虚实，工在疾泻[14]。黄帝曰：愿闻胀形。岐伯曰：夫心胀者，烦心短气，卧不安。肺胀者，虚满而喘咳。肝胀者，胁下满而痛引小腹。脾胀者，善哕，四肢烦悗，体重不能胜衣[15]，卧不安。肾胀者，腹满引背央央然[16]，腰髀痛。六府胀：胃胀者，腹满，胃脘痛，鼻闻焦臭[17]，妨于食，大便难。大肠胀者，肠鸣而痛濯濯[18]，冬日重感于寒，则飧泄不化。小肠胀者，少腹䐜胀[19]，引腰而痛。膀胱胀者，少腹满而气癃[20]。三焦胀者，气满于皮肤中，轻轻然而不坚。胆胀者，胁下痛胀，口中苦，善太息。凡此诸胀者，其道在一[21]，明知逆顺，针数不失[22]，泻虚补实，神去其室[23]，致邪失正[24]，真不可定，粗之所败，谓之夭命，补虚泻实，神归其室，久塞其空，谓之良工[25]。黄帝曰：胀者焉生？何因而有？岐伯曰：卫气之在身也，常然并脉循分肉，行有逆顺，阴阳相随，乃得天和，五藏更始，四时循序，五谷乃化。然后厥气在下，营卫留止，寒气逆上，真邪相攻，两气相搏，乃合为胀也。黄帝曰：善。何以解惑[26]？岐伯曰：合之于真，三合而得[27]。帝曰：善。黄帝问于岐伯曰：胀论言无问虚实，工在疾泻，近者一下，远者三下，今有其三而不下者，其过焉在[28]？岐伯对曰：此言陷于肉、肓而中气穴者也[29]。不中气穴，则气内闭[30]，针不陷肓，则气不行[31]，上越中肉，则卫气相乱，阴阳相逐。其于胀也，当泻不泻，气故不下，三而不下，必更其道[32]，气下乃止，不下复始，可以万全，乌有殆者[33]乎？其于胀也，必审其胗[34]，当泻则泻，当补则补，如鼓应桴，恶有不下者乎？

【注释】

[1]阴为藏，阳为府：阴，指阴脉，阴脉的出现，胀在脏。阳，指阳脉，阳脉的出现，胀在腑。

[2]非胀之舍也：并非胀病所在的部位。

[3]排藏府而郭胸胁：排，排挤。郭，同廓，此作"扩张"解。

[4]禁器：至贵之器。禁，天子所居曰禁，承尊者皆用禁。以此喻至贵至尊之物。

[5]一域之中：指同处胸腹之中。

[6]其气各异：其机能各不相同。

[7]藏府之郭：郭，城郭。此指胸腹，为脏腑的外围。

[8]膻中者，心主之宫城也：膻中，此指心包。心主，此指君主之官心而言。宫城，君主所居之处。

[9]胃之五窍者，闾里门户也：胃上下关联的五个窍孔，即咽门、贲门、

幽门、阑门、肛门，是闾里之门户。闾里，街巷。

[10]廉泉玉英者，津液之道也：廉泉玉英，指廉泉穴，或指舌下液孔。

[11]畔界：畔，边沿。界，界限。

[12]卫气并脉循分为肤胀：《针灸甲乙经》分字下有"肉"字。并，交并，逆乱之义。

[13]三里而泻，近者一下，远者三下：足三里处用泻法，离穴位近的部位有病变可治疗一次，远的治疗三次。

[14]无问虚实，工在疾泻：不要管其虚实，最关键的是赶紧用泻法。工，巧也，技巧、巧妙之义。

[15]体重不能胜衣：身体沉重，有以衣为累之感。

[16]腹满引背央央然：腹满牵涉到肩背部。央央然，沉重而懒于动作。

[17]鼻闻焦臭：呼吸时自觉口腔秽臭。

[18]肠鸣而痛濯濯：濯濯，肠道中有水声，整句指肠鸣濯濯而痛。

[19]少腹䐜胀：䐜，音抻（chēn），胀也。

[20]气癃：指癃闭，即小便不通。

[21]其道在一：道，规律。一，统一、一致、相同。

[22]针数不失：数，法也，此指针刺技法。不失，不会出错误。

[23]泻虚补实，神去其室：补泻失误，神气就会消散。神，此指正气。室，灵窍。正气大虚，则神灵出窍。

[24]致邪失正：邪气至而正气失。致，招致，导致。致邪，导致邪气来犯。

[25]良工：优良医者。

[26]解惑：解除困惑。

[27]合之于真，三合而得：此二句较费解。上文谈："厥气在下、营卫留止、寒气逆上，真邪相攻，两气相搏，乃合为胀也。"合之于真，似指邪气合之于真气。三合，似指厥气在下、营卫留止、寒气逆上三种因素相合。而得，指合而为胀。

[28]今有其三而不下者，其过焉在：三次治疗仍不能泻其邪气，原因在哪里。过，过失，此指原因。

[29]此言陷于肉、肓而中气穴者也：此言，指上文"近者一下，远者三下"。陷，指针刺。肉与肓，指肌肉的恰切部位。中气穴，针刺正中经穴之中。气穴，腧穴。

[30]气内闭：气，经气。内闭，郁闭于内。

[31]气不行：经气闭塞不行。

[32]必更其道：必须改变针刺方法。

[33]殆者：危险的情况。

[34]必审其胗：胗，《针灸甲乙经》《黄帝内经太素》均作"诊"。诊，证候表现。

【语译】

黄帝说：寸口脉出现什么脉象是有胀病？岐伯说：脉象表现大而坚搏又涩滞的，就是有胀病。黄帝说：怎样知道胀在脏还是在腑呢？岐伯说：出现了阴脉是胀在脏，出现了阳脉是胀在腑。黄帝说：气的失常可以使人发生胀病，它的发病是在血脉之中呢，还是在脏腑里面？岐伯说：三者之中都存在，但这不是胀病的发病部位。黄帝说：想听你讲一下胀病的发病部位。岐伯说：胀气的发病，都在脏腑之外，向内排压脏腑，向外扩张胸胁，使人皮肤发胀，所以称为胀病。

黄帝说：脏腑居于胸胁腹腔之内，就像贵重的东西收藏在匣柜中一样，而在胸腹内的脏器，都有一定的部位，既有不同的名称，又各有不同的功能，其发生胀病也有不同的表现，请你讲一下这方面的道理。岐伯说：胸腹为脏腑的外廓，膻中是心脏的宫城，胃是贮存水谷的太仓，咽部至小肠是食物传送的道路，消化道的咽门、贲门、幽门、阑门、魄门这五个关卡，称为胃的五窍，就如街巷中的门户一样。廉泉、玉英，是津液的通路。五脏六腑各有其固定的位置界线，它们的病状也有不同的表现。若营气在脉内正常循行而卫气在脉外逆行，就会发生脉胀；卫气交并脉中，循行于分肉之间，就会发生肤胀。治疗时应取足阳明胃经的三里穴，施用泻法，若胀的部位离穴位较近，一次即可，若较远，需针治三次。不问虚实，胀病初起时都宜尽快施用泻法。

黄帝说：我想听你讲一下胀病的表现。岐伯说：心胀病，心烦气短，睡卧不宁。肺胀病，呼吸无力而胸中满胀，喘促咳逆。肝胀病，胁下胀满疼痛而牵引少腹。脾胀病，呃逆干呕，四肢闷胀不舒，身体沉重而不胜衣，睡眠不安定。肾胀病，腹胀满，牵引到背部沉闷不舒，腰髀部感到疼痛。六腑的胀病，胃胀满，腹部满胀而胃脘疼痛，鼻中常闻到焦臭气味，妨碍食欲，大便也不通畅。大肠胀病，肠鸣濯濯有声而腹痛，若冬季再受寒，就会出现完谷不化的飧泻。小肠胀病，少腹胀满，牵引腰部作痛。膀胱胀病，少腹满而小便不利。三焦胀病，气充满在皮肤，胀满虚浮，按之空软。胆胀病，胁下胀痛，口苦，常深呼吸而叹息。上述胀病，其发生与治疗都有共同的规律，只要明确气血逆顺的道理并正确运用针刺技术，就能够治愈。如果虚证用了泻法，实证用了补法，神气就要耗散，真气就不能安定，使人夭折性命，这种治疗上的失当，是庸医所造成的恶果；如能正确做到补虚泻实，就可达到神气内守，肉腠致密，很快恢复健康，若平时就能让人保养神气，经脉肉腠充实，可谓良医。

黄帝说：胀病是怎样发生的？什么原因有此胀病？岐伯说：卫气在人体内，常依傍着经脉而循行于分肉之间，其循行有逆顺的不同，营卫之气内外相随顺，与天地阴阳的规律相合，五脏的经气输注运转，遵循四时之序。这样，饮食物也可以正常地消化吸收。若阴阳不能随顺，气逆于下，则易为寒邪所凑，营卫便不能正常流通而凝涩，寒气上逆，邪气与正气相搏结，这就形成了胀病。黄帝说：对。能否说得更明白些？岐伯说：确切地说，就是邪气乘营卫之气的逆乱而侵入人体，与正气相搏结，出现了以上三种情况，胀病就形成了。黄帝说：好！

黄帝问岐伯说：前面说到，胀病初起，不问虚实，都应迅速采取泻法针治，离病位较近的针泻一次，离病位较远的针泻三次，即可获愈，但有连续针泻三次而无效的，原因在哪里呢？岐伯回答说：前面提到的针泻一次或泻三次都可以痊愈的说法，是针刺时确能针到肌肉的空隙，而刺中了气血输注的穴位而言。若没有刺中穴位，则经气仍不能畅行，邪气仍旧闭留在内，甚至上越，妄中肌肉，则卫气更会逆乱，营卫阴阳之气相互逆乱而不随顺。对于胀病而言，当泻而未泻，厥逆之气不能下行，所以病不能愈。针三次而气仍不下，胀病不减的，定要变更针刺的位置，厥逆之气下行了，胀病就可痊愈。如果胀病仍然不愈，可再调整位置重新针刺，这样做，总会把病治愈的，而且不会有什么害处。对于那些不是急发的胀病，要采取治本的方法，一定要慎重地诊察其症状，当泻就泻，当补就补，这样做了，就像以槌击鼓必有响声一样，哪有不痊愈的呢？

【评介】

胀论，主要讨论各种胀病的发病原因、病理机制、诊断方法和治疗技巧。本篇首先把胀病进行了分类，然后论述症状表现与治疗。值得指出的是，本文所论胀病，与现代中医临床已有很大不同。根据文中的论述，古人所说的胀，包括了气郁，也包括血瘀、水液停聚、饮食停滞、二便不通等。胀，实质上包括各种瘀滞性疾病。所以本文主张治胀主要的原则是"无问虚实，工在疾泻"，其实"泻"的主要机理是在疏通。此为治胀的关键所在。

五癃津液别第三十六

【原文】

黄帝问于岐伯曰：水谷入于口，输于肠胃，其液别为五[1]，天寒衣薄则为溺与气[2]，天热衣厚则为汗，悲哀气并则为泣，中热胃缓则为唾。邪气内逆，则气[3]为之闭塞而不行，不行则为水胀，余知其然也，不知其何由生，愿闻其道。岐伯曰：水谷皆入于口，其味有五，各注其海，津液各走其道。故三焦出气[4]，以温肌肉，充皮肤，为其津；其流而不行者为液。天暑衣厚则腠理开，故汗出；寒留于分肉之间，聚沫则为痛[5]，天寒则腠理闭，气湿不行，水下留于膀胱，则为溺与气。五藏六府，心为之主，耳为之听，目为之候，肺为之相，肝为之将，脾为之卫，肾为之主外[6]。故五藏六府之津液，尽上渗于目，心悲气并则心系急，心系急则肺举，肺举则液上溢。夫心系与肺，不能常举，乍上乍下，故咳而泣出矣。中热则胃中消谷[7]，消谷则虫上下作[8]，肠胃充郭故胃缓，胃缓则气逆，故唾出。五谷之津液和合而为膏者[9]，内渗入于骨空[10]，补益脑髓，而下流于阴股[11]。阴阳不和，则使液溢而下流于阴[12]，髓液皆减而下，下过度则虚，虚故腰背痛而胫酸。阴阳气道不通，四海闭塞，三焦不泻，津液不化，水谷并行肠胃之中，别于回肠，留于下焦，不得渗膀胱，则下焦胀，水溢则为水胀[13]，此津液五别之逆顺也。

【注释】

[1]其液别为五：进入胃肠道的水液可有五种途径代谢。

　　[2]天寒衣薄则为溺与气：天气寒冷时水液主要化为尿液和气。气，指天冷时口鼻出现的哈气。

　　[3]气：此指水气。

　　[4]三焦出气：三焦发挥其机能作用而化生出营卫气。

　　[5]聚沫则为痛：水气寒凝聚积而形成疼痛。

　　[6]肾为之主外：外，《黄帝内经太素》作"水"。

　　[7]胃中消谷：由于内热而消化过旺。

　　[8]消谷则虫上下作：消谷过快则肠内寄生虫因觅食而上下窜动。

　　[9]膏者：指津液黏稠者，即淖泽者。

　　[10]骨空：骨腔和关节腔。

　　[11]下流于阴股：《黄帝内经太素》"阴"下无"股"字。阴，指前阴。

　　[12]液溢而下流于阴：津液外溢而通过前阴外泄，此指遗精、滑精之类。

　　[13]水胀：此指水肿。

【语译】

　　黄帝问岐伯说：水谷入于口而转输到胃肠，所化生的津液分为五种。如天气寒冷，衣服单薄时，则化尿多，并有哈气；天热，衣服厚时，多化汗；情绪悲哀，气并于上，就化为泪；因中焦有热而胃弛缓，则化为唾液。邪气内阻，阳气闭塞，不能宣散水气，就成为水胀。我知道这些情况，但不知其化生的道理，请你讲一下。

　　岐伯说：饮食物都从口入，其中包括的酸苦甘辛咸五味所化生的精微，分别注于相应的脏器及人体四海，以营养全身。所化之津液，各沿一定的道路代谢。经由三焦布散的精气，可以温润肌肉，充养皮肤，叫作津。那些流注于相应部位固定而不布散的，叫作液。热天穿衣服较厚，腠理就会开泄而出汗。如果寒邪留滞分肉之间，津液凝聚为沫，阻碍阳气流通，就会产生疼痛。天气寒冷，腠理就闭塞而不能出汗，水液下注于膀胱，就化为尿与水气。五脏六腑之中，心为主宰，耳主听声，目主看物。肺朝百脉而主治节，起到相的作用。肝主谋虑决断，犹如将军。脾主肌肉而保护整个肌体。肾主骨而支撑全身的活动，所以可为主外。五脏六腑的津液都渗于眼目，人在悲哀时，气向上并于心，心系因而抽动，肺叶随着上举，液道也开大，津液就向上流溢。而心系和肺叶不能经常拘紧和上举，时上时下，所以发生抽咽而流泪。中焦有热，谷食易于消化，胃中容易空虚，寄生虫追寻食物，就上下窜动，胃肠因而宽满，胃发生弛缓，气因之上逆，津液随着上升，于是发生涎唾从口外流的现象。

五谷所化的津液，也有合成脂膏，渗灌于体内的骨空，并可补充脑髓，而在阴阳不和，阳气不能固摄的时候，精液即下流阴窍，或带下，而使髓液减少，精液流泄而髓液减少，就会造成阴虚，出现腰脊疼痛和足胫酸软，阴阳的气道阻滞不通，四海发生闭塞，三焦不能输泄，津液不得布化，水谷共同在肠胃中传行，积在回肠，留于下焦，不能渗泄到膀胱，于是下焦胀满，水溢而成为水胀。这些就是津液分五路运行的顺逆情况。

【评介】

癃，本指小便代谢障碍，在此指人体五种津液代谢失调，故称五癃。津液别，指人体水液分别由多种形式代谢，如汗、气、泣、唾、尿等。当津液代谢失调时又可发生不同的病变，如"寒留于分肉之间，聚沫则为痛""肺举则液上溢""胃缓则气逆，故唾出""髓液皆减而下，下过度则虚""水溢则为水胀"等。

五阅五使第三十七

【原文】

黄帝问于岐伯曰：余闻刺有五官五阅[1]，以观五气[2]。五气者，五藏之使[3]也，五时之付[4]也。愿闻其五使当安出？岐伯曰：五官者，五藏之阅也[5]。黄帝曰：愿闻其所出，令可为常。岐伯曰：脉出于气口，色见于明堂[6]，五色更出，以应五时[7]，各如其常，经气入藏，必当治里。帝曰：善。五色独决于明堂乎？岐伯曰：五官已辨，阙庭必张[8]，乃立明堂[9]。明堂广大[10]，蕃蔽见外[11]，方壁高基[12]，引垂居外[13]，五色乃治，平博广大，寿中百岁[14]。见此者，刺之必已，如是之人者，血气有余，肌肉坚致[15]，故可苦已针[16]。黄帝曰：愿闻五官。岐伯曰：鼻者，肺之官也；目者，肝之官也；口唇者，脾之官也；舌者，心之官也；耳者，肾之官也。黄帝曰：以官何候？岐伯曰：以候五藏。故肺病者，喘息鼻胀[17]；肝病者，眦青；脾病者，唇黄；心病者，舌卷短，颧赤；肾病者，颧与颜黑。黄帝曰：五脉安出，五色安见，其常色殆者[18]如何？岐伯曰：五官不辨，阙庭不张，小其明堂，蕃蔽不见，又埤其墙[19]，墙下无基[20]，垂角去外[21]，如是者，虽平常殆[22]，况加疾哉！黄帝曰：五色之见于明堂，以观五藏之气，左右高下，各有形乎？岐伯曰：府藏之在中也，各以次舍[23]，左右上下，各如其度也[24]。

【注释】

[1]五阅：阅，本作观览解。五阅，指五脏征象在面部的表现，即五脏外候。

[2]五气：五脏气机，即五脏功能表现。

[3]五藏之使：即五使，指五脏对其外窍的促使作用。

[4]五时之付：付，《尔雅·释诂》："审也。"审是观察之义。五时之付，意为五气是五脏于五时的外在表现与审察依据。

[5]五官者，五藏之阅也：五官是五脏的外候。

[6]脉出于气口，色见于明堂：脉势的盛衰表现于气口。气口，寸口脉，诊脉的常规部位。色见于明堂，气色表现于明堂。明堂，本指鼻部，此指鼻部周围的颜面。

[7]五色更出，以应五时：五色交替出现，以应变五时之气。

[8]五官已辨，阙庭必张：已，别本作"以"，五官以辨，指五官用以辨别外界事物。阙，两眉之间。庭，额部。必张，指阙庭部舒展而气宇轩昂。

[9]乃立明堂：确立明堂以候五色。

[10]明堂广大：明堂高隆而周围舒展。

[11]蕃蔽见外：面颊为蕃，耳郭为蔽。

[12]方壁高基：面部肌肉称为壁，方壁，指此处肌肉丰满。下颌部叫作基，高基，下颌部高厚丰隆。

[13]引垂居外：引，舒张。垂，指耳垂。引垂，指耳垂舒张丰厚，是古人认为的福寿之象，实乃健康之标志。居外，居于外围。

[14]五色乃治，平博广大，寿中百岁：五色乃治，指五色平调。治，不乱曰治。平博广大，指面部丰满舒展，俗称天庭饱满，地阁方圆。此乃健康长寿之象，故称寿中百岁。

[15]肌肉坚致：肌肉坚实致密。

[16]可苦已针：已，应作"以"。可苦以针，可堪针刺之苦。

[17]鼻胀：《针灸甲乙经》及诸本均作"鼻张"，为是。鼻张，呼吸困难，鼻翼翕动。

[18]常色殆者：常色，正常气色。殆者，出现异常。

[19]垾其墙：垾，音辟（pì），低矮。此指颜面肌肉塌陷。

[20]墙下无基：下颌部窄小。

[21]垂角去外：耳垂及耳外轮干瘪外翻。去，作偏离解。外，外翻。

[22]虽平常殆：平，正常人。常，此作"常常、往往"解。虽平常殆，虽似平人，而身体常有险情出现。殆，危险。

[23]各以次舍：脏腑按部就居，各有次序。

[24]各如其度也：如，遵循，遵照。度，常规标准。

【语译】

黄帝问岐伯说：我听说刺法中有以五官五阅为依据来测候五脏之气，五气是五脏机能的外在表现，也是五脏在人体的反应。我想了解一下五脏之气的变化是怎样表现出来的。岐伯说：五官就是五脏的外候。黄帝说：请说说五官外部表现作为诊断的依据。岐伯说：五脏的变化既可表现在气口脉的变化上，也可表现在鼻部的色泽变化上。这五色的变化，与五时的更迭相适应，都有一定的常规；出现异常的情况，就说明五脏发生了疾病，邪气循经内传于五脏，则应治疗五脏。

黄帝说：好。那么五色的表现唯独决定于明堂吗？岐伯说：健康人的五官能够辨别色、嗅、味、声等，天庭眉宇也较开阔。另外，在测候明堂的部位时，若明堂广大，颊部及其外侧至耳门部肌肉丰满，下颚高厚，耳垂长大，五官的位置平正匀称而开阔，面部五色荣润，就可以活到百岁。这样的人气血充盛，肌肉坚实，腠理致密，因此能承受针刺治疗。

黄帝说：我想知道什么是五官。岐伯说：鼻是肺的官窍，眼睛是肝的官窍，口唇是脾的官窍，舌为心的官窍，耳为肾的官窍。黄帝说：从五官可以测候什么呢？岐伯说：可测候五脏的发病情况。肺病时，呼吸喘急，鼻翼翕动；肝病时，眼角发青；脾病时，口唇发黄；心病时，舌卷而短缩，两颧发红；肾病时，两颧与颜面发黑。

黄帝说：有的人平时色脉正常，而一得病就比较厉害，这是怎么回事？

岐伯说：五官功能低下，不能分辨色、味、嗅、声，天庭窄小，颊部与耳门之间削薄，面部没有丰满的肌肉，下颚平陷，耳垂和耳上角尖窄而外翻，这样的人，虽平时色脉正常，常有险情内隐，何况再加上疾病呢？

黄帝说：五色表现在明堂部位，可以据此来观察五脏之气的变化，在明堂的左右上下，有一定的分属部位吗？岐伯说：脏腑深居胸腹之中，各有一定的位置，所以反应五脏之气盛衰的五色，也遵循一定法则。

【评介】

五阅，五种观察依据，指五脏之外候五官与五色等外在表现。五使，指五脏机能对五官和五色的作用。本篇主要论述五脏与五官、颜面、色泽的关系，及以此作为诊断依据来测度五脏气机常变的方法。有其内必形诸外，五脏气机正常与否，是通过其外候体现出来的。这是古人在长期临床实践中摸索总结的诊察方法，也是《内经》中重要的诊断内容。这些方法时至今日仍被采用。文中所论依据面部五官来测度寿命长短的方法，有一定的参考价值，但亦不必拘执其说。

逆顺肥瘦第三十八

【原文】

黄帝问于岐伯曰：余闻针道于夫子，众多毕悉[1]矣。夫子之道应若失[2]，而据未有坚然者也[3]。夫子之问学熟乎[4]，将审察于物而心生之乎[5]？岐伯曰：圣人之为道者，上合于天，下合于地，中合于人事，必有明法，以起度数[6]，法式检押[7]，乃后可传焉。故匠人不能释尺寸而意短长[8]，废绳墨而起平木也[9]，工人不能置规而为圆[10]，去矩而为方[11]。知用此者，固自然之物，易用之教[12]，逆顺之常也。黄帝曰：愿闻自然奈何？岐伯曰：临深决水，不用功力，而水可竭也[13]。循掘决冲，而经可通也[14]。此言气之滑涩，血之清浊，行之逆顺也。黄帝曰：愿闻人之白黑肥瘦小长，各有数乎？岐伯曰：年质壮大[15]，血气充盈，肤革坚固，因加以邪，刺此者，深而留之，此肥人也。广肩腋项，肉薄厚皮而黑色，唇临临然[16]，其血黑以浊，其气涩以迟，其为人也，贪于取与[17]，刺此者，深而留之，多益其数也[18]。黄帝曰：刺瘦人奈何？岐伯曰：瘦人者，皮薄色少，肉廉廉然[19]，薄唇轻言[20]，其血清气滑，易脱于气，易损于血，刺此者，浅而疾之。黄帝曰：刺常人奈何？岐伯曰：视其白黑，各为调之，其端正敦厚者[21]，其血气和调，刺此者，无失常数也。黄帝曰：刺壮士真骨[22]者奈何？岐伯曰：刺壮士真骨，坚肉缓节监监然[23]，此人重则气涩血浊，刺此者，深而留之，多益其数；劲则气滑血清，刺此者，浅而疾之。黄帝曰：刺婴儿奈何？岐伯曰：婴儿者，其肉脆，血少气弱，刺此者，以豪针[24]，浅刺而疾发针，日再可也[25]。黄帝曰：临深决水奈何？岐伯曰：血清气浊，疾泻之，则气竭焉[26]。黄帝曰：循掘决冲奈何？岐伯曰：血浊气涩，疾泻之，则经可通也。黄帝曰：脉行之逆顺奈何？岐伯曰：手之三阴，从藏走手；手之三阳，从手走头。足之三阳，从头走足；足之三阴，从足走腹。黄帝曰：少阴之脉独下行何也？岐伯曰：不然。夫冲脉者，五藏六府之海也[27]，五藏六府皆禀焉[28]。其上者，出于颃颡，渗诸阳，灌诸精；其下者，注少阴之大络，出于气街[29]，循阴股内廉，入腘中，伏行骭骨[30]内，下至内踝之后属而别；其下者，并于少阴之经，渗三阴；其前者，伏行出跗属，下循跗入大指间[31]，渗诸络而温肌肉。故别络结则跗上不动[32]，不动则厥，厥则寒矣。黄帝曰：何以明之？岐伯曰：以言导之[33]，切而验之，其非必动[34]，然后乃可明逆顺之行也。黄帝曰：窘乎哉，圣人之为道也[35]。明于日月，微于毫厘，其非夫子，孰能道之也。

【注释】

[1]毕悉：毕，完全。悉，了解。

[2]夫子之道应若失：失，《灵枢经校释》校语："似应作矢，形误，言矢者，喻其言之确，如矢之中的。"

[3]而据未有坚然者也：据，《说文解字》："戟挶也。"此作"抵挡"解。

坚，坚固。整句意为：夫子的针道如同箭矢，抵挡它尚无有坚固者。

[4]夫子之问学熟乎：问学，为学或学问、学术理论。熟，成熟，即达到至高境界。先生的学问是很高境界了。

[5]将审察于物而心生之乎：心生之乎，《黄帝内经太素》作"生乎"，"生乎"与上文"熟乎"对应。将，然而之义。审察于物，用它检验事物，生乎之"生"字，是生硬、生疏或不成熟之义。此句与上句为互语，意为：先生的学问作为理论是很成熟的了，然而用它来检验事物是不是生硬而不成熟呢。

[6]必有明法，以起度数：必须有明确的法则，以确立检验事物的法度和标准。

[7]法式检押：法式，法则、法度之义。检押，又作"检柙"，本是保护书籍的夹板，后引申为法度、规矩。汉代荀悦《申鉴·杂言》："故检柙之臣，不虚于侧。"

[8]匠人不能释尺寸而意短长：匠人，工匠。释，放弃。尺寸，衡量标准。意，估计。

[9]废绳墨而起平木也：废，废止。绳墨，木工标直用的墨斗。起平木，取木为之平直。

[10]置规而为圆：置，放弃。规，为圆之器。

[11]去矩而为方：去，去除。矩，为方之器。

[12]固自然之物，易用之教：本是自然之事物，容易掌握的理论知识。

[13]临深决水，不用功力，而水可竭也：临深决水，在堤坝的最深处决口放水。不用，不费。竭，枯涸。

[14]循掘决冲，而经可通也：循，沉着。掘，《灵枢经校释》校语："掘，当作堀。"堀，《广韵》《集韵》均云："同窟，孔穴也。"决，开决、疏通。冲，水流，此指血流。经，脉道。

[15]年质壮大：指成年人其形质壮盛。

[16]唇临临然：口唇肥厚丰满。

[17]贪于取与：好进取而乐施予。

[18]多益其数也：多增益针刺次数。

[19]肉廉廉然：瘦骨嶙峋的样子。

[20]薄唇轻言：口唇薄而言语声低。

[21]端正敦厚者：相貌端正而品质敦厚。

[22]真骨：真骨不可解，疑衍误。

[23]节监监然：节，关节。监监，突出明显的样子。

[24]豪针：豪，同毫。毫针，针体纤细。

[25]日再可也：每日两次即可。

[26]气竭焉：邪气尽除。

[27]冲脉者，五藏六府之海也：冲脉，即伏冲之脉，为血之海，充养五脏六腑。

[28]五藏六府皆禀焉：五脏六腑皆禀受气血于冲脉。

[29]气街：气冲穴。

[30]骭骨：骭，音干（gàn）。骭骨，即胫骨。

[31]大指间：指足大趾间。

[32]跗上不动：指足背上动脉减弱。

[33]以言导之：用语言开导病人。

[34]其非必动：其非，如果不是厥证。因为上文说"不动则厥"。其非必动，如果不是厥证其足背动脉必然要动。

[35]圣人之为道也：圣人所奉行的学术理论。

【语译】

黄帝问岐伯说：我通过你讲的针刺理论，了解得很多也很全面了，你讲的道理，如矢中臬，甚至那些沉疴痼疾，也抵挡不住针刺的效力，您的知识和学问是很成熟完备的，然而用它来检验具体事物是否生硬而不成熟呢？岐伯说：圣人所创造的理论，符合天地自然及社会人事的变化规律，都有一定的法度和标准，按照这个法度和标准去指导行动，这就成为人们遵循的原则和规矩，而可以传给后世。匠人不能丢开尺寸去猜长短，放弃绳墨去求平直。工人也不能离开规矩而取方圆。这是自然事物的一般道理，是易于理解和应用的，人的生理也有逆顺常变的标准，掌握了它，就可以更好地在治疗中加以应用。

黄帝说：人有黑白、胖瘦、年龄长幼的不同，针刺各有标准吗？岐伯说：壮年人，一般气血充盛，皮肤坚固，感受外邪时，应采取深刺的方法，留针时间要长。肥壮的人，肩、腋宽阔，项肉却薄弱，皮厚而色黑，口唇肥大，血黑而浓浊，气涩而迟滞，性格好进取施予，针刺这样的人，要深刺，留针时间要长，并可增加针刺的次数。

黄帝说：针刺瘦人的时候又怎样呢？岐伯说：瘦人一般都是皮肤薄，颜色浅，肌肉消瘦，口唇薄，言语声音轻弱，血液清稀而气滑利，气易散，血易耗，刺这样的人，应浅刺而快速出针。

黄帝说：怎样针刺正常人呢？岐伯说：要根据皮肤颜色的黑白，分别调治，对于那些体形端正品质敦厚的人，因血气和调，针刺时，不要越出一般的常规刺法。

黄帝说：强壮的人怎样针刺呢？岐伯说：体格强壮的人，骨骼坚实，肌肉缓纵，骨节明显外露，其中体形重的，多属气涩血浊，应在针刺时，采取深刺留针的方法，并增加针刺的次数。动作刚劲的，多属气滑血清，针刺时，下针要浅，出针要快。

黄帝说：对婴儿怎样进行针刺呢？岐伯说：婴儿肌肉脆薄，血少气弱，针刺时应用纤细的毫针浅刺而快出，一天可以针两次。

黄帝说：针刺上的临深决水是指什么？岐伯说：临深决水本指堤岸高而水深，决水时如开口太大，就会一泻千丈，水很快枯竭，如同血清气滑的人，若采取疾泻的方法，则容易引起真气耗竭。黄帝说：那么，与循掘决冲的情况相类似的又怎么样呢？岐伯说：对于血浊气涩的人，就要像沿着水流之势掘开水道要冲那样，急疾地采取泻法，他的经脉气血就能畅通，而疾病亦可很快痊愈。

黄帝说：经脉循行的往返走向怎样？岐伯说：正常的情况是，手三阴经都从胸部走向手指，手三阳经从手指向上经肩到头，足三阳经从头经躯干和下肢到足部，足三阴经从足部向上到达腹部。

黄帝说：足阴经脉既然都上行到腹，怎么唯独足少阴经向下行？岐伯说：不，这不是足少阴经，而是冲脉。冲脉，是十二经脉之海，五脏六腑都禀受它的气血。这条经脉上行的一支出后鼻道，向诸阳经灌渗精气。它向下的一支，注入足少阴肾经的大络，出于气街，沿着大腿的内侧下行，进入膝腘窝中，再下行于小腿胫骨的内侧，直到足内踝之后的跟骨上缘而分出两支，向下行的分支，与足少阴经相并行，同时将精气灌注于三阴经；向前行的分支，从内踝后跟骨上缘处向外浮出，沿着足背进入足大趾间，灌渗络脉而温养肌肉，所以冲脉在下肢的络脉瘀结不通，足背别络就会停止跳动，气血厥逆，引起局部发凉。黄帝说：怎样查明是否是厥逆呢？岐伯说：检查时，先向病人讲明道理，取得他的合作，然后细细地按循，如果不是厥逆，那足背的动脉就一定会搏动，而若出现了经气厥逆的情况，搏动就会停止。这就可以弄明白经脉气血逆顺的情况了。黄帝说：这个问题实在难解答啊！圣人研究的这些道理，像日月照耀一样明晰，达到了精细入微的地步，若不是先生，谁能讲得明白！

【评介】

逆顺，是气血逆乱于经脉和手足十二经脉气血走向规律。肥瘦，指人的肥胖、消瘦不同的形质。本篇主要讨论人体生理形质的个体差异，指出行针之道要依据不同生理特征而采用不同的针刺方法。强调指出肥人、瘦人、壮士、婴儿、血清气浊者、气涩血浊者均行有规矩。最后阐明脉气逆乱诊跗上动脉的具体方法。本文所阐发的诊治宗旨是针法的运用应因人而异，灵活处理。

血络论第三十九

【原文】

黄帝曰：愿闻其奇邪而不在经者[1]。岐伯曰：血络是也。黄帝曰：刺血络而仆[2]者，何也？血出而射[3]者，何也？血少黑而浊[4]者，何也？血出清而半为汁[5]者，何也？发针而肿[6]者，何也？血出若多若少而面色苍苍者[7]，何也？发针而面色不变而烦悗[8]者，何也？多出血而不动摇者，何也？愿闻其故。岐伯曰：脉气盛而血虚者，刺之则脱气，脱气则仆。血气俱盛而阴气多者，其血滑，刺之则射；阳气畜积，久留而不泻者，其血黑以浊，故不能射。新饮而液渗于络，而未合和于血也，故血出而汁别[9]焉；其不新饮者，身中有水，久则为肿。阴气积于阳，其气因于络，故刺之血未出而气先行，故肿。阴阳之气，其新相得而未和合，因而泻之，则阴阳俱脱，表里相离，故脱色而苍苍然。刺之血出多，色不变而烦悗者，刺络而虚经。虚经之属于阴者，阴脱，故烦悗。阴阳相得而合为痹[10]者，此为内溢于经，外注于络，如是者，阴阳俱有余，虽多出血而弗能虚也。黄帝曰：相之奈何？岐伯曰：血脉者，盛坚横以赤[11]，上下无常处[12]，小者如针，大者如筋[13]，则而泻之万全也，故无失数[14]矣，失数而反，各如其度[15]。黄帝曰：针入而肉著[16]者，何也？岐伯曰：热气因于针，则针热，热则肉著于针，故坚焉[17]。

【注释】

[1]奇邪不在经者：奇邪，指不常见之邪气。不在经，不在经脉为患。

[2]刺血络而仆：针刺血络时出现昏晕。仆，昏晕仆倒。

[3]血出而射：出血而呈喷射状。

[4]血少黑而浊：血少色黑而稠浊。

[5]血出清而半为汁：出血清稀而后半部为无色液体。

[6]发针而肿：出针后针孔周围肿起。

[7]面色苍苍者：面色苍白。

[8]烦悗：烦躁郁闷。

[9]血出而汁别：血出后与汁液分别。

[10]阴阳相得而合为痹：阴，指阴邪。阳，指阳邪。相得，相互为患。合为痹，两邪结合形成的痹证。

[11]血脉者，盛坚横以赤：《黄帝内经太素》作"血脉盛者，坚横以赤"，为是。坚横，坚硬。

[12]上下无常处：或上或下，没有固定部位。

[13]箸：饭筷。

[14]失数：失其法度。

[15]失数而反，各如其度：针刺失其法度，就会出现反作用。各如其度，如上所说各种副作用。

[16]针入而肉著：进针后出现肌肉缠绕胶着的现象。肉著，指肌肉附着于针体，即滞针现象。

[17]故坚焉：坚，坚固，针体上下出入艰涩。

【语译】

黄帝说：想听你讲一下奇邪未侵入经脉的疾病。岐伯说：不在经脉的，就是在络脉。黄帝曰：有时刺破血络会使病人昏倒，是怎么回事？有的针刺后血液喷射而出，有的针刺放血很少而浓浊发黑，有的放出的血却清稀淡薄、一半像水液，这是什么道理？出针后，皮肤发肿是什么原因？有的出血可能多些，也有的可能少些，虽然出血量不同，却在针刺后出现面色苍白。有的出针后面色不变，而感觉胸闷烦躁。还有的虽出血很多，病人却不感到有什么难受。这都是什么原因呢？我很想知道其中的道理。

岐伯说：经脉中气盛而血虚的，刺络放血，而气亦随之脱失，气脱就会昏倒。血气俱盛而经脉中阴气较多且无郁滞的，他的血行滑利，在刺络时，血就会喷射而出。若阳气蓄积而留滞在血络，长久不得宣泄，就出现血黑而浓浊，所以血不能射出。刚刚饮过水，水渗到血络中，尚未与血混合时，针刺血络，就会血水相分。不是因于刚刚饮过水，而血中也有较多水分的，日久水气凝滞不泄就会发生水肿。阴气积蓄于阳分，困滞在络脉，所以在刺络脉时，还没有出血，而气已先行，阴气闭而发肿。阴阳二气刚刚相遇而尚未调和时，妄用泻法就使阴阳相脱而气血耗散，而出现面色苍白的现象。泻络时经脉亦随之而虚，刺络出血过多，所以面色不变而心胸烦闷，如果这虚弱的经脉是阴经，阴精虚脱，因而出现心胸烦闷。阴阳邪气相合壅闭于体内，而成痹证，邪气内溢于经，外注于络，经络中邪气盛满，刺后虽出血多，但不致引起虚脱的现象。

黄帝说：怎样观察血络？岐伯说：血脉中邪气盛的，血络坚硬怒张而色红，或上或下，没有固定部位，小的像针，大的像筷子。见到这种情况，就在该处针刺出血，万无一失。施治时，切不可违反用针的法度。若违反了原则，就会出现相应不良后果。

黄帝说：进针后，肌肉紧紧地裹住针身，这是什么道理？岐伯说：这是由于进针时，因遇到热气，而针身发热，肌肉附着于针体，所以十分坚紧。

【评介】

血络论，旨在讨论在针刺血络时出现的一些异常情况。实质上本文所论为针刺过程中的意外事故。如刺血络而仆者，一般为晕针的表现；血出而射者，可能是针体伤及表浅动脉或是较大的表浅静脉；血少黑而浊者，主要为静脉出血，并有瘀血现象；血出清而半为汁，可能淋巴管受伤；发针而肿者，一般为发针后皮下出血，又称为血肿；血出若多若少而面色苍苍者，一般为晕针先兆症状；发针而面色不变而烦闷者，可能为晕针先兆症状，如靠近肺部，亦可能为轻度肺气胸；多出血而不动摇者，虽刺伤表浅大血管，出血虽较大，而病人没有异常反应。文章最后还指出了针入而肉著的现象，这种现象往往是手法不当形成的滞针。文中虽然对各种异常现象进行了必要的解释，但这些异常多为事故性的，我们应结合现代临床对此作出更科学的解释，以避免事故的发生。

阴阳清浊第四十

【原文】

黄帝曰：余闻十二经脉，以应十二经水。十二经水者，其五色各异，清浊不同，人之血气若一[1]，应之奈何？岐伯曰：人之血气，苟能若一[2]，则天下为一矣[3]，恶有乱者乎[4]？黄帝曰：余问一人[5]，非问天下之众。岐伯曰：夫一人者，亦有乱气[6]，天下之众，亦有乱人[7]，其合为一耳。黄帝曰：愿闻人气之清浊。岐伯曰：受谷者浊，受气者清[8]。清者注阴，浊者注阳[9]。浊而清者[10]，上出于咽；清而浊者[11]，则下行。清浊相干，命曰乱气。黄帝曰：夫阴清而阳浊，浊者有清，清者有浊，清浊别之奈何？岐伯曰：气之大别[12]，清者上注于肺，浊者下走于胃，胃之清气，上出于口，肺之浊气，下注于经，内积于海。黄帝曰：诸阳皆浊，何阳独甚乎？岐伯曰：手太阳独受阳之浊，手太阴独受阴之清。其清者上走空窍[13]，其浊者下行诸经。诸阴皆清，足太阴独受其浊。黄帝曰：治之奈何？岐伯曰：清者其气滑，浊者其气涩，此气之常也。故刺阳者，深而留之；刺阴者，浅而疾之；清浊相干者[14]，以数调之也。

【注释】

[1]血气若一：气血统一、一致。

[2]苟能若一：苟，如果。若一，一致，没有差异。

[3]天下为一矣：天下人与事就没有差异了。

[4]恶有乱者乎：还有什么为乱的人呢？

[5]余问一人：我问的是一个人身体内部的情况。

[6]夫一人者，亦有乱气：一个人内部也有紊乱之气。

[7]天下之众，亦有乱人：天下众人，也有作乱的人。

[8]受谷者浊，受气者清：谷者，水谷之精气。浊，醇厚。气者，天阳之气，即空气。清，轻清。

[9]清者注阴，浊者注阳：注，注入。阴，阴脏，以肺为始。阳，阳腑，以胃为始。

[10]浊而清者：水谷之精中清轻的部分。

[11]清而浊者：天阳之气中之厚浊部分。

[12]气之大别：气，包括天阳之气与水谷之精气。大别，明显的分别。

[13]空窍：又作孔窍，指气穴五官。

[14]阴阳相于者：《针灸甲乙经》《黄帝内经太素》"于"作"干"，"干"为是。

【语译】

黄帝说：我听说人的十二经脉与自然界十二条大河相应，而这十二条大河的颜色和清浊各有不同，而人身十二经脉气血都一样，怎样相应呢？岐伯说：人的气血如果都一样，那天下人就都能整齐划一了，那不就没有作乱的人了吗？黄帝说：我问的是一个人的体内气血情况，不是问普天之下人的情况。岐伯说：一个人身上也会有乱气，就和天下的人中总会有作乱的人一样，这是一个道理。

黄帝说：我想听你讲讲人气的清浊。岐伯说：人体所禀受的水谷是浊气，吸收的天空之气是清气，清气注于阴，浊气注于阳，水谷浊气所化生的清阳之气，上升于咽，天空之气中的浊气则下降。若清气和浊气互相干扰不能正常的升降，就叫作乱气。

黄帝说：既然阴清阳浊，浊中有清，清中有浊，这些情况如何判别？岐伯说：天空的清气，上注于肺脏；水谷的浊气，下注于胃腑。而胃内的清气向上出于口；肺中的浊气，则向下输注经脉中，并内积于胸中气海。

黄帝说：诸阳经都受浊气的渗注，其中哪一经受浊气最甚？岐伯说：小肠受纳胃的水谷，受的浊气最多。肺脏主气而司呼吸，手太阴肺经所受的清气最多。一般清气都上走空窍，浊气都下灌到阳经中，五脏虽都受纳清气，而唯有脾脏及其所属的足太阴脾经独受浊气。

黄帝问：阴阳清浊在治疗上怎样处理？岐伯说：清气滑利，浊气涩滞，这是一般的情况。因为阳经受浊气，所以针治时应深刺而久留针；阴经受清气，所以针治时应浅刺而快出针。如果清浊相干、升降失常，应察清病情，按相应的方法和针术去调治。

【评介】

清浊，指人体所需要的营养之气清浊性质的不同。人体的营养之气，不外乎天之清阳之气与地之水谷之精气。本文认为，阴阳清浊之气，可因属性不同而进入不同的经脉。如阴阳失去协调而相互干扰，则成为逆乱之气。可用常规方法加以针刺治疗。

卷 之 七

阴阳系日月第四十一

【原文】

黄帝曰：余闻天为阳，地为阴，日为阳，月为阴，其合之于人奈何？岐伯曰：腰以上为天，腰以下为地，故天为阳，地为阴。故足之十二经脉[1]，以应十二月，月生于水[2]，故在下者为阴；手之十指，以应十日，日主火[3]，故在上者为阳。黄帝曰：合之于脉奈何？岐伯曰：寅者，正月之生阳也[4]，主左足之少阳；未者六月，主右足之少阳。卯者二月，主左足之太阳；午者五月，主右足之太阳。辰者，三月，主左足之阳明；巳者，四月，主右足之阳明。此两阳合于前[5]，故曰阳明。申者，七月之生阴也[6]，主右足之少阴；丑者十二月，主左足之少阴。酉者八月，主右足之太阴；子者十一月，主左足之太阴。戌者九月，主右足之厥阴；亥者十月，主左足之厥阴。此两阴交尽[7]，故曰厥阴。甲主左手之少阳，己主右手之少阳。乙主左手之太阳，戊主右手之太阳。丙主左手之阳明，丁主右手之阳明。此两火并合[8]，故为阳明。庚主右手之少阴，癸主左手之少阴。辛主右手之太阴，壬主左手之太阴。故足之阳者，阴中之少阳也；足之阴者，阴中之太阴也。手之阳者，阳中之太阳也；手之阴者，阳中之少阴也。腰以上者为阳，腰以下者为阴。其于五藏也，心为阳中之太阳，肺为阴中之少阴，肝为阴中之少阳，脾为阴中之至阴，肾为阴中之太阴。黄帝曰：以治之奈何？岐伯曰：正月、二月、三月，人气在左，无刺[9]左足之阳；四月、五月、六月，人气在右，无刺右足之阳。七月、八月、九月，人气在右，无刺右足之阴；十月、十一月、十二月，人气在左，无刺左足之阴。黄帝曰：五行以东方为甲乙木王春[10]，春者，苍色，主肝。

肝者，足厥阴也。今乃以甲为左手之少阳，不合于数[11]，何也？岐伯曰：此天地之阴阳也[12]，非四时五行之以次行也[13]。且夫阴阳者，有名而无形[14]，故数之可十，离之可百，散之可千，推之可万，此之谓也。

【注释】

[1]足之十二经脉：足三阴、足三阳左右共十二经。

[2]月生于水：古人认为月为阴之精，日为阳之精，水为阴，火为阳，故月生水。

[3]日主火：日为阳之精，故曰主火。

[4]寅者，正月之生阳也：古人以十二地支配十二月，以正月配第三支，即寅，又称正月建寅。下面以次类推，即二月建卯，三月建辰，四月建巳，五月建午，六月建未，七月建申，八月建酉，九月建戌，十月建亥，十一月建子，十二月建丑。又称月建，它是以北极星外周的斗纲来标定的，又称斗建。正月之生阳，因为正月交立春节，阳气萌动升发，大地复苏。

[5]此两阳合于前：两阳，指足少阳和足阳明。足少阳行于下肢前外侧，足阳明行于下肢前面，故称两阳合于前。

[6]七月之生阴也：七月交立秋节，阴上升，阳气下降，故七月生阴。

[7]此两阴交尽：两阴，指足少阴与足厥阴。足少阴行于下肢内后缘，足厥阴行于下肢内中部，与后部足少阴相交会而诸经行尽。

[8]此两火并合：两火，指丙丁两干，均主火，故称两火并合。十天干配五行，是以两干配一行，甲乙属木，丙丁属火，戊己属土，庚辛属金，壬癸属水，并以十干配日，一日一干，十日一循环，往复无穷。十天干配五行尚有另一种方法，见《素问》"五运六气"学说。

[9]无刺：不要针刺。

[10]五行以东方为甲乙木王春：意指五行中木主东方、主甲乙日，而王于春。王，同旺。

[11]不合于数：指五行配合方法不一致。

[12]此天地之阴阳也：这是天地之间的阴阳规律，意为灵活而广泛。

[13]非四时五行之以次行也：不是按四时之序的五行属性来配合干支而分阴阳的。

[14]有名而无形：指阴阳只是一种属性，而非形质本身。

【语译】

黄帝说：我听说天为阳，地为阴，日为阳，月为阴。与人相对应的关系是怎样的？岐伯说：人体的腰以上为阳，腰以下为阴，以应天地。足三阳和足三阴左右共计十二条经脉，与十二个月份相对应，月生于水，属阴，所以在下的属阴。手的十指，与十日相对，日生于火，属阳，所以在上的为阳。

黄帝说：十二月和十日怎样与经脉相配合？岐伯说：以十二地支代表十二月，正月在地支上配寅，称为正月建寅，此时为阳气初生，主左足的少阳经。六月属未，主右足的少阳经。二月属卯，主左足的太阳经；五月属午，主右足的太阳经。三月属辰，主左足的阳明经；四月属巳，主右足的阳明经。三、四月间，是自然界阳气旺盛的阶段。七月属申，自然界阴气渐生，主右足的少阴经；十二月属丑，主左足的少阴经。八月属酉，主右足的太阴经；十一月属子，主左足的太阴经。九月属戌，主右足的厥阴经；十月属亥，主左足的厥阴经。九、十月为阴气交会的时间，所以称为厥阴。

甲日主左手的少阳经，己日主右手的少阳经，乙日主左手的太阳经，戊日主右手的太阳经，丙日主左手的阳明经，丁日主右手的阳明经，十天干按五行归类，丙、丁都属火，所以丙日丁日这是两火合并，因此称为阳明。庚日主右手的少阴经，癸日主左手的少阴经，辛日主右手的太阴经，壬日主左手的太阴经。

足在下，属阴，所以足的阳经，为阴中的少阳，阳气较弱；足的阴经，为阴中的太阴，阴气隆盛。手在上，属阳，所以手的阳经，为阳中的太阳，阳气隆盛；手的阴经，为阳中的少阴，阴气较弱。总的说来，腰以上属于阳位，腰以下属于阴位。

结合到五脏来说，心肺居于膈上，就属于阳。心属火，所以为阳中的太阳；肺属金，所以为阳中的少阴。肝、脾、肾居于膈下，都属于阴。肝属木，所以为阴中的少阳；脾属土，所以为阴中的至阴；肾属水，所以为阴中的太阴。

黄帝说：结合到治疗上是怎样的呢？岐伯说：正月、二月、三月，分主左足的少阳、太阳、阳明经，此时人的正气偏重在左，所以不宜针刺左足的三阳经；四月、五月、六月，分主右足的阳明、太阳、少阳经，此时人的正气偏重在右，所以不宜针刺右足的三阳经；七月、八月、九月，分主右足的少阴、太阴、厥阴经,此时人的正气偏重在右,所以不宜针刺右足的三阴经;十月、十一月、十二月,分主左足的厥阴、太阴、少阴经,此时人的正气偏重在左,所以不宜针刺左足的三阴经。

黄帝说:从五行归类来说,东方配天干中的甲、乙,同属于木,木气旺于春季,在颜色上为苍色,在内脏应于肝,而肝的经脉是足厥阴。上面以甲来配属左手的少阳,与五行配天干的规律不符,这是为什么?岐伯说:上面所谈的是天地阴阳消长变化的规律,来配合干支,以说明手足经脉的阴阳属性,不是按四时之序的五行属性配合干支来分阴阳,所以不是一回事。而且,阴阳是抽象的概念,有名无形,用它可以概括一切事物的相对属性来说明某一事物,所以它的运用是广泛而不是具体的。可以说明一两个事物,也可以扩大到十、百、千、万乃至无数的事物。

【评介】

阴阳系日月,指阴阳为日月的属性,以统领天地万物。本篇以天人相应的观点,论述人体上下、左右十二经脉以及五脏与阴阳、五行、四季十二月相连属,并以干支配日月协调手足十二经脉,来指导针刺的注意事项。但须指出,本文的某些观点,有其机械刻板的一面,临床不可拘泥。

病传第四十二

【原文】

黄帝曰:余受九针于夫子,而私览于诸方[1],或有导引行气[2]、乔摩[3]、灸、熨[4]、刺、焫[5]、饮药[6]之一者,可独守耶,将尽行之乎[7]?岐伯曰:诸方者,众人之方也,非一人之所尽行也。黄帝曰:此乃所谓守一勿失万物毕[8]者也。今余已闻阴阳之要,虚实之理,倾移之过,可治之属,愿闻病之变化,淫传绝败[9]而不可治者,可得闻乎?岐伯曰:要乎哉问!道,昭乎其如日醒[10],窘乎其如夜瞑[11],能被而服之[12],神与俱成[13],毕将服之[14],神自得之[15],生神之理[16],可著于竹帛[17],不可传于子孙。黄帝曰:何谓日醒?岐伯曰:明于阴阳,如惑之解,如醉之醒。黄帝曰：何谓夜瞑？岐伯曰：暗乎其无声，漠乎其无形，折毛发理[18]，正气横倾[19]，淫邪泮衍[20]，血脉传溜，大气入藏[21]，腹痛下淫[22]，可以致死，不可以致生。黄帝曰：大气入藏奈何？岐伯曰：病先发于心，一日而之肺[23]，三日而之肝，五日而之脾，三日不已，死。冬夜半，夏日中。病先发于肺，三日而之肝，一日而之脾，五日而之胃，十日不已，死。冬日入，夏日出[24]。病先发于肝，三日而之脾，五日而之胃，三日而之肾，三日不已，死。冬日入，夏早食。病先发于脾，一日而之胃，二日而之肾，三日而之膂膀胱，十日不已，死。冬人定[25]，夏晏食[26]。病先发于胃，五日而之肾，三日而之膂膀胱，五日而上之心，二日不已，死。冬夜半，夏日昳[27]。病先发于肾，三日而之膂膀胱，三日而上之心，三日而之小肠，三日不已，死。冬大晨[28]，夏早晡[29]。病先发于膀胱，五日而之肾，一日而之小肠，一日而之心，二日不已，死。冬鸡鸣，夏下晡[30]。诸病以次相传，如是者皆有死期，不可刺也，间一藏及二、三、四藏者[31]，乃可刺也。

【注释】

[1]私览于诸方：私览，自行观览。诸方，各种治病的方法。

[2]导引行气：古代的一种治疗和保健方法，类似今天的气功。

[3]乔摩：又称按跷，即按摩疗法。

[4]熨：热敷疗法，分多种，但总的原则是将温性、热性药物，经加热温熨患处，适合各种寒性病。

[5]爇：音若（ruò），烧灼的意思，此指火针的方法。主要以燃烧的艾绒配合针刺治疗。

[6]饮药：饮服汤药。

[7]将尽行之乎：各种治疗方法都要运用吗？指是否面面俱到。

[8]守一勿失万物毕：守，把握、守持之义。一，指道在于一，方法虽异，而道理是一样的。勿失，指勿失其理。万物，指万事万物。毕，全也，完也，善尽美之义。

[9]淫传绝败：淫传，邪气传受蔓延。绝败，达到不可救药的地步。

［10］昭乎其如日醒：昭，明也。如同晨日醒寤。

［11］窘乎其如夜瞑：窘，困惑。瞑，同眠。

［12］被而服之：被，同披，披会研究之义。服之，运用它。

［13］神与俱成：指全神贯注，以达到最高境界。

［14］毕将服之：完美地运用它。

［15］神自得之：出神入化，得心应手。

［16］生神之理：神，微妙玄奥。生神之理，形成这微妙玄奥的机理。

［17］著于竹帛：记载于书籍上。竹，指竹简。帛，帛书。古时无纸，以竹帛载事。

［18］折毛发理：折毛，发毛折败。发理，腠理发泄。

［19］正气横倾：横，横夭。倾，倾毁。

［20］淫邪泮衍：淫邪，外界各种致病因素。泮衍，蔓延。

［21］大气入藏：大气，严重的病邪。入藏，扩散而入五脏。

［22］下淫：遗精滑泄之病。

［23］一日而之肺：第一天传入于肺。之，到达、传入之义。

［24］冬日入，夏日出：冬天在日没之时，夏天在日出之时。

［25］人定：夜深人定，指入更以后。

［26］晏食：晏，晚也。指晚饭时。

［27］日昳：午后，指未时。

［28］大晨：天刚亮，指五更之时。

［29］早晡：《针灸甲乙经》《脉经》《千金要方》作"晏晡"，指黄昏之时。

［30］下晡：太阳偏西之时，日昳后和晏晡前，称下晡时。

［31］间一藏及二、三、四藏者：间，间隔。间隔一脏，或二脏，或三脏，或四脏者。

【语译】

黄帝说：我从先生这里受得了九针的知识，又自行阅读了一些方书，如导引行气、按摩、灸、熨、针刺、火针及服药等方法，其中这些疗法，在应用时，是只采取一种方法，还是同时使用呢？岐伯说：方书上所谈到的各种方法，是为适应各种人的疾病而设的，不是单为治疗某个人的疾病所设的，当然不能在一个人身上都使用。各种方法都要遵从一定的治疗原则。

黄帝说：把握住一个总的原则，以此为指导，就能懂得解决各种复杂具体事物的道理。现在我已经懂得了阴阳的要点，虚实的机理，顷刻间失治而转移为患的过失，可以治疗的病情种类。我希望了解一下疾病变化的情况，以及邪气在体内的传变发展致使脏气败绝而不易救治的道理，你能告诉我吗？岐伯说：这是问题的关键。这些医学道理，明白它就像白天头脑清醒，什么事物都能一目了然；不明白它，就像在黑夜间昏睡，什么都难以察觉。所以不但要接受和掌握这些道理，而且要按照它去实际运用，在学习和运用中，聚精会神地体验和探索，就能达到全部理解的境地，并抓住要领，出神入化，得心应手，解决实际问题。这种神妙的理论，应该载入竹帛而传于后世，不应该据为私有，只传给自己的子孙。

黄帝说：什么是日醒？岐伯说：明白了阴阳的道理，就好像迷惑的难题得到透彻的解释，在酒醉中清醒过来一样。黄帝说：什么是夜瞑？岐伯说：病侵入人体后所引起的内部变化，既没有声音，也没有形象，看不见摸不着，就像在黑夜昏睡，十分隐晦、渺茫，常在不知不觉之中出现了毛发折败、腠理开泄，这是邪气侵犯了皮毛肌腠。若正气大伤，邪气弥漫而经过血脉传到内脏，就会引起腹痛、精气遗泄等病证，到了邪盛正虚的严重阶段，就不易救治了。

黄帝说：剧烈的邪气入侵内脏，会出现什么样的反应？岐伯说：邪气入脏，如果疾病先从心发生，过一天就会传到肺，三天就传到肝，五天就传到脾，再过三天如果不愈，就会死亡，冬天死于夜半，夏天死于中午。

如果疾病发生在肺，过三天，就会传至肝，再过一天就传到脾，再过五天而传到胃，若十天之后仍不痊愈，就会死亡。冬天死在日没的时候，夏天死在日出的时候。

疾病先发生在肝，三天后就传到脾，五天后传到胃，再过三天传到肾，再过三天仍不痊愈的，就会死亡。冬天死在日落的时候，夏天死在吃早饭的时候。

若疾病发生在脾，一天后就传到胃，再过两天传到肾，过三天传到脊背和膀胱。过十天而仍不愈，就会死亡。冬天死于黄昏人们刚入睡的时候，夏天死于吃晚饭的时间。

如果疾病首先发生在胃，五日就会传到肝，再过三天传到脊背和膀胱，过五天上传到心，又过两天而不愈的话，就要死亡。冬天死在夜半，夏天死在午后。

如果疾病首先发生在肾，三天传到脊背和膀胱，又过三天，上传到心，再过三天传至小肠，三天而不愈，就会死亡。冬天死于黎明时，夏天死于黄昏时。

如果疾病首先发生在膀胱，五天可传到肾，再过一天而到小肠，又过一天传到心。若两天后仍不愈的就会死亡。冬天死在黎明的时候，夏天死在太阳偏西。

上述各脏发生疾病，都依五行相克的次序传化，这样就都有一定的死期，所以不可针刺。如果疾病传变次序是间隔一脏或二、三、四脏的，方可以针刺治疗。

【评介】

病传，指外邪侵入人体后的传变情况。本篇主要论述外邪为病的传变规律，以及不同的传变途径对疾病预后的影响。

篇首首先指出，治病可有不同方法，但治疗方略和原则有它的同一性。任何一种方法，只要悉心研究，精心运用，均可达到出神入化、得心应手的地步。

文中所论有关疾病的传变次序、日数及死期预示，显然有机械和失实的因素在其中，不可能与临床实际相吻合。疾病在发展、传变过程中情况是非常复杂的，可有多种因素参与其中，其转归也千变万化。所以，本篇后半部分的内容，有失色之憾。

淫邪发梦第四十三

【原文】

黄帝曰：愿闻淫邪泮衍[1]奈何？岐伯曰：正邪[2]从外袭内，而未有定舍，反淫于藏，不得定处，与营卫俱行，而与魂魄飞扬[3]，使人卧不得安而喜梦。气淫于府，则有余于外，不足于内；气淫于藏，则有余于内，不足于外。黄帝曰：有余不足，有形乎？岐伯曰：阴气盛则梦涉大水而恐惧，阳气盛则梦大火而燔爇[4]。阴阳俱盛则梦相杀。上盛则梦飞，下盛则梦堕，甚饥则梦取，甚饱则梦予[5]。肝气盛则梦怒；肺气盛则梦恐惧、哭泣、飞扬；心气盛则梦善笑恐畏；脾气盛则梦歌乐，身体重不举；肾气盛则梦腰脊两解不属[6]。凡此十二盛者，至而泻之立已[7]。厥气客于心，则梦见丘山烟火。客于肺，则梦飞扬，见金铁之奇物。客于肝，则梦山林树木。客于脾，则梦见丘陵大泽，坏屋风雨。客于肾，则梦临渊，没居水中。客于膀胱，则梦游行。客于胃，则梦饮食。客于大肠，则梦田野。客于小肠，则梦聚邑冲衢[8]。客于胆，则梦斗讼自刳[9]。客于阴器，则梦接内[10]。客于项，则梦斩首。客于胫，则梦行走而不能前，及居深地窌苑[11]中。客于股肱，则梦礼节拜起。客于胞膭[12]，则梦溲便。凡此十五不足者，至而补之立已也。

【注释】

[1]淫邪泮衍：指外邪内侵，蔓延扩散。

[2]正邪：指一般的邪气。正，非正气之正，可作"常"解。正邪与奇邪、僻邪相对。张景岳："凡阴阳劳逸之感于外，声色嗜欲之动于内，但有干于身心者，皆谓正邪。"

[3]魂魄飞扬：指魂魄不能守舍。《本神》："随神往来者谓之魂，并精出入者谓之魄。"魂魄不能受精神控制而自行活动称魂魄飞扬。

[4]燔爇：燃烧。

[5]梦予：梦中给予别人。

[6]腰脊两解不属：腰脊两相分离而不相连属。解，分离。

[7]至而泻之立已：至，待其发作时。泻之立已，用泻法治疗可立愈。

[8]聚邑冲衢：聚，众人聚集。邑，市镇。冲，交通要冲。衢，繁华街道。

[9]斗讼自刳：斗，斗殴。讼，诉讼。自刳，自剖。

[10]接内：性交。

[11]深地窌苑：深地，地穴。窌，同窖，指地窖。苑，古指林木茂盛、放养禽兽的地方。

[12]胞膭：胞，膀胱。膭，音直（zhí），指直肠而言。

【语译】

黄帝说：我想知道邪气在体内浸淫扩散引起的反应是怎样的？岐伯说：

正邪从外侵袭体内，没有固定的侵犯部位，却浸淫于内脏，没有一定处所，而与营卫之气一起运行，伴随魂魄一起飘然不定，从而使人睡卧不宁而多梦。若邪气侵扰于腑，在外的阳气就有余，在里的阴气就不足；若邪气侵扰于脏，在里的邪气就有余，在外的阳气就不足。

黄帝说：有余不足，在睡眠中有什么表现吗？岐伯说：阴气盛，就会梦见渡涉大水而感到恐惧；阳气盛，就会梦见大火而感到灼热；阴阳俱盛，就会梦见互相杀伐；上部邪盛，会梦见向上飞腾；下部邪盛，会梦见向下坠堕；过度饥饿的时候，会梦见向人索取；过饱的时候，会梦见给予别人东西；肝气盛，会有愤怒的梦；肺气盛，会有恐惧、哭泣的梦；心气盛，会梦见喜笑、恐惧和畏怯；脾气盛，则梦见歌唱、娱乐，或身体沉重难以举动；肾气盛，会梦见腰脊分离。上面所谈的这十二种气盛的病，待其出现，针刺时使用泻法，即可痊愈。

因正气虚弱而邪气客于心脏，就会梦见山丘烟火弥漫；客于肺脏，就会梦见飞腾，或看到金属一类的奇怪东西；客于肝脏，就会梦见山林树木；客于脾脏，就会梦见连绵的丘陵和巨大的湖沼，以及风吹雨淋之中的破漏房屋；客于肾脏，就会梦见身临深渊或浸没在水中；客于膀胱，就会梦见在水中漂游；客于胃中，就会梦见饮食；客于大肠，就会梦见广阔的田野；客于小肠，就会梦见人物聚集的城镇街衢要冲；客于胆，就会梦见与人斗殴、打官司，或愤怒中剖割自己；客于生殖器官，就会梦见性交；客于项部，就会梦见杀头；客于足胫，就会梦见想要行走却不能前进，或者梦见被困于地穴、苑囿之中；客于股肱，就会在梦中行跪拜的礼节；客于尿道和直肠，就会梦到大便和小便。以上这十五种因正虚而致邪扰的疾病，针刺时施以补法，就可痊愈。

【评介】

淫邪发梦，是指因邪气干扰而产生的梦境。实质上本文为《内经》的释梦理论。主要论述外邪内侵，干扰营卫脏腑，导致虚实不同的病理机制，致使魂魄飞扬而产生不同的梦境。文中特别强调，各种光怪陆离的梦境是由邪气客于不同的部位而形成的。其对临床可起到一定参考作用。但是，人类梦境的产生和机理，时至今日仍是一个谜团，其生理机制和病理意义还是一个有待探讨问题。然而不可否认的是，梦境的产生是与人体内环境和外环境直接相关的。它不但受机体内部生理病理作用的影响，同时人的生活经历、心理冲突也是决定梦境的重要因素。对后者，古人显然没有足够的认识。也就是说，本文只注重内环境而忽略了外环境对梦境的影响。因此，本文所论只能为临床诊断提供一定线索和启示，不能把梦境与某种病理变化之间的联系绝对化而作为诊断依据，否则会滑向占梦的邪路。

顺气一日分为四时第四十四

【原文】

黄帝曰：夫百病之所始生者，必起于燥湿寒暑风雨，阴阳喜怒，饮食居处，气合而有形，得藏而有名[1]，余知其然也。夫百病者，多以旦慧昼安[2]，夕加夜甚[3]，何也？岐伯曰：四时之气使然。黄帝曰：愿闻四时之气。岐伯曰：春生、夏长、秋收、冬藏，是气之常也，人亦应之。以一日分为四时，朝则为春，日中为夏，日入为秋，夜半为冬。朝则人气始生[4]，病气衰，故旦慧；日中人气长，长则胜邪，故安；夕则人气始衰，邪气始生，故加；夜半人气入藏，邪气独居于身，故甚也。黄帝曰：其时有反者[5]，何也？岐伯曰：是不应四时之气，藏独主其病者，是必以藏气之所不胜时者甚[6]，以其所胜时者起也[7]。黄帝曰：治之奈何？岐伯曰：顺天之时，而病可与期，顺者为工，逆者为粗[8]。黄帝曰：善。余闻刺有五变，以主五输，愿闻其数[9]。岐伯曰：人有五藏，五藏有五变，五变有五输，故五五二十五输，以应五时。黄帝曰：愿闻五变。岐伯曰：肝为牡藏[10]，其色青，其时春，其音角，其味酸，其日甲乙。心为牡藏，其色赤，其时夏，其日丙丁，其音徵，其味苦。脾为牝藏[11]，其色黄，其时长夏，其日戊己，其音宫，其味甘。肺为牝藏，其色白，其音商，其时秋，其日庚辛，其味辛。肾为牝藏，其色黑，其时冬，其日壬癸，其音羽，其味咸，是为五变。黄帝曰：以主五输奈何？藏主冬，冬刺井；色主春，春刺荥；时主夏，夏刺输；音主长夏，长夏刺经；味主秋，秋刺合。是谓五变以主五输。黄帝曰：诸原安合以致六输[12]？岐伯曰：原独不应五时，以经合之，以应其数，故六六三十六输。黄帝曰：何谓藏主冬，时主夏，音主长夏，味主秋，色主春？愿闻其数。岐伯曰：病在藏者，取之井；病变于色者，取之荥；病时间时甚[13]者，取之输；病变于音者，取之经；经满而血者，病在胃及以饮食不节得病者，取之于合，故命曰味主合。是谓五变也。

【注释】

[1]得藏而有名：不同邪气侵害不同脏器而形成不同疾病。名，指事物之名类。

[2]旦慧昼安：旦，早晨。慧，爽慧。昼，白天。安，平安。许多疾病都有早晨或白天没有症状或症状较轻的特点。

[3]夕加夜甚：傍晚症状加重，晚上更厉害。

[4]朝则人气始生：朝，早晨。人气，指人的正气。始生，意为开始活跃。

[5]其时有反者：即违反旦慧昼安、夕加夜甚的规律。

[6]藏气之所不胜时者甚：此句为五行生克之理。五脏各有五行属性，时日亦有五行属性，五脏五行属性被时日五行属性所克时，称为所不胜时，这时病情加重。如肝属木，肝病如逢庚辛日或申酉时就会加重。因为庚辛日和申酉时属金，这样则形成金克木的局面，则病情加重。余脏类推。

[7]以其所胜时者起也：指感受疾病的脏器克制所逢时日的情况下，疾病则减轻或痊愈。起，好起来。如肝病逢戊己日或辰戌丑未时则好起来。

[8]顺者为工，逆者为粗：顺，顺天之时而治。工，工巧之医。逆，逆天之时而治。粗，粗陋之医。

[9]数：道数，指内在道理。

[10]牡藏：牡，兽之雄者曰牡。牡藏，指从某个角度具有阳性属性的脏器。

[11]牝藏：牝，兽之雌者曰牝。牝藏，指从某个角度而言有阴性属性的脏器。

[12]诸原安合以致六输：指六腑有原穴而成六输，如何与五行五时相合。

[13]病时间时甚：病情时轻时重。

【语译】

黄帝说：各种疾病的发生，都由于燥湿寒暑风雨等外邪的侵犯，以及喜怒不节等情志刺激，饮食起居失常，阴阳失调所致，邪气侵犯形体之后就会有各种病态表现，并且根据不同脏器命以一定的病名。这些情况我已经知道，然而，疾病发生后，病人大多在早晨感觉病情轻而神气爽快，白昼较安静，傍晚病势渐渐增重，夜间病势最甚，这是什么道理呢？岐伯说：这是由于四时季节的不同变化使人的阳气发生相应的盛衰而造成的。

黄帝说：愿听你讲一下关于四时之气的问题。岐伯说：春天阳气生发，夏天阳气隆盛，秋天阳气收敛，冬天阳气闭藏，这是一年中自然界四时阳气变化的一般规律，人体的阳气变化也与此相应。以一昼夜来分属四时，早晨就像春天，中午就像夏天，傍晚就像秋天，夜半时就像冬天。人的阳气变化与此相适应，早晨阳气生发，正气相对旺盛，邪气衰退，所以病人在早晨感到清爽；中午，人的阳气逐渐隆盛，正能压邪，所以病情安静；傍晚人的阳气开始收敛，正气相对衰退，邪气就相应地开始增强，所以病情加重；到了夜半，人的阳气闭藏于内脏，邪气却相对处于优势，所以疾病就显得严重。

黄帝说：有时与旦慧、昼安、夕加、夜甚的情况相反，是怎么回事？岐伯说：这是疾病变化不和四时相应的缘故，这是内脏单独对疾病产生影响。而这样的疾病变化也和时间有一定的关系，当受病内脏的五行属性被时日的五行属性所克的时候，病就会加重，而受病内脏的五行属性克制时日的五行属性时，疾病就减轻。黄帝说：治疗时怎么办？岐伯说：治疗时顺应时序规律，按照时日与受病内脏的五行生克关系，在适当时候施以补泻，能这样做，就是高明的医生，不能这样做，就是粗劣的庸医。

黄帝说：好。我听说刺法中有根据五变来决定针刺井、荥、输、经、合五种腧穴的情况，请谈一下其中的方法。岐伯说：人有五脏，五脏各有相应的色、时、日、音、味的五种变化，每种变化都有井、荥、输、经、合五种腧穴分别与之相应，五五相乘，所以这样的腧穴有二十五个，又分别与五季相应。黄帝说：想听你讲一下五变是什么？岐伯说：肝属木，少阴中之少阳，所以称为牡脏，在色为青，在时为春，在日为甲乙，在音为角，在味为酸；心属火，为阳中之太阳，所以也称牡脏，在色为赤，在时为夏，在日为丙丁，在音为徵，在味为苦；脾属土，为阴中之至阴，所以称为牝脏，在色为黄，在时为长夏，在日为戊己，在音为宫，在味为甘；肺属金，为阳中之少阴，所以称为牝脏，在色为白，在时为秋，在日为庚辛，在音为商，在味为辛；肾属水，为阴中之太阴，所以也称为牝脏，在色为黑，在时为冬，在日为壬癸，在音为羽，在味为咸。这就是五变。

黄帝说：五变如何分主五输穴？岐伯说：五脏主冬，冬季刺井穴；五色主春，春季刺荥穴；五时主夏，夏季刺输穴；五音主长夏，长夏刺经穴；五味主秋，秋季刺合穴。这就是五变分主五输的情况。

黄帝说：六腑在井、荥、输、经、合之外本有原穴，为了达到六输之数，这些原穴怎么来配合呢？岐伯说：六腑的原穴，独与五时不相配合，而把它归在经穴之中来配应五时，这样六腑各有井、荥、输、原、经、合六穴，六六三十六个输穴。

黄帝问：什么叫作脏主冬，时主夏，音主长夏，味主秋，色主春？我想了解内在的道理。岐伯答：病在脏，治疗时应刺井穴；疾病变化显现于面色，治疗时应刺荥穴；病情时轻时重的，治疗时应刺输穴；疾病影响到声音发生变化的，应刺经穴；经脉盛满而有瘀血现象的，病在足阳明胃，与那些因饮食不节引起的疾病一样，治疗时都应刺合穴，所以说味主合。这就是五变所表现的不同特征以及五输相应的针刺法则。

【评介】

顺气，顺应自然之气，即人体气机与自然规律相适应。一日分为四时，是把一昼夜之间阴阳升降规律与一年四季对应起来。也就是说，一日是一年的缩影，自然界四时规律是春生夏长，秋收冬藏，人体气机也与此相应。而一日之内，早晨为春，中午为夏，日没为秋，夜半为冬。所以在疾病过程中也受其影响，形成旦慧昼安、夕加夜甚的特点。在临床上，多种疾病具有这种倾向，其内在机理同样是现代科学所热衷的课题。在《内经》时代，祖国医界就已经发现并力图揭示时间过程对生命节律的影响，这可说是个奇迹。尤其在疾病过程中，时间节律可使证候产生规律性的变化，古人依此制定出相应的治疗措施，为后世"子午流注"学说的发展奠定了理论基础。从开辟时间生物学的角度而论，我们走在了前面。

外揣第四十五

【原文】

黄帝曰：余闻九针九篇，余亲授其调，颇得其意。夫九针者，始于一而终于九，然未得其要道也。夫九针者，小之则无内，大之则无外[1]，深不可为下，高不可为盖[2]，恍惚无穷，流溢无极[3]，余知其合于天道人事四时之变也，然余愿杂之毫毛，浑束为一[4]，可乎？岐伯曰：明乎哉问也！非独针道焉，夫治国亦然。黄帝曰：余愿闻针道，非国事也。岐伯曰：夫治国者，夫惟道焉。非道，何可小大深浅杂合而为一乎？黄帝曰：愿卒闻之。岐伯曰：日与月焉，水与镜焉，鼓与响焉。夫日月之明，不失其影[5]，水镜之察，不失其形[6]，鼓响之应，不后其声[7]，动摇则应和，尽得其情[8]。黄帝曰：窘乎哉！昭昭之明不可蔽。其不可蔽，不失阴阳也。合而察之，切而验之，见而得之，若清水明镜之不失其形也。五音不彰，五色不明，五藏波荡，若是则内外相袭，若鼓之应桴，响之应声，影之应形。故远者司外揣内[9]，近者司内揣外[10]，是谓阴阳之极，天地之盖，请藏之灵兰之室[11]，弗敢使泄也。

【注释】

[1]小之则无内，大之则无外：此语为"其小无内，其大无外"的翻版。此处"小"解为精细，"大"解为博大。"无内"和"无外"均为极限之义。意为小之无之可小，大之无之可大。誉九针之理精细与博大均到了极限。

[2]深不可为下，高不可为盖：与上文互语义同。深，精深。高，高妙。盖，上。

[3]恍惚无穷，流溢无极：指针道玄妙深奥无与伦比。

[4]杂之毫毛，浑束为一：将杂乱的毫毛，梳理为一束。浑，统也。以此为喻，将庞杂的针刺理论，归纳为统一的体系。

[5]日月之明，不失其影：立竿见影之义。

[6]水镜之察，不失其形：明察秋毫之义。

[7]鼓响之应，不后其声：桴鼓相应之义。

[8]动摇则应和，尽得其情：动摇，此指变化。应和，内外反应，即上文所论"影""形""声"。整句意为一有变化，内外均有相应的反应。

[9]司外揣内：司，掌握。揣，揣测、测度、推测之义。掌握外在的表现，便可以揣测内在的机理。

[10]司内揣外：把握住内在的机理，便可推测外在的表现。

[11]灵兰之室：相传为黄帝藏书之处。

【语译】

黄帝说：我听了关于九针的九篇文章，亲身领略了这种高深理论，对其中的意义，也有了不少体会。九针的内容从一到九，含义深刻，我还没有掌握其中主要的精神。因为九针的理论博大与精深达到极限，可说是精得不能再精，多得不能再多，深得不能再深，高得不能再高了。道理玄妙，而庞杂散漫，与天道、人事、四时变等等都有关联，我想把这些驳杂如毫毛的论述归纳成一个系统的理论，可以吗？岐伯说：问得真透彻啊！不仅是九针的道理，就是治理国家，也应该这样。黄帝说：我想听的是用针的道理，不是治国的方略。岐伯说：不管治理国家或用针，都必须有原则和法度，没有法度怎么能使小、大、浅、深的复杂事物纳入一体呢？

黄帝说：我希望都了解一下。岐伯说：事物之间是有密切联系的，比如日与月，水与镜，鼓和声响等。日、月照着物体，马上会有影像出现；水和镜可以清楚地反映物体的形象；击鼓时会同时发出响声。这都说明一个问题，就是一个原因出现，马上就会引起一定的反应，就像影、形、声的应变一样。了解了这个道理，那么用针的理论，也就掌握了。

黄帝说：这个问题多么艰深啊！可是这深刻的道理就像日月的光芒一样是无法遮蔽的，说它不会遮蔽，是因为它的理论基础没有脱离天地阴阳的规律。把各种现象综合起来观察，用切诊来查验脉象的变化，以望诊来获知外部的征象，而后以阴阳来分析归纳，就像清水明镜反映物体形象一样真切。如果人的声音不响亮，色泽晦暗，就说明五脏有了病变。这是人体阴阳内外相互因袭的结果，内脏的病变表现在外部，就如同以槌击鼓，内击而扬声于外，影子和形体相似一样。从外部说，掌握了外部变化就可以揣测内脏的疾病；从内部说，察知内脏的疾病，就可以推测外部的症状表现。阴阳之精深，天地之博大，都离不开这个规律，请让我把它珍藏在灵兰之室，而不要泄露出去。

【评介】

外揣，依据外在表现而揣测内在机理的方法。本篇主要阐发诊法学的内外机理，因为机体内外是密切相关和相互影响的，有其内而必形诸外，如日月之明，不失其影。以此说明察外而度其内、知内而测其外的道理，以启迪人们的诊断思维，把握住由此及彼、由表及里的辨证方法，而作为分析病情的法则。

五变第四十六

【原文】

黄帝问于少俞曰：余闻百疾之始期也，必生于风雨寒暑，循毫毛而入腠理，或复还，或留止，或为风肿汗出，或为消瘅[1]，或为寒热，或为留痹，或为积聚，奇邪淫溢[2]，不可胜数，愿闻其故。夫同时得病，或病此，或病彼，意者天之为人生风乎[3]，何其异也？少俞曰：夫天之生风者，非以私百姓也[4]，其行公平正直[5]，犯者得之，避者得无殆，非求人而人自犯之[6]。黄帝曰：一时遇风，同时得病，其病各异，愿闻其故。少俞曰：善乎哉问！请论以比匠人[7]，匠人磨斧斤砺刀[8]，削斫材木[9]。木之阴阳，尚有坚脆，坚者不入，脆者皮弛[10]，至其交节[11]，而缺斤斧[12]焉。夫一木之中，坚脆不同，坚者则刚，脆者易伤，况其材木之不同，皮之厚薄，汁之多少，而各异耶。夫木之早花先生叶者，遇春霜烈风，则花落而叶萎。久曝大旱[13]，则脆木薄皮者，枝条汁少而叶萎。久阴淫雨，则薄皮多汁者，皮溃而漉[14]。卒风暴起[15]，则刚脆之木，枝折杌伤[16]。秋霜疾风，则刚脆之木，根摇而叶落。凡此五者，各有所伤，况于人乎？黄帝曰：以人应木奈何？少俞答曰：木之所伤也，皆伤其枝，枝之刚脆而坚，未成伤也。人之有常病也，亦因其骨节皮肤腠理之不坚固者，邪之所舍也，故常为病也。黄帝曰：人之善病风厥漉汗者，何以候之？少俞答曰：肉不坚，腠理疏[17]，则善病风。黄帝曰：何以候肉之不坚也？少俞答曰：䐃肉不坚而无分理，理者粗理，粗理而皮不致者[18]，腠理疏。此言其浑然者。黄帝曰：人之善病消瘅者，何以候之？少俞答曰：五藏皆柔弱者，善病消瘅。黄帝曰：何以知五藏之柔弱也？少俞答曰：夫柔弱者，必有刚强[19]，刚强多怒，柔者易伤也。黄帝曰：何以候柔弱之与刚强？少俞答曰：此人薄皮肤而目坚固以深者，长冲直扬[20]，其心刚，刚则多怒，怒则气上逆，胸中畜积，血气逆留，髋皮充肌[21]，血脉不行，转而为热，热则消肌肤，故为消瘅。此言其人暴刚而肌肉弱[22]者也。

黄帝曰：人之善病寒热者，何以候之？少俞答曰：小骨弱肉者，善病寒热。黄帝曰：何以候骨之小大，肉之坚脆，色之不一也。少俞答曰：颧骨者，骨之本也[23]，颧大则骨大，颧小则骨小，皮肤薄而其肉无䐃[24]，其臂懦懦然[25]，其地色殆然，不与其天同色[26]，污然独异[27]，此其候也。然后臂薄者，其髓不满，故善病寒热也。

黄帝曰：何以候人之善病痹者？少俞答曰：粗理而肉不坚者，善病痹。黄帝曰：痹之高下有处乎？少俞答曰：欲知其高下者，各视其部。

黄帝曰：人之善病肠中积聚者，何以候之？少俞答曰：皮肤薄而不泽[28]，肉不坚而淖泽[29]，如此肠胃恶[30]，恶则邪气留止，积聚乃伤。脾胃之间，寒温不次，邪气稍至，稽积留止[31]，大聚乃起。

黄帝曰：余闻病形，已知之矣，愿闻其时。少俞答曰：先立其年，以知其时[32]，时高则起，时下则殆[33]，虽不陷下，当年有冲通[34]，其病必起，是谓因形而生病，五变之纪也。

【注释】

[1]消瘅：即消渴热中之证。瘅，音单（dān）。

[2]奇邪淫溢：奇邪泛滥。

[3]意者天之为人生风乎：意者，自我猜测。天，自然界。为人生风乎，专为人们生成各种风邪吗？

[4]非以私百姓也：并非偏私百姓。

[5]其行公平正直：行，天道运行。自然给予人们的是公平一致的。

[6]非求人而人自犯之：求，干犯之义。犯，冒犯。自然并非将病邪强加于人，而是人们自行不慎感受了它。

[7]匠人：工匠，主要指木匠。

[8]磨斧斤砺刀：斤，一种大斧。砺，磨也。

[9]削斫材木：削，切削。斫，音浊（zhuó），砍伐。

[10]皮弛：皮质松弛。

[11]交节：树杈交会处，此处质地较坚硬，形成木材中的硬结。

[12]缺斤斧：斧刃崩损形成缺口。

[13]久曝大旱：长期日晒形成旱情。

[14]皮溃而漉：皮质溃烂而汁液外流。

[15]卒风暴起：卒，同猝，突然之义。

[16]枝折杌伤：即树枝、树干折伤。杌，音勿（wù），指树干。

[17]腠理疏：腠理粗疏而不致密。

[18]䐃肉不坚而无分理，理者粗理，粗理而皮不致者：此处文理纷乱，《针灸甲乙经》作"䐃肉不坚，而无分理者，肉不坚，肤粗而皮不致者"。䐃肉，不可解。䐃肉为是。

[19]柔弱者，必有刚强：柔弱者，必有刚强的一面。

[20]长冲直扬：冲，《针灸甲乙经》作"衡"。"衡"为是，与《论勇》篇合。衡，作眉毛解。长衡，长眉。直扬，指眉稍上翘。

[21]腕皮充肌：腕，同髋。髋皮充肌，即髋部丰满。

[22]其人暴刚而肌肉弱：其人性情刚烈而肌肉柔弱。

[23]颧骨者，骨之本也：以颧骨为依据，判断骨骼的大小，故称颧骨为骨之本。本，此作"依据"解。

[24]肉无䐃：肌肉没有隆起。

[25]其臂懦懦然：臂部没有肌肉隆起而松弛柔软。

[26]其地色殆然，不与其天同色：地，地阁部，指下颌部。色殆，色泽不明润。天，天庭，前额部。

[27]污然独异：指天庭部色泽沉滞似有污垢，与其他部位色泽相比有明

显异常。

　　［28］皮肤薄而不泽：皮肤菲薄而没有光泽。

　　［29］淖泽：柔软不坚。

　　［30］肠胃恶：肠胃弱易受邪。

　　［31］稸积留止：稸，同蓄，聚积之义。

　　［32］先立其年，以知其时：先确立年份的运气情况，便可知发病的时令。

　　［33］时高则起，时下则殆：似为运气学说。时高，指六气中的客气胜主气。起，痊愈。时下，六气中的主气胜客气。殆，病危。

　　［34］冲通：似是年运的影响，姑存疑。

【语译】

　　黄帝向少俞问道：我听说各种疾病刚开始发生的时候，都由于风雨寒暑这些外邪，沿着毛窍侵入人体，到达腠理，有的发生传变，有的就稽留在一定的部位，邪气滞留以后，可以发展成为各种疾病，或形成风肿汗出，或发为消瘅，或为寒热往来，或留着为痹，或积聚，各不相同。那些不测的邪气，一泛滥滋蔓，就造成无以数计的各种病证。我想了解一下这究竟是什么缘故。还有这样的情况，同时得病，有的生这种病，有的生那种病，我想，难道是自然有意为人造就了各种不同性质的风邪吗？不然发病怎么会有这么大差别呢？少俞说：自然界有风的产生，不是为不同的个人设置的，风的活动是客观存在的，对哪个人都没有什么偏倚，侵犯到了谁，谁就得病；谁能够及时预防，躲避了风邪的袭击，谁就会不受危害。并不是它一定要侵犯哪个人，而是人自己未加预防而感触了它的缘故。

　　黄帝说：同时触冒风邪，而又同时得病，所生的病证却不同，这是什么缘故？我很想知道。少俞说：问得好啊！请让我以工匠砍伐树木为例，来说明这个问题吧。工匠磨快了刀斧，去砍削木材，木材本身的阳面阴面，就有坚硬和脆薄的差别，坚硬的不易砍削，脆薄的疏松易于砍削。树木枝杈交节的地方，就更加坚硬，连刀斧的刃都崩损而出现缺口。同一个树木，它的各部分就有坚硬、脆薄的区别，坚硬的地方和脆薄的地方大不相同，更何况不同的树木质地，其外皮的厚薄，内含水分的多少，也都不相同。树木中开花长叶较早的，遇到早春的大风和寒霜，就会花落叶萎；木质脆而外皮薄的，遇到烈日的长期曝晒或大旱，水分蒸发过多就会枝条垂落而枯萎；如果长期阴雨连绵，那些皮薄而含水量多的树木，树皮会湿漉漉而溃烂；如果狂风骤起，就会使刚脆的树木折断枝干，树叶掉光；遇到秋季的严霜大风，刚脆的树木，就会树根动摇，树叶摧落。这五种情况说明，不同的树木，受外界气候的影响，损伤还有这么大的区别，更何况不同的人呢？黄帝说：人和树木相比是怎样的情况？少俞回答说：树木的损伤，主要伤其树枝，如果树枝坚硬，也就不会折伤。而人常发生疾病，也是因为骨节、皮肤、腠理的不坚固，邪气常客留于此，所以经常发病。

黄帝说：人有患风邪内侵逆于肌表而汗出不止的，怎样从外表观察出来？少俞回答说：肌肉如不坚固，腠理疏松，就容易患风病。黄帝问道：怎样测知肌肉不坚固呢？少俞答道：看肌肉结集隆起的部位就可以知道，如果这些部位不坚实，纹理又不分明，就表明全身的肌肉不坚固。皮肤粗疏而不致密，腠理也就疏松。这些说的是观察肌肉坚固与否的大致情况。

黄帝说：人有常患消渴病的，怎样诊察呢？少俞答说：五脏都柔弱的人就容易患消渴病。黄帝说：怎样知道五脏是柔弱的呢？少俞回答：五脏柔弱的人，必有刚强的性格，由于性情刚暴，就会因情志激动而损伤五脏。黄帝说：怎样从外表看出五脏柔弱与性格刚烈呢？少俞回答说：这类人皮肤薄弱，两目凝视，眼睛深陷在眶窝中，横眉竖目，带着怒色。这样的人性情刚强、多怒，发怒就会使气上逆，血随气上，积留胸中，使皮肤肌肉怒张，血脉通行不利，郁积而成热，热能消灼津液而使肌肤瘦薄，所以成为消渴病，以上所谈到的，是性情刚暴而肌肉脆弱的人的外在表现。

黄帝说：人有常患发冷发热这类病证的，怎样测候？少俞回答说：骨骼小、肌肉弱的人易患发冷发热的病。黄帝说：怎样测候骨骼的大小，肌肉的强弱和气色的不一致呢？少俞回答说：颧骨是人身骨骼的基本标志，颧骨大的，全身骨骼就大，颧骨小的，全身骨骼都小。皮肤薄而没有显著突起的肌肉块，两臂柔软松弛没有力气，地阁部位的色泽晦暗没有光泽，和天庭部位的色泽不一样，这些就是赖以察肌肉强弱、色泽不一的外部表现。而臂部肌肉薄弱无力的，骨髓就不盛满，所以易患发冷发热的病。

黄帝说：人有易患痹证的，怎样测候呢？少俞回答说：皮肤纹理粗疏，而肌肉又不坚实的人，就容易患痹证。黄帝说：痹证部位的上下有固定地方吗？少俞答说：想知道痹证部位的上下，要察看各部位的异常变化。

黄帝问道：人有易患肠中积聚病证，怎样测候呢？少俞回答说：皮肤薄而不润泽，肌肉濡软而不坚实，说明他的肠胃不好，肠胃机能差，营养津液不足就容易使邪气留滞在内，形成积聚。饮食寒温失了正常的节次，邪气在脾胃间稍有侵犯，就容易造成蓄积停留，形成较重的积聚病。

黄帝说：我了解了疾病的外部表现，已经知道怎样从外部测候疾病变化的常识。还想知道时序因素对疾病影响的情况。少俞回答说：首先要确定运气情况。一般地说，客气胜过主气，为上胜下，属顺，这时，疾病易于趋向轻缓和痊愈；反之，主气胜过客气，为下胜上，属逆，这时疾病容易转向危重。但由于年运等多种因素的影响，也会发病，这是因各人不同的身体、气血类型与年运的五行属性的生克、乘侮等关系所导致的。这些都是五变的常规理论。

【评介】

五变，指五种常见证候，即风厥漉汗、消瘅、寒热、痹、肠中积聚。本文以匠人削斫材木和不同树木对不同灾害的耐受性和易感性为喻，说明人类对五种常见疾病也有易感群体。而对不同疾病的易感性决定于人自身的形体素质。如肉不坚、腠理疏者，易患风厥证，其形质的外观特点是䐃肉不坚而无分理；易患消瘅者是五脏柔弱，而五脏柔弱的外观特点是薄皮肤而目坚固以深；善病寒热者是小骨弱肉，其外观特点是皮肤薄而其肉无䐃，其臂懦懦然，地色殆，不与天色同；粗理而肉不坚者，易感受痹证，其外观特点是腠理粗疏，肌肉发软；肠胃恶者易感受聚积之证，其外观特点是皮肤薄而不泽，肉不坚而淖泽。人类的体形和体质特征，对某种疾病的易感性倾向，已被现代医学所证实。本文此论，确为超前之识。通过此论，本文还说明一个医学哲理，即"天之生风者，非以私百姓也"，而是"非求人而人自犯之"，指出外因只是发病的条件，而发病的依据是以内因为主导。

另外，本篇最后"先立其"以下的文字，其意颇难理解，后世注家多从五运六气学说的观点加以解释，是否正确，尚难定论。故日人丹波元简云："本节诸家并以运气家之言而解之，然运气之说，昉于唐以后，乃不可以彼解此，必别有义之所存，候考。"

本藏第四十七

【原文】

黄帝问于岐伯曰：人之血气精神者，所以奉生而周于性命者也[1]。经脉者，所以行血气而营阴阳，濡筋骨，利关节者也。卫气者，所以温分肉，充皮肤，肥腠理，司关合者也[2]。志意者，所以御精神，收魂魄，适寒温，和喜怒者也。是故血和则经脉流行，营复阴阳，筋骨劲强，关节清利矣。卫气和则分肉解利[3]，皮肤调柔，腠理致密矣。志意和则精神专直，魂魄不散，悔怒不起，五藏不受邪矣。寒温和则六府化谷，风痹不作，经脉通利，肢节得安矣。此人之常平[4]也。五藏者，所以藏精神血气魂魄者也。六府者，所以化水谷而行津液者也。此人之所以具受于天[5]也，无愚智贤不肖[6]，无以相倚[7]也。然有其独尽天寿[8]，而无邪僻之病，百年不衰，虽犯风雨卒寒大暑[9]，犹有弗能害[10]也；有其不离屏蔽室内[11]，无怵惕之恐[12]，然犹不免于病[13]，何也？愿闻其故。岐伯对曰：窘乎哉问也！五藏者，所以参天地，副阴阳[14]，而运四时，化五节[15]者也。五藏者，固有小大高下坚脆端正偏倾者；六府亦有小大长短厚薄结直缓急。凡此二十五者，各不同，或善或恶[16]，或吉或凶，请言其方。心小则安，邪弗能伤，易伤以忧；心大则忧不能伤，易伤于邪。心高则满于肺中，悗而善忘，难开以言[17]；心下则藏外，易伤于寒，易恐以言[18]。心坚则藏安守固，心脆则善病消瘅热中。心端正则和利难伤；心偏倾则操持不一[19]，无守司[20]也。肺小则少饮，不病喘喝；肺大则多饮，善病胸痹喉痹逆气。肺高则上气肩息咳；肺下则居贲迫肺[21]，善胁下痛。肺坚则不病咳上气，肺脆则苦病消瘅易伤。肺端正则和利难伤，肺偏倾则胸偏痛也。肝小则藏安，无胁下之病；肝大则逼胃迫咽，迫咽则苦膈中，且胁下痛。肝高则上支贲，切胁悗，为息贲[22]；肝下则逼胃，胁下空，胁下空则易受邪。肝坚则藏安难伤，肝脆则善病消瘅易伤。肝端正则和利难伤，肝偏倾则胁下痛也。脾小则藏安，难伤于邪也；脾大则苦凑眇[23]而痛，不能疾行。脾高则眇引季胁而痛；脾下则下加于大肠，下加于大肠则藏苦受邪。脾坚则藏安难伤，脾脆则善病消瘅易伤。脾端正则和利难伤，脾偏倾则善满善胀也。肾小则藏安难伤；肾大则善病腰痛，不可以俯仰，易伤以邪。肾高则苦背膂痛，不可以俯仰；肾下则腰尻痛，不可以俯仰，为狐疝。肾坚则不病腰背痛，肾脆则苦病消瘅易伤。肾端正则和利难伤，肾偏倾则苦腰尻痛也。凡此二十五变者，人之所苦常病也。黄帝曰：何以知其然也？岐伯曰：赤色小理者心小[24]，粗理者心大[25]。无𩩍骬者心高[26]，𩩍骬小短举者心下。𩩍骬长者心下坚，𩩍骬弱小以薄者心脆。𩩍骬直下不举者心端正，𩩍骬倚一方者心偏颇也。白色小理者肺小，粗理者肺大。巨肩反膺陷喉者肺高[27]，合腋张胁者肺下。好肩背厚者肺坚，肩背薄者肺脆。背膺厚者肺端正，胁偏疏[28]者肺偏倾也。青色小理者肝小，粗理者肝大。广胸反骹[29]者肝高，合胁兔骹者肝下。胸胁好者肝坚，胁骨弱者肝脆。膺腹好相得者肝端正，胁骨偏举者肝偏倾也。黄色小理者脾小，粗理者脾大；揭唇[30]者脾高；唇下纵[31]者脾下；唇坚者脾坚，唇大而不坚者脾脆；唇上下好者脾端正，唇偏举[32]者脾偏倾也。黑色小理者肾小，粗理者肾大。高耳者肾高，耳后陷者肾下。耳坚者肾坚，耳薄不坚者肾脆。耳好前居牙车[33]者肾端正，耳偏高者肾偏倾也。凡此诸变者，持则安[34]，减则病也。帝曰：善。然非余之所问也。愿闻人之有不可病者，至尽天寿，虽有深忧大恐，怵惕之志，犹不能减也，甚寒大热，不能伤也；其有不离屏蔽室内，又无怵惕之恐，然不免于病者，何也？愿闻其故。岐伯曰：五藏六府，邪之舍也，请言其故。五藏皆小者，少病，苦燋心[35]，大愁忧[36]；五藏皆大者，缓于事，难使以忧[37]。五藏皆高者，好高举措[38]；五藏皆下者，好出人下[39]。五藏皆坚者，无病；五藏皆脆者，不离于病。五藏皆端正者，和利得人心；五藏皆偏倾者，邪心而善盗[40]，不可以为人平[41]，反复言语[42]也。黄帝曰：愿闻六府之应。岐伯答曰：肺合大肠，大肠者，皮其应。心合小肠，小肠者，脉其应。肝合胆，胆者，筋其应。脾合胃，胃者，肉其应。肾合三焦膀胱，三焦膀胱者，腠理毫毛其应。黄帝曰：应之奈何？岐伯曰：肺应皮。皮厚者大肠厚，皮薄者大肠薄。皮缓腹里大者大肠大而长，皮急者大肠急而短。皮滑者大肠直，皮肉不相离者大肠结[43]。心应脉。皮厚者脉厚，脉厚者小肠厚；皮薄者脉薄，脉薄者小肠薄。皮缓者脉缓，脉缓者小肠大而长；皮薄而脉冲小者[44]，小肠小而短。诸阳经脉皆多纡屈[45]者，小肠结。脾应肉。肉䐃坚大者胃厚，肉䐃么者胃薄[46]。肉䐃小而么者胃不坚；肉䐃不称身者胃下，胃下者下管约不利。肉䐃不坚者胃缓，肉䐃无小里累者胃急[47]。肉䐃多少里累者胃结，胃结者上管约不利也。肝应爪。爪厚色黄者胆厚，爪薄色红者胆薄。爪坚色青者胆急，爪濡色赤者胆缓。爪直色白无约者胆直，爪恶色黑多纹者胆结也。肾应骨。密理厚皮者三焦膀胱厚，粗理薄皮者三焦膀胱薄。疏腠理者三焦膀胱缓，皮急而无毫毛者三焦膀胱急。毫毛美而粗者三焦膀胱直，稀毫毛者，三焦膀胱结也。

黄帝曰：厚薄美恶皆有形，愿闻其所病。岐伯答曰：视其外应，以知其内藏，则知所病矣。

【注释】

[1]奉生而周于性命者也：奉生，奉养生身。周，周全，维持之义。

[2]司关合者也：关，应作"开"。指卫气司开合。

[3]分肉解利：解，达也。分肉解利，分肉通达滑利。

[4]常平：正常平和。

[5]具受于天：具，共同。受，禀受。天，自然。

[6]无愚智贤不肖：禀受自然之气，不分愚智贤不肖。愚，愚蠢，智商低者。智，智慧，智商高者。贤，有德行之人。不肖，无德行之人。

[7]无以相倚：倚，偏倚。无以相倚，指禀受自然之气，人皆均等而无偏倚。

[8]天寿：天年之寿。

[9]卒寒大暑：卒，同猝。卒寒大暑，指暴冷暴热。

[10]犹有弗能害：也有不产生危害的。

[11]不离屏蔽室内：不离室内之屏蔽。

[12]无怵惕之恐：没有大惊大恐。

[13]犹不免于病：仍然不免于病。

[14]参天地，副阴阳：参，参合。副，配备。意为参合天地之精，配备

阴阳之气。

〔15〕五节：春、夏、长夏、秋、冬。

〔16〕或善或恶：正常与异常。

〔17〕难开以言：固执，内向，难以用语言开导。

〔18〕易恐以言：怯懦，易受恐吓。

〔19〕操持不一：朝秦暮楚，无信念。

〔20〕无守司：操守不坚，易暴露心迹。

〔21〕居贲迫肺：居，《针灸甲乙经》作"逼"，为是。肺，《千金要方》作"肝"，为是。贲，贲门。

〔22〕息贲：病名。

〔23〕苦凑胁而痛：苦，苦于之义。凑，充塞之感。胁，胁下空软处。

〔24〕赤色小理者心小：面色红而皮肤小纹理的心脏小。

〔25〕粗理者心大：纹理粗的心脏大。

〔26〕无髑骬者心高：髑骬，此为剑突。

〔27〕巨肩反膺陷喉者肺高：《针灸甲乙经》校语："反，一作大。"膺，胸部。巨肩大胸喉部塌陷的肺位高。

〔28〕胁偏疏：肋间隙大。

〔29〕骹：音敲（qiāo）。《说文解字》："胫也。"《广韵》："胫骨近足细处。"张景岳："胁下之骨为骹也。"姑存疑。

〔30〕揭唇：唇外翻。

〔31〕唇下纵：唇下垂。

〔32〕唇偏举：口歪。

〔33〕牙车：此指颊车穴部位。

〔34〕持则安：持，保持正常功能。安，不病曰安。

〔35〕燋心：心焦如焚。

〔36〕大愁忧：大愁大忧，心焦如焚。

〔37〕缓于事，难使以忧：缓于事，于事松缓，没有紧迫感，松心拖拉。难使以忧，于事无忧，从不犯愁。

〔38〕好高举措：好高骛远，趾高气扬。

〔39〕好出人下：为人谦卑低下。

〔40〕邪心而善盗：居心不正并有偷盗的本性。

〔41〕不可以为人平：居心偏颇，不坚持真理。

[42]反复言语：言而无信，反复无常。

[43]大肠结：大肠结涩，易大便不畅。

[44]脉冲小者：脉冲，脉流。

[45]纡屈：迂回曲折。

[46]肉䐃么者胃薄：么，细小。肌肉群细小不发达的胃薄。

[47]肉䐃无小里累者胃急：里，《黄帝内经太素》《千金要方》作"果"，《针灸甲乙经》作"裹"，"裹"字下并有"标紧"二字。

【语译】

黄帝问岐伯说：人体的血气精神，是奉养维持生命活动的物质；经脉可以通行气血，并营养身体的内外，濡润筋骨，通利关节；卫气可以温养肌肉，滋润皮肤，充实腠理，同时启闭汗孔的关合；人的志意，可以驾驭精神活动，收摄魂魄，调节人体对冷热刺激的适应能力和情志变化。因此血脉和调，则气血畅行，全身内外都在其往复循行的过程中得到充分的营养，从而筋骨强健有力，关节滑利；卫气的功能正常，就会使肌肉舒展滑润而运动自如，皮肤调和柔润，腠理也能致密；志意和顺，就会精神集中，思维敏捷，魂魄收聚不散，没有懊悔愤怒等过度的情志刺激，从而使五脏安定，正气旺盛，不会被邪气干扰而生病；若人能对气候、饮食的冷暖很好地适应与调摄，六腑运化水谷的功能就正常，气血来源充盛，经脉运行通利，则不易感受外邪而发生风痹病，肢体关节都能保持正常的活动。这些就是人体的正常生理状态。五脏是贮藏精神气血魂魄的，六腑是传化水谷、运行津液的。而这些功能，都是禀受于先天的，不论愚笨和聪明，以及品质操行好坏，都没有两样。但有的人能够享尽天年之寿，不被外邪所伤，身无疾病，老而不衰，虽然有大寒大暑、急风暴雨的强烈刺激，也不能使他受伤。另外，有的人虽然不出屋门，居室严密，没有风雨侵扰，也没有忧伤惊恐的情志刺激，但还是免不了要生病，这是什么道理？我想知道其中的缘故。

岐伯回答说：这个问题令人难以回答！五脏的机能，是与天地自然相关联，与阴阳相配合，与四时相连通，与五个季节的五行变化相适应的。五脏本身有着大小、高低、坚脆及端正偏斜的区别，六腑也有大小、长短、厚薄、曲直、松缓和敛急的区别，这二十五种情况，分别标志着善恶吉凶，请让我分别加以说明。

心脏小的，则神气安定，外邪不易伤害，而易伤于忧患；心脏大的，不易因忧患而受伤，容易伤于外邪。心位偏高，上迫肺脏使肺气壅滞，所以多致烦闷不舒而健忘，遇事难以言语开导；心位偏低，则心的位置靠外，易感寒邪，同时经不起言语的恫吓。心脏坚实，则神气安定，守卫固密；心脏脆弱，内守不固而心火易动，则易患消渴和中焦的热病。心端正，则神气血脉和利，不易受到伤害；心偏倾不正，则意志不坚，操守不一，遇事没有定见。

肺脏小，则饮邪很少停留，所以不患喘息病；肺脏大，则饮邪易于停留而常患胸痹、喉痹及气逆等病。肺位高易致气机逆上，而有喘息抬肩及咳嗽等病；肺位低则居处接近横膈，胃脘上迫于肺，易致胁下作痛。肺脏坚固，不易扰于外邪，所以不病咳逆上气；肺脏脆弱，气机不宜宣达而郁滞，容易化热而发生消渴病。肺脏端正，则肺气和利宣通，不易受伤；肺脏偏倾，则气不宣畅而患胸中偏痛。

肝小则脏气安定，不会发生胁下的病痛；肝大则压迫胃脘，累及食道，而形成食不下的膈中证，两胁作痛。肝位偏高，则向上支撑膈部，使其发生闷胀，成为息贲病；肝位偏低，则逼近胃脘，使胁下空虚，这就容易招致邪气的侵袭。肝脏坚实，则脏气安定不易受伤；肝脏脆弱，则郁热内发而常病消渴。肝脏位置端正，则肝气条达，不易受邪；肝脏位置偏斜，则气机不利而胁下疼痛。

脾小，则脏气安定，不易被邪气伤害；脾大，则使胁下空软处充塞疼痛，不能快步行走。脾位偏高，则胁下空软处牵涉着季胁疼痛；脾位偏低，则向下加压大肠，易为邪气所伤。脾脏坚实，则脏气安和，外邪不易侵犯和伤害；脾脏脆弱，则失其健运而易患消渴。脾脏位置端正，则脏气安和通利，不易受伤；脾脏位置偏斜，则脏气不利，运化失职，易生胀满。

肾小，则脏气安定，不易被外邪所伤；肾大则常患腰痛，不能前后俯仰，而且易被外邪所伤。肾位偏高，就会经常发生背脊疼痛不能俯仰；肾位偏低，就会发生尾骶部疼痛，也不能俯仰，同时发生狐疝病。肾脏坚实的，精气旺盛，就不会发生腰背疼痛；肾脏脆弱，易患消渴病，而且易为外邪所伤。肾脏位置端正，则精气融和，不易受伤；肾脏位置偏斜的，就易发生尾骶疼痛。以上所谈的这二十五种病变，由五脏的大小、坚脆、高低、端正、倾斜等普通原因所造成，所以是人经常发生的病症。

黄帝说：怎样知道五脏的大小，坚脆等情况呢？岐伯说：皮肤色红、纹理致密的，心脏小；纹理粗疏的，心脏大。胸骨剑突不显的，心位偏高；胸骨剑突短小而高起上翘的，心位偏低。胸骨剑突长的，心脏坚实；胸骨剑突薄弱而小的，心脏脆弱。胸骨剑突直向下方而低平的，心脏端正；胸骨剑突歪斜的，心位偏倾不正。

皮肤色白，纹理致密的，肺脏小；纹理粗疏的，肺脏大。两肩高大，胸膺部位突出而咽喉下陷的，肺位偏高；两腋之间拢合，胁部开张的，肺位偏低。肩部发育匀称，背部肌肉厚实的，肺脏坚实；肩背部瘦薄的，肺脏脆弱。胸背肌肉厚实匀称的，肺位端正；肋骨歪斜而显出疏密不匀的，肺位偏倾不正。

皮肤色青，纹理致密的，肝脏小；纹理粗疏的，肝脏大。胸部宽阔、胁下之骨高张突起的，肝位偏高；胁下之骨低合内收的，肝位偏低。胸胁发育匀称健壮的，肝脏坚实；胁骨软弱的，肝脏脆弱。胸部与腹部发育良好，比例匀称的，肝脏端正；胁骨偏斜突起的，肝脏偏斜。

皮肤色黄，纹理致密的，脾脏小；纹理粗疏的，脾脏大。口唇外翻的，脾位偏高；口唇低垂松弛的，脾位偏低。口唇坚实的，脾脏坚实；口唇大而松弛不坚的，脾脏脆弱。口唇上下端正、匀称，发育完好的，脾脏位置端正；口唇不正，一侧偏高的，脾脏位置也歪斜。

皮肤色黑，纹理致密的，肾脏小；纹理粗疏的，肾脏大。耳的位置偏高的，肾位也偏高；耳向后贴陷下的，肾位偏低。耳坚挺厚实的，肾脏就坚实；耳瘦薄不坚实的，肾脏就脆弱。耳发育完好而端正，向前方贴近颊车的，肾脏端正；两耳偏斜不正，高低不对称的，肾脏也偏斜。上述各种解剖生理的个体差异和变化，凡能注意调摄，保持正常功能的，可以安然无恙，但若受到损害，那就要产生各种疾病了。

黄帝说：讲得好！但是你讲的这些不是我所要问的问题，我想了解的是，有的人从来不生病，而且可以享尽天年，虽然有忧伤惧恐、惊慌怵惕等巨大的情志刺激及严寒酷热的外邪干扰，而终究不能伤害他；而另外有人整天深居密室，又没有惊恐等的情志刺激，可还是不免于生病，我想知道其中的缘故。岐伯说：人的五脏六腑是内外邪气寄留的部位，请让我详细谈谈其中的道理吧。五脏都小的，较少因外邪内侵而致病，但经常焦心思虑，多愁善感；五脏都大的，性情缓慢，难得使他忧愁。五脏位置偏高的，举止好高骛远，不切实际；五脏位置偏低的，意志卑弱，甘居人下，不求进取。五脏都坚实的，内外邪气不能侵犯，所以不生疾病；五脏都脆弱的，易受病邪侵袭，所以病不离身。五脏位置都端正的，脏气匀调，性情和顺，为人公正，易得人心；五脏位置偏斜的，品行不端正，唯利是图，而好偷盗，这样的人居心偏颇而不平正，而且反复无常，不坚持真理。

黄帝说：我想听一听六腑与身体某些部位的相应关系。岐伯答道：肺与大肠相合，大肠外应于皮；心与小肠相合，小肠外应于脉；肝与胆相合，胆外应于筋；脾与胃相合，胃外应于肉；肾与膀胱三焦相合，三焦膀胱外应于腠理毫毛。

黄帝说：五脏六腑与各组织的相应关系有什么征象呢？岐伯说：肺与皮肤相应，又与大肠相合，皮肤厚的，大肠就厚；皮肤薄的，大肠也薄；皮肤弛缓，腹部大的，大肠松弛而且长；皮肤绷急的，大肠也紧而短；皮肤滑润的，大肠就通顺；皮肤与肌肉凝滞的，大肠就结涩，好大便不畅。

心与脉相应，又与小肠相合。皮肤厚的，脉体也厚，脉厚，小肠就厚；皮肤薄的，脉体也薄，脉薄，小肠就薄。皮肤纵缓的，脉体也纵缓，脉体纵缓的，小肠就宽松粗大而长；皮肤薄而脉也嫩薄小弱的，小肠也小而短。三阳经脉的部位多见曲张血络的，小肠就结涩。

脾与肉相应，而脾胃相合。所以肌肉块坚实而大的，胃体就厚；肌肉块细薄的，胃体就薄。肌肉块细小薄弱的，胃也薄弱不坚实；肌肉块瘦薄与整个身体不相协调的，胃的位置偏下，并因其位置偏下而致胃下口被压迫而收紧，食物不能顺利通过。肌肉块不坚实的，胃体纵缓；肌肉块不能形成小隆起累累相连的，胃体紧敛；肌肉块形成小隆起累累相连的，胃气结涩，胃气结涩的，其上口紧缩，饮食不能顺利下行。

肝与爪相应，而肝胆相合，所以观察爪甲的变化，可以候知胆的状况。爪甲厚而色黄的，则胆厚；爪甲薄而色红的，胆也薄。爪甲坚实而色青的，胆紧敛；爪甲濡软不坚而色赤的，胆弛缓。爪甲直正而色白无纹的，胆气舒畅和顺；爪甲畸形而色黑多纹的，胆气郁结不畅。

肾与骨相应，而与膀胱三焦相合，膀胱三焦又外应于皮毛。纹理致密，皮肤厚的，三焦、膀胱就厚；纹理粗疏而皮肤薄的，三焦、膀胱也薄。腠理疏松的，三焦、膀胱就弛缓；皮肤紧急而无毫毛的，三焦、膀胱也紧急。毫毛美而粗的，三焦、膀胱之气就顺畅；毫毛稀疏的，三焦、膀胱之气就郁结不畅。

黄帝说：脏腑的厚薄、好坏都有一定的形迹征象，我也想了解病变究竟怎样？岐伯答道：观察它们各自外应的皮肉筋骨等组织，看这些部位的变化，就可以知道脏腑的状况，根据脏腑的不同状况，就可以了解到所发生的病变情况。

【评介】

本脏，即以脏腑为根本，其义有二：其一是五脏六腑为生命之本，其二是脏腑又为疾病发生的内在依据。

本篇首先论述血气精神及脏腑的生理功能。阐明脏腑与精神、气血、魂魄、津液及体表组织的联系。指出脏腑的大小坚脆、高下偏正等不同情况与寿命、疾病、外界环境的适应能力有内在联系，并且是人类本性差异的内在依据。

本文强调，某些疾病的发生，以内因为主导，决定于脏腑的大小、高下、坚脆、端正偏倾、长短、厚薄、结直、缓急等不同情况。所以人具受于天，而"独尽天寿，而无邪僻之病，百年不衰，虽犯风雨卒寒大暑，犹有弗能害"。而另一种情况则是，虽"不离屏蔽室内，无怵惕之恐，然犹不免于病"。

本文还力图说明，脏腑的解剖形态差异，决定生理功能的差异，从而又决定人的本性不同，这也是《内经》人性论的观点。人性善恶之争，古今中外已有几千年，也是伦理学的一个焦点。一般而论，人性善恶，后天教育及陶冶不可忽视，但先天禀赋也是重要因素，而《内经》特别强调后者。

卷 之 八

禁服第四十八

【原文】

雷公问于黄帝曰：细子得受业[1]，通于九针六十篇[2]，旦暮勤服之[3]，近者编绝[4]，久者简垢[5]，然尚讽诵弗置[6]，未尽解于意矣。《外揣》言浑束为一[7]，未知所谓也。夫大则无外，小则无内，大小无极，高下无度，束之奈何？士之才力[8]，或有厚薄，智虑褊浅[9]，不能博大深奥，自强于学若细子，细子恐其散于后世，绝于子孙，敢问约之奈何[10]？黄帝曰：善乎哉问也！此先师之所禁[11]，坐私传之也，割臂歃血之盟也，子若欲得之，何不斋[12]乎！雷公再拜而起曰：请闻命于是也。乃斋宿三日而请曰：敢问今日正阳[13]，细子愿以受盟。黄帝乃与俱入斋室，割臂歃血。黄帝亲祝曰[14]：今日正阳，歃血传方，有敢背此言者，反受其殃。雷公再拜曰：细子受之。黄帝乃左握其手，右授之书，曰：慎之慎之，吾为子言之。凡刺之理，经脉为始，营其所行，知其度量，内刺五藏，外刺六府，审察卫气，为百病母[15]，调其虚实，虚实乃止，泻其血络，血尽不殆矣。雷公曰：此皆细子之所以通，未知其所约也。黄帝曰：夫约方者，犹约囊也[16]，囊满而弗约，则输泄[17]，方成弗约，则神与弗俱[18]。雷公曰：愿为下材[19]者，勿满而约之[20]。黄帝曰：未满而知约之以为工[21]，不可以为天下师[22]。雷公曰：愿闻为工。黄帝曰：寸口主中[23]，人迎主外，两者相应，俱往俱来，若引绳大小齐等[24]。春夏人迎微大，秋冬寸口微大，如是者名曰平人。人迎大一倍于寸口，病在足少阳，一倍而躁，在手少阳。人迎二倍，病在足太阳，二倍而躁，病在手太阳。人迎三倍，病在足阳明，三倍而躁，病在手阳明。盛则为热，虚则为寒[25]，紧则为痛痹[26]，代则乍甚乍间[27]。盛则泻之，虚则补之，紧痛则取之分肉，代则取血络且饮药，陷下则灸之，不盛不虚，以经取之[28]，名曰经刺。人迎四倍者，且大且数，名曰溢阳[29]，溢阳为外格[30]，死不治[31]。必审按其本末[32]，察其寒热，以验其藏府之病。寸口大于人迎一倍，病在足厥阴，一倍而躁，在手心主。寸口二倍，病在足少阴，二倍而躁，在手少阴。寸口三倍，病在足太阴，三倍而躁，在手太阴。盛则胀满、寒中、食不化，虚则热中、出糜[33]、少气、溺色变，紧则痛痹，代则乍痛乍止[34]。盛则泻之，虚则补之，紧则先刺而后灸之，代则取血络而后调之，陷下则徒灸之[35]，陷下者，脉血结于中[36]，中有著血[37]，血寒，故宜灸之，不盛不虚，以经取之。寸口四倍者，名曰内关[38]，内关者，且大且数，死不治。必审察其本末之寒温，以验其藏府之病。通其营输，乃可传于大数[39]。大数曰：盛则徒泻之，虚则徒补之，紧则灸刺且饮药，陷下则徒灸之，不盛不虚，以经取之。所谓经治者，饮药，亦曰灸刺。脉急则引[40]，脉大以弱，则欲安静，用力无劳[41]也。

【注释】

[1]细子得受业：细子，小子，自谦之词。得受业，得以受其学业。

[2]通于九针六十篇：通，通学。九针六十篇，有关九针针法理论共六十篇。

[3]旦暮勤服之：早晚勤奋地学习运用。

[4]近者编绝：近者，新近读过的。编，是指竹简上起连结作用的皮索。编绝，指皮索断绝，意示竹简反复翻读。

[5]久者简垢：读的次数太多而竹简已粘垢污损。

[6]然尚讽诵弗置：然而还是研读不肯放置。讽，诵也，背诵也。诵，以声节读之。

[7]《外揣》言浑束为一：即《外揣》篇所说的浑束为一。

[8]士之才力：士，读书人。才力，才智。

[9]智虑褊浅：智虑，才谋智慧。褊，狭也。浅，肤浅。

[10]约之奈何：约，概括、总结。

[11]先师之所禁：禁，秘而不传。

[12]斋：即斋宿，又称斋戒。古时在举行重要仪式前，当事人要进行沐浴更衣，素食独宿，静心止欲，以使心志专一，以示至诚。

[13]正阳：指吉日，要求晴空无云，太阳当午之时。

[14]祝曰：祝说，即盟誓之词。

[15]为百病母：百病之根本。母，根源。

[16]夫约方者，犹约囊也：约，概括，归纳，总结之义。方，指诊法、治法。囊，囊橐也，指口袋。约囊，将袋口扎住。

[17]输泄：此指囊中物外泄。

[18]神与弗俱：指无神，意为医道达不到高超传神的境界。

[19]下材：才智较低。

[20]勿满而约之：学业未满而归纳应用。

[21]约之以为工：才学虽未满但能懂得总结归纳，只能称为工。工，指工匠，具备一定技能的人。

[22]不可以为天下师：不可以做天下人的师范。

[23]寸口主中：寸口脉主于内。

[24]若引绳大小齐等：引绳，两端牵拉绳索。大小齐等，指正常情况下，人迎与寸口的力度、节律、气势一致。

[25]盛则为热，虚则为寒：盛与虚，此指脉象而言。

[26]紧则为痛痹：紧，指紧脉而言。

[27]代则乍甚乍间：代，代脉，此指节律不整的脉象。乍甚乍间，病情时重时轻。甚，病重。间，病轻。

[28]以经取之：本经病取本经穴。

[29]溢阳：阳气外越。

[30]外格：格阳于外，阴阳离决。

[31]死不治：预后不良。

[32]必审按其本末：必须审察发病的原因和过程。按，察也。

[33]出糜：《针灸甲乙经》《黄帝内经太素》"糜"作"糜"。糜，稬也。出糜，大便如糜粥。

[34]代则乍痛乍止：代脉的出现则有乍痛乍止的症状。

[35]徒灸之：仅用灸法。

[36]脉血结于中：经脉之血聚于内。

[37]著血：指瘀血。著，附着之义。

[38]内关：指内关症候，阳气内盛，格阴于外，阴阳不相交通。

[39]乃可传于大数：才可以传授治疗大法。大数，大法。

[40]脉急则引：脉象急疾的，可用导引的方法治疗。

[41]用力无劳：用力，指体力活动。无劳，不要产生劳累，无同勿。

【语译】

雷公向黄帝请教道：我自从接受了您所传授的九针六十篇以后，从早到晚勤奋地加以学习，尽管反复翻阅披读，乃至编绝简垢，仍不断地研读背诵。虽然如此，还是不能完全了解其中的精义。《外揣》里说的"浑束为一"，我还未解其意。既然说九针的道理，大到不可再大，细到不能再细，它的大与小已经到了极限，它至高和至深无以再加，这样的博大精深理论，怎样将其总结归纳起来呢？况且人们的聪明才智，有深有浅，有的人智慧过人，思虑周密，也有的人只有浅见薄识，不能领会它的高深的道理，又不能像我一样刻苦努力学习，我恐怕这样长期下去，这一精深的学术就会流散失传，后世子孙难以将它继承下来。因此我想向你请教怎样把它概括起来形成体系。黄帝说：你说得很好。这正是先师再三告诫，禁止轻易地传授给人的重要内容，必须经过割臂歃血的盟誓，才可以传授的。你要想得到它，何不斋戒呢！雷公毕恭毕敬地说：我愿意照你说的去做。于是雷公很虔诚地斋宿三天，然后再来请求说：在今天正午吉时，我愿受盟拜方。黄帝和他一同进入斋室，进行割臂歃血的仪式，黄帝亲自祝告说：今天在正午吉时，通过歃血的仪式传授医学要道，如果谁违背了今天的誓言，必定遭受灾殃。雷公说：我愿意受盟戒。黄帝就用左手握住雷公的手，右手将书授给雷公，并且说：一定要慎而又慎啊！我现在给你讲一下其中的道理。

凡是要掌握针刺治病的道理，首先要熟悉经脉，掌握它循行的规律，知道它的长短和每经气血多少的差异，还要内知其与五脏的联系，外络六腑的功能，同时要审察卫气的变化，以作为研究百病发生的根源，进而用适当的方法，调治疾病的虚实，若治疗得宜，则由于虚实而出现的病变，都会停止发展。病在血络的，用刺络法，泻在其络，使邪气尽去，病情就会好转。雷公说：这些道理我是知道的。但还不能归纳起来掌握其要领。黄帝说：概括总结知识就像将一个袋子的口扎住一样，袋子满了，如果不扎住袋口，所装的东西就会流散。学到许多诊断和治疗方法，如果不能提纲挈领加以总结归纳，则杂而不精，不能出神入化、运用自如。雷公说：愿为下等人才，不求学识渊博，不等学业完满，就想归纳简略，其结果会怎样呢？黄帝说：这样的人只能做个一般的医生，而不能成为一个高明的医生，更不能成为天下的师表。

雷公说：我愿听一听作为一般医生所应知道的理论。黄帝说：寸口脉主候内在五脏的变化，颈部的人迎脉，主候在外的六腑的变化，寸口、人迎二脉表里相应，往来不息，其搏动应该同节律而大小相等，但春夏阳气盛，人迎脉略大一些，秋冬阴气盛，寸口脉略大一些，这就是无病之人的表现。

人迎比寸口的脉象大一倍，是病在足少阳经；大一倍而躁疾的，病在手少阳经。人迎脉大于寸口两倍，病在足太阳经；大二倍而躁疾的，是病在手太阳经。人迎脉大于寸口三倍，病在足阳明经；大三倍而躁疾，则病在手阳明经。人迎脉洪大而气势盛则为热，脉虚小则为寒。脉紧的为痛痹，出现代脉的，则有时轻时重的病。治疗时，脉盛的用泻法，脉虚的用补法，脉紧而疼痛的，则针刺分肉之间的穴位，脉代的取血络放血，并配合服药。脉陷下不起的，有寒滞，用灸法治疗。不盛不虚，则取治于有病的本经，这叫作经刺。人迎脉比寸口大四倍，大而且数，阳脉甚盛，名曰溢阳，溢阳是阴气格阳于外的现象，阴阳将要离决，属不治的死证。必须详细察验其疾病的起始过程，辨清属寒属热，以察明脏腑的病变，并据以进行治疗。

寸口脉大于人迎一倍，病在足厥阴经；大一倍而躁疾，病在手厥阴经。寸口脉大于人迎二倍，病在足少阴经；大二倍而躁疾，则病在手少阴经。寸口脉大于人迎三倍，病在足太阴经；大三倍而躁疾，则病在手太阴经。寸口脉盛大的，可出现胀满，寒滞中焦，食不消化等症。寸口脉虚弱的，出现肠胃中热，排出的大便如糜粥样，少气乏力，小便色也变黄。脉紧的属寒，出现痛痹，脉代的是血脉不调，时痛时止。治疗时，脉盛的用泻法，脉虚的用补法，脉紧的先针刺而后用灸法，脉代的刺血络泄去邪气，而后饮用药物调治。脉虚陷下不起的，可单独采用灸法治疗。脉中的血行凝结，这是因为寒气深入于血。血因寒而凝，故宜用灸法以通阳散寒。不盛不虚本经自病的，可以从本经取穴治疗。寸口脉大于人迎脉四倍，叫作内关，内关是阳气过盛，使阳气不能与阴气相交而外越，内关的脉象是大而且数，因阴阳隔绝，是不易治疗的死证。必须详细审察致病的本末及其寒热的不同，从而判明脏腑的病变，加以治疗。

必须通晓经脉的运行和输注的道理，才能进一步传授针灸治病的大法。

大法的原则是：脉盛的仅用泻法，脉虚的仅用补法，脉紧的可灸刺服药三者并用。脉虚陷不起的则单独用灸法，脉不盛不虚本经自病的，就从本经取穴治疗。所谓经治，就是或服药，或灸刺，随其经脉所宜而选用施治方法。脉急的是邪盛，可兼用导引法以去病。脉大而弱的属于阴不足，宜静养调理，不可过度烦劳。

【评介】

禁服，指秘而不宣的重要理论。禁，禁不外传，秘而不宣。服，事也，法也，习也。此指重要理论。经论作者认为本篇之论为"先师之所禁，坐私传之也"，是高深莫测，禁不外传的医学至理。授之雷公要"俱入斋室，割臂歃血"，以示此论之重要。观其内容，主要说明懂得经脉的循行规律对针刺的重要意义。阐明寸口脉与人迎脉的不同反应、比例关系与诊断上的实际应用，从而测知人体经脉脏腑的不同病变。并以此为依据，判断疾病的寒热虚实及预后，以此确定补泻原则，进而选择刺、灸、饮药、导引等不同的治疗方法。

本篇黄帝以师资身份出现，而雷公为细子受其业，此与他篇不同之处。至于"今日正阳，歃血传方"等论，实为自行褒扬之词，不必视同于神学之说。

五色第四十九

【原文】

雷公问于黄帝曰：五色独决于明堂乎，小子未知其所谓也。黄帝曰：明堂者鼻也，阙者眉间也，庭者颜也，蕃者颊侧也，蔽者耳门也，其间欲方大[1]，去之十步，皆见于外[2]，如是者寿必中百岁。雷公曰：五官之辨奈何？黄帝曰：明堂骨高以起，平以直，五藏次于中央[3]，六府挟其两侧[4]，首面上于阙庭[5]，王宫在于下极[6]，五藏安于胸中，真色以致[7]，病色不见，明堂润泽以清[8]，五官恶得无辨乎？雷公曰：其不辨者，可得闻乎？黄帝曰：五色之见也，各出其色部[9]。部骨陷者[10]，必不免于病矣。其色部乘袭[11]者，虽病甚，不死矣。雷公曰：官五色奈何[12]？黄帝曰：青黑为痛，黄赤为热，白为寒，是谓五官。雷公曰：病之益甚，与其方衰如何？黄帝曰：外内皆在焉，切其脉口滑小紧以沉者，病益甚，在中；人迎气大紧以浮者，其病益甚，在外。其脉口浮滑者，病日进[13]；人迎沉而滑者，病日损[14]。其脉口滑以沉者，病日进，在内；其人迎脉滑盛以浮者，其病日进，在外。脉之浮沉及人迎与寸口气小大等者，病难已。病之在藏，沉而大者，易已，小为逆；病在府，浮而大者，其病易已。人迎盛坚者，伤于寒；气口盛坚者，伤于食。雷公曰：以色言病之间甚奈何？黄帝曰：其色粗以明[15]，沉夭者为甚[16]，其色上行者病益甚[17]，其色下行如云彻散者病方已[18]。五色各有藏部，有外部，有内部也。色从外部走内部[19]者，其病从外走内；其色从内走外者，其病从内走外。病生于内者，先治其阴，后治其阳，反者益甚；其病生于阳者，先治其外，后治其内，反者益甚。其脉滑大以代而长者，病从外来，目有所见，志有所恶[20]，此阳气之并[21]也，可变而已。雷公曰：小子闻风者，百病之始也；厥逆者，寒湿之起也，别之奈何？黄帝曰：常候阙中，薄泽为风[22]，冲浊为痹[23]，在地为厥[24]，此其常也，各以其色言其病。雷公曰：人不病卒死，何以知之？黄帝曰：大气[25]入于藏府者，不病而卒死矣。雷公曰：病小愈而卒死者，何以知之？黄帝曰：赤色出两颧，大如母指者，病虽小愈，必卒死。黑色出于庭，大如母指，必不病而卒死。雷公再拜曰：善哉！其死有期乎？黄帝曰：察色以言其时。雷公曰：善乎，愿卒闻之。黄帝曰：庭者[26]，首面也。阙上者，咽喉也。阙中者，肺也。下极者，心也。直下者[27]，肝也。肝左者，胆也。下者[28]，脾也。方上者[29]，胃也。中央者[30]，大肠也。挟大肠者，肾也。当肾者[31]，脐也。面王以上者[32]，小肠也。面王以下者，膀胱子处[33]也。颧者，肩也。颧后者，臂也。臂下者，手也。目内眦上者，膺乳也。挟绳而上[34]者，背也。循牙车以下者，股也。中央者[35]，膝也。膝以下者，胫也。当胫以下者，足也。巨分者[36]，股里也。巨屈者[37]，膝膑也。此五藏六府肢节之部也，各有部分。有部分，用阴和阳，用阳和阴，当明部分，万举万当，能别左右，是谓大道，男女异位[38]，故曰阴阳，审察泽夭，谓之良工。沉浊为内[39]，浮泽为外[40]，黄赤为风，青黑为痛，白为寒，黄而膏润为脓，赤甚者为血，痛甚为挛，寒甚为皮不仁。五色各见其部，察其浮沉，以知浅深，察其泽夭，以观成败，察其散抟，以知远近[41]，视色上下，以知病处，积神于心，以知往今[42]。故相气不微，不知是非[43]，属意勿去，乃知新故。色明不粗，沉夭为甚；不明不泽，其病不甚。其色散，驹驹然未有聚[44]，其病散而气痛，聚未成也。肾乘心，心先病，肾为应，色皆如是。男子色在于面王[45]，为小腹痛，下为卵痛[46]，其圜直为茎痛[47]，高为本，下为首，狐疝㿗阴之属[48]也。女子在于面王，为膀胱子处之病，散为痛，抟为聚，方员左右，各如其色形。其随而下至胝为淫[49]，有润如膏状[50]，为暴食不洁。左为左，右为右[51]，其色有邪，聚散而不端，面色所指者也[52]。色者，青黑赤白黄，皆端满有别乡[53]。别乡赤者，其色赤大如榆荚[54]，在面王为不日[55]。其色上锐[56]，首空上向[57]，下锐下向，在左右如法。以五色命藏，青为肝，赤为心，白为肺，黄为脾，黑为肾。肝合筋，心合脉，肺合皮，脾合肉，肾合骨也。

【注释】

[1]其间欲方大：指颜面五官间隙宽大方正而端庄。

[2]去之十步，皆见于外：意为十步之外，观之仍眉清目秀，神色不减。

[3]五藏次于中央：次，依次部居。中央，指颜面中央，即鼻部。实指五脏在颜面中央的分属部位。

[4]六府挟其两侧：六腑的分属部位在鼻部的两侧。

[5]首面上于阙庭：头面本身的分属部位在阙庭部。

[6]王宫在于下极：王宫，本指心所居之位。此指心的分属部位。下极，指两眉之间。

[7]真色以致：人的本色，即常色表现出来。

[8]明堂润泽以清：鼻部的色泽明润而清秀。

[9]各出其色部：五色各自出现于相应的部位。

[10]部骨陷者：部骨，各自分属部位骨骼的情况。陷，不丰满，不能隆起。

[11]色部乘袭：在五色相应部位出现乘袭之色。乘袭，此指母子相承，即母之部而见子之色，如心部本应见赤色而见其子脏脾之黄色便是。

[12]官五色奈何：依下文所答，"官"应作"观"字。《针灸甲乙经》此五字作"五官具五色，何也"。

[13]病日进：病情日益进展。

[14]病日损：病情日益损耗。

[15]其色粗以明：《针灸甲乙经》作"其色粗以明者为间"，义与所问相合。粗，粗疏显现。明，明显。

[16]沉夭者为甚：沉滞晦暗而夭然不泽，为病重之象。

[17]其色上行者病益甚：其色上行，指病色逐渐浓重。病益甚，病情日益加重。

[18]其色下行如云彻散者病方已：其色下行，指病色逐渐变浅趋于消退。如云彻散，如浮云消散。病方已，疾病刚愈。

[19]色从外部走内部：指病色从鼻两侧向中央发展。

[20]目有所见，志有所恶：眼有幻视现象，而情志因厌恶某事出现异常。见，指妄见。恶，厌恶。

[21]阳气之并：阳气逆乱。并，交并逆乱。

[22]薄泽为风：薄而明润为风证。

[23]冲浊为痹：冲，《韵会》："深也。"冲浊，病色深而滞浊。为痹，是痹证的表现。

[24]在地为厥：出现在地阁部位则为厥逆之证。

[25]大气：指峻烈的病邪。

[26]庭者：指天庭部

[27]直下者：由两眉间直下到鼻柱部。

[28]下者：指鼻柱下面的鼻头部。

[29]方上者：迎香穴上方。

[30]中央者：指单侧颜面的中央，即颧骨下方的部位。

[31]当肾者：当肾部正下方。

[32]面王以上者：面王指鼻头部。

[33]子处：指子宫。

[34]挟绳而上：绳，指耳边。挟绳而上，指颊部的稍外方。

[35]中央者：此指牙车的中央，即咬肌的正隆起处。

[36]巨分者：指口角处。

[37]巨屈者：颧骨弓处。

[38]男女异位：男女病色的消长位置相反。

[39]沉浊为内：沉滞晦暗为病在里。

[40]浮泽为外：病色浮浅较鲜明的为病在外。

[41]察其散抟，以知远近：散，消散。抟，抟聚。远近，病程长短。

[42]积神于心，以知往今：积神，医者专心凝神。往今，病情新旧。

[43]相气不微，不知是非：相气，审视气色。不微，不细致入微。不知
是非，不知正常与异常。

[44]驹驹然未有聚：指病色浮游不定。

[45]男子色在于面王：男子病色出现在鼻准上。

[46]卵痛：睾丸痛。

[47]其圜直为茎痛：圜，音义同圆。李仲梓："圜直，指人中水沟穴也。
人中有边圜而直者，故人中色见，主阴茎作痛。"

[48]高为本，下为首，狐疝癀阴之属：人中上部主阴茎根部，人中下部
主阴茎头，这些部位的疼痛往往与狐疝癀阴之类疾病有关联。狐疝与癀阴均
为疝气类疾病。癀，同癫。

[49]其随而下至胘为淫：病色扩散至口唇部，为白淫之证。白淫，即白
带证。胘，疑"唇"字之误。唇，古字作"脤"。

[50]有润如膏状：指白带黏稠如脂膏。

[51]左为左，右为右：左侧病色主左侧病，右侧病色主右侧病。

[52]面色所指者也：指，不同部位所指代的脏器，即面色指代相应脏器
的情况。

[53]别乡：其他部位，此指脏腑在颜面的分属部位。

[54]榆荚：榆树的羽状种子。

[55]不日：《针灸甲乙经》作"不月"，为是。指女子月经不按时来潮，
意即经闭。

[56]其色上锐：病色尖端向上。

[57]首空上向：首面空虚则向上发展。

【语译】

雷公向黄帝问道：五色的变化，能单独取决于明堂部位吗？我还不太通

晓其中的道理。黄帝说：明堂就是鼻；阙就是两眉中间的部位；庭就是天庭，即额部；蕃就是两颊的外侧；蔽是耳门前的部位。这些部位之间，要丰满端正宽大，在十步以外都能看得很清楚，这就是年寿必得百岁的征象。

雷公说：五官应怎样辨别呢？黄帝说：鼻骨要高起，平正而端直，五脏依次分布在以鼻为准的中央，六腑在鼻的两旁，在上的阙中和天庭是头部的部位，心在两目之间的下极部位。若五脏和平而安居胸中，则正常的五色出现，而不见病色，鼻部的色泽必然润泽清晰。所以说，五官是不难辨别的。雷公说：五色不易觉察的，怎样进一步辨别呢？黄帝说：五色表现，各有一定的部位，如果在一定的部位上有变化，就是要发病的征象。在其部位上有乘袭之色，病虽严重，也没有死亡的危险。雷公说：五色所主的病证是什么？黄帝说：青和黑主痛，黄和红主热，白主寒，这就是五官之色所主。

雷公说：病势的进退应如何判断呢？黄帝说：做表里内外的全面观察。切按病人的寸口脉，如出现滑、小、紧而沉者，病在五脏；若人迎脉出现大、紧而浮者，主邪盛病进，病在六腑；寸口脉浮滑的，主病退；若人迎脉沉而滑的，主阳邪渐退，其病渐减。寸口脉滑而沉的，是阴邪渐盛，为病进，其病在脏；若人迎脉滑盛而浮的，是阳邪逐渐旺盛，主病势渐进，其病在腑。若寸口与人迎的脉象浮沉大小一样，这与春夏人迎微大，秋冬寸口微大的正常生理相悖，所以病难治愈。病在五脏，若脉见沉而大的，病容易治好。如见小脉，病难治。病在六腑，若脉见浮而大，是正气充足，病易治；若见小脉，为正气虚不能抵邪，病难治。人迎主表，脉盛而紧者，主伤于寒邪，为外感病。寸口主里，脉盛而紧者，主伤于饮食不节，为内伤病。

雷公问：怎样从色泽的表现来判断疾病的轻重呢？黄帝说：色的表现含蓄而略显明润的病轻，晦滞的病重。病色向上蔓延的，是疾病向严重方面发展。病色向下消退的，是浊气渐退，病气渐衰，如乌云消散，为病将愈的现象。五色见于面部，分现于脏腑所属的部位。鼻两侧为外部，外部属六腑，鼻中央为内部，内部属五脏。病色从外部向内部进展者，为病邪从表入里；病色从内部向外部进展者，为病邪从里向外发展。病生于五脏的，当先治其脏，后治其腑，如先后颠倒，是舍本治末，病情必然加重。病生于六腑的，应该先治其表，后治其里，内外表里颠倒而误治，也会引邪深入，加重病情。如脉见滑大或代而长，这都是阳脉，是阳邪太盛侵犯人体。假使人有妄见的幻觉，神志反常，这是因为邪入于阳，则阳邪盛，阴不胜其阳而出现的病变。通过恰当的治疗，泻阳补阴，使阴阳协调，病变就会痊愈。

雷公说：我听说受风是百病之始。厥痹病变，都由寒湿引起，从面色上怎样鉴别呢？黄帝说：按一般规律，观察两眉之间的气色变化就可判断出来。色泽浮浅而光泽的是风病的表现，沉浊而晦暗的为痹病，若沉浊晦暗的颜色出现在地阁部位，为厥逆病。这是根据面色的不同来判断疾病的一般规律。

雷公问：人没有病象而突然死亡，是何道理？又怎么预知呢？黄帝说：大邪之气为患，侵入脏腑，元气衰败故不病而突然死亡。雷公问：病稍愈而突然死亡的，怎么会知道呢？黄帝说：如两颧浮泛赤色，大如拇指的，病虽暂时好转，仍会突然死亡。黑色出现在天庭的部位，大如拇指一样，为肾绝，虽外无显著病象，也会突然死亡。雷公说：讲得好啊！病的死期能预先知道吗？黄帝说：观察面部气色的变化，就可以判出死亡的大概时间。

雷公说：实在好啊！我希望全面地听你讲一讲。黄帝说：脏腑肢节应于面的部位是：天庭应头面；眉心之上应咽喉；眉心应肺；两目之间应心；由此直下的鼻柱部应肝；鼻柱左边应胆；鼻准应脾；鼻准两旁应胃；面部中央应大肠；挟面中央两旁的颊部应肾；肾与脐相对，故肾所属颊部的下方应脐；在鼻准的上方两侧，两颧以内的部位应小肠；鼻准以下的人中穴处应膀胱和子宫；颧骨处应肩；颧骨的后方应臂；臂下部应手；内眼角以上的部位应胸与乳房；颊的外部上方应背；沿颊车以下应股；颊车的中央部应膝；膝以下的部位应胫；胫部以下应足；口角大纹处应股的内侧；下颌角的部位应膝盖。以上是五脏六腑肢体分布在面的部位。而五色主病也是各有一定部位的。脏腑肢节在颜面的分属部位既已决定，阴阳也就明确了。治疗时，阴衰而致阳盛的，应该补阴以和阳；阳衰而致阴盛的，应该助阳以和阴。只要明确部位和五色的关系以及阴阳盛衰，辨证治疗就会恰当。阴气右降，阳气左升。能别左右，就能知道阴阳运动的规律了。男女病色的转移，其位置是不同的，男子主左，女子主右，这是因为男子属阳，女子属阴。能掌握阴阳的演变规律，再根据所属部位去审察面色的润泽和晦暗，从而诊察出病的善恶逆从，才是良医。

面色沉滞晦暗的，为病在里在脏，浮露而鲜明的，为病在表在腑。色见黄赤主风；色见青黑主痛；色见白的，主寒证；色黄而局部软如膏，皮肤光亮的，为痈脓已成；赤色深的为有瘀血；痛甚多因于筋脉挛急；寒伤皮肤，寒邪较甚则使皮肤麻痹不仁。五色各表现在面的一定部位上，可依据色的浮沉察知病邪的浅深，色浮的病浅，色沉的病深。从对病色的润泽与晦暗的观察中，就可以判断疾病的预后吉凶，色润泽的预后好，色晦暗的预后差。观察病色的消散与聚结，可以知道病程的长短，色散漫的病程短，为新病，色抟聚的病程长，为久病。从病色出现的上下脏腑肢节部位，就可以知道病在何处。医生聚精会神地望色辨证，就能正确分析和判断以往病的情况，和现在病的发展变化。所以，对于气色的变化，如果不作精微细致的观察，就判断不出正常与异常。必须专心致志地分析，才能知道新病旧病的关系及其发展变化的规律。面色不显现应有的光泽，而见沉滞而晦暗的，主病重。虽不明亮，亦不润泽，其病不致趋向严重。色散而不聚的，则其病势亦将分散，即使有痛症，也仅是由于气滞不通所引起，而不是积聚的病。

肾邪侵犯心脏，是因为心先病虚，故肾乘虚而入。这时肾的黑色就会出现在心所属的部位上。一般病色的出现，若不是某一部位上应见的本色，都可依此类推。男子病色出现在鼻准上的，主小腹痛，向下牵引到睾丸。若病色出现在人中沟上，主阴茎作痛，病色出现在人中沟上半部的主茎根痛，出现在下半部的主茎头痛。这些都是属于狐疝和阴癀之类的疾病。女子病色出现在鼻准上的，主膀胱和胞宫的病，其色散而不聚的为无形之气，其色抟而不散的，为有形之血凝，为积聚病。其积聚或方或圆、或左或右，都和它的病色的形态相似。若病色一直下行到唇部，则为白淫带浊病。其色润泽如膏状，多因暴饮暴食，内伤饮食不洁，饮食停滞之证。色的表现和病的部位是一致的，色现于左的病在左，色现于右的病在右。面色不正，聚散失去常规的，根据一般规律即可以知其病变所在。上面所言色者，即青、黑、赤、白、黄五种色。都应该端正明显地表现在所应出现的部位上。如赤色不出现在心的部位，而出现在鼻准的部位且大如榆荚，则为女子经闭的征象。如病色向上进展的，就是头面部的正气空虚，病邪有乘机向上发展之势，病色向下发展的，病邪有向下的趋势，在左在右辨认法相同。以五色与五脏相应的关系来说，青为肝色，赤为心色，白为肺色，黄为脾色，黑为肾色。而肝合于筋，心合于脉，肺合于皮，脾合于肉，肾合于骨。依据这种内外相应的关系，就可以诊察疾病所在的内脏和组织。

【评介】

五色是指依据明堂及明堂周围的五种色泽、颜面五官的分布发育情况来判断人的寿夭、病与不病、病情轻重、疾病转归等。古人认为明堂周围及颜面五官左右，分别有五脏六腑和其他器官的分属区，五脏六腑的正常与否可以通过此分属区的色泽情况表现出来。这种论断，可能是古人长期临床实践中总结归纳出的经验，但也不排除臆造的内容。所以临床单纯以此来诊断疾病是不切合实际的。因此本篇也提出，诊断应同时结合人迎与寸口，才能正确地判断疾病。

不可否认，古人在气色诊断学方面，为我们留下了一份丰富资料。从生命全息论角度，这也是一个有待探讨的课题。

论勇第五十

【原文】

黄帝问于少俞曰：有人于此，并行并立，其年之长少等也，衣之厚薄均也，卒然遇烈风暴雨，或病或不病，或皆病，或皆不病，其故何也？少俞曰：帝问何急[1]？黄帝曰：愿尽闻之。少俞曰：春青风[2]，夏阳风，秋凉风，冬寒风。凡此四时之风者，其所病各不同形。黄帝曰：四时之风，病人如何？少俞曰：黄色薄皮弱肉者，不胜春之虚风[3]；白色薄皮弱肉者，不胜夏之虚风；青色薄皮弱肉，不胜秋之虚风；赤色薄皮弱肉，不胜冬之虚风也。黄帝曰：黑色不病乎？少俞曰：黑色而皮厚肉坚，固不伤于四时之风。其皮薄而肉不坚，色不一者[4]，长夏至而有虚风者，病矣。其皮厚而肌肉坚者，长夏至而有虚风，不病矣。其皮厚而肌肉坚者，必重感于寒[5]，外内皆然，乃病。黄帝曰：善。黄帝曰：夫人之忍痛与不忍痛者，非勇怯[6]之分也。夫勇士之不忍痛者，见难则前，见痛则止[7]；夫怯士之忍痛者，闻难则恐，遇痛不动[8]。夫勇士之忍痛者，见难不恐，遇痛不动；夫怯士之不忍痛者，见难与痛，目转面盼[9]，恐不能言[10]，失气惊[11]，颜色变化[12]，乍死乍生[13]。余见其然也，不知其何由，愿闻其故。少俞曰：夫忍痛与不忍痛者，皮肤之薄厚，肌肉之坚脆缓急之分也，非勇怯之谓也。黄帝曰：愿闻勇怯之所由然。少俞曰：勇士者，目深以固[14]，长衡直扬，三焦理横，其心端直，其肝大以坚，其胆满以傍，怒则气盛而胸张，肝举而胆横，眦裂而目扬[15]，毛起而面苍[16]，此勇士之由然者也。黄帝曰：愿闻怯士之所由然。少俞曰：怯士者，目大而不减[17]，阴阳相失，其焦理纵，䯏骬短而小，肝系缓，其胆不满而纵，肠胃挺，胁下空，虽方大怒，气不能满其胸，肝肺虽举，气衰复下，故不能久怒，此怯士之所由然者也。黄帝曰：怯士之得酒，怒不避勇士[18]者，何藏使然？少俞曰：酒者，水谷之精，熟谷之液也，其气慓悍，其入于胃中，则胃胀，气上逆，满于胸中，肝浮胆横。当是之时，固比于勇士[19]，气衰则悔[20]。与勇士同类[21]，不知避之，名曰酒悖也[22]。

【注释】

[1]帝问何急：急于知道的是什么，引申为什么问题最重要。

[2]春青风：青，《针灸甲乙经》作"温"。即春温风，与下文夏阳风、秋凉风、冬寒风义合。

[3]虚风：又称虚邪贼风，指四时不正之气。详见《九宫八风》篇。

[4]色不一者：色泽不恒定，时有变化。

[5]重感于寒：指感受双重寒邪，往往是内外受病。

[6]勇怯：指人群中勇敢与怯懦不同的性格类型。

[7]见难则前，见痛则止：不怕困难而怕疼痛。

[8]闻难则恐，遇痛不动：怕困难而不怕疼痛。

[9]目转面盼：目转，躲开目光不敢正视。面盼，扭脸。盼，音细（xì）。《说文解字》："恨视貌。"于义难得。《灵枢经校释》认为"盼"为"眄"之讹文。眄，音免（miǎn），斜视貌。指因胆怯而斜目窃视。

[10]恐不能言：吓得不敢说话。

[11]失气惊：日刻本及《类经》"惊"下有"悸"字，作"失气惊悸"。失气，似指二便失控，为惊恐时常见的现象。

[12]颜色变化：指惊恐时的失色现象。

[13]乍死乍生：吓得死去活来，指大惊大恐时的昏厥现象。

[14]目深以固：此指眼窝较深，目光固定，此为勇敢沉着的表现。

[15]眦裂而目扬：眦裂，眼角裂开，瞪目的表现。目扬，外眼角上翘，怒目而视的表现。

[16]毛起而面苍：须毛或毛发乍起，俗称吹胡子瞪眼或怒发冲冠。面苍，

面色苍青，发怒时的常见面色。

[17]目大而不减：减，张景岳："减当作缄，封藏之谓。"此说为是。缄，作闭合解。目大而不缄，指两目睁得很大而久不闭合。闭合，此指瞬目。因为怯懦者常有目瞪口呆现象。《史记·扁鹊传》中庶子"舌挢然而不下，目眩然而不瞬"，即为此义。

[18]怯士之得酒，怒不避勇士：平时怯懦的人，一旦酒后发怒，则敢与勇者争高低。避，回避，躲开之义。不避勇士，敢于和勇士相对抗。

[19]当是之时，固比于勇士：在这种时刻，即饮酒以后，固然可与勇士相比。

[20]气衰则悔：气衰，指酒力过后。悔，后悔。

[21]与勇士同类：与勇士一样显示出相同的胆量。意为酒后与勇士同类。

[22]名曰酒悖也：这种情况叫作酒悖，指酒后与勇士同类者。悖，同背。酒悖，指酒后违背常态。

【语译】

黄帝向少俞问道：人们生活在相同的环境，同行同处，他们的年龄大小一致，穿的衣服厚薄也相等，突然遭遇狂风暴雨，有的生病，有的不生病，或都生病，或都不病，这是什么缘故？少俞说：你先问哪一个问题呢？黄帝说：我都想听一听它的道理。少俞说：春季当令的是温风，夏季是热风，秋季是凉风，冬季是寒风，四季的风性质不同，使人体发病的情况也不同。黄帝说：四季的风，怎样使人发病呢？少俞说：色黄皮薄而肌肉柔弱的人，是脾气不足，不能抗拒春天的虚邪贼风；色白皮薄肌肉柔弱的人，是肺气不足，经不住夏季的虚邪贼风；色青皮薄肌肉柔弱的人，是肝气不足，不能抗拒秋天的虚邪贼风；色赤皮薄肌肉柔弱的人，是心气不足，不能抗拒冬天的虚邪贼风。黄帝说：色黑的人不受病吗？少俞说：色黑而皮肤宽厚，肌肉致密坚固，就不会被四季虚邪贼风所伤。如果其人皮肤薄弱，肉不坚实，又不是始终保持黑色，到了长夏的季节遇到了虚邪贼风就会生病。如果其人色黑皮肤宽厚，肌肉坚实，虽遇到长夏季节的虚风，因抵抗力强，也不会发病。这样的人必须是外伤于虚风，内伤于饮食生冷，外内俱伤，才会生病。黄帝说：你讲得很好。

黄帝说：人能够忍受疼痛与否，并不能以性格的勇敢和怯懦来分定。勇敢而不能耐受疼痛的人，遇到危难时可以勇往直前，而当遇到疼痛时，则避缩；性情怯懦而能耐受疼痛的人，遇有危难的事就恐慌不安，但是遇到疼痛，却能忍耐而不动。勇敢而又能耐受疼痛的人，见到危难不恐惧，遇到疼痛也能耐受；怯懦而又不能耐受疼痛的人，见到危难和疼痛，就会吓得颜面变色，两眼不敢正视，不敢言语，心惊胆战，甚至二便失禁，死去活来。我看到这些情况，却不知是什么原因，愿意听一听其中的道理。少俞说：忍痛与不忍痛，主要决定于皮肤的厚与薄，肌肉的坚实、脆弱及松缓的不同，是不能用性格的勇敢、怯弱来说明的。

黄帝说：我想要知道勇敢和怯懦的内在机制是什么。少俞说：勇敢的人，目光深邃而坚定，眉毛宽大长直而上扬，肌腠的纹理横生，心脏端正，肝脏偏大坚厚，胆气盛满而呈横位，在发怒时，气壮盛而胸廓张大，肝气上举，胆气横溢，怒目眉扬，毛发竖立，面色铁青，这就是决定勇士性格的基本因素。黄帝说：我还愿意知道怯懦的人性格的产生是什么道理？少俞说：怯懦的人，目虽大而不深固，神气散乱，阴阳不相佐，肌腠的纹理纵行，肌肉松弛，胸骨剑突短而小，肝系松缓，胆汁也不充满，胆囊松弛，肠胃纵缓，胁下空虚而肝气不能充满，虽值大怒，怒气也不能充满胸中，肝肺虽因怒而上举，但坚持不久，气衰即复下落，发怒短暂，这就是决定怯士性格的原因。

黄帝说：怯懦的人喝了酒以后，当他发怒时敢和勇士交锋，这是哪一脏的气机使他这样呢？少俞说：酒是水谷的精华，是熟谷酿造而成的液体，其气猛急慓悍，酒液进入胃中以后，促使胃部胀满，气机上冲，而充满于胸中，同时也影响到肝胆，使肝气冲动，胆气横逆。酒醉的时候，他的言谈举止，虽然和勇士差不多，但当酒气一过，则怯态如故，反而懊悔。酒醉以后，言谈举止悖逆冲动，像勇士那样，行为不知避忌的表现，称为酒悖。

【评介】

论勇，是论述勇者与怯者的生理心理特征，故以此名篇。本篇首先阐明从皮肤的厚薄，肌肉的坚脆和不同的色泽来判断人体对四时虚邪的耐受力或者易感性。继而讨论勇士与怯士对疼痛的耐受力。勇士的特点就是不畏难，但是有一部分畏痛者；而怯士的特点是畏难，然而有一部分则不畏痛。本文认为，勇怯的心理特征和气质，与人脏腑的解剖形态和生理特性密切相关。这种观点从某种意义上讲是正确的，也是唯物的。然而，勇怯与否，后天陶冶和磨炼也具有十分重要的意义。文章最后说明，酒性可以对人的心理和行为产生短时作用，这种认识是正确的。

背腧第五十一

【原文】

黄帝问于岐伯曰：愿闻五藏之腧[1]，出于背者。岐伯曰：胸中大腧在杼骨之端[2]，肺腧在三焦之间[3]，心腧在五焦之间，膈腧在七焦之间，肝腧在九焦之间，脾腧在十一焦之间，肾腧在十四焦之间，皆挟脊相去三寸所[4]，则欲得而验之[5]，按其处，应在中而痛解，乃其腧也[6]。灸之则可，刺之则不可[7]。气盛则泻之，虚则补之。以火补者，毋吹其火，须自灭也[8]。以火泻者，疾吹其火，传其艾，须其火灭也[9]。

【注释】

[1]五藏之腧：指五脏在膀胱经的背俞穴。

[2]胸中大腧在杼骨之端：胸中大腧，主胸气海的大俞穴。杼骨，似指第一胸椎，杨上善则注为大杼穴，其云："杼骨一名大杼，在于五脏六腑输上，故是胸之膻中气海之大输者也。"依此大杼解，则"之端"二字无属。故杼骨应指第一胸椎，而杼骨之端方为大杼穴。

[3]肺腧在三焦之间：三焦，《针灸甲乙经》《黄帝内经太素》均作"三椎"。"三椎"为是，下文五焦、七焦、九焦、十一焦、十四焦等均应作"椎"字。肺俞在第三胸椎棘突下旁开同身寸的一寸半处。

[4]皆挟脊相去三寸所：挟脊，指挟脊两侧各有穴位，相去三寸所，指离挟脊正中三寸处是各脏脏俞所在处。三寸，为古制度量衡之数，应合同身寸法的一寸五分。

[5]则欲得而验之：如果想通过实验得到穴位的确切部位。

[6]按其处，应在中而痛解，乃其腧也：以手按压穴位处，相应脏腑的疼痛得到缓解，说明所按压的穴位是相应脏器的俞穴。

[7]灸之则可，刺之则不可：这些俞穴可用灸法，而不可用刺法。因为下面为重要脏器，刺法易伤及内脏。

[8]以火补者，毋吹其火，须自灭也：用艾灸补的方法是，点燃艾绒不要

吹其火，而是让艾绒自燃自灭。

[9]以火泻者，疾吹其火，传其艾，须其火灭也：用艾灸泻的方法是，急吹其火，用手拢合着艾绒，使它急剧燃烧，迅速熄灭。

【语译】

黄帝向岐伯问道：我想要知道五脏的俞穴，都处于背部的什么部位？岐伯说：胸中的大腧是在项后的第一椎骨下的两旁，肺俞在第三椎下的两旁，心俞在第五椎下的两旁，膈俞在第七椎下的两旁，肝俞在第九椎下的两旁，脾俞在十一椎下的两旁，肾俞在十四椎下的两旁，这些穴位，都在脊骨的两旁，左右穴位相距三寸，距脊中各约一寸五分许。要确定这些穴位，检验的方法是以手用力按其俞穴部位，此穴所主内在脏器的疼痛得到缓解，便是穴位的所在处。这些俞穴，在治疗上可以灸疗，不可妄用针刺。在施灸时，邪气盛的用泻法，正气虚的用补法。用艾火来补的时候，艾火燃着后，不要吹其火，让它自行燃烧以待熄灭。用艾火来泻的时候，艾火燃着后，迅速吹旺，并用手拢合拥护持其艾绒，使之急燃而迅速熄灭。

【评介】

背腧，指足太阳膀胱经背部的脏腑俞穴。本篇主要说明背部的俞穴的部位、验证方法和灸治方法。文中所指出的"灸之则可，刺之则不可"的原因是：俞穴的下面是肺、心、肝、脾、肾，刺法不当，最易伤之，因此，以灸法可免出事故。文中并又详细说明以灸火补泻的方法，其原则大体是：文火为补，急火为泻。现代临床，取背俞穴常用针法治疗，但须严格掌握进针深度，进针要浅，或斜刺、或平刺，切不可妄针。

卫气第五十二

【原文】

黄帝曰：五藏者，所以藏精神魂魄者也。六府者，所以受水谷而行化物者也。其气内干五藏，而外络肢节。其浮气之不循经者[1]，为卫气；其精气之行于经者，为营气。阴阳相随，外内相贯，如环之无端，亭亭淳淳[2]乎，孰能穷之[3]。然其分别阴阳，皆有标本虚实所离之处。能别阴阳十二经者，知病之所生。候虚实之所在者，能得病之高下。知六府之气街[4]者，能知解结契绍于门户[5]。能知虚石之坚软[6]者，知补泻之所在。能知六经标本[7]者，可以无惑于天下。岐伯曰：博哉圣帝之论！臣请尽意悉言之。足太阳之本，在跟以上五寸中[8]，标在两络命门。命门者，目也[9]。足少阳之本，在窍阴之间[10]，标在窗笼之前[11]。窗笼者，耳也。足少阴之本，在内踝下上三寸中[12]，标在背腧与舌下两脉[13]也。足厥阴之本，在行间上五寸所[14]，标在背腧[15]也。足阳明之本，在厉兑，标在人迎颊挟颃颡[16]也。足太阴之本，在中封前上四寸之中[17]，标在背腧与舌本[18]也。手太阳之本，在外踝之后[19]，标在命门之上一寸[20]也。手少阳之本，在小指次指之间上二寸[21]，标在耳后上角下外眦[22]也。手阳明之本，在肘骨中，上至别阳[23]，标在颜下合钳上[24]也。手太阴之本，在寸口之中[25]，标在腋内动[26]也。手少阴之本，在锐骨之端[27]，标在背腧[28]也。手心主之本，在掌后两筋之间二寸中[29]，标在腋下下三寸[30]也。凡候此者，下虚则厥[31]，下盛则热[32]；上虚则眩，上盛则热痛。故石者绝而止之[33]，虚者引而起之[34]。请言气街[35]：胸气有街，腹气有街，头气有街，胫气有街。故气在头者，止之于脑。气在胸者，止之膺与背腧。气在腹者，止之背腧与冲脉于脐左右之动脉者。气在胫者，止之于气街[36]与承山踝上以下[37]。取此者用毫针，必先按而在久应于手，乃刺而予之。所治者，头痛眩仆，腹痛中满暴胀，及有新积。痛可移者，易已也；积不痛，难已也。

【注释】

[1]其浮气之不循经者：浮气，指卫气的性状，浮游于经脉之外。不循经，不循经脉流动。

[2]亭亭淳淳：形容营卫二气在人体往来循环而永不休止。

[3]孰能穷之：其中的奥妙，谁能穷尽。

[4]六府之气街：六腑气机运行的通道。

[5]解结契绍于门户：解结，疏导开达。契绍，一解为开达；一解为合维，似为中肯。门户，离合出入之处。

[6]虚石之软坚：石，同实。虚实软坚，指脉象的情况。

[7]六经标本：指六经经气起始之处。

[8]跟以上五寸中：膀胱经跗阳穴。

[9]命门者，目也：膀胱经睛明穴。

[10]在窍阴之间：胆经足窍阴处。

[11]窗笼之前：指耳前的听会处，为胆经穴。

[12]内踝下上三寸中：肾经复溜穴与交信穴。

[13]背腧与舌下两脉：背腧，指肾俞穴，属膀胱经。舌下两脉，指任脉的廉泉，因为阴维脉与任脉交会于此。

[14]行间上五寸所：肝经的中封穴。

[15]背腧：指膀胱经的肝俞。

[16]人迎颊挟颃颡：胃经的人迎穴。

[17]中封前上四寸之中：脾经三阴交。

[18]背腧与舌本：膀胱经脾俞穴与舌根。

[19]外踝之后：外踝，此指尺骨头。外踝之后，指小肠经养老穴。

[20]命门之上一寸：睛明穴上一寸处。

[21]小指次指之间上二寸：三焦经的液门穴。

[22]耳后上角下外眦：三焦经角孙穴和丝竹空穴。

[23]在肘骨中，上至别阳：大肠经的曲池穴在肘中，故肘骨中为曲池穴。别阳，一说为大肠经臂臑穴，另一说为大肠经的商阳穴。

[24]颜下合钳上：《黄帝内经太素》作"颊下合于钳上"。杨上善注："颊下一寸，人迎后，扶突上，名为钳。钳，颈铁也，当此铁处，名为钳上。"观其文，大肠经之标应在迎香穴与禾髎穴处，钳，似指大肠经在人中沟的交会处。因为大肠经在人中沟处由左交右至鼻翼旁，由右交左至鼻翼旁，犹如钳形。

[25]寸口之中：肺经之太渊穴。

[26]腋内动：指腋内动脉。

[27]锐骨之端：尺骨头处心经的神门穴。

[28]背腧：膀胱经的心俞穴。

[29]掌后两筋之间二寸中：心包经的内关穴。

[30]腋下下三寸：心包经的天池穴。

[31]下虚则厥：下，指十二经于四肢远端的部位，为十二经之本。下虚，为元阳不足。厥，四肢逆冷。

[32]下盛则热：阳发四肢，四肢阳盛则为热证。

[33]石者绝而止之：石，同实，指实证。绝，断绝病源，杜绝病势发展。

[34]虚者引而起之：虚证用诱导经气的方法来扶持它。引，诱导经气，或导引行气的方法。起，扶植之义。

[35]气街：此指胸部、腹部、头部、胫部气机运行的道路。

[36]气在胫者，止之于气街：气街，此指足阳明胃经的气冲穴，又称气街穴。与上文气街义别。

[37]与承山踝上以下：承山，膀胱经的承山穴。踝上以下，《黄帝内经太素》无"以"字，作"踝上下"，为是。

【语译】

黄帝说：五脏是敛藏精神魂魄的，六腑是受纳和传化水谷的。由饮食所化生的精微之气，纳入于五脏，外行于全身的肢节。浮游于经脉之外的气叫卫气，运行于经脉之中的精气叫营气。卫行于脉外属阳，营行于脉中属阴，阴阳互相依随，内外相互贯通，有如圆环之无端，运行不息，其中的道理难以穷尽。然而，经脉分为阴阳，都有标本虚实和离合之处，所以能分别十二经脉的起止路径，就能知道疾病生于何经。能察知疾病的虚实所在，就能进而了解发病部位的在上在下。能知六腑之气的通行路径，就会知道在治疗中解决关键问题的方法，像解开绳结、开达门户一样自如。能通晓经脉的虚实坚软，就可以知道补虚泻实的所在。能掌握六经的标本，就能充分认识疾病，而在治疗时毫无疑惑。岐伯说：您作为圣明的君主所提出的问题是很高深博大的，我全部讲给你听。足太阳膀胱经之本，在足跟以上五寸中的跗阳穴，其标在生命之门户。生命之门户是眼睛，膀胱经之标起于目旁睛明穴。足少阳胆经之本，在足第四趾外侧端的窍阴穴处，其标在窗笼之前，即在耳屏前陷中的听宫穴。足少阴肾经之本，在内踝上下三寸的复溜、交信穴，其标在背部第十四椎下两旁的肾俞穴，与舌下阴维、任脉交会的廉泉穴。足厥阴肝经之本，在行间穴上五寸的中封穴，其标在脊背第九椎下两旁的肝俞穴。足阳明胃经之本，在足大趾次趾端的厉兑穴，标在颊下结喉两旁的人迎穴。足太阴脾经之本，在中封穴前上四寸中的三阴交穴，其标在脊背第十一椎下两旁的脾俞穴与舌根部。手太阳小肠经之本，在手外踝之后的养老穴，其标在睛明穴上一寸处。手少阳三焦经之本，在手小指次指之间的液门穴，约当无名指尖端之上二寸许，其标在耳后上角的角孙穴，与下外眦的丝竹空穴。手阳明大肠经之本，在肘骨中的曲池穴，上至臂臑穴处，其标在颊下一寸，人迎后，扶突上颈钳处。手太阴肺经之本，在寸口中的太渊穴，其标在腋内动脉，就是腋下三寸的天府穴处。手少阴心经之本在掌后锐骨之端的神门穴，其标在脊背第五椎下两旁的心俞穴。手厥阴心包经之本在掌后两筋之间二寸内关穴处，其标在腋下三寸的天池穴处。十二经本，一般发病规律是，阳衰于下而为厥逆，阳亢于下而为热痛；在上的为标，上虚而为眩晕，上盛则阳盛于上而为热痛。属实证的当泻，以绝其根而使疾病停止发展；属虚证的，引导经气补之。

让我再来谈一下各部气所通行的路径。胸、腹、头、胫之气，各有所聚与所行的路径。气在头部的，聚于藏，气在胸之前部的，聚于胸之两旁的膺部和背俞。气在腹部的，聚于背俞和腹前冲脉及在脐左右动脉处的穴位。气在胫部的，则聚于足阳明经的气街穴，及承山穴和足踝部上下等处。凡刺各部之气往来行聚的部位，要用毫针，操作时，用手先在穴位上做较长时间的按压，待其气至，然后针刺予以补泻。刺各部气街的穴位能治疗头痛、眩晕、中风眩仆、腹痛、中满、腹部突然胀满，及新得的积聚。疼痛而按之移动的，容易治愈；积聚之不疼痛的，难以治愈。

【评介】

卫气，此篇仅论述了卫气的运行情况。观其全文内容，其中介绍了五脏与六腑的生理功能以及卫气和营气的循行情况，十二经脉的标本腧穴所在部位，胸、腹、头、胫气机通道的部位和主病范围，最后指明虚实的辨别方法与治疗措施。

本篇《黄帝内经太素》称为《经脉标本》，而《针灸甲乙经》称作《十二经标本》。纵观全篇内容，所论"卫气"甚简，主论为十二经脉标本，故其篇名似有误出。

论痛第五十三

【原文】

　　黄帝问于少俞曰：筋骨之强弱，肌肉之坚脆，皮肤之厚薄，腠理之疏密，各不同，其于针石火焫之痛何如[1]？肠胃之厚薄坚脆亦不等，其于毒药[2]何如？愿尽闻之。少俞曰：人之骨强筋弱肉缓皮肤厚者耐痛，其于针石之痛，火焫亦然。黄帝曰：其耐火焫者，何以知之？少俞答曰：加以黑色而美骨者，耐火焫。黄帝曰：其不耐针石之痛者，何以知之？少俞曰：坚肉薄皮者，不耐针石之痛，于火焫亦然。黄帝曰：人之病，或同时而伤[3]，或易已，或难已，其故何如？少俞曰：同时而伤，其身多热者易已，多寒者难已。黄帝曰：人之胜毒[4]，何以知之？少俞曰：胃厚色黑大骨及肥者，皆胜毒；故其瘦而薄胃者，皆不胜毒也。

【注释】

　　[1]其于针石火焫之痛何如：指对针石火焫疼痛的耐受力。针，针刺。石，砭石刺。火焫，火针法。
　　[2]毒药：指药力峻烈，或有毒副作用的药物。
　　[3]同时而伤：同时感受相同的邪气。
　　[4]胜毒：对药物毒副作用的耐受力。

【语译】

　　黄帝向少俞问道：人的筋骨有强弱，肌肉有坚脆，皮肤有厚薄，腠理有疏松和致密的不同，他们对于针石和艾灸引起疼痛的耐受情况怎样呢？人的肠胃的厚薄、坚脆亦不相等，他们对于有峻烈作用的内服药物的耐受情况又怎样呢？愿你详尽地讲给我听。少俞说：人的骨骼刚强、筋软弱、肌肉舒缓、皮肤厚实，就能耐受疼痛。与对针石、艾火烧灼的疼痛的耐受力都一样。黄帝说：怎样知道有些人能耐受艾火的灼痛呢？少俞答道：在骨强筋弱肉缓皮肤厚的基础上，再加以皮肤色黑，骨骼发育健美的人，能耐灸火的灼痛。黄帝问道：怎样知道有些人不能耐受针石的疼痛呢？少俞说：肉坚而皮薄的人不能耐受针石的疼痛，同时也不能耐受灸火痛。

黄帝问道：同时患同样的病，有的人容易痊愈，有的人不易痊愈，是什么道理？少俞说：同时患同样的病，如果其身多呈热象，是气盛而抗病能力强，所以容易痊愈；若其身多为寒象，是气衰而抗病能力弱，就不易痊愈。黄帝问道：怎样知道人对毒性药物耐受能力的大小呢？少俞说：胃厚、色黑、骨骼粗壮、肥胖的人，气血充盈，对毒性药物有较强的耐受力；体瘦而胃薄的人，气血不足就不能耐受毒性药物的刺激。

【评介】

论痛，本篇主要讨论人对针石火熬治疗时所产生疼痛的耐受力，以及人对药物毒副作用的耐受性。本文强调，人的这种耐受性主要取决于筋骨之强弱，肌肉之坚脆，皮肤之厚薄，腠理之疏密。文中还特别提出了"同时而伤，其身多热者易已，多寒者难已"的观点。这种观点对判断疾病的预后有重要意义。一般而言，多热者往往正气充足，抗病能力较强，多寒者往往正气不足而抗病能力低下。所以，人的体质情况也是决定预后的重要因素。

天年第五十四

【原文】

黄帝问于岐伯曰：愿闻人之始生，何气筑为基[1]，何立而为楯[2]，何失而死，何得而生？岐伯曰：以母为基[3]，以父为楯[4]，失神[5]者死，得神[6]者生也。黄帝曰：何者为神？岐伯曰：血气已和，荣卫已通，五藏已成，神气舍心，魂魄毕具，乃成为人。黄帝曰：人之寿夭各不同，或夭寿，或卒死，或病久，愿闻其道。岐伯曰：五藏坚固，血脉和调，肌肉解利[7]，皮肤致密，营卫之行，不失其常，呼吸微徐[8]，气以度行[9]，六府化谷，津液布扬，各如其常[10]，故能长久。黄帝曰：人之寿百岁而死，何以致之？岐伯曰：使道隧以长[11]，基墙高以方[12]，通调营卫；三部三里起[13]，骨高肉满，百岁乃得终。黄帝曰：其气之盛衰，以至其死，可得闻乎？

岐伯曰：人生十岁，五藏始定，血气已通，其气在下，故好走[14]。二十岁，血气始盛，肌肉方长，故好趋[15]。三十岁，五藏大定，肌肉坚固，血脉盛满，故好步[16]。四十岁，五藏六府十二经脉，皆大盛以平定，腠理始疏，荣华颓落[17]，发颇斑白，平盛不摇，故好坐。五十岁，肝气始衰，肝叶始薄，胆汁始灭[18]，目始不明。六十岁，心气始衰，苦忧悲[19]，血气懈惰，故好卧。七十岁，脾气虚，皮肤枯。八十岁，肺气衰，魄离，故言善误。九十岁，肾气焦，四藏经脉空虚。百岁，五藏皆虚，神气皆去，形骸独居而终矣。黄帝曰：其不能终寿而死[20]者，何如？岐伯曰：其五藏皆不坚，使道不长，空外以张[21]，喘息暴疾，又卑基墙，薄脉少血，其肉不石，数中风寒，血气虚，脉不通，真邪相攻[22]，乱而相引，故中寿而尽也。

【注释】

[1]何气筑为基：气，物质。筑，构成。基，生命的基础。

[2]何立而为楯：立，依靠。楯，音吮（shǔn），《说文解字》："阑槛也。"王逸："纵曰槛，横曰楯，今阶除木句栏是也。"依此可知，楯是古建筑廊下庭阶外的栏杆。引申为人体的护围组织。

[3]以母为基：人生以母血为基础。

[4]以父为楯：人生以父精为屏蔽。

[5]失神：又称无神，神，在此指生机、生命。

[6]得神：又称有神。

[7]肌肉解利：肌肉通达柔和。解，达也。

[8]呼吸微徐：呼吸匀调而微见缓慢。

[9]气以度行：气，此指人体内运行的物质，包括气血营卫等。气以度行，指气血营卫等有规律地运行。见《五十营》篇。

[10]各如其常：如，遵循。常，常规。

[11]使道隧以长：使道，杨上善注："使道谓是鼻空使气之道"。马莳注云："使道者，水沟也。"杨氏指鼻孔，马氏指人中沟。以杨氏之说义长。隧，同邃，深也。

[12]基墙高以方：基，指颜面的地阁部位。墙，指颜面的蕃蔽部位。高以方，高厚方正。

[13]三部三里起：马莳："面之三里，即三部也，皆已耸起。"三部三里，指面部的上、中、下三停。起，高起丰满。

[14]好走：好跑动。走，跑也。

[15]好趋：好快步走动。趋，疾行也。

[16]好步：好散步。步，徐行也。

[17]腠理始疏，荣华颓落：皮肤腠理开始粗疏松弛，颜面荣华光润之色开始衰退。

[18]胆汁始灭：《针灸甲乙经》《黄帝内经太素》"灭"作"减"，为是。此指胆汁逐渐减少。

[19]苦忧悲：指情绪不稳定，常常苦闷而情绪低落。

[20]不能终寿而死：不能尽享天年之寿而早亡。

[21]空外以张：指鼻孔外张，意味着使道短浅。

[22]真邪相攻：真，真气，此指正气。邪，邪气。相攻，真气逆乱，而邪气泛滥。

【语译】

黄帝向岐伯问道：我想要知道人在生命之始，是以什么物质为基础，以什么机制作为护卫，失去什么就要死亡，得到什么才能维持生存？岐伯说：以母的阴血为基础，以父的阳精为护卫，由父精母血结合而产生生命的原本动力，失去它就会死亡，得到它才能维持生命。黄帝问：什么是神呢？岐伯说：神，就是生命活动力的表现。当人体的血气和调，营卫运行通畅，五脏形成之后，生命的本原物质和本原机制就产生了。神藏之于心，精神意识和各种器官的功能反应也都具备了，才能成为一个健全的人体。

黄帝说：人的寿命长短各不相同，有中途夭亡的，有年老长寿的，有猝然死亡的，有病久难愈的，这是什么道理呢？岐伯说：五脏强健，血脉调顺，肌肉之间通利畅达，皮肤固密，营卫的运行正常，呼吸均匀徐缓，气机运行不失常度，六腑也能正常地消化饮食物，使精微、津液能敷布周身，全身生理机制都保持正常，所以能够长寿。

黄帝说：怎样才可以达到百岁呢？岐伯说：长寿的人，他的鼻道深邃而长，面部的地阁和蕃蔽部位肌肉高厚而方正，营卫的循行通调，面之上中下三部匀停，丰隆而不平陷，肌肉丰满，骨骼高起，这种人能活到百岁而终其天年。

　　黄帝曰：人生百岁的过程中，血气盛衰以及从出生到死亡各个阶段情况是怎样的？可以讲给我听一听吗？岐伯说：人到十岁的时候，五脏开始发育到一定的健全程度，血气的运行畅通无阻，此时精气下部最充沛，所以喜动而好跑。人到二十岁，血气开始壮盛，肌肉也开始发达，所以行动更为敏捷矫健，走路快捷。三十岁的时候，五脏已经发育强健，全身的肌肉坚固，血气充盛，所以步履稳重而从容不迫。到了四十岁的时候，五脏六腑十二经脉，都发育得很健全，已到充盛极期，精气平定盛满。此后腠理开始疏松，颜面的荣华逐渐衰落，鬓发开始花白，是向衰老方面变化了，精力也已不十分充沛，所以好静而坐。人到五十岁，肝气开始衰退，肝叶薄弱，胆汁也减少，所以两眼开始昏花。人到六十岁的时候，心气开始衰弱，心气不足，经常出现忧愁悲伤而情绪低落。血气衰弱，运行不利，形体惰懈，所以好卧。七十岁的时候，脾气虚弱，皮肤干枯不泽。八十岁的时候，肺气衰弱，不能藏魄，言语也时常发生错误。九十岁的时候，肾气也要枯竭了，其他四脏的经脉气血也都空虚了。到了百岁，五脏的经脉俱已空虚，五脏所藏的神气也都消失，只有形骸存在而天年尽终。

　　黄帝说：有的人不能终寿而死亡，这是为什么？岐伯说：不能长寿的人，是他的五脏不坚固，鼻道不深邃，而向外开张着，呼吸急促，或者面部的地阁及蕃蔽部位肌肉塌陷，脉体薄弱。脉中血少而不充盈，肌肉不坚实，腠理松弛，再屡被风寒侵袭，血气更虚，血脉不通利，外邪就容易侵入克伐，真气败乱，邪气内陷，促使他中寿而死。

【评介】

　　天年，本指人的自然寿命。本篇主要阐述人从生命开始至寿终整个生命过程的各个阶段的生理特点。其以十岁为一个阶段，每阶段人的体态、生理心理、性情均有不同的变化。十岁期间至二十岁为生长发育期。二十岁至四十岁左右，是人的成熟稳定期。五十岁以后为人的衰退期。这与人一生的基本情况大体一致。本篇还有一个重要论点是，人的寿命长短与先天禀赋有着密切的关系。也就是说，长寿首先具备必要的身体素质，这种观点从某种意义上讲也是正确的。

逆顺第五十五

【原文】

黄帝问于伯高曰：余闻气有逆顺，脉有盛衰，刺有大约[1]，可得闻乎？伯高曰：气之逆顺者，所以应天地、阴阳、四时、五行也。脉之盛衰者，所以候血气之虚实有余不足也。刺之大约者，必明知病之可刺，与其未可刺，与其已不可刺[2]也。黄帝曰：候之奈何？伯高曰：《兵法》曰[3]：无迎逢逢之气[4]，无击堂堂之阵[5]。《刺法》曰：无刺熇熇之热[6]，无刺漉漉之汗[7]，无刺浑浑之脉[8]，无刺病与脉相逆[9]者。黄帝曰：候其可刺奈何？伯高曰：上工，刺其未生者也[10]。其次，刺其未盛者也。其次，刺其已衰者也。下工，刺其方袭者也[11]，与其形之盛者也，与其病之与脉相逆者也。故曰：方其盛也，勿敢毁伤[12]，刺其已衰，事必大昌[13]。故曰：上工治未病，不治已病。此之谓也。

【注释】

[1]刺有大约：约，此作"判断、预谋"解。刺有大约，指针刺以前对病情所作的原则性判断，而依此决定针治大法，即可刺、未可刺、已不可刺。

[2]其未可刺，与其已不可刺：其未可刺，指尚未可刺，但要待机而刺。其已不可刺，指已没有针刺的必要了。

[3]《兵法》曰：《兵法》书中谈到。

[4]无迎逢逢之气：不要与锐气正盛的军旅相迎。逢逢，同蓬蓬，气盛之貌。《孙子·军争》："故善用兵者，避其锐气，击其惰归。"

[5]无击堂堂之阵：不要迎击盛大之军阵。《孙子·军争》："勿击堂堂之阵，此治变者也。"曹公曰："堂堂，大也。"杜佑曰："堂堂者，盛大之貌也。"

[6]无刺熇熇之热：熇，音赫（hè），盛热之义。意为盛热之时，应缓行针刺，待其稍衰。

[7]无刺漉漉之汗：漉漉之汗，大汗淋漓，汗出如洗，有亡阳之虑，不要急行针刺。

[8]无刺浑浑之脉：浑浑之脉，洪大而无端绪之脉。此邪气方张，勿急用针，应待其衰减。

[9]病与脉相逆：指病情与脉象不相合。

[10]刺其未生者也：在病情轻微表浅，尚未发作之时而及时用针。

[11]刺其方袭者也：方袭，指邪气袭人，气势正盛。

[12]方其盛也，勿敢毁伤：邪气正盛之时，不要触动它。

[13]事必大昌：事情必然很顺利。

【语译】

黄帝向伯高问道：我听说气的运行有逆顺，血脉有盛衰，针刺有原则，这些道理，你能告诉我吗？伯高说：气行的逆顺，和天地、阴阳、四时、五行是相适应的。脉象的表现可以诊察出气血的有余和不足。针刺的原则，必须明确掌握时机是可刺，还是尚未可刺，或已经到了已不可针刺的程度等。

黄帝问：怎样诊察可刺与不可刺的病机呢？伯高说：《兵法》上曾说：不能迎战士气高涨、气焰正盛的敌人，不要进击盛大严明的敌阵，应避其锐势。《刺法》也曾这样说：热势炽盛者不可刺，大汗淋漓如洗的时候不可刺，脉象混乱、节律不清时不可刺，脉象和病情相违逆的，不可刺。

黄帝说：怎样把握可刺的时机呢？伯高说：高明的医生，在病未发作，邪气尚浅的时候针刺；其次，在病虽发作，邪气未盛的时候针刺；其次，在邪气已衰正气欲复的时候针刺。技术低劣的医生，却在邪气正锐的时候针刺，或是邪气正盛时针刺，或在病情与脉象不符的情况下进行针刺。所以说：当其邪气正盛的高峰期，不要贸然针刺，迎其锐气而刺，就会损伤元气，加重病情。当邪气开始衰退的时候去进行针刺，就会取得良好的效果。所以说，高明的医生，是在未病之先予以防治，并不是在已发现病的时候，才去治疗。这就是上工治未病的道理。

【评介】

逆顺，本指气机与天地阴阳、四时五行的逆顺情况，实质为针刺与病情的逆顺，其中隐喻着治疗的成功与失败。本文引用《兵法》之戒训，以指明针刺之禁忌。可谓用针之道，有如用兵。本文还强调，选择适当时机而治，是体现针刺技巧的关键。并且倡导"上工治未病，不治已病"的观点，这种治病于未萌的医学思想，时至今日仍有现实意义。

五味第五十六

【原文】

黄帝曰：愿闻谷气有五味，其入五藏，分别奈何？伯高曰：胃者，五藏六府之海也，水谷皆入于胃，五藏六府皆禀气于胃[1]。五味各走其所喜[2]：谷味酸，先走肝；谷味苦，先走心；谷味甘，先走脾；谷味辛，先走肺；谷味咸，先走肾。谷气津液已行，营卫大通，乃化糟粕，以次传下。黄帝曰：营卫之行奈何？伯高曰：谷始入于胃，其精微者，先出于胃之两焦[3]，以溉[4]五藏，别出两行，营卫之道[5]。其大气之抟而不行者[6]，积于胸中，命曰气海，出于肺，循喉咽，故呼则出，吸则入。天地之精气[7]，其大数常出三入一[8]，故谷不入，半日则气衰[9]，一日则气少[10]矣。黄帝曰：谷之五味，可得闻乎？伯高曰：请尽言之。五谷：秔米甘[11]，麻酸[12]，大豆咸，麦苦，黄黍辛[13]。五果：枣甘，李酸，栗咸，杏苦，桃辛。五畜：牛甘，犬酸，猪咸，羊苦，鸡辛。五菜：葵甘[14]，韭酸，藿咸[15]，薤苦[16]，葱辛。五色：黄色宜甘，青色宜酸，黑色宜咸，赤色宜苦，白色宜辛。凡此五者，各有所宜。五宜：所言五色者，脾病者，宜食秔米饭牛肉枣葵；心病者，宜食麦羊肉杏薤；肾病者，宜食大豆黄卷猪肉栗藿[17]；肝病者，宜食麻犬肉李韭；肺病者，宜食黄黍鸡肉桃葱。五禁：肝病禁辛，心病禁咸，脾病禁酸，肾病禁甘，肺病禁苦。肝色青，宜食甘，秔米饭牛肉枣葵皆甘。心色赤，宜食酸，犬肉麻李韭皆酸。脾色黄，宜食咸，大豆豕肉栗藿皆咸。肺色白，宜食苦，麦羊肉杏薤皆苦。肾色黑，宜食辛，黄黍鸡肉桃葱皆辛。

【注释】

[1] 禀气于胃：禀受精气于胃中。

[2] 五味各走其所喜：走，归投。所喜，所宜。即五味选择性地进入相应

的脏器。

[3]先出于胃之两焦：两焦，指上焦、中焦而言，上焦出于胃上口，以出其卫气。中焦亦并胃中，出上焦之后，以化生营气。见《营卫生会》篇。

[4]溉：滋养。

[5]别出两行，营卫之道：《针灸甲乙经》《黄帝内经太素》作"别出两焦，行于营卫之道"，于义为得。

[6]其大气之抟而不行者：大气，此指吸入的天阳之气。抟，聚结。

[7]天地之精气：天之精气与地之精气。即天阳之气与水谷之气。

[8]其大数常出三入一：大数，指常规数。出三入一，指呼出三分，吸入一分。杨上善："气海之中，谷之精气，随呼吸出入也。人之呼也，谷之精气，三分出已，及其吸也，一分还入，即须资食充其肠胃之虚，以接不还之气。"

[9]故谷不入，半日则气衰：半日水谷不入，则有气衰的感觉。

[10]一日则气少：一日水谷不入，则有气力不支的感觉。

[11]秔米甘：秔米属甜味。秔，同粳。粳为秔的俗体字，音义相同。《黄帝内经太素》"秔"作"粳"。《正韵》："秔，稻之不粘者。"

[12]麻酸：麻为酸味。麻，《玉篇》："枲属也，皮绩为布，子可食。"指枲麻，又称大麻、火麻。皮纤维用以织布，种子可榨油食用，为古时广泛栽培种植的作物。张景岳认为："麻，芝麻也。"似误。

[13]黄黍辛：黄黍为辛味。黄黍，指黍稷之黏者，俗称黄米。

[14]葵甘：葵为甘味。葵，即葵菜，又称冬葵。《王祯农书》："葵，阳草也，为百菜之主，备四时之馔。"

[15]藿咸：藿为咸味。藿，《说文解字》："尗之少者。"意为嫩豆角。张景岳称大豆叶为藿，《别录》称小豆叶为藿，均误。详豆科植物之叶，无有可食者。既为菜，以嫩豆角为是。

[16]薤苦：薤为苦味。薤，薤白。

[17]宜食大豆黄卷猪肉栗藿：《针灸甲乙经》无"黄卷"二字，本文疑衍。

【语译】

黄帝说：五谷有五种性味，当五味进入人体后，是怎样分别进入五脏的呢？伯高说：一切饮食物都要先摄入胃中，五脏六腑都要接受胃所化生的精微，以维持其机能活动，所以五脏六腑都接受精气于胃。饮食物的五味归属五脏，是根据五脏以及五味的特性，各归入其同性的所喜之脏。属酸味的营养入胃之后，先入肝；味苦的，先入心；味甜的，先入脾；味辛的，先入肺；味咸的，先入肾。水谷的精微，化为津液营卫，运行全身，以营养脏腑四肢百骸，其糟粕部分，次第下传于大肠膀胱，成为便溺，排出体外。

黄帝问：营卫是怎样运行的？伯高说：水谷入胃后，所化生的精微部分，从胃出至中、上二焦，成为营卫气，运行周身。同时所产生的大气，则聚于胸中，称为气海。这种气，自肺部沿咽喉而出，呼则出，吸则入，保证人体正常的呼吸运动。天阳之气和饮食物的精微是维持健康的主要来源，它在体内的摄入消耗情况，大概是这样的：通过呼气的总体代谢为三份，而吸气为一份，另两份依靠谷食之气充养，这是天地精气的常规出入。所以半日不吃饭，就会气衰。一天不进食，就会气少无力。

黄帝说：饮食中的五谷性味可以告诉我吗？伯高说：请让我详细地说给你听。在五谷当中，粳米味甘，臬麻味酸，大豆味咸，麦味苦，黄米味辛。在五果之中，枣子味甘，李子味酸，栗子味咸，杏子味苦，桃子味辛。在五畜之中，牛肉味甘，狗肉味酸，猪肉味咸，羊肉味苦，鸡肉味辛。在五菜之中，葵菜味甘，韭菜味酸，豆角味咸，薤味苦，葱味辛。五色与五味的关系，黄色常具甘味，青色常具酸味，黑色常具咸味，赤色常具苦味，白色常具辛味。这五种色味，各有其相宜的关系。所言五宜，就是在五脏患病时，应该选用相适宜的五味。如患脾病者，宜食粳米饭、牛肉、枣子、葵菜，甘入脾，故宜用此甘味；心病者，宜食麦、羊肉、杏子、薤，苦入心，故宜用此苦味；肾病者，宜食豆角、猪肉、栗子、藿，咸入肾，故宜用此咸味；肝病者，宜食臬麻、犬肉、李、韭，酸入肝，故宜用此酸味；肺病者，宜食黄米、鸡肉、桃、葱，辛入肺，故宜用此辛味食物。

五脏之病对五味各有禁忌，肝病应禁忌辛味，心病应禁忌咸味，脾病应禁忌酸味，肾病应禁忌甘味，肺病应禁忌苦味。肝主青色，肝病苦急，宜食粳米饭、牛肉、枣、葵等甘味食物以缓和之。心主赤色，心病苦缓，宜食犬肉、臬麻、李、韭等酸味的食物以收敛之。脾主黄色，脾病宜食大豆、猪肉、栗、豆角等咸味食物。肺主白色，肺病苦气上逆，故宜食麦、羊肉、杏、薤等苦味食物以泄之。肾主黑色，肾病枯燥，故宜食黄黍、鸡肉、桃、葱等辛味食物以润泽之。

【评介】

五味，是指人们日常饮食的五种性味。本文把谷食、蔬菜、果品、肉食依酸、苦、甘、辛、咸五味进行分类，以说明其营养对人体的生理作用，并指出了饮食五味对五脏的影响，并依此提出其对五脏疾病的宜忌，而成为饮食治疗的重要内容。应当指出的是，饮食五味是古人以五行学说为基础的分类方法，其中有的性味归属较勉强，而人们的饮食品种要远远超过《内经》所提及的范围。况且随地域、时代的不同，人们的食谱也大有不同。从现实而论，人们的饮食来源较之古人要丰富得多，并且在不断拓宽。所以，饮食疗法要面临一个全新课题。但《内经》杂合而治、谨和五味的思想是永远值得借鉴的。

卷 之 九

水胀第五十七

【原文】

黄帝问于岐伯曰：水与肤胀[1]，鼓胀[2]，肠覃[3]，石瘕[4]，石水[5]，何以别之。岐伯答曰：水始起也，目窠上微肿[6]，如新卧起之状，其颈脉动[7]，时咳，阴股间寒[8]，足胫𤺥[9]，腹乃大，其水已成矣。以手按其腹，随手而起，如裹水之状[10]，此其候也。黄帝曰：肤胀何以候之？岐伯曰：肤胀者，寒气客于皮肤之间，𪔐𪔐然不坚[11]，腹大，身尽肿，皮厚，按其腹，窅而不起[12]，腹色不变，此其候也。鼓胀何如？岐伯曰：腹胀身皆大，大与肤胀等也，色苍黄[13]，腹筋起[14]，此其候也。肠覃何如？岐伯曰：寒气客于肠外，与卫气相搏，气不得荣，因有所系[15]，癖而内著[16]，恶气乃起，瘜肉乃生[17]。其始生也，大如鸡卵，稍以益大，至其成，如怀子之状，久者离岁[18]，按之则坚，推之则移[19]，月事以时下[20]，此其候也。石瘕何如？岐伯曰：石瘕生于胞中[21]，寒气客于子门[22]，子门闭塞，气不得通，恶血当泻不泻[23]，衃以留止[24]，日以益大，状如怀子，月事不以时下，皆生于女子[25]，可导而下[26]。黄帝曰：肤胀鼓胀可刺邪？岐伯曰：先泻其胀之血络，后调其经，刺去其血络也。

【注释】

[1]水与肤胀：水，指水肿，主要表现在眼睑和下肢。肤胀，水肿病的一种，为周身性，并呈指凹性。

[2]鼓胀：水肿病的一种，水肿为周身性，而腹部更为突出。

[3]肠覃：覃，音谈（tán），义同蕈。蕈，高等菌类，如蘑菇等，头大柄

细。肠覃，腹内肿物，生于肠外，形如覃状，为妇科病。另，覃同蕈，真菌类植物。

[4]石瘕：妇科病，生于子宫内的肿物。

[5]石水：病名，亦为水肿病之一种，然本篇有问无答。本经《邪气藏府病形》篇，《素问·阴阳别论》等篇有其论述。

[6]目窠上微肿：目窠，眼胞。微肿，指微水肿。

[7]颈脉动：颈脉，此似指颈部的静脉。动，明显的搏动。

[8]阴股间寒：大腿内侧间有寒冷之感。阴股，指大腿内侧。

[9]足胫瘇：瘇，音义同肿。

[10]如裹水之状：如囊裹水，指水肿位深。

[11]鼕鼕然不坚：叩之内空，有如鼓声。鼕，音空（kōng）。鼕鼕，鼓声。

[12]窅而不起：窅，音咬（yǎo），深之义。指以手指按压皮肤则凹陷不起。

[13]色苍黄：皮肤呈苍黄色。苍黄，色黄而沉滞晦暗。

[14]腹筋起：腹部青筋暴起，实为腹部静脉。

[15]因有所系：系，音记（jì），连结。因有所系，指邪气连结在某一部位。

[16]癖而内著：癖，《针灸甲乙经》作"瘕"，在此指有形之邪。内著，附着于内。

[17]瘜肉乃生：瘜，《说文解字》："寄肉。"《广韵》："恶肉。"

[18]久者离岁：这种病经历好多年。

[19]按之则坚，推之则移：用手按比较坚硬，推一推可以在腹内移动。

[20]月事以时下：月经按时来潮。

[21]石瘕生于胞中：石瘕这种病生于子宫之内。

[22]子门：阴道。

[23]恶血当泻不泻：恶血，指经血。当泻不泻，指当来潮时而不来。

[24]衃以留止：衃，《说文解字》："凝血也。"此指败血凝结。留止，留止子宫。

[25]皆生于女子：指肠覃与石瘕两种病都是发生在女性身上。

[26]可导而下：可用导泻的方法治疗。

【语译】

黄帝向岐伯问道：水胀、肤胀、鼓胀、肠覃、石瘕、石水，怎样进行鉴别诊断呢？岐伯回答说：水胀开始发病时，病人的眼胞微肿，好像刚睡醒觉的样子，人迎脉有明显的搏动并阵阵咳嗽，在大腿内侧有寒凉的感觉，足胫部浮肿，腹部胀大，出现这些症状，说明水胀病已经形成了。以手按压他的腹部，放手后，随手而起，水气有如裹在腹内，这就是水胀病的症状。

黄帝说：肤胀怎样诊断呢？岐伯说：肤胀病是因寒邪侵入皮肤之间，临床表现有腹部胀大，叩击之如鼓，空而不实，皮厚，全身肿，用手按压在腹上凹陷而不起，腹部的肤色没有变化，这就是肤胀病的症状。黄帝问：鼓胀病的症状是什么样的呢？岐伯说：鼓胀病的腹部胀大全身肿胀，与肤胀病的表现一样，但鼓胀的肤色黄而晦暗，腹部青筋暴起，这是它的症状特点。

黄帝说：肠覃病的症状是什么样的呢？岐伯说：寒邪侵袭机体后停留在肠外，和卫气相交结，阻碍了卫气的正常运行，因而邪气留滞，血瘀不通，附着在肠外，病邪日渐滋长，生成息肉，初生像鸡卵一样大，渐渐长大，等到病已成的时候，形似怀孕。病程长的可以经历许多年。用手按压患部，很坚硬，推之又能移动，月经仍能按期来潮。这就是肠覃的症状表现。

黄帝说：石瘕病的症状是什么样的呢？岐伯说：石瘕病生在胞宫之内，因寒气侵入于子门，使子门闭塞，气血不能流通，恶血不得排泄，以致凝结成块滞留在胞中，逐渐长大，像怀孕一样，月经不按期来潮。肠覃和石瘕病都发生在妇女体内，在治疗时可用通导攻下的方法，以去其凝聚的瘀血。黄帝说：肤胀和鼓胀，可用针刺治疗吗？岐伯说：首先用针泻其瘀血的络脉，然后再根据虚实的不同来调理经脉，但必须先刺去其血络上的恶血。

【评介】

水胀，指各种水肿病。本篇详细介绍了三种水肿病和两种妇科病，阐述了这些疾病的发病原因、症状表现、鉴别方法和治疗措施。其对症状的描述，详尽而又典型。第一种水肿病，依据其"目窠上微肿，如新卧起之状，其颈脉动，时咳，阴股间寒，足胫瘇"等症状，类似现代医学的心性水肿；其"肤胀病"的"腹大，身尽肿，皮厚，按其腹，窅而不起，腹色不变"，类似肾性水肿；而"鼓胀"的"腹胀身皆大，大与肤胀等也，色苍黄，腹筋起"，类似肝性水肿。其中"腹筋起"，显然为腹部静脉曲张，而色苍黄为阴黄的表现，此均为肝性水肿典型症状。肠覃的表现是，"其始生也，大如鸡卵，稍以益大，至其成，如怀子之状，久者离岁，按之则坚，推之则移，月事以时下"，则类似现代妇科的卵巢囊肿。古人以肠覃命名是依其形态而定。覃，同草，指蘑菇类植物。而卵巢囊肿的形态类似蘑菇状，有一个较长的蒂附着在卵巢之上。因为蒂较长，所以"推之可移"，因为生于卵巢而与子宫无关，所以"月事以时下"。石瘕的表现是，"恶血当泻不泻，衃以留止，日以益大，状如怀子，月事不以时下"，显然为子宫内肿瘤之类的病变。因为"石瘕生于胞中"，所以"月事不以时下"。至于肠覃与石瘕的治疗，文中仅简言"可导而下"，因此其疗效值得怀疑。况且"导而下"的确切方法，本文没有详细论述。因此，我们有理由推断，对这两种疾病的治疗，往古时代可能没有较好的措施。

贼风第五十八

【原文】

黄帝曰：夫子言贼风邪气[1]之伤人也，令人病焉，今有其不离屏蔽，不出空穴之中[2]，卒然病者，非不离贼风邪气[3]，其故何也？岐伯曰：此皆尝有所伤于湿气，藏于血脉之中，分肉之间，久留而不去；若有所堕坠[4]，恶血在内而不去。卒然喜怒不节，饮食不适，寒温不时，腠理闭而不通。其开而遇风寒，则血气凝结，与故邪相袭[5]，则为寒痹。其有热则汗出，汗出则受风，虽不遇贼风邪气，必有因加而发焉[6]。黄帝曰：夫子之所言者，皆病人之所自知也。其毋所遇邪气，又毋怵惕之所志[7]，卒然而病者，其故何也？唯有因鬼神之事乎[8]？岐伯曰：此亦有故邪留而未发，因而志有所恶，及有所慕[9]，血气内乱，两气相搏。其所从来者微[10]，视之不见，听而不闻[11]，故似鬼神。黄帝曰：其祝而已者[12]，其故何也？岐伯曰：先巫者[13]，因知百病之胜[14]，先知其病之所从生[15]者，可祝而已也[16]。

【注释】

[1]贼风邪气：又称虚邪贼风，指四时不正之气。见《九宫八风》篇。
[2]有其不离屏蔽，不出空穴之中：屏蔽和空穴均指房屋而言。

[3]非不离贼风邪气：并不是没有避开贼风邪气。

[4]若有所堕坠：如果又有跌仆坠堕之损伤。堕坠，指跌仆损伤。

[5]与故邪相袭：和旧病相结合。故邪，旧感邪气。袭，承袭，沿袭。此指相互为病。

[6]必有因加而发焉：必定是内因加外因相袭而病发。

[7]毋怵惕之所志：毋，同无。没有惊悸恐惧的情志表现。

[8]唯有因鬼神之事乎：唯有，只有。鬼神之事，因为鬼神作祟而发病。

[9]慕：《说文解字》："习也。"指习性。另外慕又作恋念解，指顾恋之情。此处似为第二义，指因某种情结造成的神志损伤。

[10]其所从来者微：其所从来，指病邪到来。微，指细微而不被人所察觉。

[11]视之不见，听而不闻：指病邪细微而视觉和听觉均无所觉察。

[12]其祝而已者：靠祝由的方法治愈。祝，《说文解字》："祭主赞词者，从示，从人口。一曰从兑，省易曰，兑，为口为巫。"祝本是上古时代的神职人员，主持祭祀，向神献赞词，又称巫祝。此处祝作祝由解，祝由，是巫祈神治病的方法。

[13]先巫者：先，过去的，先前的。巫，《说文解字》："祝也，女能事无形以舞降神者也。"原指女神职人员，男者称觋，周以前可在朝中供职，是人与神的中介，似歌似哭，无形而舞，以降神祈事。后来把祈神禳灾驱邪治病者均称巫。

[14]因知百病之胜：通晓多种病患的治疗方法。

[15]先知其病之所从生：首先知道疾病的发病原因。

[16]可祝而已也：这种情况下，可通过祝由的方法治愈。

【语译】

黄帝说：夫子常说贼风邪气伤害人体，才会生病，但有人并没有离开房屋或防护得很严密，却突然生起病来，他并没有遭遇到贼风邪气的侵袭，这是什么缘故呢？岐伯说：这都是平素就受到邪气的伤害而没有察觉。如曾经为湿气所伤，不能及时排除而潜伏在血脉之中和分肉之间，长久滞留在体内，加上突然发生的喜怒过度等情志变化，或饮食不当，气候冷热不调等，则使腠理闭塞，壅而不通。或正当腠理开泄时而感受风寒，这样使血气凝结，新感风寒和宿邪湿气相互交结，就会发生寒痹病。又有因热而汗出，腠理疏松，易受风邪，虽然未受到贼风邪气的侵袭，但是，有了这个内因，而后加以外因，就能使人发病。

黄帝说：你所讲的，病人自己都懂得，但有的人既没有外在邪气侵犯，也没有惊恐等情志刺激，却突然发病，这是什么缘故呢？是否为鬼神作祟呢？岐伯说：这也是因为有宿邪潜伏在内而未发作，由于情感上有所变化，如遇厌恶之事，或有所慕恋而不能遂心，引起体内血气逆乱，和潜伏在体内的病邪互相作用，因而发生病变。这种内在的变化极为细微，没有明显的迹象，看不见，听不到，病人也没感觉，所以好像鬼神作祟。黄帝说：既然不是鬼神作祟，为什么用祝告祈祷的方法就能治好病呢？岐伯说：古时的巫医，因为他知道疾病发生的原因，又知道治疗各种疾病的方法，因此，遇到一些可用精神疗法治愈的疾病，他采用祝告祈祷的方法，是可以治愈的。

【评介】

贼风，含义有二：其一是指四时虚邪贼风；其二指悄然侵袭人体的邪气，它们在发病前相当长的时间内不被察觉。因其没有明显冒犯邪气的迹象，往往会被人认为是鬼神致病。然而本篇明确地否认了这种观点，并指出这种疾病的发生是因为"故邪留而未发，因而志有所恶，及有所慕，血气内乱，两气相搏"造成的。而容易产生误解是因为"其所从来者微，视之不见，听而不闻"，以这种科学的论证来说明"故似鬼神"的原因所在。然而，既非"鬼神之事"，为何"其祝而已"？本文又以历史的角度科学地进行了解释，认为"先巫者，因知百病之胜，先知其病之所从生者"，方可"祝而已也"。这里指出一个事实，先巫，懂得一定医学知识，"病之所从生者"主要是由心理障碍而引起的情志病。这种类型的疾病通过巫祝取得疗效是可能的。只不过在有神论者那里，通过巫祝祈神而解除心理障碍而已。

卫气失常第五十九

【原文】

黄帝曰：卫气之留于腹中，搐积不行[1]，菀蕴不得常所[2]，使人支胁[3]胃中满，喘呼逆息者，何以去之？伯高曰：其气积于胸中者，上取之[4]；积于腹中者，下取之[5]；上下皆满者，傍取之[6]。黄帝曰：取之奈何？伯高对曰：积于上，泻大迎、天突、喉中；积于下者，泻三里与气街；上下皆满者，上下取之，与季胁之下一寸[7]；重者，鸡足取之[8]，诊视其脉大而弦急，及绝不至[9]者，及腹皮急甚[10]者，不可刺也。黄帝曰：善。黄帝问于伯高曰：何以知皮肉气血筋骨之病也？伯高曰：色起两眉薄泽者[11]，病在皮。唇色青黄赤白黑[12]者，病在肌肉。营气濡然[13]者，病在血气。目色青黄赤白黑者，病在筋。耳焦枯受尘垢[14]，病在骨。黄帝曰：病形何如，取之奈何？伯高曰：夫百病变化，不可胜数，然皮有部，肉有柱[15]，血气有输，骨有属。黄帝曰：愿闻其故。伯高曰：皮之部，输于四末。肉之柱，在臂胫诸阳分肉之间与足少阴分间。血气之输，输于诸络，气血留居，则盛而起。筋部无阴无阳，无左无右，候病所在。骨之属者，骨空之所以受益而益脑髓者也。黄帝曰：取之奈何？伯高曰：夫病变化，浮沉深浅，不可胜穷，各在其处，病间者浅之，甚者深之，间者小之[16]，甚者众之[17]，随变而调气，故曰上工。黄帝问于伯高曰：人之肥瘦大小寒温，有老壮少小，别之奈何？伯高对曰：人年五十已上为老，二十已上为壮，十八已上为少[18]，六岁已上为小[19]。黄帝曰：何以度知其肥瘦？伯高曰：人有肥有膏有肉[20]。黄帝曰：别此奈何？伯高曰：䐃肉坚[21]，皮满者，肥。䐃肉不坚[22]，皮缓者，膏。皮肉不相离者，肉[23]。黄帝曰：身之寒温何如？伯高曰：膏者其肉淖[24]，而粗理者身寒，细理者身热。脂者其肉坚[25]，细理者热，粗理者寒。黄帝曰：其肥瘦大小奈何？伯高曰：膏者，多气而皮纵缓，故能纵腹垂腴[26]。肉者，身体容大。脂者，其身收小。黄帝曰：三者之气血多少何如？伯高曰：膏者多气，多气者热，热者耐寒。肉者多血则充形，充形则平[27]。脂者，其血清，气滑少，故不能大。此别于众人者也。黄帝曰：众人奈何？伯高曰：众人皮肉脂膏不能相加[28]也，血与气不能相多，故其形不小不大，各自称其身[29]，命曰众人。黄帝曰：善。治之奈何？伯高曰：必先别其三形，血之多少，气之清浊，而后调之，治无失常经。是故膏人，纵腹垂腴；肉人者，上下容大；脂人者，虽脂不能大也。

【注释】

[1]搐积不行：搐，《针灸甲乙经》作"稸"。稸积不行，指卫气滞留郁积而运行不畅。

[2]苑蕴不得常所：苑，同郁。蕴，蕴结。不得常所，不能按原来正常部位运行。

[3]支胁：两胁撑胀。

[4]上取之：以取上部穴位为主。

[5]下取之：取下部穴位治之。

[6]傍取之：指上下同治兼取季胁部穴位。

[7]季胁之下一寸：指足厥阴肝经的章门。

[8]鸡足取之：针刺技法的一种，又称合谷刺。于合谷穴处浅刺分肉间。见《官针》。

[9]绝不至：绝脉。脉如断弦，良久复至，真气将绝之象。

[10]腹皮急甚：指腹部皮肤极度紧绷，一般为腹部重症，现称板状腹。

[11]色起两眉薄泽者：《针灸甲乙经》"眉"下有"间"字。薄泽，肤薄而明润。

[12]唇色青黄赤白黑：主要指唇色的异常变化。五种病色间或出现。

[13]营气濡然：指脉气涣散不收。

[14]耳焦枯受尘垢：耳郭焦枯不荣，如积满尘埃污垢。

[15]肉有柱：指肌肉隆起处，主要分布于四肢。

[16]间者小之：小，《针灸甲乙经》作"少"。间者少之，病情轻的宜少取穴。

[17]甚者众之：重症宜多取穴。

[18]十八已上为少：已，同以。少，指青春少年。

[19]六岁已上为小：六岁至十八岁之间为孩童。小，孩童。

[20]人有肥有膏有肉：指人体外形的三种类别。

[21]䐃肉坚：䐃，应作"腘"，指大小肌肉群。䐃肉坚，指肌肉坚实。

[22]䐃肉不坚：䐃，应作"腘"。不坚，肌肉松软。

[23]皮肉不相离者，肉：肌肉不丰满而脂肪又不肥厚，皮肤紧裹其肉的，称为肉。肉，有瘦的含义。

[24]膏者其肉淖：淖，《说文解字》："泥也。"此作"细腻柔软"解。

[25]脂者其肉坚：脂者，本为肥者。

[26]纵腹垂腴：腴，肥厚。纵腹垂腴，腹部肥厚纵缓下垂，大腹便便。

[27]肉者多血则充形，充形则平：肉型之人血多而形体充实，形充则气机平调。

[28]众人皮肉脂膏不能相加：指平常的人皮肉、脂膏没有偏多的情况。

[29]各自称其身：指一般人形体大小肥瘦适中而匀称。

【语译】

黄帝说：卫气的循行失常，留滞在胸腹中，蓄积不行，失去了正常的运行机制而郁结成病，发生胸胁与胃部撑胀，喘息气逆等，应当怎样治疗呢？伯高说：气蓄积在胸中而发病的，当取用上部的穴位治疗；蓄积在腹中的，当取下面的腧穴治疗；如果胸腹部气机蓄积的，应该取上下部的穴位和季胁部的穴位。黄帝说：取用哪些穴位呢？伯高说：蓄积在胸中的，泻足阳明胃经的人迎穴，及任脉的天突和廉泉穴；蓄积在腹中的，泻足阳明胃经的三里穴和气冲穴；胸腹部都有蓄积的，应当上下部的穴位都取；病重的，像鸡足那样分三歧取之。在诊察时若见脉大而弦急，或脉绝不至，以及腹皮绷急而紧张的现象，都不可以针刺治疗。黄帝说：讲得好。

黄帝向伯高问道：根据什么可以知道皮、肉、气、血、筋、骨的病变呢？伯高说：病色出现在两眉之间，浮薄而光泽的，主病在皮。口唇青、黄、赤、白、黑之色间或出现的，主病在肌肉。脉气涣散不收的，是病在血气。眼睛间断出现青、黄、赤、白、黑等色的，是病在筋。耳轮枯暗如尘的，是病在骨。黄帝说：病变表现是怎样的呢？如何治疗？伯高说：很多病都是千变万化，这些变化是数不尽的，但皮有部，肉有隆起，血气有输，骨有属，都有它所主的部位。黄帝说：我想要听一听其中的道理。伯高说：皮之部，在于四末。肉之柱，在上肢的臂、下肢的胻、六阳经肌肉隆起之处，以及足少阴经循行通路之处。血气之输，在于诸经的络穴，若气血壅滞，则络脉壅盛而高起。病在筋的，不必分其阴阳左右，但随其发病所在的部位治疗就可以了。病在骨的，当取治于骨之所属关节部位，因为骨空是输注精液的，而骨又与脑通，所以骨空受液而能补益脑髓。黄帝说：怎样取穴治疗呢？伯高说：由于疾病变化不一，病有浮沉，刺有浅深，治疗的方法是很多的，主要是根据发病的具体情况和部位来决定治法。病轻者浅刺，病重者深刺，病轻者用针宜少，病重者用针宜多。随着病情的变化而调整其气机，这才是高明的医生。

黄帝向伯高问道：人体的肥瘦，身形的大小，体质的寒温，以及年龄上的老壮少小的不同，应该怎样来区分呢？伯高说：人的年龄到了五十岁以上为老，二十岁至五十岁为壮，十八岁至二十岁为少，六岁至十八岁为小。黄帝说：用什么标准了解人的肥瘦差异呢？伯高说：肉坚厚皮肤丰满的为脂；肉不坚厚，皮肤松缓者为膏；皮肤紧紧相连者为肉。黄帝说：人的身体有寒温的不同，是什么道理呢？伯高说：属于膏型的人肌肉柔润，纹理粗疏者卫气外泄、身体多寒，肌肉纹理致密者卫气收藏、身体多热。属于脂型的人肌肉坚厚，纹理致密者身体多热，纹理粗疏的身体多寒。

黄帝说：人体的肥瘦大小怎样区分呢？伯高说：膏型的人，阳气充盛，皮肤宽纵弛缓，所以出现腹肌宽纵而下垂的形态。肉型的人，身体宽大。脂型的人，肉坚而身形小。黄帝说：这三种人气血的多少怎样呢？伯高说：膏型的人多气，则体质偏于阳盛而能耐寒。肉型的人多血，则形体充盛，而气机平和。脂型的人，其血清，气滑利而少，所以身形不大。这是三种人气血多少的情况，和一般人比较起来是有区别的。黄帝说：一般人的情况又是怎样的呢？伯高说：一般的人，其皮、肉、脂、膏、血、气都没有偏多的情况，所以形体也不大不小而匀称，这就是一般人的标准。黄帝说：好。怎样进行治疗呢？伯高说：首先须辨别三种不同类型的形体，掌握各型人血之多少、气的清浊，然后根据虚实进行调治。根据具体情况按照常规治法就可以了。所以膏人的体型是腹肌肉宽纵，大腹便便而下垂；肉人的体型是上下肢体都很宽大；脂型的人，虽脂多，体型却不大。在治疗时要分别对待。

【评介】

卫气失常，指人体卫气运行失调而积聚滞留于胸腹内，引起胸腹满胀为主的各种疾病。本篇指出了其治疗原则和具体的取穴方法及部位。本篇还论述了皮肉气血筋骨病变的诊断方法，其依据主要为唇、目、耳等部位的色泽及形态变化。最后指出由于人的年龄有老壮少小的不同，又有形体肥瘦大小之区别，因此在辨证治疗时应因人而异。

玉版第六十

【原文】

黄帝曰：余以小针为细物也，夫子乃言上合之于天，下合之于地，中合之于人，余以为过针之意矣[1]，愿闻其故。岐伯曰：何物大于天乎？夫大于针者，惟五兵[2]者焉。五兵者，死之备也[3]，非生之具[4]。且夫人者，天地之镇也[5]，其不可不参乎[6]？夫治民者，亦唯针焉。夫针之与五兵，其孰小乎？黄帝曰：病之生时，有喜怒不测，饮食不节，阴气不足，阳气有余，营气不行，乃发为痈疽。阴阳不通，两热相搏，乃化为脓，小针能取之乎？岐伯曰：圣人不能使化者[7]，为之邪不可留也。故两军相当[8]，旗帜相望，白刃陈于中野[9]者，此非一日之谋也。能使其民，令行禁止[10]，士卒无白刃之难[11]者，非一日之教也，须臾之得[12]也。夫至使身被痈疽之病，脓血之聚者，不亦离道远乎[13]？夫痈疽之生，脓血之成也，不从天下，不从地出，积微之所生也。故圣人自治于未有形也[14]，愚者遭其已成也[15]。黄帝曰：其已形，不予遭，脓已成，不予见，为之奈何？岐伯曰：脓已成，十死一生，故圣人弗使已成，而明为良方，著之竹帛，使能者踵而传之后世[16]，无有终时者，为其不予遭也[17]。黄帝曰：其已有脓血而后遭乎，不导之以小针治乎？岐伯曰：以小治小者其功小，以大治大者多害，故其已成脓血者，其唯砭石铍锋之所取[18]也。黄帝曰：多害者其不可全乎？岐伯曰：其在逆顺焉。黄帝曰：愿闻逆顺。岐伯曰：以为伤者[19]，其白眼青黑，眼小[20]，是一逆也[21]；内药而呕[22]者，是二逆也；腹痛渴甚，是三逆也；肩项中不便[23]，是四逆也；音嘶色脱[24]，是五逆也。除此五者为顺矣。黄帝曰：诸病皆有逆顺，可得闻乎？岐伯曰：腹胀，身热，脉大，是一逆也；腹鸣而满，四肢清，泄，其脉大，是二逆也；衄而不止，脉大，是三逆也；咳且溲血脱形，其脉小劲[25]，是四逆也；咳，脱形身热，脉小以疾，是谓五逆也。如是者，不过十五日而死矣。其腹大胀，四末清，脱形，泄甚，是一逆也；腹胀便血，其脉大，时绝，是二逆也；咳，溲血，形肉脱，脉搏，是三逆也；呕血，胸满引背，脉小而疾，是四逆也；咳呕腹胀，且飧泄，其脉绝，是五逆也。如是者，不及一时而死矣。工不察此者而刺之，是谓逆治。黄帝曰：夫子之言针甚骏[26]，以配天地，上数天文，下度地纪，内别五藏，外次六府，经脉二十八会，尽有周纪，能杀生人，不能起死者[27]，子能反之乎[28]？岐伯曰：能杀生人，不能起死者也[29]。黄帝曰：余闻之则为不仁[30]，然愿闻其道，弗行于人。岐伯曰：是明道也，其必然也[31]，其如刀剑之可以杀人，如饮酒使人醉也，虽勿诊，犹可知矣[32]。黄帝曰：愿卒闻之。岐伯曰：人之所受气者，谷也。谷之所注者，胃也。胃者，水谷气血之海也。海之所行云气者，天下也。胃之所出气血者，经隧[33]也。经隧者，五藏六府之大络也，迎而夺之而已矣。黄帝曰：上下有数乎[34]？岐伯曰：迎之五里[35]，中道而止[36]，五至而已[37]，五往而藏之气尽[38]矣，故五五二十五而竭其输[39]矣。此所谓夺其天气者也，非能绝其命而倾其寿者也[40]。黄帝曰：愿卒闻之。岐伯曰：窥门而刺之者，死于家中[41]，入门而刺之者，死于堂上[42]。黄帝曰：善乎方，明哉道，请著之玉版，以为重宝[43]，传之后世，以为刺禁[44]，令民勿敢犯也。

【注释】

[1]余以为过针之意矣：我认为把针的意义说得太过了。

[2]五兵：五种兵器。各文献记载不一，《周礼·夏官·司兵》："掌五兵五盾。"郑司农注："五兵者，戈、殳、戟、酋矛、夷矛也。"《谷梁传》注："五兵，矛、戟、钺、盾、弓矢。"

[3]死之备也：兵器是为战争中杀人准备的。

[4]非生之具：不是救生之器具。

[5]人者，天地之镇也：镇，《玉篇》："重也。"指人是天地之间最贵重者。

[6]其不可不参乎：其，指小针。小针是治病救人的，人是天地万物之灵，那么用针之道怎么能不参合天地之气呢？参，参合。

[7]圣人不能使化者：孙鼎宜："化上疑脱邪字。"指圣人不能让邪气泛滥。

[8]两军相当：两军对阵。

[9]白刃陈于中野：杀人兵刃陈列于战场。陈，指刀出鞘，箭上弦。中野，战场。

[10]能使其民，令行禁止：能让百姓有令必行，有禁必止。令，政令。禁，禁令。

[11]士卒无白刃之难：士兵没有冲杀的惧怕情绪。难，惧怕、畏惧。

[12]须臾之得：片刻间的收获。

[13]不亦离道远乎：不就离针刺法度太远了吗？此指施治太晚。

[14]圣人自治于未有形也：圣人治病于其萌芽状态。

[15]愚者遭其已成也：愚者，拙劣的人。遭，遭遇。已成，病已形成。

[16]踵而传之后世：踵，本指足跟。此为接踵的略语，作接续、沿袭解。使刺法理论沿袭传给后世。

[17]为其不予遭也：为使后人不再遭受疾病的危害。

[18]唯砭石铍锋之所取：砭石，为最古的针具，玉石所做，刃较宽。铍针为第五针，末如剑锋。锋针为第四针，刃三隅。这些针具均适合取痈肿之脓。

[19]以为伤者：被痈疡脓毒所伤者。一说伤，同疡。此句意为痈疽之逆证。

[20]其白眼青黑，眼小：白眼珠发青黑，眼睛变小。

[21]是一逆也：是痈疽证第一种逆证。

[22]内药而呕：服药以后随即呕吐。内，同纳。

[23]肩项中不便：肩部、项部疼痛及运动不便。

[24]音嘶色脱：音声嘶哑，色泽夭然脱陷，如疔毒走黄之类，亦为痈疽之危证。

[25]其脉小劲：脉虽小，但强劲急疾。

[26]针甚骏：骏，《尔雅·释诂》："大也。"此指针道博大精深。

[27]能杀生人，不能起死者：针刺如应用不当，可将生人杀死。然而人死后，针刺就不能起死回生了。

[28]子能反之乎：《针灸甲乙经》无"子能反之"四字，"乎"字连上读。

[29]能杀生人，不能起死者也：《针灸甲乙经》作"能杀生人，不起死生者。"

[30]余闻之则为不仁：我听后认为太不仁了。另，不仁又通不忍。

[31]是明道也，其必然也：此指针道是救命之仁术，道理显而易见，也是必然结果。

[32]虽勿诊，犹可知矣：指剑杀人及酒醉人，不用诊断便可知情。

[33]经隧：指经脉。

[34]上下有数乎：数，数目。

[35]迎之五里：迎，迎经气。五里，指大肠经的手五里穴。

[36]中道而止：经气于中途则停止。

[37]五至而已：五至，泻五次。而已，指经气泻尽。

[38]五往而藏之气尽：五次误用迎而夺之的方法，脏气就被泻尽。

[39]故五五二十五而竭其输：如连续误用二十五次，则五脏输入经脉的经气就竭绝。

[40]非能绝其命而倾其寿者也："非"字下似脱一"针"字。意为事故的出现不是因针，而是因为医者技劣。

[41]窥门而刺之者，死于家中：门，指气血出入的门户。窥门而刺，指浅刺而误。家中，指病人家中。窥刺者浅，其死也缓，病人还家后而亡。

[42]入门而刺之者，死于堂上：入门而刺，指针刺深陷其门户，其害也深。死于堂上，指死于医者堂上。其刺深，其害速，不出医门而亡。

[43]著之玉版，以为重宝：将此戒规契刻于玉版之上，作为重要宝物珍藏，以戒后人。

[44]传之后世，以为刺禁：让它流传后世，成为针刺的禁忌。

【语译】

黄帝说：我认为小针是一种细微的物体，你却说它上应合于天，下应合于地，中应合于人，我认为这是把针的意义夸大其词了，愿听你讲一下其中的道理。岐伯说：还有什么东西能够比天更大呢？然而能大于针的，唯有五种兵器。但五种兵器都是准备在战争中杀人所用的，不像针具是用来治病活人的。天地之间，最贵重的就是人，而小针又能治疗人的疾病，所以它的功用可以与天地相参应。治疗人民的疾病，小针是重要的工具和手段，这样对比起来，针和五种兵器的作用，谁在其次呢？

黄帝说：病初生时，因喜怒无度，或饮食无节，造成体内阴气不足，而阳热有余，使营气的运行失常，营气郁滞不行与阳热互结而发生痈疽，邪热熏蒸肌肤而化为脓，这样的病小针能治疗吗？岐伯说：聪明的人不等到病已形成，就去治疗，最好的办法是使病邪不要久留在体内，以免久留生变。譬如两军作战，旗帜相望，刀枪布列于旷野，这必是策划已久，绝不是一日之谋。能够使民众服从命令，有令必行，有禁必止，使士卒敢于冲锋陷阵，这也不是一日教化的结果、顷刻之间就能办得到的。等到身体已经患了痈疽之病，脓血已经形成，这时再想用微针治疗，那就离针刺法度太远了。痈疽的产生，脓血生成，既不是从天而降，也不是从地而生，而是病邪侵犯机体后，未得及时去除，通过逐渐积累而成的。所以聪明的人能够积极预防，不使疾病发生。愚笨的人，预先不知防治，就会遭遇疾病形成后的痛苦。黄帝说：如果痈疽已经形成，不能预先觉察到，脓已形成，也不能预先发现，这又怎么办呢？岐伯说：脓已成的，十死一生，所以高明的医生能早期诊断，不等疾病形成就把它消灭在萌芽阶段，并将一些好的方法，记载在竹帛上，制成专书，使有才德的人继承下来，并能一代一代传下去，为的是使人们不再遭受痈疽病的痛苦。黄帝说：已经形成脓血的，难道不能用小针来治疗吗？岐伯说：用小针治疗，功效不大，用大针治疗，又可能产生不良后果，所以对于已形成脓血的，只有采用砭石，或用铍针、锋针及时排脓最为适宜。

黄帝说：痈疽病恶化，这样还能治好吗？岐伯说：这主要根据病证的逆顺来决定。黄帝说：我想听你谈一下病证的逆顺，岐伯说：病情恶化后，白晴呈现青黑色，眼小，是逆证之一；服药而呕的，是逆证之二；腹痛而口渴甚，是逆证之三；肩项转侧不便，是逆证之四；声音嘶哑，面无血色，是逆证之五。除了这五种逆证之外，便是顺证了。黄帝问：各种病都有逆顺，你可以谈一谈吗？岐伯说：腹胀满，身发热，脉小，是邪盛正虚，为一逆；腹满而肠鸣，四肢逆冷，脉大，是阴证而得阳脉，为二逆；衄血不止，脉大，是阴虚而邪实，为三逆；咳嗽且兼小便溺血，肌肉消瘦，脉小而强劲的，是四逆；咳而肌肉脱陷，身发热，脉小而急疾，是正气衰微，为五逆。若出现五逆证表现的，不过十五天就会死亡。至于五逆的急证，腹大而胀，四末逆冷，形肉已脱，泄泻不止，为一逆；腹胀满，大便下血，脉大而有间歇，为二逆；咳而小便溺血，形肉已脱，脉坚搏指，是三逆；呕血，胸部胀满连及背部，脉小而劲疾，为四逆；咳嗽呕吐腹胀，泄下不止，完谷不化，而脉绝不至，为五逆。若出现这五种逆证的，不过一天的时间就会死亡。医生对这些危象，如不细加审察而妄行针刺，就叫逆治。

黄帝说：先生说针刺的理论很博大，可以与天地相配。上合天运，下合地理，内而分别关联五脏，外而依次贯通于六腑，并能疏通经脉，宣导气血，使二十八脉循行会通，有其内在的纲纪，但也有的人用针能杀生人，而不能起到救死的作用，这是为什么？岐伯说：不善用针的人，就会杀生人，而不能救死者。黄帝说：我听到这些，感觉太不仁了，但我还是愿听你讲一下其中的道理，不要再错施于人。岐伯说：道理很明显，也是必然会出现的结果。比如刀剑可以杀人，饮酒可以醉人，这个道理不用诊察，就可以知道它的原因。黄帝说：愿意听你详细介绍。岐伯说：人所禀受的精气，源于水谷。水谷所注入的部位是胃，所以胃是受纳水谷、化生气血的源泉，如同海所蒸行云气的地方是广阔的天空，胃所化生的气血，则随着十二经流动，即所谓经隧，也就是联络五脏六腑的大络，如果这些大络的要害地方，行迎而夺之的刺法，就会误泻真气而杀人。黄帝说：经隧在手足经脉，有一定的数目和部位吗？岐伯说：误用迎而夺之的泻法，比如针刺手阳明大肠经的五里穴，就会使脏气运行到中途而止。一脏的真气，大约是五至而已，所以若连续五次用迎而夺之的泻法，则一脏的真气泻尽。若连续泻二十五次，五脏所输注的脏气就会竭绝而死亡。然而，并不是针本身能够绝其生命，这是不知刺禁的人误刺的结果。黄帝说：希望你再详尽地说明一下。岐伯说：在气血出入门户的要害处妄行针刺，若刺之浅则害迟，病人回到家中就死亡，若刺之深则害速，病者就会死在医者的堂上。黄帝说：你讲的这些方法很完善，道理也很明确，请把它铭刻在玉版上面，作为最珍贵的文献，留传于后世，作为禁刺的戒律，不要违犯，而避免再造成严重的医疗事故。

【评介】

玉版，是古人记载重要理论的玉制版牍。本篇主要说明，小针虽为细物，但其道无穷，用之得当可治病延命，用之不当又可贻害杀人。据此，指明针刺的各种禁忌，以戒后人。

本文又以痈疽脓疡为典范，说明疾病形成的渐积过程，以此强调早发现、早治疗的重要性。其中又指出了痈疽疮毒而致的五逆现象，此为古人临床经验的总结，对痈疽诊断及预后有着十分重要的意义。

文中还提出诸病皆有逆顺，其中有"不过十五日而死"的五逆，还有"不及一时而死"的五逆。这十种逆证所表现的指征，均为危重病后期的凶兆。今日临床，我们虽然不必把它作为死证来对待，但以此为危险信息而采取积极的治疗措施，还是十分必要的。

五禁第六十一

【原文】

黄帝问于岐伯曰：余闻刺有五禁，何谓五禁？岐伯曰：禁其不可刺也。黄帝曰：余闻刺有五夺。岐伯曰：无泻其不可夺者也。黄帝曰：余闻刺有五过[1]。岐伯曰：补泻无过其度。黄帝曰：余闻刺有五逆。岐伯曰：病与脉相逆，命曰五逆。黄帝曰：余闻刺有九宜[2]。岐伯曰：明知九针之论，是谓九宜。黄帝曰：何谓五禁？愿闻其不可刺之时。岐伯曰：甲乙日[3]自乘[4]，无刺头[5]，无发蒙于耳内[6]。丙丁日自乘，无振埃于肩喉廉泉[7]。戊己日自乘四季[8]，无刺腹去爪泻水[9]。庚辛日自乘，无刺关节于股膝。壬癸日自乘，无刺足胫。是谓五禁。黄帝曰：何谓五夺？岐伯曰：形肉已夺，是一夺也；大夺血之后[10]，是二夺也；大汗出之后，是三夺也；大泄之后，是四夺也；新产及大血之后[11]，是五夺也。此皆不可泻。黄帝曰：何谓五逆？岐伯曰：热病脉静，汗已出，脉盛躁[12]，是一逆也；病泄，脉洪大[13]，是二逆也；着痹不移，䐃肉破[14]，身热，脉偏绝，是三逆也；淫而夺形身热[15]，色夭然白，及后下血衃[16]，血衃笃重[17]，是谓四逆也；寒热夺形，脉坚搏，是谓五逆也。

【注释】

[1]刺有五过：后文无此论述，疑有脱简。《素问》有《疏五过论》，然所论皆为诊治之过，似非此论"刺有五过"。

[2]刺有九宜：本文亦无九宜之详论，恐亦脱。

[3]甲乙日：十天干记日周期中的甲日和乙日。

[4]自乘：指十干值日，每日一干，十日一周期，当日值日的一干，称为自乘。

[5]无刺头：甲乙日应其头，故逢甲乙日不要刺头。

[6]无发蒙于耳内：发蒙，是治疗头面五官疾病的一种针法，见《刺节真邪》。此句意为，不要用发蒙的针法治于耳内。

[7]无振埃于肩喉廉泉：不要用振埃的针法刺肩、喉及廉泉穴。

[8]戊己日自乘四季：四季，疑为衍文。

[9]无刺腹去爪泻水：不要用去爪的刺法治疗腹部以泻水邪。

[10]大夺血之后：大出血之后。

[11]新产及大血之后：指产后大出血之后。

[12]脉盛躁：脉气洪盛且躁动。

[13]病泄，脉洪大：病泄脉仍洪大。

[14]䐃肉破：肌肉破溃。

[15]淫而夺形身热：淫，淫欲过度。夺形，形肉脱陷。身热，阴亏阳盛之象。

[16]后下血衃：大便下血而有凝块。

[17]血衃笃重：血量多且严重。

【语译】

黄帝向岐伯问道：我听说刺有五禁，什么叫五禁呢？岐伯说：即凡逢禁日，应避免针刺。黄帝说：我听说刺有五夺。岐伯说：五夺是说明气血衰时不可用泻法。黄帝说：我听说刺有五过。岐伯说：五过就是补泻不要过其常度。黄帝说：我听说刺有五逆。岐伯说：疾病与脉象相反，就叫五逆。黄帝说：我听说刺有九宜。岐伯说：明确知道九针的理论，并能恰当运用，谓之九宜。

黄帝说：什么叫五禁？我想知道什么时间不可针刺。岐伯说：天干应于人身，甲乙应头，所以逢甲乙日，不要刺头部，也不要用发蒙的针法刺耳内。丙丁应肩喉，逢丙丁日，不要用振埃法刺肩、喉及廉泉穴。戊己应手足四肢，逢戊己日，不可刺腹部和用去爪法泻水。庚辛应于股膝，逢庚辛日，不可刺股膝的穴位。壬癸应足胫，逢壬癸日，不可刺足胫的穴位。这就是所谓五禁。黄帝问：什么叫五夺？岐伯说：形体肌肉消瘦已极，是一夺；大失血之后，是二夺；大汗出之后，是三夺；大泄之后，是四夺；刚刚分娩以及大出血之后，是五夺。不可用泻法。黄帝问：什么叫五逆？岐伯说：热性病，脉应洪大，但反见沉静，热病出汗之后，脉应沉静，但反见躁动，脉症相反，是逆证之一；患泻下的病，脉宜沉静，而反见洪大之脉，是正虚邪盛，为逆证之二；痹证久病不愈，肌肉破溃，身体发热，一侧的脉搏难以摸到，为逆证之三；淫欲过度，形体消瘦，若见发热，肤色苍白，枯晦不泽，大便下血块紫暗陈旧的，为逆证之四；人有久发寒热，身体消瘦，脉坚硬搏指的，是逆证之五。

【评介】

五禁，指针刺的五种禁忌。本篇主要论述了五禁的具体日期和禁刺部位，指出了五夺的实际情况，阐明了五逆的临床表现。

关于五禁，是以五行理论与干支相配来推算的，其中有较明显的机械性和片面性，与临床实际也不相符，故此论不可拘泥。其中五夺与五逆的临床诊断与施治原则，有较重要的价值。

动输第六十二

【原文】

黄帝曰：经脉十二，而手太阴、足少阴、阳明，独动不休，何也？岐伯曰：是明胃脉也[1]。胃为五藏六府之海，其清气上注于肺，肺气从太阴而行之，其行也，以息往来，故人一呼脉再动，一吸脉亦再动，呼吸不已，故动而不止。黄帝曰：气之过于寸口[2]也，上十焉息，下八焉伏[3]？何道从还[4]？不知其极[5]。岐伯曰：气之离藏也[6]，卒然如弓弩之发，如水之下岸，上于鱼以反衰[7]，其余气衰散以逆上[8]，故其行微[9]。黄帝曰：足之阳明何因而动[10]？岐伯曰：胃气上注于肺，其悍气上冲头者，循咽，上走空窍[11]，循眼系，入络脑，出颃[12]，下客主人[13]，循牙车，合阳明，并下人迎，此胃气别走于阳明者也。故阴阳上下，其动也若一[14]。故阳病而阳脉小者为逆[15]，阴病而阴脉大者为逆[16]，故阴阳俱静俱动[17]，若引绳相顷者病[18]。黄帝曰：足少阴何因而动[19]？岐伯曰：冲脉者，十二经之海也，与少阴之大络，起于肾下，出于气街，循阴股内廉，邪入腘中，循胫骨内廉，并少阴之经，下入内踝之后，入足下；其别者，邪入踝，出属跗上[20]，入大指之间[21]，注诸络，以温足胫，此脉之常动者也。黄帝曰：营卫之行也，上下相贯，如环之无端，今有其卒然遇邪气，及逢大寒，手足懈惰，其脉阴阳之道[22]，相输之会[23]，行相失也[24]，气何由还[25]？岐伯曰：夫四末阴阳之会者[26]，此气之大络也。四街[27]者，气之径路也，故络绝则径通，四末解则气从合[28]，相输如环[29]。黄帝曰：善。此所谓如环无端，莫知其纪，终而复始，此之谓也。

【注释】

[1]是明胃脉也：《针灸甲乙经》《黄帝内经太素》及《千金要方》均作"足阳明胃脉也"。

[2]气之过于寸口：脉气通过寸口时。

[3]上十焉息，下八焉伏：此二句各本文字互有出入，《针灸甲乙经》作"上出焉息，下出焉伏"。《黄帝内经太素》作"上焉息，下焉伏"。日刻本眉批曰"十，寸之误""八，尺之误"，其意应为："上寸焉息，下尺焉伏"。统观各本文字及经文文理，此二句是指寸口脉搏动的上下出入界限。明代马莳与张景岳二氏均依"十"与"八"字作注，其义均似牵强。

[4]何道从还：指经气由寸口发出后由何通道复还回流。

[5]不知其极：指经气发出后其运行终极何在。

[6]气之离藏也：经气离开脏腑以后。

[7]上于鱼以反衰：寸口脉之经气，上行至鱼际以后，其脉势开始衰落。

[8]其余气衰散以逆上：余气，指经脉出寸口以后的余气。衰散，衰落而散行。逆上，逆而上行。另外，衰散以逆上，似指经气回流。

[9]故其行微：因为是衰散逆行，故经气运行微弱，不易体察。

[10]足之阳明何因而动：足之阳明，此指胃经的人迎脉。何因而动，凭借何种力量而搏动。

[11]空窍：指五官脑窍。

[12]出顑：顑，音砍（kǎn），指耳前上方，接近太阳穴的部位。

[13]客主人：穴位名，胆经穴。

[14]其动也若一：上下搏动相一致。

[15]阳病而阳脉小者为逆：阳病，指热性病。阳脉，人迎脉。阳病阳脉应气势洪大。

[16]阴病而阴脉大者为逆：阴病，寒性病。阴脉，寸口脉。阴脉在寒病时应细小。

[17]阴阳俱静俱动：静，沉伏。动，躁动。寸口与人迎同时沉伏或同时躁动。

[18]若引绳相倾者病：寸口与人迎，如同以绳牵引，或同静，或同动，则为病态。

[19]足少阴何因而动：指趺阳脉何因而动。

[20]跗上：足背之上。

[21]入大指之间：指，足大趾。

[22]其脉阴阳之道：指阴脉、阳脉的运行通道。

[23]相输之会：相互输注与会合。

[24]行相失也：运行相互失度。

[25]气何由还：经气如何返还。

[26]四末阴阳之会者：四肢末端为阴经阳经会合之处。四末，四肢末端。

[27]四街：四气街，在头、胸、腹、胫部。

[28]故络绝则径通，四末解则气从合：络绝，指气之大络到了尽头或出现闭阻。径通，气之径路开通。四末解，四肢末端脉气散行。解，散也。气从合，脉气相从而合流。此指阴经经气至四肢末端散行后，相从而合流入阳经。反之，阳经经气行至四末散行后，相从而合流于阴经，这样阴阳相贯，如环无端。

[29]相输如环：阴经与阳经相互输注如同环状。

【语译】

黄帝说：在十二经脉之中，为什么唯独手太阴肺经、足少阴肾经、足阳明胃经之脉搏动不止而表现于外呢？岐伯说：因为胃是五脏六腑的营养来源，胃中水谷精微所化生的清气，上行注入于肺，肺气注入手太阴肺经，在手太阴经随呼吸而往来运行，故人一呼脉跳动两次，一吸脉亦跳动两次，呼吸不停，所以脉搏的跳动也不止。黄帝说：脉气通于寸口时，寸上尺下出入的界限以及经气循环的道理是怎样的？岐伯说：脉气离开内脏而外行经脉时，像箭离弦，水冲决堤岸一样，所以，开始时脉气是迅猛的，当脉气上达鱼际后，就呈现由盛而衰的现象，但此衰散之余力仍能逆而上行，所以它运行的气势就很微弱了。

黄帝说：足阳明胃脉依据什么力量搏动不止呢？岐伯说：这是因为胃气上注于肺，其上冲于头的慓悍之气，则循咽而上走于空窍，沿着眼系，入络脑，从脑出于侧额部，下行会于足少阳胆经的客主人穴，沿颊车，合于足阳明本经，即循经下行至结喉两旁的人迎穴，这就是胃气别走而又合于阳明，使阳明独动不休的原因。由于手太阴寸口脉和足阳明人迎脉阴阳上下之气互相贯通，所以它们的跳动也是一致的。热病而阳明脉反小的为逆象，寒病而太阴脉大的为逆象。所以，在正常情况下，脉气的阴阳动静，是内外相应的。因此，寸口和人迎脉应当基本上协调一致，静则俱静，动则俱动，像用绳索牵引一样同节律，若有一方偏盛或偏衰，失去平衡，就是病态。

黄帝说：足少阴肾经的动脉依靠什么搏动呢？岐伯说：冲脉，为十二经之海，它和足少阴之络，同起于肾下，出于足阳明胃经的气冲穴，沿大腿内侧，向下斜行入腘中，再沿胫骨内侧，与少阴经相合而下行入于足内踝之后，入于足下。其中又分出一条支脉，斜入内踝，出于跗骨之上，进入大趾之间，再进入诸络脉之中，发挥温养胫部和足部的作用，这就是足少阴经脉搏动不休的原因。

黄帝说：营气和卫气的运行，是上下互相贯通，如环状而无端，循环不息，现在突然遇到邪气的侵袭，或遭到了严寒的刺激，外邪留居四肢，则手足懈惰无力，营卫在经脉内外运行，其运行之道路及运输会合之处，都因外邪的影响而阻滞不通，在这样的情况下，营卫之气是怎样往返循环的呢？岐伯说：四肢末端是阴阳会合的地方。头、胸、腹、胫四部的气街，是营卫之气循行必经之路，故邪气阻塞了四肢的络脉后，四街这样一些经路就能开通，使之运行如常，当四末的邪气得以解除后，则络脉又沟通，气又从这里输运会合，黄帝说：好。经络环状沟通，才能保持营卫之气环周运输，往来不息，道理就在于此。

【评介】

动输，主要论述人体有重要诊断价值的三处动脉，即手太阴、足阳明、足少阴三经之输，阐明三脉搏动不休的机理与全身气血输注的关系，以此说明，人体十二经脉，其气血上下相贯，终而复始，如环无端，强调人体的整体性和统一性。

五味论第六十三

【原文】

黄帝问于少俞曰：五味入于口也，各有所走，各有所病。酸走筋，多食之，令人癃[1]；咸走血，多食之，令人渴；辛走气，多食之，令人洞心[2]；苦走骨，多食之，令人变呕[3]；甘走肉，多食之，令人悗心[4]。余知其然也，不知其何由，愿闻其故。少俞答曰：酸入于胃，其气涩以收[5]，上之两焦，弗能出入也[6]，不出即留于胃中，胃中和温，则下注膀胱，膀胱之胞薄以懦[7]，得酸则缩绻，约而不通，水道不行，故癃。阴者，积筋之所终也[8]，故酸入而走筋矣。黄帝曰：咸走血，多食之，令人渴，何也？少俞曰：咸入于胃，其气上走中焦，注于脉，则血气走之，血与咸相得则凝[9]，凝则胃中汁注之，注之则胃中竭[10]，竭则咽路焦，故舌本干而善渴[11]。血脉者，中焦之道也，故咸入而走血矣。黄帝曰：辛走气，多食之，令人洞心，何也？少俞曰：辛入于胃，其气走于上焦，上焦者，受气而营诸阳者也[12]，姜韭之气薰之，营卫之气不时受之，久留心下，故洞心。辛与气俱行[13]，故辛入而与汗俱出[14]。黄帝曰：苦走骨，多食之，令人变呕，何也？少俞曰：苦入于胃，五谷之气，皆不能胜苦，苦入下脘，三焦之道皆闭而不通，故变呕。齿者，骨之所终也[15]，故苦入而走骨，故入而复出，知其走骨也。黄帝曰：甘走肉，多食之，令人悗心，何也？少俞曰：甘入于胃，其气弱小，不能上至于上焦，而与谷留于胃中者，令人柔润者也，胃柔则缓，缓则虫动[16]，虫动则令人悗心。其气外通于肉，故甘走肉。

【注释】

[1]癃：癃闭，指小便潴留膀胱而不通。

[2]洞心：俗称嘈心。过食辛辣的一种特殊感觉，腹中空空如饥，心下空洞感。

[3]令人变呕：苦味少食无虞，多食则生变，引起恶心呕吐。

[4]悗心：悗，同闷，心下滞闷。是过甜生腻的感觉。

[5]其气涩以收：指酸味收敛的特性。

[6]上之两焦，弗能出入也：指上焦与中焦，此两焦均出于胃上口，过酸则胃气收敛，故不能出入。

[7]膀胱之胞薄以懦：胞，胞膜。膀胱俗称尿胞，尿发"虽"（suī）音。膀胱是由薄薄的胞膜构成，故称"薄以懦"。懦，《正韵》："同愞。"愞，软也。故懦可训为软。

[8]阴者，积筋之所终也：阴，指前阴。前阴为宗筋之所会，故称积筋之所终。

[9]血与咸相得则凝：咸味与血相遇则凝滞。凝，此有稠厚之义。

[10]胃中竭：指胃中汁液枯竭。

[11]舌本干而善渴：舌本，舌根。善渴，容易有渴的感觉。

[12]上焦者，受气而营诸阳者也：上焦化生卫阳之气。受气，荣受水谷之精气而化卫气。营，充养。诸阳，人体阳分，或肌表。

[13]辛与气俱行：辛味与卫气同行，同与卫气发越于外。

[14]故辛入而与汗俱出：辛味入胃，与卫气发越于外，故汗出。

[15]齿者，骨之所终也：终，终端，末梢义。牙齿称为骨之余。

[16]虫动：指腹内寄生虫扰动。

【语译】

黄帝向少俞问道：饮食的五味摄入口中之后，各自进入其相应的脏腑，也各有在其影响下所发生的各自的病变。如酸味走筋，多食酸味的东西，会引起小便不通；咸味走血，食咸过多，会引起口渴；辛味走气，多食辛味，会引起心中空虚感；苦味走骨，多食苦味，使人发生呕吐；甘味走肉，多食甘味，使人心中烦闷。我虽然知道这些情况，但是不明白是什么原因，我想了解其中的道理。

少俞回答说：酸味入胃后，它的性质涩滞，有收敛的作用，使得上中两焦，气化之出入运行困难，其气味就留在胃中，若胃中调和，功能正常，使之难以久留，则促使它下注膀胱，膀胱之皮薄而软，遇到酸味就卷曲而收缩，致使膀胱出口处约束而紧缩，影响水液的通行，而形成小便不利的病证。前阴为宗筋之所聚，肝主筋，其味酸，故内为膀胱之癃，而外走肝经之筋。黄帝说：咸味善走血分，食咸过多就令人口渴，是什么道理呢？少俞说：咸味入胃后，它的气味上行于中焦，输注到血脉，与血相合，血与咸相得则血易浓稠，需要胃中的津液不断地注入血，这样胃中的津液就不足，影响到咽部的津液也不足，则咽部和舌根部均觉干燥，而出现口渴的现象。血脉是输送中焦精微于周身的道路，血亦出于中焦，咸味上行于中焦，所以咸入胃后，就走入血分。

黄帝说：辛味善走气分，多食辛味，则使人觉得心中空虚，这是什么道理？少俞说：辛味入胃后，它的气味走向上焦，上焦的功能，是禀受中焦之气荣养阳分。若姜、韭的辛味常熏蒸于上焦，则营卫之气时常受其影响留在胃中，所以使人出现心内空虚的感觉。辛味走散，能和卫气一同运行，故辛入胃而能开发腠理与汗液一同外出。黄帝说：苦味善走骨，多食令人变呕，是什么道理呢？少俞说：苦入胃后，五谷之气味都不能胜过苦味，当苦味进入下脘后，三焦的通路皆受其影响而气机阻闭不通利，三焦不通，则入胃之水谷，不得通调而散，胃气上逆而变为呕吐。苦入胃后走骨亦走齿，因为齿为骨之余。黄帝说：甘味善走肌肉，多食则令人心中烦闷，这是什么道理？少俞说：甘味入胃后，其气柔弱而力小，不能上达上焦，与饮食物一同存留胃中，胃柔则气缓，缓则胃中寄生虫蠕动，使人心中烦乱。甘入脾，脾主肌肉，所以甘味外通于肌肉。

【评介】

五味论，是阐述酸、苦、甘、辛、咸五味与人体的生理和病理关系。五味进入人体，依其特性可选择性进入五脏，以营养人体。如五味太过，同样对人体产生不良影响而发生某种病理性变化。所以，谨和五味是饮食营养调配中的原则。而在药学理论中，就是利用五味的特殊性能来解除不同的病证。如利用酸味来收敛，利用苦味来催吐或导泻，利用辛味发汗或驱寒，利用咸味软坚泻下，利用甘味来滋补等。总之，只要掌握了五味的理论，无论于饮食或医药，均可化弊为利。

阴阳二十五人第六十四

【原文】

黄帝曰：余闻阴阳之人何如？伯高曰：天地之间，六合之内，不离于五，人亦应之。故五五二十五人之政[1]，而阴阳之人不与焉[2]。其态又不合于众者五[3]，余已知之矣。愿闻二十五人之形，血气之所生，别而以候[4]，从外知内何如？岐伯曰：悉乎哉问也，此先师之秘也，虽伯高犹不能明之也。黄帝避席遵循[5]而却曰：余闻之，得其人弗教，是谓重失[6]，得而泄之，天将厌之[7]。余愿得而明之，金匮藏之，不敢扬之。岐伯曰：先立五形金木水火土，别其五色，异其五形之人，而二十五人具矣。黄帝曰：愿卒闻之。岐伯曰：慎之慎之，臣请言之。木形之人，比于上角[8]，似于苍帝[9]，其为人苍色，小头，长面，大肩背，直身，小手足，好有才，劳心，少力，多忧劳于事。能春夏不能秋冬[10]，感而病生[11]，足厥阴佗佗然[12]。大角之人，比于左足少阳，少阳之上遗遗然。左角之人，比于右足少阳，少阳之下随随然。钛角之人，比于右足少阳，少阳之上推推然。判角之人，比于左足少阳，少阳之下栝栝然。火形之人，比于上徵，似于赤帝[13]。其为人赤色，广䏚[14]，锐面小头，好肩背髀腹，小手足，行安地，疾心[15]，行摇，肩背肉满，有气轻财[16]，少信[17]，多虑，见事明，好颜[18]，急心，不寿暴死。能春夏不能秋冬，秋冬感而病生，手少阴核核然。质徵之人，比于左手太阳，太阳之上肌肌然。少徵之人，比于右手太阳，太阳之下慆慆然。右徵之人，比于右手太阳，太阳之上鲛鲛然。质判之人，比于左手太阳，太阳之下，支支颐颐然。土形之人，比于上宫，似于上古黄帝。其为人黄色，圆面，大头，美肩背，大腹，美股胫，小手足，多肉，上下相称，行安地，举足浮，安心，好利人，不喜权势，善附人[19]也。能秋冬不能春夏，春夏感而病生，足太阴敦敦然。大宫之人，比于左足阳明，阳明之上婉婉然。加宫之人，比于左足阳明，阳明之下坎坎然。少宫之人，比于右足阳明，阳明之上枢枢然。左宫之人，比于右足阳明，阳明之下兀兀然。金形之人，比于上商，似于白帝。其为人方面，白色，小头，小肩背，小腹，小手足，如骨发踵外[20]，骨轻，身清廉[21]，急心，静悍[22]，善为吏[23]，能秋冬不能春夏，春夏感而病生，手太阴敦敦然。钛商之人，比于左手阳明，阳明之上廉廉然。右商之人，比于左手阳明，阳明之下脱脱然。左商之人，比于右手阳明，阳明之上监监然。少商之人，比于右手阳明，阳明之下严严然。水形之人，比于上羽，似于黑帝。其为人黑色，面不平，大头，廉颐[24]，小肩，大腹，动手足[25]，发行摇身，下尻长[26]，背延延然[27]，不敬畏[28]，善欺给人[29]，戮死[30]，能秋冬不能春夏，春夏感而病生，足少阴汗汗然。大羽之人，比于右足太阳，太阳之上颊颊然。少羽之人，比于左足太阳，太阳之下纡纡然。众之为人[31]，比于右足太阳，太阳之下洁洁然。桎之为人[32]，比于左足太阳，太阳之上安安然。是故五形之人二十五变者，众之所以相欺者是也[33]。黄帝曰：得其形，不得其色，何如？岐伯曰：形胜色，色胜形者，至其胜时年加[34]，感则病行，失则忧矣[35]。形色相得者，富贵大乐。黄帝曰：其形色相胜之时，年加可知乎？岐伯曰：凡年忌下上之人[36]，大忌常加七岁[37]，十六岁，二十五岁，三十四岁，四十三岁，五十二岁，六十一岁，皆人之大忌，不可不自安也[38]，感则病行，失则忧矣。当此之时，无为奸事[39]，是谓年忌[40]。黄帝曰：夫子之言，脉之上下，血气之候，以知形气奈何？岐伯曰：足阳明之上，血气盛则髯美长[41]，血少气多则髯短，故气少血多则髯少，血气皆少则无髯，两吻多画[42]。足阳明之下，血气盛则下毛美长至胸[43]；血多气少则下毛美短至脐[44]，行则善高举足，足指少肉，足善寒；血少气多则肉而善瘃[45]；血气皆少则无毛，有则稀枯悴[46]，善痿厥足痹。足少阳之上，气血盛则通髯美长；血多气少则通髯美短；血少气多则少髯；血气皆少则无须[47]，感于寒湿则善痹，骨痛爪枯也。足少阳之下，血气盛则胫毛美长，外踝肥；血多气少则胫毛美短，外踝皮坚而厚；血少气多则胻毛少，外踝皮薄而软；血气皆少则无毛，外踝瘦无肉。足太阳之上，血气盛则美眉，眉有毫毛；血多气少则恶眉，面多少理[48]；血少气多则面多肉；血气和则美色。足太阳之下，血气盛则跟肉满，踵坚；气少血多则瘦，跟空；血气皆少则喜转筋，踵下痛。手阳明之上，血气盛则髭美[49]，血少气多则髭恶，血气皆少则无髭。手阳明之下，血气盛则腋下毛美，手鱼肉以温；气血皆少则手瘦以寒。手少阳之上，血气盛则眉美以长，耳色美；血气皆少则耳焦恶色[50]。手少阳之下，血气盛则手卷[51]多肉以温，血气皆少则寒以瘦，气少血多则瘦以多脉。手太阳之上，血气盛则有多须，面多肉以平；血气皆少则面瘦恶色。手太阳之下，血气盛则掌肉充满；血气皆少则掌瘦以寒。黄帝曰：二十五人者，刺之有约乎[52]？岐伯曰：美眉者，足太阳之脉气血多；恶眉者，血气少；其肥而泽者，血气有余；肥而不泽者，气有余，血不足；瘦而无泽者，气血俱不足。审察其形气有余不足而调之，可以知逆顺矣。黄帝曰：刺其诸阴阳奈何？岐伯曰：按其寸口人迎，以调阴阳，切循其经络之凝涩，结而不通[53]者，此于身皆为痛痹，甚则不行，故凝涩。凝涩者，致气以温之，血和乃止。其结络者，脉结血不行，决之乃行[54]。故曰：气有余于上者，导而下之；气不足于上者，推而休之；其稽留不至者，因而迎之；必明于经隧，乃能持之。寒与热争者，导而行之；其宛陈血不结者[55]，则而予之[56]。必先明知二十五人，则血气之所在，左右上下，刺约毕也[57]。

【注释】

[1]二十五人之政：政，同征，指二十五种人的生理心理特征。《针灸甲乙经》"政"作"形"。

[2]而阴阳之人不与焉：阴阳之人，指阴人和阳人两种类型，《通天》篇另有论述。不与焉，与二十五种类型的人不相干。

[3]其态又不合于众者五：五，指阴阳之人的五种类型。二十五种类型的人其形态与心态不与阴阳之人五种类型相同。

[4]别而以候：别，各自的区别。候，外候。别而以候，外形的区别。

[5]避席遵循：避席，离开席位。遵循，同逡巡，本为踯躅徘徊之义，此作却步不前，表示谦恭。

[6]重失：重大损失。

[7]天将厌之：天，上天。厌，厌弃。

[8]木形之人，比于上角：具有木形属性的人，好比上角。角，为古代五音之一，五音是角、徵、宫、商、羽。每一音又有五个变音，五五二十五，以应二十五种人。

[9]似于苍帝：木形之人有似苍帝的特征。苍帝，是神话传说中的上古五帝之一。下文赤帝、黄帝、白帝、黑帝皆是。

[10]能春夏不能秋冬：能，耐也，此作耐受解。

[11]感而病生：耐春夏者，如感受秋冬之气，则容易发生疾病。

[12]足厥阴佗佗然：木形之人，应于足厥阴。佗佗然，虚饰浮泛之词，难以为解，下文类此者皆是，故均不注。

[13]似于赤帝：火形之人，有类似赤帝的特征。

[14]广䏖：䏖，音引（yǐn），《五音集韵》："脊肉。"广䏖，脊背宽。

[15]疾心：心性急躁。

[16]有气轻财：有气度而轻钱财。

[17]少信：少信用。少信，《针灸甲乙经》作"必信"，指言而有信。依上句"有气轻财"，似应作"必信"方合情理。

[18]好颜：容颜好。

[19]善附人：好依附别人而独立性差。

[20]如骨发踵外：指跟骨尖瘦。

[21]身清廉：洁身自好，廉洁。

[22]静悍：沉着而勇猛。

[23]善为吏：擅长吏治。

[24]廉颐：《针灸甲乙经》作"广颐"。

[25]动手足：依上文似应作"大手足"。

[26]下尻长：尻，尾骨部。

[27]背延延然：背较长。

[28]不敬畏：傲慢无礼。

[29]善欺绐人：好欺诈诳骗。绐，音殆（dài），欺哄之义。

[30]戮死：戮，音路（lù），杀也。《针灸甲乙经》"戮"上有"殆"字。殆戮死，指这种人常因行为不轨而遭杀戮。

[31]众之为人：一本作"加之人"。恐有脱文。

[32]桎之为人：为人奸险，常被桎梏。

[33]众之所以相欺者是也：欺，似应作"异"。

[34]年加：指年忌之时可增加感病的可能。

[35]失则忧矣：失，失去重视，指年忌之时有所疏失。忧，有罹病之忧。

[36]凡年忌下上之人：《针灸甲乙经》作"凡人之"并连下读"大忌"二字。即"凡人之大忌"。

[37]大忌常加七岁：《针灸甲乙经》"大忌"连上读。"常加"下有"九岁"二字。"七岁"另读。意为大忌之年以七岁为基础，以上递加九岁。

[38]不可不自安也：指年忌之时应谨慎行事，好自为之，以自相安和。

[39]无为奸事：不要做犯年忌之事。奸事，指奸淫或奸邪之事。

[40]是谓年忌：以上所说即是年忌。

[41]髯美长：髯，指面颊部的胡须。美长，美而长。

[42]两吻多画：吻，口角部。画，指纹理。

[43]下毛美长至胸：下毛，泛指胸腹部的体毛。美长至胸，体毛美长至胸部。

[44]下毛美短至脐：前胸及腹部的体毛美而短至脐部。

[45]善瘃：瘃，音竹（zhú），指冻疮硬肿。

[46]枯悴：指体毛枯槁憔悴。

[47]无须：无胡须。

[48]面多少理：《针灸甲乙经》作"面多小理"。指颜面有许多小纹理。

[49]髭美：髭，《说文解字》："口上须也。"口以上的胡须称为髭。

[50]耳焦恶色：耳郭焦枯不荣，色泽晦暗。

[51]手卷：《针灸甲乙经》作"手拳"。

[52]刺之有约乎：约，作章法解。指针刺二十五人有没有章法。

[53]结而不通：指经气凝结不通。

[54]决之乃行：用开决的方法而使气血运行。决，开决，开泄，疏通之法。

[55]宛陈血不结者：宛，同郁。陈，陈旧。宛陈作气血瘀滞解。血不结，"不"字疑为衍文，应作"血结"，不然则与"宛陈"二字相抵牾。

[56]则而予之：《针灸甲乙经》作"即而取之"。

[57]刺约毕也：针刺二十五人的章法就完备了。

【语译】

黄帝说：我听说人有阴阳类型的不同，那么他们是怎样区别的呢？伯高说：天地之间，六合之内，一切事物之理，都离不开五行，人也是这样。所以五五二十五人之形，各有其特征，而不包括两类人在内。这二十五种类型的人与阴阳之人的五种形态是不同的，阴阳五人的情况我已知道了。我希望再了解一下二十五人的形态特征，及由于血气不同而产生的各种特点，究竟怎样从外部表现就能测知内部的情况？岐伯说：你问得真详细呀。这是先师秘而不传的，就是伯高也不能彻底明白其中的道理。黄帝离开座位后退了几步，很恭谨地说：我听说，遇到可以传授的人而不教给他，就是重大损失。得到了这种秘学，而不加重视，随便泄露，将会受到天的厌弃。我希望得到这种知识，并且将它弄明白。藏之金柜，不敢随便传扬出去。岐伯说：先明确金、木、水、火、土五种类型的人，然后再根据五色的不同加以区别，这样就容易得知二十五种人的形态特征了。黄帝说：我希望听你详尽地讲一下。岐伯说：一定要慎而再慎啊！就让我给你说一说吧。

木形的人属于木音中的上角。他的特征是：皮肤苍色，特征像东方的苍帝一样，头小，面长，肩背宽大，身直，手足小，有才智，好用心机，体力不强，多忧，劳于事物。对时令的适应，能耐受春夏，不能耐受秋冬，秋冬容易感受病邪而发生疾病。这一类型的人，属于足厥阴肝经，其特征是柔美而安重，是禀受木气最全的人。禀木气之偏者有四，分为左右上下：左之上方，在木音中属于大角一类的人，类属于左足少阳经之上，其特征是修容而美。右之下方，在木音中，属于左角一类的人，类属于右足少阳经之下，其特征是随和而顺从。右之上方，在木音中属于钛角一类的人，类属于右足少阳经之上，其特征是积极进取。左之下方，在木音中属于判角一类的人，类属于左足少阳经之下，其特征是正直而刚介。

火形的人，属于火音中的上徵，他的皮肤类似赤帝。其特征是肤色赤，齿根宽广，颜面瘦小，头小，肩背髀腹各部的发育匀称美好，手足小，行路步履急速，心性急，走路时身摇动，肩部和背部的肌肉丰满，有气魄，轻财，但少信用，多忧愁，对事物观察和分析很敏达，颜色美，性情急躁，不能长寿，多暴死。这种人对时令的适应，多能耐受春夏的温暖，不能耐受秋冬的寒凉，秋冬时感受外邪，容易发生疾病。这一类人在五音中比为上徵，属于手少阴心经，是禀火气最全的人。禀火气之偏的有上下左右四种类型：左之上方，在火音中属于质徵一类的人，类属于左手太阳之上，这一类型的人的特征是为人光明正大。右之下方，在火音中属于质判一类的人，类属于右手太阳经之下，这一类型的人特征是多疑。右之上方，在火音中属于右徵一类的人，类属于右手太阳之上，这一类型的人特征是慓悍迅捷。左之下方，在火音中属于质判一类的人，类属于左手太阳之下，这一类型的人的特征是乐观、怡然自得。

土形的人，属于土音中的上宫，他的皮肤颜色类似黄帝。他们的特征是：皮肤黄色，面圆，头大，肩背丰满而健美，腹大，下肢从大腿到足胫部都很健壮，手足小，肌肉丰满，全身上下各部都很匀称，步履稳重，做事足以取信于人。人很安静，不急躁，好帮助别人，不争逐权势，与人随和。这种人对时令的适应，能耐于秋冬，不能耐于春夏，春夏感受了外邪就易于生病。这一类在土音中称为上宫，属于足太阴脾经，这种类型的人是禀土气最全的人。禀土气之偏的有左右上下四类：左之上方，在土音中属于大宫一类的人，类属于左足阳明经之上，其特征是平和而柔顺。左之下方，在土音中属于加宫一类的人，类属于左足阳明经之下，其特征是神情喜悦快活。右之上方，在土音中属于少宫一类的人，类属于右足阳明经之上，其特征是圆滑。右之下方，在土音中属于左宫一类的人，类属于右足阳明之下，其特征是神情表现岿然而不动。

金形的人，属于金音中的上商，其肤色类似白帝，其特征是：面方，皮肤白色，小头，小肩背，小腹，小手足，足跟健壮，其骨如生在足踵的外面一样，行动轻快，禀性廉洁，性急，沉着而机敏，明于吏治。对时令的适应上，能耐受秋冬，不能耐受春夏，感受了春夏的邪气易于患病。在金音中称为上商的人，属于手太阴肺经，这是禀金气最全的人。禀金气之偏的有上下左右四类：左之上方，在金音中，属于钛商一类的人，类属于左手阳明经之上，其特征是廉洁自守。左之下方，在金音中属于右商一类的人，类属于左手阳明经之下，其特征是美俊而潇洒。右之上方，在金音属于左商一类的人，类属于右手阳明经之上，这一类型的人的特征是善于明察是非。右之下方，在金音中属于少商一类的人，类属于右手阳明经之下，这一类型人的特征是有威严而自重。

水形的人，属于水音中的上羽，其肤色类似于黑帝。他们的特征是：皮肤黑色，颜面不平滑，大头，颐部宽广，两肩小，腹部大，手足喜动，行路时摇摆身体，尻骨较长，脊背亦长，对人的态度既不恭敬又不畏惧，善于欺诈，常被杀身横死。对时令的适应上，能耐受秋冬，不能耐受春夏，若春夏感受外邪，容易发生疾病。这一类在水音中称为上羽的人，属于足少阴肾经，这是禀水气最全的人。禀水气之偏者，有左右上下四种：右之上方，在水音中，属于大羽一类的人，类属于右足太阳经之上，这一类型之人，其特征是神情洋洋自得。左之下方，在水音中属于少羽一类的人，类属于左太阳经之下，这一类型人的特征是心情经常郁闷不舒。右之下方，在水音中属于众羽一类的人，类属于右足太阳经之下，这种人的特征是很文静。左之上方，在水音中属于桎羽一类的人，类属于左足太阳之上，这种人的特征是很安定而拘谨。

以上木、火、土、金、水五种形态的人，因各自的不同特征，又分为二十五种不同的类型。因为禀赋的不同，所以才有这二十五种不同的变化。

黄帝说：人体已经具备了其体形特征，但未显现出相应的肤色，又将怎样呢？岐伯说：根据五行生克学说，形体的五行属性克制肤色的五行属性，或肤色的五行属性克制形体的五行属性，有这种形色相克的现象出现，每逢有年忌相加，若感受了病邪就要生病，若有疏失不自重，就难免有生命之忧。如果形色相称，是康泰的表现。黄帝问：在形色相克制时，年忌的相加能够知道吗？岐伯说：凡人重大的年忌，从七岁这一大忌之年算起，以后就在此基础上递加九年，则十六岁，二十五岁，三十四岁，四十三岁，五十二岁，六十一岁，这些年龄，都是大忌之年，当此之年，必须好自为之，否则容易感受病邪而发病，既病之后又有所疏失，就有性命之忧了。所以，在这种年龄时候，更不要做那些奸邪之事。以上讲的就是年忌。

黄帝说：根据其气血的多少变化，反映到体表的现象又是怎样的呢？岐伯说：循行于身体上部的足阳明经脉，若血气充足，则两颊的胡须美好而长；血少气多的髯就短；气少血多的髯稀少；血气皆少则两颊完全无髯，而口角两旁的纹理很多。循行于身体下部的足阳明经脉，若气血充足，则下部的毛美好而长，可上至胸部亦生毛；血多气少则下部之毛虽美但短小，可下至脐部，走路时善高举足，足趾的肌肉较少，足部常觉寒冷；血少气多的则易生冻疮；血气皆不足，则下部不生毛，即便有亦甚稀少，而枯槁憔悴，并且易患痿、厥、痹等病。

循行于上部的足少阳经脉，若气血充盛，则生于两颊胡须美而长；若血多气少则虽美而短小；血少气多则少胡须；血气皆少则不生胡须，感受了寒湿之邪则易患痹证，及骨痛、爪甲干枯等。循行于下部的足少阳经脉，若血气充盛，则腿胫部的毛美好而长，外踝附近的肌肉丰满；若血多气少则腿胫部的毛虽美好而短小，外踝处皮坚而厚；若血少气多则腿胫部的毛少，外踝处皮薄而软；血气都少则不生毛，外踝处瘦而没有肌肉。

循行于上部的足太阳经脉，若血气充足，则眉毛清秀而长，眉中并出现长的毫毛；若血多气少，则眉毛枯恶，脸面部多细小皱纹；血少气多则面部肌肉丰满；气血调和则面色秀丽。循行于下部的足太阳经脉，若气血充盛则足跟部肌肉丰满坚实；若气少血多则跟部肌肉瘦削，甚者无肉；气血都少的，易发生转筋、足跟痛等证。

手阳明经脉的上部，若气血充盛则髭美，若血少气多则髭粗疏无华，血与气都少则不生髭。手阳明经脉的下部，若气血充盛则腋下的毛秀美，手部的肌肉经常是温暖的；若气血皆不足则手部肌肉瘦削而寒凉。

手少阳经脉的上部气血充盛则眉毛美好而长，耳部的气色明润；血气都少则耳部焦枯无光泽。手少阳经脉的下部气血充盛则手部的肌肉丰满，且常觉温暖；气血都不足的，则手部肌肉消瘦且寒凉；气少血多则手部肌肉消瘦而络脉多浮显而易见。

手太阳经脉的上部血气充盛则须多而美，面部丰满；血气少则面部消瘦而无光华。手太阳经脉的下部气血充盛则掌肉充实丰满，气血少则掌部肌肉消瘦而寒凉。

黄帝说：这二十五种不同类型的人，在针刺治疗时有一定的法度吗？岐伯说：眉清秀而美者，是足太阳经脉的气血充足；眉毛粗疏不好者，是气血均少；人体肌肉丰满而润泽的，是血气有余；肥胖而无润泽的，是气有余、血不足；瘦而不润泽的，是气血均不足。根据其形体外在表现和体内气血的有余不足，就可以知道疾病的虚实，病势的逆顺，这样就可以做出恰当的治疗。

黄帝说：怎样去针刺三阴三阳经所出现的病变呢？岐伯说：切诊其人迎、寸口脉，以审察阴阳盛衰的变化，再循按其经络所行之处，看有无气血凝涩的现象，若气血闭阻不通，大都会出现痛痹，严重者，气血不能通行，故出现气血凝结涩滞的现象。气血出现凝涩了，应当用针补气，使阳气运行至该处以温通其涩滞的气血，待其气血通调，然后停止治疗。若有小的脉络出现气血的结聚，而血不通行的，可刺出瘀血，开通脉络，脉络开通，气血就可以正常地运行了。所以说，凡是上部病气有余的，应该采用上病下取的取穴方法，以引导病气下行；凡上部正气不足的，用推而休之的针法，催其气以上行。其气迟迟不至者，或气行迟滞、中途滞留者，当于其滞留之处，迎针刺之，以接引其气使继续运行至病所。必须明了经脉的循行，才能正确采用各种不同的针刺方法。如有寒热交争的现象，则根据其阴阳偏盛不同情况，补不足，泻有余，引导其气直到平衡。其脉中虽有郁滞而血尚未瘀结的，根据不同情况，予以不同的治疗。总之，必须先了解二十五种人的不同外部特征和内部上下气血的盛衰、通滞等具体情况，左右上下各方面的情况都很清楚了，针刺的各种标准以及原则，也就完善了。

【评介】

阴阳二十五人，是运用阴阳五行学说把人依其形质、人性、生理、心理而分为二十五种类型。这些不同的类型，是因其禀赋不同，而出现了体形、肤色、性格和对时令适应方面的差异。文中论述了因手足三阳经气血的盛衰而决定二十五种人的形色特征，并依据这些特征而制定其针刺原则。

应该指出的是，人的形质与人性，不但受先天禀赋的制约，后天环境的影响也有着十分重要的作用。简单应用阴阳五行学说来进行归类，有极大的缺陷和严重的片面性。人的形质与本性，与五行五音之间也缺乏必然的联系。更有甚者，把不同类型的人与子虚乌有的五帝传说相比附，不免有形而上学之嫌，而且文中还出现了"似于上古黄帝"的罅漏，忘记了黄帝在本书中的角色。

卷 之 十

五音五味第六十五

【原文】

右徵与少徵[1]，调右手太阳上。左商与左徵，调左手阳明上。少徵与大宫，调左手阳明上。右角与大角，调右足少阳下。大徵与少徵，调左手太阳上。众羽与少羽，调右足太阳下。少商与右商，调右手太阳下。桎羽与众羽，调右足太阳下。少宫与大宫，调右足阳明下。判角与少角，调右足少阳下。钛商与上商，调右足阳明下。钛商与上角，调左足太阳下。上徵与右徵同，谷麦，畜羊，果杏，手少阴，藏心，色赤，味苦，时夏。上羽与大羽同，谷大豆，畜彘[2]，果栗，足少阴，藏肾，色黑，味咸，时冬。上宫与大宫同，谷稷[3]，畜牛，果枣，足太阴，藏脾，色黄，味甘，时季夏。上商与右商同，谷黍[4]，畜鸡，果桃，手太阴，藏肺，色白，味辛，时秋。上角与大角同，谷麻[5]，畜犬，果李，足厥阴，藏肝，色青，味酸，时春。大宫与上角同，右足阳明上。左角与大角同，左足阳明上。少羽与大羽同，右足太阳下。左商与右商同，左手阳明上。加宫与大宫同，左足少阳上。质判与大宫同，左手太阳下。判角与大角同，左足少阳下。大羽与大角同，右足太阳上。大角与大宫同，右足少阳上。右徵、少徵、质徵、上徵、判徵。右角、钛角、上角、大角、判角。右商、少商、钛商、上商、左商。少宫、上宫、大宫、加宫、左角宫。众羽、桎羽、上羽、大羽、少羽。黄帝曰：妇人无须者[6]，无血气乎？岐伯曰：冲脉、任脉，皆起于胞中，上循背里，为经络之海。其浮而外者[7]，循腹右上行，会于咽喉，别而络唇口，血气盛则充肤热肉，血独盛则澹渗皮肤[8]，生毫毛。今妇人之生，有余于气，不足于血，以其数脱血也[9]。冲任之脉，不荣口唇，故须不生焉。黄帝曰：士人有伤于阴[10]，阴气绝而不起[11]，阴不用[12]，然其须不去[13]，其故何也？宦者独去何也[14]？愿闻其故。岐伯曰：宦者去其宗筋[15]，伤其冲脉，血泻不复，皮肤内结，唇口不荣，故须不生。黄帝曰：其有天宦者[16]，未尝被伤，不脱于血，然其须不生，其故何也？岐伯曰：此天之所不足也，其任冲不盛，宗筋不成，有气无血，唇口不荣，故须不生。黄帝曰：善乎哉！圣人之通万物也[17]，若日月之光影，音声鼓响，闻其声而知其形，其非夫子，孰能明万物之精[18]。是故圣人视其颜色，黄赤者多热气，青白者少热气，黑色者多血少气。美眉者太阳多血，通髯极须[19]者少阳多血，美须者阳明多血，此其时然也[20]。夫人之常数[21]，太阳常多血少气，少阳常多气少血，阳明常多血多气，厥阴常多气少血，少阴常多血少气，太阴常多血少气，此天之常数也。

【注释】

[1]右徵与少徵：此篇承《阴阳二十五人》中五音学说与人之类型相配，右徵与少徵均为火形之人的不同类型，其相配之理难明，孙鼎宜："自《乐经》残缺，乐律绝传，此篇之义遂不可解。"

[2]彘：音志（zhì），猪。

[3]稷：音际（jì），五谷之一。与黍相似而不黏者，又称穄，古时为五谷之首。

[4]黍：五谷之一，即黄米，稷之黏者。

[5]麻：又称火麻、大麻，古时为五谷之一。种子食用或榨油，皮可用来织布。

[6]妇人无须者：女性没有胡须的原因。

[7]其浮而外者：指冲脉与任脉浮行于表浅部位者。

[8]血独盛则澹渗皮肤：澹渗，《针灸甲乙经》作"渗灌"。血盛则渗灌充养皮肤。

[9]以其数脱血也：指女性因月经排泄常常丢失血液。数，频频。脱，丢失。

[10]士人有伤于阴：男性前阴受损。士人，指男士。阴，指阴茎，一说阴指生殖之精。

[11]阴气绝而不起：阴气，指生殖之精气。绝，竭绝。不起，阴茎不能勃起。

[12]阴不用：前阴失去功用。

[13]其须不去：指男性虽前阴受损而胡须仍然存在。

[14]宦者独去何也：宦者为什么胡须不复存在。宦者，封建王朝在宫中供事的男性人员，进宫后要阉割阴茎和睾丸，故又称阉官。

[15]宦者去其宗筋：宦者将宗筋去除。宗筋，此指男性前阴部。

[16]天宦者：先天宦者。指出生后，男性的生殖器官发育不完善。

[17]圣人之通万物也：圣人精通万物之理。

[18]明万物之精：明，通晓。万物之精，万事万物的精妙机理。

[19]通髯极须：通髯，指须发相连，俗称络腮胡。极须，胡须极长。

[20]此其时然也：时，常也，此作"规律"解。此句承按上文，指一般规律如此。

[21]常数：常规气数。

【语译】

属于火音中的右徵和少徵之类的人，应当调治右侧手太阳小肠经上部穴位。属于金音中的左商和火音中的左徵之类的人，应当调治左侧手阳明大肠经上部的穴位。属于火音中的少徵和土音中的大宫之类的人，应当调治左侧手阳明大肠经上部的穴位。属于木音中的右角和大角之类的人，应当调治右侧足少阳胆经下部的穴位。属于火音中的大徵和少徵之类的人，应当调治左侧手太阳小肠经上部的穴位。属于水音中的众羽和少羽之类的人，应当调治右侧足太阳膀胱经下部的穴位。属于金音中的少商和右商之类的人，应当调治右侧手太阳小肠经下部的穴位。属于水音中的桎羽和众羽之类的人，应当调治右侧足太阳膀胱经的下部穴位。属于土音中的少宫和大宫之类的人，应当调治右侧足阳明胃经下部的穴位。属于木音中的判角和少角之类的人，应当调治右侧足少阳胆经下部的穴位。属于金音中的钛商和上商之类的人，应当调治右侧足阳明胃经下部的穴位。属于金音中的钛商和木音中的上角之类的人，应当调治左侧足太阳膀胱经下部的穴位。

上徵与右徵同属火音之人，在治疗与调养时宜于火性，在五谷为麦，五畜为羊，五果为杏，经脉为手少阴经，脏为心，色为赤，五味为苦，时为夏。上羽与大羽同属水音之人，在治疗与调养时宜于水性，在五谷为大豆，五畜为猪，五果为栗，经脉为足少阴经，脏为肾，色为黑，五味为咸，时为冬。上官与大官同属土音之人，在治疗与调养时宜于土性，在五谷为稷，五畜为牛，五果为枣，经脉为足太阴经，脏为脾，色为黄，五味为甜，时为长夏。上商与右商同属金音之人，在调治食养时宜于金性，在五谷为黍，五畜为鸡，五果为桃，经脉为手太阴经，脏为肺，色为白，五味为辛，时为秋。上角与大角同属木音之人，在调治食养时宜于木性，在五谷为麻，五畜为犬，五果为李子，经脉为足厥阴经，脏为肝，色为青，五味为酸，时为春。

大官属土音，上角属木音，这两种类型的人都可以调治右侧足阳明胃经的上部穴位。属木音的左角与大角一类的人，都可以调治左侧足阳明胃经的上部。属水音的少羽与大羽一类的人，都可以调治右侧足太阳膀胱经的下部。属金音的左商与右商一类的人，都可以调治左侧手阳明大肠经的上部。属土音的加官与大官一类的人，都可以调治左侧足少阳胆经的上部。属于火音中的质判与土音中的大官之类的人，都可以调治左侧手太阳小肠经的下部。属木音的判角与大角一类的人，都可以调治左侧足少阳胆经的下部。属水音的大羽与属木音的大角一类的人，都可以调治右侧足太阳膀胱经的上部。属木音的大角与属土音的大官一类的人，都可以调治右侧足少阳胆经上部。

右徵、少徵、质徵、上徵、判徵等五种，都属火音的不同类型。右角、钛角、上角、大角、判角等五种，都属木音的不同类型。右商、少商、钛商、上商、左商等五种，都属金音的不同类型。少官、上官、大官、加官、左官等五种，都属土音的不同类型。众羽、桎羽、上羽、大羽、少羽等五种，都属水音的不同类型。

黄帝说：妇女没有胡须，是没有血气吗？岐伯说：冲脉和任脉都起于胞中，向上在脊骨的里面循行，为经脉、络脉气血汇集之海。其浮行在体表的，沿腹部上行，在咽喉部相交会，其中的一个分支，从咽喉部别行环绕于口和唇的周围，起到温煦和濡养作用。若血盛则渗灌到皮肤中而生毫毛。妇女的生理特征是气有余而血不足，其原因是有月经排泄而亏脱，损伤冲任之脉的血气，不能营养口唇，所以妇女不生胡须。黄帝又问道：有的男人损伤了阴器，阴痿而不能勃起，丧失了性的功能，但其胡须仍然继续生长，这是什么原因呢？而宦官的胡须就不生长了，又是什么原因呢？请你将其中的道理讲给我听。岐伯说：宦官的阴茎连同睾丸均被切除了，冲脉受伤，血泄出后不能复行于正常的循行路径，皮肤无养而内部结滞，唇口得不到冲脉任脉气血的营养，所以胡须就不生长了。黄帝说：有人是天宦，其宗筋没受外伤，也不像妇女那样经常排出月经，但是不能生长胡须，这是什么原因呢？岐伯说：这是先天生理上的缺陷，其人任、冲二脉不充盛，阴茎和睾丸发育也不健全，虽然有气，而血不足，不能上行营养唇口，所以不能生长胡须。

黄帝说：很好。只有圣人才能通晓万事之理，就好像日、月之有光和影，鼓响之有声音，通过形声而知万物，除非是先生，谁能够对万物这样精通呢？所以圣人看到人的容颜和气色的变化，就可以知道体内气血的盛衰。如面部显现黄赤色的，就知其体内气血热。青白色，就知其气血寒。面现黑色，知其多血少气。眉毛秀美者，是太阳经多血。须髯很长的，是少阳经多血。胡须美好的，是阳明经多血。这是一般的规律。人体的气血多少是有内在定数的，太阳经常常是多血少气，少阳经常常是多气少血，阳明经常常是气血俱多，厥阴经常常是多气少血，少阴经常常是多血少气，太阴经亦常多血少气。这是人体生理的正常规律。

【评介】

五音，为角、徵、宫、商、羽。五味，仍指酸、苦、甘、辛、咸。本篇仍运用五音的二十五个变音来分属二十五人的类型，来论述人体五脏、十二经脉、五色特征与饮食中五谷、五畜、五果等五味的关系。其内容实为《阴阳二十五人》的异曲同工之作。因其内容与上古时代的乐律紧密关联，而乐律之经典《乐经》，于春秋时代以后亡佚，其论无传，故其理后人难以理解。但其中也不乏牵强附会之说。

本文最后着重论述妇人、宦者、天宦不能生须的机理，以及士人伤阴而胡须仍存的原因。这些道理，主要以气血虚实来论证，这是古人所能达到的水平，不可强求。文中所论及的三阴三阳经脉气血多少的一般规律，则可以作为临床针刺补泻治疗时的参考依据，以确定施治原则。

百病始生第六十六

【原文】

黄帝问于岐伯曰：夫百病之始生也，皆生于风雨寒暑，清湿喜怒[1]。喜怒不节则伤藏，风雨则伤上，清湿则伤下。三部之气[2]，所伤异类[3]，愿闻其会[4]。岐伯曰：三部之气各不同，或起于阴，或起于阳，请言其方。喜怒不节，则伤藏，藏伤则病起于阴也；清湿袭虚，则病起于下[5]；风雨袭虚，则病起于上[6]。是谓三部。至于其淫泆[7]，不可胜数。黄帝曰：余固不能数，故问先师，愿卒闻其道。岐伯曰：风雨寒热，不得虚[8]，邪不能独伤人，卒然逢疾风暴雨而不病者，盖无虚，故邪不能独伤人。此必因虚邪之风，与其身形，两虚相得[9]，乃客其形。两实相逢，众人肉坚[10]。其中于虚邪也，因于天时[11]，与其身形，参以虚实[12]，大病乃成，气有定舍，因处为名[13]，上下中外，分为三员[14]。是故虚邪之中人也，始于皮肤，皮肤缓则腠理开，开则邪从毛发入，入则抵深，深则毛发立[15]，毛发立则淅然[16]，故皮肤痛。留而不去，则传舍于络脉，在络之时，痛于肌肉，其痛之时息[17]，大经乃代[18]。留而不去，传舍于经，在经之时，洒淅喜惊[19]。留而不去，传舍于输，在输之时，六经不通，四肢则肢节痛，腰脊乃强。留而不去，传舍于伏冲之脉，在伏冲之时，体重身痛。留而不去，传舍于肠胃，在肠胃之时，贲响腹胀[20]，多寒则肠鸣飧泄，食不化，多热则溏出糜[21]。留而不出，传舍于肠胃之外，募原[22]之间，留着于脉，稽留而不去[23]，息而成积[24]。或著孙脉，或著络脉，或著经脉，或著输脉，或著于伏冲之脉，或著于膂筋[25]，或著于肠胃之募原，上连于缓筋，邪气淫泆，不可胜论。黄帝曰：愿尽闻其所由然。岐伯曰：其著孙络之脉而成积者，其积往来上下，臂手孙络之居也，浮而缓[26]，不能句积而止之[27]，故往来移行[28]肠胃之间，水凑渗注灌[29]，濯濯有音，有寒则腹腹满雷引[30]，故时切痛[31]。其著于阳明之经，则挟脐而居[32]，饱食则益大，饥则益小[33]。其著于缓筋也，似阳明之积，饱食则痛，饥则安[34]。其著于肠胃之募原也，痛而外连于缓筋，饱食则安，饥则痛[35]。其著于伏冲之脉者，揣之应手而动[36]，发手则热气下于两股[37]，如汤沃之状[38]。其著于膂筋在肠后者，饥则积见，饱则积不见[39]，按之不得。其著于输之脉者，闭塞不通，津液不下，孔窍干壅[40]，此邪气之从外入内，从上下也。黄帝曰：积之始生，至其已成奈何？岐伯曰：积之始生，得寒乃生，厥乃成积也。黄帝曰：其成积奈何？岐伯曰：厥气生足悗，悗生胫寒，胫寒则血脉凝涩，血脉凝涩则寒气上入于肠胃，入于肠胃则䐜胀，䐜胀则肠外之汁沫迫聚不得散，日以成积。卒然多食饮则肠满，起居不节，用力过度，则络脉伤，阳络伤则血外溢[41]，血外溢则衄血[42]，阴络伤则血内溢[43]，血内溢则后血[44]，肠胃之络伤，则血溢于肠外，肠外有寒，汁沫与血相抟，则并合凝聚不得散而积成矣。卒然外中于寒，若内伤于忧怒，则气上逆，气上逆则六输不通，温气不行，凝血蕴里而不散，津液涩渗，著而不去，而积皆成矣。黄帝曰：其生于阴者奈何[45]？岐伯曰：忧思伤心；重寒伤肺；愤怒伤肝；醉以入房[46]，汗出当风[47]，伤脾；用力过度，若入房汗出浴[48]，则伤肾。此内外三部之所生病者也。黄帝曰：善。治之奈何？岐伯答曰：察其所痛，以知其应，有余不足，当补则补，当泻则泻，毋逆天时[49]，是谓至治[50]。

【注释】

[1]风雨寒暑，清湿喜怒：泛指内外致病因素。其中风雨为天之邪气，清湿为地之邪气，而喜怒泛指情志内伤。

[2]三部之气：指天之邪、地之邪和情志内伤。

[3]所伤异类：所伤，此指邪气，亦指人体所伤不同部位。异类，种类不同。

[4]会：会通，会总。

[5]清湿袭虚，则病起于下：清，凉也，冷也。湿，指潮湿。清湿，指地面的潮湿阴冷。袭虚，乘虚而袭之。病起于下，大地之邪易引起人体下部发病。

[6]风雨袭虚，则病起于上：风雨乘虚袭人，引起人体上部发病。

[7]淫泆：指邪气泛滥，或蔓延。

[8]不得虚：不得人体之虚。

[9]两虚相得：指外界虚邪之风与人体之虚相结合。

[10]两实相逢，众人肉坚：两实，其一是指外界正风，即不引起人体发病的外界风雨等，又称实风；其二指人体的坚实正气。相逢，相结合。众人肉坚，多数人肌肉坚实，正气充足。

[11]因于天时：因，因袭，承袭，凭借之义。天时，指自然时令。

[12]与其身形，参以虚实：自然邪正，人体虚实，相与参合，决定病与不病。

[13]气有定舍，因处为名：邪气侵袭人体有一定的寄留部位，依据为患之处而命其病名。

[14]上下中外，分为三员：三员，在此指上文所说三部之气所袭部位，即风雨袭上，清湿袭下，喜怒伤脏。

[15]深则毛发立：为病邪入深引起的寒证。毛发立，寒象表现。

[16]淅然：寒战抖栗之象。

[17]其痛之时息：疼痛时发时息。

[18]大经乃代：病邪侵入大经脉而病位更代。

[19]洒淅喜惊：洒淅，寒冷之貌。喜惊，时时惊悸。

[20]贲响腹胀：贲响，指肠鸣嗳气之类，为气滞气逆之病，并伴有腹部胀满。

[21]溏出糜：便溏如糜粥状。糜，同糜。

[22]募原：指肠外一些系膜组织。

[23]稽留而不去：病邪滞留而不消散。

[24]息而成积：留止而成积聚。

[25]膂筋：杨上善注云："谓肠后脊膂之筋也。"

[26]浮而缓：指孙络浮浅而松缓。

[27]不能句积而止之：句，同拘。不能拘积而止之，不能拘止固定积气于一定部位。

[28]故往来移行：指孙络之积的症状因表浅不固定，而往来移行。

[29]水凑渗注灌：指水液在肠胃之间渗透灌注。

[30]膜膜满雷引：膜，胀也。雷引，肠鸣。

[31]故时切痛：时常疼痛如刀割。

[32]挟脐而居：在脐两侧寄留。

[33]饱食则益大，饥则益小：指病积形状饱饭后较大，饥饿时显小。

[34]饱食则痛，饥则安：此指饱饭后疼痛，饥饿时则疼痛缓解。

[35]饱食则安，饥则痛：饥饿时疼痛，饱饭后疼痛缓解。

[36]揣之应手而动：揣，切按之义。应手而动，切按时搏动应手。

[37]发手则热气下于两股：切按腹部应手而动，抬手则热气向下放射至两侧大腿处。

[38]如汤沃之状：如同灌注热水。沃，灌注。

[39]饥则积见，饱则积不见：空腹时可触得病积，饱腹时则病积不能触得。

[40]孔窍干壅：孔窍，毛窍。干壅，干涩、焦枯。

[41]血外溢：血液溢出经脉之外，即外向性出血。

[42]衄血：指鼻衄、皮衄、牙衄等。

[43]血内溢：血液溢于肠道之内，即内向性出血。

[44]后血：指大便下血。

[45]生于阴者奈何：指情志如何损伤阴脏。

[46]醉以入房：酒醉后行房事。

[47]汗出当风：汗出后冒犯风邪。

[48]汗出浴："出"字后似脱一"如"字，应为"汗出如浴"。指行房事后汗出如洗。

[49]毋逆天时：不要违背自然时运。

[50]是谓至治：叫作最好的治疗。至，极也，最也，指最好。

【语译】

黄帝向岐伯问道：各种疾病的发生，都因于风雨寒暑清湿等外邪的侵袭，及喜怒等情志内伤。若喜怒不加节制，则使内脏受伤；风雨之邪，伤人体的上部；清湿之邪，伤人体的下部。上中下三部所伤之邪气不同，我希望知道其中的道理。岐伯说：喜怒、风雨、清湿，这三种气的性质不同，或先生于阴分，或先生于阳分，请允许我讲一下其中的道理。凡喜怒过度的，则内伤五脏，脏伤则病起于阴。清湿之邪易于侵袭人体下部虚弱之处，所以说病起于下。风雨之邪易于乘虚侵袭人体上部，所以说病起于上。这就是邪气容易侵犯的三个部位。至于邪气在体内浸淫，泛滥传布，就难以计数了。

黄帝说：我确实不能尽数讲出来，所以才请教你，我希望彻底明白其中的道理。岐伯说：风雨寒热之邪，如果不是遇到身体虚弱的情况，是不会独自伤害人体而致病的。突然遭遇到疾风暴雨而不生病的，就是因为他的身体强壮而不虚弱，故邪气不能单独伤人致病。凡疾病的发生，必然是自身虚弱，又感受了外在贼风邪气的侵袭，两虚相互结合，才发生疾病。如果身体强健，肌肉坚实，四时之气正常，人们就不易发生疾病。所以说凡是疾病的发生，取决于四时之气是否正常，以及身体是否虚弱。若正虚邪实，才会发生疾病。邪气一般都根据其不同性质侵袭人体的一定部位，或潜伏寄留在一定的部位上，随其部位、处所的不同，而命以不同的名称，分为上、中、下三部。所以虚邪贼风之侵害人体，首先侵犯皮肤，若皮肤松缓，则腠理开泄，腠理开则邪从毛孔而入，继而逐渐向深处侵犯，这时会出现寒栗，故毛发竖起，皮肤亦可出现疼痛。若邪气滞留不散，则渐渐传入到络脉，邪在络脉的时候，肌肉可出现疼痛。若疼痛时作时止，是邪气将由络脉传到经脉。邪气滞留在经脉之时，就会出现洒淅恶寒和常常惊恐的症状。邪气滞留不散，可传入并寄留在输脉，当邪气留滞在输脉的时候，六经之气不能通达四肢，因而四肢关节疼痛，腰脊也强硬不适。若邪气滞留不能祛除，则传入脊里的冲脉，邪气侵犯到伏冲之脉时，则出现体重身痛的症状。若邪气滞留不能祛除，则进一步传入并伏藏在肠胃，在肠胃的时候，则出现肠鸣腹胀的症状。寒邪盛则肠鸣而泄下清谷，热邪盛则可发生泻痢等病。若邪气滞留而不能祛除，则传到肠胃外面的膜原之间，留着于血脉之中，滞留不去，邪气就与气血相互凝结，生为积块。总之，邪气侵犯到人体后，或留着于小的孙脉，或留着于络脉，或留着于经脉，或留着于输脉，或留着于伏冲之脉，或留着于脊筋，或留着于肠胃的膜原，或留着于缓筋，待到邪气浸淫泛滥，是说不尽的。

黄帝说：我希望你将根本缘由讲给我听。岐伯说：邪气留着在孙络而成积的，特点是上下往来移动，肢体上是孙络分布最多的部位，因孙络浮浅而松弛，不能拘止其积，使之固定不移。肠胃间是水液渗透灌注的部位，所以有积气时，则发生濯濯的水声，有寒则腹部胀满雷鸣，并出现像刀割一样的疼痛症状。如果邪气留着在阳明经脉而成积的，其积则位于脐的两旁，饱食时则积块显大，饥时则显小。如果邪气留着在缓筋而成积的，其形状表现和阳明经脉之积相似，饱食则出现疼痛，饥时则不痛。其邪气留着在肠胃之膜原而成积的，疼痛时向外牵连到缓筋亦随之作痛，饱食时则不痛，饥饿时则疼痛。其邪气留着在伏冲之脉而成积的，其积应手跳动，举手时则觉有一股热气下行于两股部之间，就好像用热汤浇灌一样。其邪气留着在脊筋而成积的，饥饿时肠胃空虚，积形可以摸到，饱食后肠胃充满就摸不到。其邪气留着在输脉而成积的，会使脉道闭塞不通，津液不能上下流通，致使毛窍干涩壅塞不通，这些都是邪气从外部侵犯到内部，从上部而传变到下部的临床表现。

　　黄帝说：积病的开始发生，到它长成，情况怎样呢？岐伯说：积病的开始发生，是受到寒邪的侵犯而产生的，寒邪由下厥逆而上行，遂产生积病。黄帝说：寒邪造成积病的病理过程是怎样的呢？岐伯说：寒邪造成的厥逆之气，首先使足部痛滞麻木，继而发展到胫部也寒凉，足胫发生寒凉后，就使得血脉凝涩，血脉凝涩不通则寒气进而向上侵犯到肠胃，肠胃受寒则发生胀满，肠胃胀满就迫使肠胃之外的汁沫聚留不能消散，就逐渐发展成积病。又因突然的暴饮暴食，使肠道过于充满，或因生活起居不节，或因用力过度，均可使细小的络脉损伤。如果阳络受到损伤，则血外溢，而出现衄血。若阴络受到损伤则血内溢，而出现便血。若肠外之络脉受到损伤，则血流散于肠外，适有寒邪，则肠外的汁沫与外溢之血相抟聚，凝聚不得消散而发展成为积病。如果在外突然感受了寒邪，在内又被情志如忧思、郁怒所伤，则气机上逆，致使六经的气血运行不畅，血液再得不到阳气的温煦而形成凝血，凝血蕴裹不得消散，津液亦干涩不能渗灌，留着而不得消散，于是积聚病就形成了。

　　黄帝说：病发生在阴分又是什么原因造成的呢？岐伯说：忧愁思虑过度则心脏受伤；体表受寒再加寒冷饮食的刺激会伤肺脏；愤恨恼怒过度则肝脏受伤；酒醉后行房，汗出而又受风，则脾脏受伤；用力过度或行房后汗出如浴，则肾脏受伤。以上就是内外三部发生疾病的一般情况。黄帝说：你说得很好。怎样治疗呢？岐伯答道：审察其疼痛的部位，可以知道病变所在，根据其虚实具体情况，当补的就补，当泻的就泻。同时也不要违逆四时气候和脏腑的关系，这就是正确的治疗原则。

【评介】

　　百病，泛指内外因所致的各种疾病。始生，疾病发生的起始原因。本篇首先论述了天之邪气、地之邪气及情志不调所致疾病的机理，阐明了发病过程和所侵害的部位。

　　本篇最精彩的文字，是对人体发病这一矛盾现象的认识，即"风雨寒热，不得虚，邪不能独伤人""此必因虚邪之风，与其身形，两虚相得，乃客其形"。这种观点意在说明，人体疾病的产生，是以外邪为条件，并以人体正气不足为依据，两种因素相结合而出现的结果。这种科学的发病观，是《内经》

唯物主义医学思想的体现。因而其对发病的论断，也成为千古至理。

本篇对病积的描述，亦颇翔实，其诊断方法也较具体，有助于我们对某些疾病的认识。

行针第六十七

【原文】

黄帝问于岐伯曰：余闻九针于夫子，而行之于百姓，百姓之血气各不同形，或神动而气先针行[1]，或气与针相逢[2]，或针已出气独行[3]，或数刺乃知[4]，或发针而气逆[5]，或数刺病益剧[6]，凡此六者，各不同形，愿闻其方[7]。岐伯曰：重阳之人，其神易动[8]，其气易往[9]也。黄帝曰：何谓重阳之人？岐伯曰：重阳之人，熇熇高高[10]，言语善疾[11]，举足善高[12]，心肺之藏气有余，阳气滑盛而扬，故神动而气先行。黄帝曰：重阳之人而神不先行者，何也？岐伯曰：此人颇有阴者也。黄帝曰：何以知其颇有阴也？岐伯曰：多阳者多喜，多阴者多怒，数怒者易解[13]，故曰颇有阴，其阴阳之离合难[14]，故其神不能先行也。黄帝曰：其气与针相逢奈何？岐伯曰：阴阳和调而血气淖泽滑利[15]，故针入而气出[16]，疾而相逢也。黄帝曰：针已出而气独行者，何气使然？岐伯曰：其阴气多而阳气少，阴气沉而阳气浮者内藏[17]，故针已出，气乃随其后，故独行也。黄帝曰：数刺乃知，何气使然？岐伯曰：此人之多阴而少阳，其气沉而气往难，故数刺乃知也。黄帝曰：针入而气逆者，何气使然？岐伯曰：其气逆与其数刺病益甚者，非阴阳之气[18]，浮沉之势[19]也，此皆粗之所败[20]，上之所失[21]，其形气无过焉[22]。

【注释】

[1]神动而气先针行：神，指病人的神气。神动，指病人在行针之前的精神反应。气，指行针后的得气现象，即针感反应。气先针行，指进针后未做手法即产生明显的针感，或指进针以前病人已产生了强烈的心理效应。

[2]气与针相逢：进针后即刻得气，经气应针而至。

[3]针已出气独行：已经出针而仍有针感，指针刺的后遗感现象。

[4]数刺乃知：反复用针，才有一点知觉。即针感迟钝。

[5]发针而气逆：出针后有气逆昏仆的现象，指晕针。

[6]数刺病益剧：经数次用针治疗，疾病反而加重。剧，病情加剧。

[7]愿闻其方：希望了解其内在道理。

[8]重阳之人，其神易动：重阳之人，指阳气充盛者。其神易动，他的神气灵敏易受刺激。神，此指知觉、感觉。动，意为敏感。

[9]其气易往：气，指经气。易往，易于往来。

[10]熇熇高高：《针灸甲乙经》《黄帝内经太素》"高"作"蒿"。熇熇蒿蒿，本指火势升腾之象。此指重阳之人感情热烈，神态活跃而激扬。

[11]言语善疾：快言快语，言语流畅。

[12]举足善高：行路高抬腿，不拖沓。

[13]数怒者易解：指情感易受激惹，常好发脾气，但也容易缓解。

[14]阴阳之离合难：阴阳二气黏滞胶着，难以离合。

[15]血气淖泽滑利：血气润滑流畅。淖泽，此作润滑解。

[16]针入而气出：进针后即刻出现针感。气出，指气至，经气随针而至。

[17]阴气沉而阳气浮者内藏：《黄帝内经灵枢注证发微》及《黄帝内经灵枢集注》均作"阴气沉而阳气浮，沉者内藏"。《黄帝内经太素》作"阴气沉而阳气浮，沉者藏"。此句意为经气内沉，不能应针而至，故针感迟缓。

[18]气逆与其数刺病益甚者，非阴阳之气：晕针者和针刺后病情加剧者，不是阴阳本身的缘故。

[19]浮沉之势：指阴阳浮沉动势。

[20]此皆粗之所败：这都是粗工的失误造成的。粗，粗工，指技术低劣的医生。败，失败，不成功的治疗。

[21]上之所失：上，《针灸甲乙经》《黄帝内经太素》均作"工"。工之所失，指医生的失误。

[22]其形气无过焉：以上的失败与病人的形气无关。

【语译】

黄帝向岐伯问道：我从夫子这里了解了九针的道理，运用于百姓，发现百姓的血气盛衰是不一样的，有的神气敏感，得气在行针之先；有的则针刺后立即就得气；有的在出针后才有反应；有的经过数次针刺才有反应；有的下针后就出现气逆、晕针；有的经过几次针治，病情反而加重。这六种情况，表现各不相同，我希望知道其中的道理是什么。岐伯说：重阳的人，其神气易于激动，针刺时得气很快。黄帝问：怎样才算重阳之人呢？岐伯说：重阳之人，感情热烈，情绪激昂，说话爽朗流利，趾高气扬，其人心肺之气有余，阳气滑利充盛而激扬发越，所以他的神气易于激动而针刺得气很快。黄帝又问道：有些重阳之人，其神气并不易于激动，这是什么道理呢？岐伯说：这种人虽然阳气盛，但是阴气亦盛，阳中有阴。黄帝问道：怎么知道其人阳中有阴呢？岐伯说：多阳者精神愉快，喜形于色。多阴者精神抑郁，面有怒容，好发脾气，但也很容易缓解，根据以上特点说明其人阳中有阴。这种人阴阳离合困难，所以其神气不易受到激动，针感滞后。

黄帝说：有的人下针后，很快得气，这是什么道理呢？岐伯说：这是由于人的阴阳协调，气血濡润调畅，所以针刺之后就很快出现得气的反应。黄帝又问：有的人，在出针之后，才出现反应，这是什么道理呢？岐伯说：这是其人多阴而少阳，阴的性质主沉，阳的性质主浮，因阴偏盛经气沉潜敛藏，所以针刺时反应迟缓，当针出后，阳气随其针而上浮，才出现反应。黄帝问：经过几次针刺后才产生反应，是什么道理呢？岐伯说：这是因为其人多阴而少阳，其气机沉敛而气至难，所以经过几次针刺后，才出现反应。黄帝问：有的人在针刚刚刺入时，即出现气逆晕针等反应，这是什么道理？岐伯说：出现晕针的不良反应和多次针刺后病情反而加重的，并不是因人的体质偏阴偏阳，或气机的浮沉所造成，而是因为医生技术不高明，是治疗上的错误，与病人的形气体质无关。

【评介】

行针，指针刺手法，即进针后各种诱导经气的方法。本篇主要论述了人因体质不同、阴阳气血的差异而对针刺产生不同的反应。临床实践表明，人与人之间对针刺的敏感度确实存在着明显的差别。文中强调，针对不同的情况，应采取不同的针刺方法。事实上，不同的针感反应，首先与病人的体质有关，但亦不能排除医生的手法因素，如其与进针方法、进针深度、进针角度、取穴的准确与否均有密切联系。尤其是晕针或针刺后病情加重，往往是手法不当造成的。所以针刺有其丰富的内涵，行针时必须具备审慎的态度和娴熟的技术。

上膈第六十八

【原文】

黄帝曰：气为上膈者[1]，食饮入而还出，余已知之矣。虫为下膈[2]，下膈者，食晬时乃出[3]，余未得其意，愿卒闻之。岐伯曰：喜怒不适，食饮不节，寒温不时，则寒汁流于肠中，流于肠中则虫寒，虫寒则积聚，守于下管[4]，则肠胃充郭[5]，卫气不营[6]，邪气居之。人食则虫上食[7]，虫上食则下管虚，下管虚则邪气胜之，积聚以留，留则痈成，痈成则下管约[8]。其痈在管内者，即而痛深[9]，其痈在外者[10]，则痈外而痛浮[11]，痈上皮热[12]。黄帝曰：刺之奈何？岐伯曰：微按其痈，视气所行[13]，先浅刺其傍[14]，稍内益深[15]，还而刺之[16]，毋过三行[17]，察其沉浮[18]，以为深浅[19]，已刺必熨，令热入中[20]，日使热内，邪气益衰，大痈乃溃[21]。伍以参禁[22]，以除其内[23]，恬憺无为[24]，乃能行气[25]，后以咸苦[26]，化谷乃下矣[27]。

【注释】

[1]气为上膈者：气，指邪气。邪气居于上膈部导致上膈部位阻塞不通，出现食后随即吐出的症状，又称噎膈证，俗称噎食，类似现代食道肿瘤病。

[2]虫为下膈：虫积导致下膈为病。虫，指消化道寄生虫。下膈，下膈部阻塞不通。

[3]食晬时乃出：晬，音醉（zuì）。晬时，指一周时，即一昼夜。食后一昼夜才吐出，说明食物在胃内滞留。古人认为是虫聚于下膈部，导致痈肿不通。食后隔宿而吐，一般为幽门部阻塞而致。

[4]下管：《针灸甲乙经》作"下脘"。

[5]肠胃充郭：郭，指肠胃之外郭，即腹腔。

[6]卫气不营：肠胃阻塞，卫气不能营运。

[7]人食则虫上食：人饮食入胃，寄生虫则上窜争食。

[8]痈成则下管约：痈成，指下脘部由虫聚成痈。约，约束不通，指管腔合拢阻塞。

[9]痛深：深部疼痛。

[10]其痈在外者：痈肿在管腔外面。

[11]痛浮：疼痛部位较浮浅。

[12]痈上皮热：痈上部的皮肤发热。

[13]微按其痈，视气所行：轻轻按压痈所在部位，看疼痛传动方向，以确定痈的深浅。

[14]先浅刺其傍：首先在痈发部位的旁边浅刺。

[15]稍内益深：再稍稍纳入针体刺向深处。内，同纳。益深，逐渐加深。

[16]还而刺之：退还针体反复针刺。

[17]毋过三行：不要超过三次。

[18]察其沉浮：观察疼痛的浮沉情况。

[19]以为深浅：以确定部位的深浅。

[20]已刺必熨，令热入中：针刺后必须加用热熨的方法，并且让热气传入内部。

[21]日使热内，邪气益衰，大痛乃溃：每天热熨，使热气传入内部，邪气日益衰减，大痛就会溃散。

[22]伍以参禁：指参伍各种禁忌。

[23]以除其内：以清除内邪。另一解，内，指性生活，此时避免性生活。

[24]恬憺无为：此时应静心养病。恬憺，清心寡欲，安适静谧。无为，内不劳心，外不劳形。

[25]乃能行气：才能使正气通达。

[26]后以咸苦：随后用咸苦药物调治。

[27]化谷乃下矣：就能使谷食得以消化而随腑气下行了。

【语译】

黄帝问：因气机郁结，寄生虫寒则相聚取暖，形成食入即吐的上膈证，我已知道了。至于因虫积在下所形成的下膈证，食入后隔宿才吐出，我还不解其意，希望你详尽地告诉我。岐伯说：由于喜怒不调，饮食不节，寒温不适，以致脾胃运化失常，使寒湿流注于肠中，肠中寄生虫寒冷而积聚，盘踞在下脘。因此，形成壅塞，使阳气不得温通，邪气也就稽留在这里。当人在饮食的时候，虫闻到气味，向上求食，下脘便空虚，邪气就此乘虚侵入，积聚在内，稽留日久，就形成了内痈。既成内痈，就会使肠道狭窄，传化不利，所以食后周时，仍会吐出。其痈在下脘里面的，痛的部位较深；痈在下脘外面的，痛的部位浮浅，同时，成痈的部位上，皮肤是发热的。

黄帝说：怎样刺治这种病证呢？岐伯说：针刺治疗的方法是，用手轻按患部，以观察病气发生的部位深浅，先浅刺痈部的周围，再逐渐深刺，依此反复进行刺治，但不可超过三次，主要根据病位的深浅，来确定深刺或浅刺的标准，针刺之后，必须加用温熨法，使热气直达内部，只要使阳气日渐温通，邪气就日趋衰退，再配合适当的护理，不要犯各种禁忌，这时避免性生活，清心寡欲，以调养元气，随后再用咸苦的药物，使饮食得以下传，就不会再越宿而吐了。

【评介】

上膈，本指上膈之证，但本文论述颇简。本文主要讨论了下膈证候的发病原因、发病机理及症状表现，并指出了本证转为痈证的过程和机理，以及鉴别其深浅的方法。最后指明了针刺和热熨的详细过程和调养方法。

本文篇幅较短，虽以上膈命其篇名，而未见上膈之详论，疑上面有脱文。

忧恚无言第六十九

【原文】

黄帝问于少师曰：人之卒然忧恚而言无音[1]者，何道之塞[2]，何气出行[3]，使音不彰[4]？愿闻其方。少师答曰：咽喉者，水谷之道也。喉咙者，气之所以上下者也。会厌[5]者，音声之户也。口唇者，音声之扇也。舌者，音声之机也[6]。悬雍垂[7]者，音声之关也。颃颡[8]者，分气之所泄也。横骨[9]者，神气所使[10]，主发舌者也[11]。故人之鼻洞涕出不收者[12]，颃颡不开，分气失也[13]。是故厌小而疾薄[14]，则发气疾，其开阖利[15]，其出气易；其厌大而厚，则开阖难，其气出迟，故重言[16]也。人卒然无音者，寒气客于厌，则厌不能发[17]，发不能下至[18]，其开阖不致[19]，故无音。黄帝曰：刺之奈何？岐伯曰：足之少阴，上系于舌，络于横骨，终于会厌，两泻其血脉[20]，浊气乃辟[21]，会厌之脉，上络任脉，取之天突[22]，其厌乃发也。

【注释】

[1]人之卒然忧恚而言无音：卒然，突然。忧恚，指忧愤恚怒。恚，音会（huì），怨恨愤怒之义。言无音，说话无声音。此指由忧恚而引起的暴喑。

[2]何道之塞：什么通道发生了阻塞。

[3]何气出行：出，《针灸甲乙经》作"不"。

[4]使音不彰：彰，彰明，此作"响亮"解。

[5]会厌：咽喉部的软骨组织，覆盖于气管上口的开合器官，现代解剖学仍称会厌。

[6]舌者，音声之机也：舌为发声的机关。机，《说文解字》："主发谓之机。"

[7]悬雍垂：俗称小舌头，于口腔软腭后方介于咽喉之间，腭中央下垂的小突起，张口可见。

[8]颃颡：后鼻道，鼻腔后部与口腔交会处。

[9]横骨：指舌骨。

[10]神气所使：受神气所支配。

[11]主发舌者也：横骨为神气所支配而驱动舌体。发，发动。

[12]鼻洞涕出不收者：鼻洞，鼻孔。涕出不收，鼻涕下流不止。

[13]分气失也：口腔与鼻腔气机分流失调。

[14]厌小而疾薄：厌小而薄则活动快捷。厌，会厌。疾，机动灵活。

[15]开阖利：阖，同合。开合利，指会厌开合灵便。

[16]重言：重，读虫（chóng）。重言，俗称结巴、口吃，言语结涩重复。

[17]厌不能发：会厌不能发动开启。

[18]发不能下至：发动开启后又不能下合。

[19]开阖不致：开合不利。

[20]两泻其血脉：两次泻足少阴肾经之血脉。

[21]浊气乃辟：浊气，邪气。辟，清除。

[22]天突：任脉经的天突穴。

【语译】

黄帝问少师说:有的人因为突然怨恨或愤怒,致使说话不能发音的,是人体内哪一条道路阻塞了?是哪一种气不能通行,才使声音不响亮呢?我愿意听一听其中的道理。少师回答说:咽喉是受纳水谷必经之路。喉咙下通于肺,是呼吸气息出入上下的要道。会厌在咽喉之间,能开能阖,是发声音的门户。口唇的开阖,是发声的门扇,舌是言语音声的枢机。悬雍垂,是发声的关键,颃颡是口鼻交会处,是发声时气流分理泄越的部位。附于舌根的横骨,受意识所支配,为控制舌体运动的枢机。所以人患鼻腔中流涕不止的,这是颃颡不开,分气失职的缘故。凡是会厌薄小就会呼气畅快,开阖流利,所以人言语流畅;若会厌厚大,就开阖不利,出气迟缓,所以人说话结涩口吃。至于突然失音的人,是因为会厌受了风寒,使会厌不能开启,或开启后不能闭合,不能自如,就形成了失音症。

黄帝说:怎样来针治失音症呢?岐伯说:足少阴肾经之脉,自足上行,系于舌根部,联络着舌根部的横骨,终止于喉间的会厌。刺治时,当取足少阴经上联于会厌的血脉,必须泻其两次,浊气才能排除。足少阴经在会厌的脉络,和任脉相连,再取任脉的天突穴刺治,会厌就可以恢复开阖而能发音了。

【评介】

忧恚无言,指由激愤怨恨所致的暴喑证。本篇首先论述了人体的发声器官及发声的机理,强调了会厌与舌在发声中的重要作用,进而阐明了无音的发病原因和病理机制。最后指出治疗暴喑应采用泻足少阴的原则,因暴病多实。并指明发会厌,取天突的方法。关于暴喑的病因病理,本文认为是因"寒气客于厌,则厌不能发"造成的。事实上在临床中如篇题所示,因"忧恚"而"无言"者最为多见。即暴喑与激愤、忧怨、恚怒等剧烈情志刺激有密切联系。所以,治疗"忧恚无言",除采用本文所说的针刺疗法外,调达其情志也是必要的手段。

寒热第七十

【原文】

黄帝问于岐伯曰：寒热瘰疬在于颈腋[1]者，皆何气使生？岐伯曰：此皆鼠瘘[2]寒热之毒气也，留于脉而不去者也。黄帝曰：去之奈何？岐伯曰：鼠瘘之本[3]，皆在于藏[4]，其末上出于颈腋之间，其浮于脉中[5]，而未内著于肌肉而外为脓血者[6]，易去也[7]。黄帝曰：去之奈何？岐伯曰：请从其本引其末[8]，可使衰去而绝其寒热[9]。审按其道以予之[10]，徐往徐来以去之[11]，其小如麦者[12]，一刺知，三刺而已。黄帝曰：决其生死奈何[13]？岐伯曰：反其目视之[14]，其中有赤脉[15]，上下贯瞳子[16]，见一脉，一岁死；见一脉半，一岁半死；见二脉，二岁死；见二脉半，二岁半死；见三脉，三岁而死；见赤脉不下贯瞳子[17]，可治也。

【注释】

[1]寒热瘰疬在于颈腋：寒热，指寒热交替而作。瘰疬，外科病，主要表现为结节硬肿，推之不移，单发或多发，多发者累累如串珠，部分患者有低烧。多发部位是颈部、颌下、腋窝、腹股沟等处。溃脓后稀如米汤，形成较深的窦道，经久不愈。俗称鼠瘘或老鼠疮。现代医学称为淋巴结核。

[2]鼠瘘：瘰疬溃脓后，形成深深的窦道，如同鼠洞，故称鼠瘘。瘘，经久不愈的瘘道。

[3]鼠瘘之本：指鼠瘘病的内在依据。

[4]皆在于藏：指鼠瘘的发病依据在于内脏。

[5]浮于脉中：浅在的表现在于颈腋部的经脉中。

[6]未内著于肌肉而外为脓血者：病邪尚未留着于肌肉已外溃脓血者。

[7]易去也：容易治愈。

[8]从其本引其末：本，指瘰疬的内在根本，即五脏。末，瘰疬的表现部位。从其本引其末，是指从治内脏着手，引导邪气消散。

[9]绝其寒热：先将寒热病邪杜绝。

[10]审按其道以予之：审察发病的脉道给予针治。按，察也。

[11]徐往徐来以去之：采用缓进缓出的针法，慢慢使病邪去除。

[12]小如麦者：瘰疬小如麦粒者。

[13]决其死生奈何：依据什么判断死生，即瘰疬的预后如何判断。

[14]反其目视之：翻转患者眼睑进行观察。

[15]其中有赤脉：眼球之上发现有红色的脉络。

[16]上下贯瞳子：由上往下穿过瞳孔。

[17]见赤脉不下贯瞳子：有红色脉络但没有往下贯穿瞳孔。

【语译】

黄帝向岐伯问道：寒热往来的瘰疬病，多发生在颈部和腋下，这是什么原因呢？岐伯说：这是鼠瘘病所具有的寒热毒气，寄留于经脉的结果。黄帝说：能否消除呢？岐伯说：鼠瘘的病根，都在内脏，它的外在症状，却上出于颈腋之间，如果病气仅是浮浅在脉中，还没有内着伤肌，仅表浅腐化为脓血的，较容易治愈。

黄帝说：怎样治疗呢？岐伯说：应从致病的根源着手，这样，可以使毒气衰退，停止寒热的发作。要察明发病的经脉，以便循经取穴，给予刺治，用针缓入缓出，使补泻得当，若瘰疬初起如麦粒的，针一次就能见效，针三次就可以痊愈。

黄帝说：这种病怎样判断生死预后呢？岐伯说：可以翻开眼皮进行观察，如果眼中有赤脉，上下贯穿瞳子的，是病情恶化的征兆，出现一条赤脉的，死期当在一年；出现一条半赤脉的，死期当在一年半；出现二条赤脉的，死期当在二年；出现二条半赤脉的，死期当在二年半；出现三条赤脉的，死期当在三年。如果出现赤脉并没有贯穿瞳子，还可以医治。

【评介】

寒热，为瘰疬病的主要症状之一，故以此命其篇名。本文主要介绍瘰疬的发病原因、病理机制、治疗方法和预后的判断。瘰疬，过去为常见病和多发病，严重者常因久治不愈而死亡，所以，本文对预后的判断有一定参考价值。另外，文中所论"鼠瘘之本，皆在于藏"的观点是比较正确的。现代医学认为，淋巴结核多数为内源性，即继发于内脏结核，主要为肺结核。随着抗结核药物的出现和人们生活状况的改善，此病已大为减少，其预后一般也较好。另一方面，以针刺治疗某些轻证也仍有较好的疗效。

邪客第七十一

【原文】

黄帝问于伯高曰：夫邪气之客人也，或令人目不瞑不卧出者[1]，何气使然？伯高曰：五谷入于胃也，其糟粕、津液、宗气分为三隧[2]。故宗气积于胸中，出于喉咙，以贯心脉，而行呼吸焉。营气者，泌其津液，注之于脉，化以为血，以荣四末，内注五藏六府，以应刻数[3]焉。卫气者，出其悍气之慓疾，而先行于四末、分肉、皮肤之间而不休者也。昼日行于阳，夜行于阴，常从足少阴之分间[4]，行于五藏六府。今厥气客于五藏六府，则卫气独卫其外，行于阳，不得入于阴[5]。行于阳则阳气盛，阳气盛则阳跷陷[6]，不得入于阴，阴虚，故目不瞑。黄帝曰：善。治之奈何？伯高曰：补其不足，泻其有余，调其虚实，以通其道而去其邪，饮以半夏汤一剂，阴阳已通，其卧立至。黄帝曰：善。此所谓决渎壅塞[7]，经络大通，阴阳和得者也。愿闻其方。伯高曰：其汤方以流水千里以外者八升[8]，扬之万遍[9]，取其清五升煮之[10]，炊以苇薪火[11]，沸置秫米一升[12]，治半夏五合[13]，徐炊[14]，令竭为一升半[15]，去其滓，饮汁一小杯，日三稍益[16]，以知为度[17]。故其病新发者，覆杯则卧[18]，汗出则已[19]矣。久者，三饮而已也。黄帝问于伯高曰：愿闻人之肢节，以应天地奈何？伯高答曰：天圆地方[20]，人头圆足方以应之。天有日月，人有两目。地有九州，人有九窍。天有风雨，人有喜怒。天有雷电，人有音声。天有四时，人有四肢。天有五音[21]，人有五藏。天有六律[22]，人有六府。天有冬夏，人有寒热。天有十日，人有手十指。辰有十二，人有足十指、茎垂以应之[23]，女子不足二节[24]，以抱人形[25]。天有阴阳，人有夫妻。岁有三百六十五日，人有三百六十节[26]。地有高山，人有肩膝。地有深谷，人有腘腘[27]。地有十二经水，人有十二经脉。地有泉脉，人有卫气。地有草蓂[28]，人有毫毛。天有昼夜，人有卧起。天有列星，人有牙齿。地有小山，人有小节[29]。地有山石，人有高骨。地有林木，人有募筋[30]。地有聚邑[31]，人有䐃肉[32]。岁有十二月，人有十二节[33]。地有四时不生草，人有无子。此人与天地相应者也。黄帝问于岐伯曰：余愿闻持针之数，内针之理，纵舍之意[34]，扞皮开腠理[35]，奈何？脉之屈折[36]，出入之处，焉至而出，焉至而止，焉至而徐，焉至而疾，焉至而入？六府之输于身者，余愿尽闻，少序别离之处[37]，离而入阴，别而入阳，此何道而从行？愿尽闻其方。岐伯曰：帝之所问，针道毕矣。黄帝曰：愿卒闻之。岐伯曰：手太阴之脉，出于大指之端，内屈，循白肉际，至本节之后太渊留以澹[38]，外屈，上于本节，下内屈，与阴诸络会于鱼际，数脉并注，其气滑利，伏行壅骨之下[39]，外屈出于寸口而行，上至于肘内廉，入于大筋之下，内屈上行臑阴[40]，入腋下，内屈走肺，此顺行逆数之屈折也[41]。心主之脉，出于中指之端，内屈，循中指内廉以上，留于掌中，伏行两骨之间[42]，外屈，出两筋之间，骨肉之际，其气滑利，上二寸，外屈出行两筋之间[43]，上至肘内廉，入于小筋之下，留两骨之会[44]，上入于胸中，内络于心脉。黄帝曰：手少阴之脉独无腧[45]，何也？岐伯曰：少阴，心脉也。心者，五藏六府之大主也，精神之所舍也，其藏坚固，邪弗能容也，容之则伤心，心伤则神去，神去则死矣。故诸邪之在于心者，皆在于心之包络，包络者，心主之脉也，故独无腧焉。黄帝曰：少阴独无腧者，不病乎？岐伯曰：其外经病而藏不病，故独取其经于掌后锐骨之端[46]。其余脉出入屈折，其行之徐疾，皆如手少阴心主之脉行也。故本腧者[47]，皆因其气之虚实疾徐以取之，是谓因冲而泻[48]，因衰而补[49]，如是者，邪气得去，真气坚固，是谓因天之序[50]。黄帝曰：持针纵舍奈何？岐伯曰：必先明知十二经脉之本末，皮肤之寒热，脉之盛衰滑涩。其脉滑而盛者，病日进；虚而细者，久以持[51]；大以涩者，为痛痹；阴阳如一者[52]，病难治。其本末尚热[53]者，病尚在；其热已衰者，其病亦去矣。持其尺[54]，察其肉之坚脆、大小、滑涩[55]、寒温、燥湿。因视目之五色，以知五藏，而决死生。视其血脉，察其色，以知其寒热痛痹。黄帝曰：持针纵舍，余未得其意也。岐伯曰：持针之道，欲端以正[56]，安以静[57]，先知虚实，而行疾徐[58]，左手执骨[59]，右手循之[60]，无与肉果[61]，泻欲端以正[62]，补必闭肤[63]，辅针导气[64]，邪得淫泆[65]，真气得居[66]。黄帝曰：扞皮开腠理奈何？岐伯曰：因其分肉[67]，左别其肤，微内而徐端之[68]，适神不散[69]，邪气得去。黄帝问于岐伯曰：人有八虚，各何以候？岐伯答曰：以候五藏。黄帝曰：候之奈何？岐伯曰：肺心有邪，其气留于两肘；肝有邪，其气流于两腋；脾有邪，其气留于两髀[70]；肾有邪，其气留于两腘[71]。凡此八虚[72]者，皆机关之室[73]，真气之所过，血络之所游，邪气恶血，固不得住留，住留则伤筋络骨节，机关不得屈伸，故痀挛[74]也。

【注释】

[1]目不瞑不卧出者：《针灸甲乙经》作"目不得眠者"。

[2]糟粕、津液、宗气分为三隧：糟粕，水谷之糟粕，下传排出体外。津液，人体阴精的总称，其中包括营气。宗气，为气之本，其中包括卫气。三隧，三种通路，此指水谷布化代谢的三种途径。

[3]应刻数：指应漏时之刻数。见《五十营》篇。

[4]常从足少阴之分间：卫气夜行于五脏，是从足少阴之分间为起始点。见《卫气行》篇。

[5]行于阳，不得入于阴：卫气昼行于阳而夜行于阴，如只行于阳而不得入于阴，则为异常表现。

[6]阳气盛则阳跷陷：陷，《针灸甲乙经》《黄帝内经太素》均作"满"。"满"为是。

[7]决渎壅塞："渎"字后应有"之"字。决渎壅塞，指开决沟渎中的壅塞，喻为疏通经络。

[8]流水千里以外者八升：取八升流行千里之远的水。后世称其为千里水或长流水。通常认为其有疏通流畅之效。

[9]扬之万遍：用勺将八升水反复扬起，使水泡沸扬，名之曰甘澜水，古

人认为用此水煎药，有调和阴阳之功。

[10]取其清五升煮之：澄清后，取其五升煮其药。

[11]炊以苇薪火：用芦苇作燃料烧火加热。

[12]沸置秫米一升：水沸后放置秫米一升。秫米，即黍米。《说文解字》："秫，稷之粘者。"

[13]治半夏五合：再用五合治半夏。治，指经过炮制的。

[14]徐炊：慢火煎煮。

[15]令竭为一升半：经煎煮剩水一升半。

[16]日三稍益：日服三次，每次渐渐加大剂量。

[17]以知为度：知，显效。以知为度，显效后即不再加量。

[18]覆杯则卧：药饮完之后即有睡意。覆杯，饮完杯中物将杯覆置的一种习惯。

[19]汗出则已：汗出后病即愈。

[20]天圆地方：古人认为天为圆形，地为方形。

[21]天有五音：自然界有五音现象。

[22]天有六律：自然界有六律现象。六律，即十二律吕。

[23]茎垂以应之：茎，阴茎。垂，睾丸。此指男子以足十趾并茎垂应十二辰。

[24]女子不足二节：指女子仅有足十趾，不足茎垂二节以应十二辰。

[25]以抱人形：孕育人形。

[26]三百六十节：《黄帝内经太素》作"三百六十五节"。

[27]腋腘：腘，膝窝部。

[28]草蓂：蓂，音觅（mì），各种野草。

[29]小节：小关节。

[30]募筋：筋膜。

[31]聚邑：城镇。

[32]䐃肉：肌肉群。

[33]十二节：指腕、肘、肩、踝、膝、髋左右共计十二大关节。

[34]纵舍之意：指或纵或舍。纵，缓用针。舍，不用针。

[35]扞皮开腠理：扞，音赶（gǎn），是将皮肤提捏搓捻的方法，类似现在的捏脊手法，但加针皮下。扞皮开腠理，通过扞皮使腠理开泄。

[36]脉之屈折：指经脉纡曲之处。

[37]余愿尽闻，少序别离之处：《黄帝内经太素》作"余愿尽闻其序，别离之处"。

[38]太渊留以澹：太渊，手太阴肺经腧穴，于寸口脉尽处。澹，水波动之象。手太阴肺经脉气聚于太渊而波动，形成寸口脉。

[39]伏行壅骨之下：伏行，潜伏而行。壅骨，指第一掌骨。

[40]臑阴：上臂部内侧面。

[41]此顺行逆数之屈折也：手太阴肺经起于肺，流向手大指之端，此为顺行。上文是由手大指之端逆向上数至肺。数，次递论述。屈折，经脉行曲。

[42]两骨之间：尺骨与桡骨之间。

[43]两筋之间：内侧腕横纹之上正中两筋之间。

[44]两骨之会：指肱桡会合处，为曲泽穴。

[45]手少阴之脉独无腧：腧，同输。手少阴心经没有五输穴，其以心包经代之。

[46]掌后锐骨之端：此指神门穴。掌后锐骨，指尺骨头。

[47]故本腧者：本腧，指心经本身的腧穴。

[48]因冲而泻：冲，盛也。因冲而泻，是依据气盛而用泻法。

[49]因衰而补：依据气衰而补。

[50]是谓因天之序：因，遵循。天之序，自然时序，指自然规律。

[51]久以持：指疾病持久不愈。

[52]阴阳如一者：阴，指手太阴脉。阳，足阳明脉。如一，对等。

[53]本末尚热：躯干为本，四肢为末。此指形体四肢尚有余热。

[54]持其尺：把持尺肤部。

[55]滑涩：指尺肤部皮肤表面滑润与枯涩的情况。

[56]持针之道，欲端以正：捏持针具的操作规程，应当端正沉稳。

[57]安以静：行针之前医生应平心静气，澄神定志。

[58]先知虚实，而行疾徐：先知病情虚实，而决定行针徐疾补泻的方法。

[59]左手执骨：左手把握住骨骼的位置。即使形体保持一定姿势。

[60]右手循之：右手切循取穴进针。

[61]无与肉果：指不要使肌肉束裹针体。果，同裹。

[62]泻欲端以正：用泻法时针体应端正，垂直出入，因为泻法须大幅度提插捻转，所以针体要保持端正。

[63]补必闭肤：用补法出针后按压针孔，以闭合皮肤。

[64]辅针导气：辅助以各种针法，以诱导经气。

[65]邪得淫泆：《针灸甲乙经》作"邪气不得淫泆"，为是。指防止邪气泛滥。

[66]真气得居：真元之气得以部居。

[67]因其分肉：沿循着分肉。

[68]左别其肤，微内而徐端之：左，《黄帝内经太素》作"在"。在别其肤，指用针刺至皮肤与分肉之间。微内而徐端之，再微微进针而慢慢使针垂直而下。

[69]适神不散：指用针把握住适当的分寸，不要使神气消散。

[70]两髀：两侧腹股沟处。

[71]两腘：两侧膝窝处。

[72]八虚：指两肘、两腋、两髀、两腘处。均为人体大关节。

[73]机关之室：机关，指关节。室，关节腔。

[74]狗挛：狗，《针灸甲乙经》作"拘"。拘挛，关节拘急挛缩，屈伸不利。

【语译】

黄帝问伯高：邪气侵犯人体，有时使人不能闭目安眠，这是什么原因造成的？伯高说：饮食物进到胃中，经过消化，其中的糟粕出于下焦，津液出于中焦，宗气出于上焦，分三条隧道运行。宗气积聚在胸中，出于喉咙，贯通心肺，而行呼吸；中焦化生营气，分泌津液，渗注脉中，化为血液，外而营养四肢，内而灌注脏腑，循行于周身相应昼夜刻数；卫气，是水谷所化的悍气，流动迅速滑利，首先行于四肢、分肉、皮肤之间，而无休止，日行于阳分，夜间入里，常以足少阴肾经为起点，行于阴分，就这样日夜不停地循行于周身。若有厥逆之气留于脏腑，卫气只能行于阳分，而不得入于阴分，这样，在表的阳气偏盛，使阳跷脉气充满，形成阴虚，所以不能合目，导致失眠。

黄帝说：讲得很好。怎样治疗呢？伯高说：应当用针刺疗法，补其阴分的不足，泻其阳分的有余，以调理虚实，通调阴阳经交会的道路，从而消除邪气；再服半夏汤一剂，使阴阳经气通调，便可安卧入睡。

黄帝说：讲得好。这可以说好像决开水道，排除淤塞一样，使经络畅通，阴阳得到调和。希望把半夏汤方告诉我。伯高说：半夏汤方，是用千里长流水八升，先煮此水，用勺扬之万遍，取其轻浮在上的清水五升，用苇薪作燃料，煮沸后，放入秫米一升，制半夏五合，继续用苇火慢慢地煎熬，药汤浓缩到一升半时，去掉药渣，每次饮服一小杯，一日服三次，逐次稍为加量，以见效为度。如果病是新发的，服药置杯后很快能够安眠，出了汗病就好了；病程较久的，须服至三剂才能痊愈。黄帝问伯高说：人体怎样和天地自然的现象相应呢？伯高回答说：天是圆的，地面是方的，人体头圆足方和天地上下相应；天有日月，人有两目；大地有九州，人身有九窍；天有风雨，人有喜怒；天有雷电，人有声音；天有四季，人有四肢；天有五音，人有五脏；天有六律，人有六腑；天有冬夏相对的变迁，人有寒热不同的表现；天有十干，人有手十指；地有十二辰，人有足十趾，加上阴茎、睾丸也是十二，女子仅有十趾，所以能够怀孕抱育人形；天有阴阳相交，人有夫妻配偶；一年有三百六十五天，人有三百六十五个关节；地有高山，人有肩、膝；地有深谷，人有腋窝和腘窝；地面上有十二条较大的河流，人体有十二条主要的经脉；地下有泉脉流通，人体有卫气运行；地上生丛草，人身有毫毛；天有昼夜，人有起卧；天有列星，人有牙齿；地上有小山，人体有小关节；地有山石，人有高骨；地面上有树木成林，人体内有筋膜密布；地上有人群会集的城镇，人体有肌肉隆起的所在；一年有十二个月，人的四肢共有十二关节；大地有四时不生草木，人也有终身不生子女的。这些，就是人体和自然界相应的现象。

黄帝问岐伯说：我希望听你谈谈用针的技法，进针的原理，缓用针或不用针的意义，以及扪皮肤、开腠理的刺法是怎样的？又五脏经脉的曲折、出入之处，十二经的流注过程，是到哪里而出，到哪里而止，到哪里而慢，到哪里而快，到哪里而入？六腑的腧穴如何分布周身？这些经脉循序运行的情况，我也都希望得到了解。另外，经脉的支别离合之处，阳经是怎样从腧穴别出走入阴经，阴经又是怎样由腧穴别出走入阳经的？它们之间是通过哪条道路而沟通的？希望你说明这些道理。

岐伯说：圣上所提的问题，针法的要道尽在其中了。黄帝说：请你具体地讲讲。岐伯说：手太阴经脉，出于大指的尖端，向内屈折，沿着内侧的赤白肉际，至大指本节后的太渊穴，经气汇流波动于此，而形成寸口动脉；然后屈折向外，上行至本节之下，又向内屈行，和诸阴络会合在鱼际部，其脉气流动滑利，伏行于第一掌骨之下，再由此屈折向外，浮出于寸口部，循经上行，达到肘内侧，进入大筋之下，又向内屈折上行，通过臑部的内侧入腋下，向内屈行走入肺中。这就是手太阴肺经由手向胸逆行屈折出入的次序。

　　手厥阴心包经脉，出于中指尖端，由此向内屈折，沿着中指内侧上行，流注到掌中，伏行在尺桡两骨之间，又向外屈行出于两筋的中间，骨肉的交界。它的脉气流动滑利，去腕上行三寸后向外屈折出行于两筋的中间，上到肘内侧，进入小筋之下，流注于肱桡两骨的会合处，再沿臂上行入于胸中，内络于心脉。

　　黄帝说：手少阴心经之脉，为什么单独没有五输穴呢？岐伯说：手少阴，是心脉，心是五脏六腑的主宰，又是精神的中枢，它的质地坚固，是不容邪气侵入的。假使有邪气侵入，就会中伤心脏，以至神气耗散，人即死亡。因此，凡是各种病邪侵犯心脏的，都在心的包络上，因为包络是心主之脉，能够代心受邪，取其腧穴，可以刺治心病，所以手少阴心经独没有五输穴。

　　黄帝说：手少阴心经独没有五输穴，难道它不受病吗？岐伯说：其外行的经络有病而心之本脏不病。因此，在心经有病时，可于掌后锐骨之端，独取神门穴。其余经脉的出入屈折，运行的缓急，都与手太阴、心主二脉循行的情况相似，所以病在心经，可取少阴本经的腧穴，而邪入心包的，又当取心主本经的腧穴，治疗时，都要根据他们经气的虚实缓急，分别进行调治。邪气盛的用泻法，正气虚的用补法。这样，使邪气得以消除，而真气得以坚固，这种治法，是依据自然法则。

　　黄帝问：持针而治如何从舍呢？岐伯说：首先必须明确十二经脉的起止，以及皮肤的寒热，脉象盛衰滑涩等情况，如脉滑而有力的，是病情日趋严重之象；脉细而无力的，是久病迁延，正邪相持；脉大而涩的，是痛痹。阴证阳证难以区分的，病难治，不宜针刺。凡胸腹和四肢还在发热的，是病邪未除，热退才能病愈。通过持验尺肤可以观察患者肌肉的坚实或脆弱，脉搏的大小、滑涩，皮肤的寒温、燥湿等。观察两目的五色，可以分辨五脏的病变，预断死生；观察血络反映于外部的色泽，可以诊知寒热痛痹等病证。

　　黄帝说：持针纵舍的操作方法，我还不理解。岐伯说：用针的道理，要端正沉稳，安静镇定，先察明病证的虚实，然后再施行快慢的手法，用左手把握骨骼的位置，右手循穴进针，防止针被肉裹，泻法必须垂直下针，补法出针时，必须按闭针孔，并用辅助行针的手法，以导引经气，使邪气溃散，真气得以内守。

　　黄帝说：扞皮肤，开腠理的刺法，是怎样操作呢？岐伯说：循按分肉的穴位，在当穴的皮上下针，但要轻微地用力，慢慢地垂直进针，这种刺皮而不伤肉的针法，可使神气不散而又能开泄腠理、排除病邪。

黄帝问：人身有八虚，能分别诊察什么疾病呢？岐伯答：可以诊察五脏的病变。黄帝说：怎样诊察呢？岐伯说：肺与心有了邪气，能随着它的经脉流注到左右两肘；肝有了邪气，能随着经脉流注到两腋窝；脾有了邪气，能随着经脉流注到两胯部；肾有了邪气，能随着经脉流注到两腘窝。这些部位，叫作八虚，都是四肢关节屈伸的枢纽，也是真气和血络通行会合的要处，因此，不能让邪气恶血停滞在这些部位，停留就会损伤经络筋骨，致使关节的枢纽不得屈伸，所以发生拘挛。

【评介】

邪客，指邪气客于人体。本篇以邪客为论题主要讨论外邪侵袭人体的针刺方法。文中首先论述了失眠的发病机理，认为是卫气夜不能入于阴而致，其中厥气客于五脏六腑又是卫气不能入于阴的主要原因。其治疗除用针刺疏通经脉，兼用半夏秫米汤。文中并详细介绍了半夏秫米汤的煎煮方法。这也是我国最早的有文字可考的汤剂之一。

文中又以天人相应的观点，把天体日月、山川河海等自然现象与人体各组织对应起来。人与天地相参，这种思想是正确的，但简单机械地比附则有牵强附会之嫌。

本文还介绍了持针纵舍的操作方法和临床意义。并阐明了"手少阴之脉独无腧"的道理。井、荥、输、经、合五输穴是人体正经经脉的重要腧穴，而心经无此五输穴。心经产生相应疾病是通过取心包经的五输穴得以治疗。这是经络理论中的一个特殊问题。

本文最后介绍了人体八虚的概况，以测度五脏虚实病变。

通天第七十二

【原文】

黄帝问于少师曰：余尝闻人有阴阳，何谓阴人，何谓阳人？少师曰：天地之间，六合之内，不离于五，人亦应之，非徒一阴一阳而已也，而略言耳[1]，口弗能遍明[2]也。黄帝曰：愿略闻其意，有贤人圣人，心能备而行之乎[3]？少师曰：盖有太阴之人，少阴之人，太阳之人，少阳之人，阴阳和平之人。凡五人者，其态不同，其筋骨气血各不等。黄帝曰：其不等者[4]，可得闻乎？少师曰：太阴之人，贪而不仁，下齐湛湛[5]，好内而恶出[6]，心和而不发[7]，不务于时[8]，动而后之[9]，此太阴之人也。少阴之人，小贪而贼心[10]，见人有亡，常若有得，好伤好害，见人有荣，乃反愠怒[11]，心疾而无恩[12]，此少阴之人也。太阳之人，居处于于[13]，好言大事，无能而虚说[14]，志发于四野[15]，举措不顾是非[16]，为事如常自用[17]，事虽败而常无悔[18]，此太阳之人也。少阳之人，諟谛好自贵[19]，有小小官，则高自宜[20]，好为外交而不内附[21]，此少阳之人也。阴阳和平之人，居处安静，无为惧惧，无为欣欣，婉然从物[22]，或与不争[23]，与时变化[24]，尊则谦谦[25]，谭而不治[26]，是谓至治[27]。古人善用针艾者，视人五态乃治之，盛者泻之，虚者补之。黄帝曰：治人之五态奈何？少师曰：太阴之人，多阴而无阳，其阴血浊，其卫气涩，阴阳不和，缓筋而厚皮，不之疾泻，不能移之。少阴之人，多阴少阳，小胃而大肠，六府不调，其阳明脉小而太阳脉大，必审调之，其血易脱，其气易败也。太阳之人，多阳而少阴，必谨调之，无脱其阴，而泻其阳，阳重脱者易狂[28]，阴阳皆脱者，暴死不知人也。少阳之人，多阳少阴，经小而络大，血在中而气外[29]，实阴而虚阳，独泻其络脉则强，气脱而疾，中气不足，病不起也。阴阳和平之人，其阴阳之气和，血脉调，谨诊其阴阳，视其邪正，安容仪[30]，审有余不足，盛则泻之，虚则补之，不盛不虚，以经取之。此所以调阴阳，别五态之人者也。黄帝曰：夫五态之人者，相与毋故[31]，卒然新会[32]，未知其行[33]也，何以别之？少师答曰：众人之属[34]，不如五态之人[35]者，故五五二十五人，而五态之人不与焉。五态之人，尤不合于众者也[36]。黄帝曰：别五态之人奈何？少师曰：太阴之人，其状黮黮然黑色[37]，念然下意[38]，临临然长大，腘然未偻[39]，此太阴之人也。少阴之人，其状清然窃然[40]，固以阴贼[41]，立而躁崄[42]，行而似伏[43]，此少阴之人也。太阳之人，其状轩轩储储，反身折腘[44]，此太阳之人也。

少阳之人，其状立则好仰[45]，行则好摇，其两臂两肘则常出于背[46]，此少阳之人也。阴阳和平之人，其状委委然[47]，随随然，颙颙然，愉愉然，暶暶然，豆豆然，众人皆曰君子，此阴阳和平之人也。

【注释】

[1]略言耳：简略叙述，言其梗概。

[2]口弗能遍明：不能普遍道说分明。

[3]心能备而行之乎：心中是否能具备贤人与圣人的品德与禀赋并依此规范自己的行为。

[4]其不等者：指人的形体、心态、品质参差不齐。

[5]下齐湛湛：《针灸甲乙经》作"下济湛湛"。指为人谦恭卑下，八面玲珑。

[6]好内而恶出：内，同纳。贪恋财物，好得取而不好施舍。

[7]心和而不发：《针灸甲乙经》作"心抑而不发"，为是。指居心藏险，喜怒不形于色。

[8]不务于时：不与时势争锋，待机而发。

[9]动而后之：待机而动，后发制人。

[10]小贪而贼心：好贪小利，暗藏劫盗之心。

[11]见人有荣，乃反愠怒：见人有荣光之事，自己反有气恼之心。愠，音蕴（yùn），恼怒。

[12]心疾而无恩：心怀嫉妒而无恩报之心。疾，同嫉。

[13]居处于于：居处，指为人处事。于于，自得之貌。居处于于，为人不善藏拙，得意之心溢于言表。

[14]无能而虚说：本无能为，却好言过其实，夸饰自誉。

[15]志发于四野：虽智小而志大，心比天高，即好高骛远。

[16]举措不顾是非：作风鲁莽草率，不顾成败和是非。

[17]为事如常自用：刚愎自用，过于自信。

[18]事虽败而常无悔：事情虽遭到失败，但不思悔改。

[19]諟谛好自贵：諟谛，音是帝（shì dì）。諟，同是，又作"审"解。谛，审慎之义。諟谛好自贵，为人审慎而自尊，而又往往自以为是。

[20]则高自宜：宜，《针灸甲乙经》作"宣"。则高自宜，自以为出人头地而炫耀。

[21]好为外交而不内附：善于外交，自行其是，而不愿内附他人。

[22]无为惧惧，无为欣欣，婉然从物：生而不欢，死而不惧，泰然处世。又指不惧其害，不乐其福，与世无争。婉然，和顺之义。

[23]或与不争：平时与人为善，遇事不与人争。

[24]与时变化：善于适应时势变化。

[25]尊则谦谦：《针灸甲乙经》作"尊则谦让"。指位虽尊而能谦恭俭让。

[26]谭而不治：谭，同谈，又作著述解，此为教化之义。治，统治。谭而不治，指对人是以德感化而不是统治。

[27]是谓至治：以德教化，人心归一，是最好的统治。至，最也，极也，此作"至上"解。

[28]阳重脱者易狂：阳，似应作阴。阳重脱者难为狂证，狂为阳盛之候。《素问·阳明脉解》："阳盛则使人妄言骂詈不避亲疏。"

[29]血在中而气外：《针灸甲乙经》气下有"在"字。

[30]安容仪：《针灸甲乙经》作"安其容仪"。指端详其容貌仪表正常与否。

[31]相与毋故：初次相遇，没有故交。指平素不相识，未曾谋面。

[32]卒然新会：突然相遇。

[33]未知其行：不曾知其德行。

[34]众人之属：众人，指前篇所说阴阳二十五人。众人之属，指阴阳二十五人的各个类型属性。

[35]不如五态之人：不与五态之人相涉。指五态之人与阴阳二十五人为两种范畴。

[36]尤不合于众者也：指五态之人不是普通阴阳二十五人的属性。

[37]黮黮然黑色：色黑而暗。黮，音淡（dàn），色黑而无光泽。

[38]念然下意：卑恭下气之貌。又有不露声色之义。

[39]䐀然未偻：卑躬屈膝之貌。

[40]清然窃然：清然，难与人相融之象。窃然，神色诡秘。

[41]固以阴贼：猥琐诡谲，有阴贼之象。

[42]立而躁崄：崄，同险。站立时贼眼四顾而不平静，有心怀险恶之象。

[43]行而似伏：行路时身体前伏，似于心虚蹑行之貌。

[44]其状轩轩储储，反身折腘：轩轩，高大而气扬。储储，洋洋自得。轩轩储储，趾高气扬、自得而傲慢。反身折腘，挺胸腆腹，膝盖反折。

[45]立则好仰：站立时抬首仰面，似旁事不屑一顾，神情孤傲。

[46]两臂两肘则常出于背：平时好两手倒背。

[47]其状委委然：从容稳重。下文随随然、颙颙然、愉愉然、暶暶然、豆豆然，均是形容阴阳和平之人的君子之风。

【语译】

黄帝向少师问道：我曾听说人有阴与阳的区别，什么叫作阴性人？什么叫作阳性人？少师答：在自然界、人世间，一切事物，都离不开五行，人也不会例外，不仅是一阴一阳而已。只能概略地谈谈，很难普遍说清楚。

黄帝说：希望你把其中的大意，约略地讲给我听，贤人和圣人，是否禀赋全面，行为周备呢？少师说：人大致可分为太阴、少阴、太阳、少阳、阴阳和平等五种类型。这五种类型的人，他们的形态不同，筋骨的强弱、气血的盛衰，也各不一样。

黄帝说：五种类型人的气质与品行，可以告诉我吗？少师说：太阴型的人，贪而不仁，表面卑恭下气，内心却深藏险恶，好得恶失，喜怒不形于色，不务于时，只知利己，行动上惯用后发制人的手段，这是太阴之人的特征。

少阴型的人，喜贪小利，暗藏贼心，见人有失，若己有得而感到满足。好伤害人，见到人家有了荣誉，反而感到气愤，心怀嫉妒，对人毫无恩报之心，这是少阴之人的特征。

太阳型的人，处处表现自己，而扬扬自得，好说大话，并没有真才实学，言过其实，好高骛远，行为草率，不顾是非，常常意气用事，过于自信，虽然遭到失败，也不知悔改，这是太阳之人的特征。

少阳型的人，做事精审，自尊自慎，稍有小官小吏，就过高地自我宣扬，善于对外交际，不愿默默无闻而依附他人，这是少阳之人的特征。

阴阳和平的人，生活安然自处，不求名利，心安而无惧，寡欲而无过喜之心，顺从事物发展的规律，遇事不与人争，善于适应形势的变化，地位虽高却很谦虚，以教化服人，而不是用强权统治，但治理效果能达到最高境界。这是阴阳和平之人的特征。

古代善于用针灸治病的人，就是根据人的五种形态品性分别施治，邪气盛的就用泻法，正气虚的就用补法。

黄帝说：对待五种形态品性的人，怎样分别治疗呢？少师说：太阴型的人，体质多阴而无阳，他的阴血浓浊，而卫气滞涩，阴阳不能调和，所以筋缓而皮厚，刺治这种体质的人，若不急泻其阴分，就不可能使病情好转。

少阴型的人，体质是多阴少阳，胃小而肠大，肠胃失宜不协调。胃小，足阳明胃经的脉气就微小；肠大，手太阳小肠经的脉气就盛大。这种人容易出现血脱而阳气败绝，因此，必须详察阴阳盛衰的情况，进行调治。

太阳型的人，体质是多阳少阴，对这种病人必须谨慎调治，不能泻其阴，只能泻其阳，但要避免泻之太过。如果阴气过度损伤，就容易导致阴气外脱而发狂；若阴阳都脱失，就会暴死或突然不知人事。

少阳型的人，体质是多阳少阴，多阳则络脉大，少阴则经脉小，治疗时则当充实其阴经，而只泻其阳络，就可以恢复健康。但是少阳之人，以气为主，如果单独泻其络脉太过，又会迫使阳气很快地耗散，而形成中气不足的情况，病就难治了。

阴阳和平之人，其体质是阴阳之气协调，血脉和顺。在治病时，当谨慎地诊察其阴阳的盛衰，邪正的虚实，并端详其面容的表现，以推断气血有余或不足，然后进行调治。邪气盛的，就用泻法；正气虚的，就用补法；虚实不明显的，就从本经取治。以上是说明调治阴阳时，要根据五种类型的人的不同特征，分别施治。

黄帝说：与五种形态的人，素不相识，初次见面，很难知道他们的品行和性格，应怎样来辨别呢？少师回答说：一般人不具备这五种人的特征，所以"阴阳二十五人"，不包括在五态人之内，他们和群体众人是不相同的。

黄帝说：怎样辨别五种人的形体特征呢？少师说：太阴型的人，面色阴沉黑暗，身体长大，卑躬屈膝，低声下气，这就是太阴之人的体态。少阴型的人，外貌好像清高，但是行为诡秘，有阴贼之象，站立时贼眼四顾而不安分，走路时伏身向前，蹑手蹑脚，这是少阴之人的形态。太阳型的人，外貌表现出高傲自满，仰面挺腹，膝腘反折，这是太阳之人的形态。少阳型的人，在站立时惯于仰首傲视，行走时身体大摇大摆，常反手于背后，喜欢把两臂两肘露在背后显现处，这是少阳之人的形态。阴阳和平的人，外貌从容稳重，举止大方，性格和顺，品行端正，待人和蔼，目光慈祥，作风光明磊落，举止有度，处事条理分明，一派君子之风，为众人所尊重，这是阴阳和平之人的特征。

【评介】

通天，是指人的生命活动与自然相连结。本文主要说明人的天然禀赋不同，其生理、心理、行为举止也各异，并依此将人划分为太阴、少阴、太阳、少阳、阴阳和平五种不同的群体。这五种群体因"其筋骨气血各不等"，而表现为"其态不同"的五种心理类型。一是"太阴之人"，其人性与心理因本质阴气太盛而表现为心迹险恶，阳奉阴违，为事从不光明正大，且生性吝啬。其二是"少阴之人"，因其阴气偏盛而表现得天性妒忌，心底狭隘，且好中伤，而又不知恩报德。其三为"太阳之人"，因其阳气太盛，而性格上浮夸虚饰，志大而智小，尚空谈而不务实，贸然行事，不顾后果，并且从不自我反省。其四为"少阳之人"，因为阳气偏盛，其性情表现为沾沾自喜，好卖弄，善交际，并且好出人头地。其五是"阴阳和平之人"，因为其阴阳平均，故能安然处世，顺应自然，与世无争，为人谦让，以德教人，并有非凡的治理能力。可以看出，阴阳和平之人是本文作者理想中的君子风范。

人性及心态不同，又决定人的行动举止。太阴之人常表现得卑躬屈膝，低声下气。少阴之人又表现得神情险恶，行动诡秘。太阳之人常挺胸腆腹，趾高气扬。少阳之人常仰头背手，自命不凡。唯有阴阳和平之人表现得老成持重，不卑不亢，祥和磊落。

从本文可以看出，《内经》作者是从长期的临床实践和生活体验中，精心观察总结了不同禀赋的人所反映的不同生理心理状态，并生动细腻地刻画了因受不同心理状态所支配而表现的不同德行和行为举止。这也说明，《内经》对心理学理论认识的深刻性，与其他医学理论一样，达到了相当的高度，并为我们研究人的行为心理学提供了宝贵的资料。

卷 之 十 一

官能第七十三

【原文】

黄帝问于岐伯曰：余闻九针于夫子众多矣，不可胜数，余推而论之，以为一纪[1]，余司诵之[2]，子听其理，非则语余[3]，请其正道[4]，令可久传，后世无患，得其人乃传，非其人勿言。岐伯稽首再拜曰：请听圣王之道[5]。黄帝曰：用针之理，必知形气之所在，左右上下，阴阳表里，血气多少，行之逆顺，出入之合，谋伐有过[6]。知解结[7]，知补虚泻实，上下气门[8]，明通于四海，审其所在，寒热淋露[9]，以输异处[10]，审于调气，明于经隧，左右肢络，尽知其会。寒与热争[11]，能合而调之[12]，虚与实邻[13]，知决而通之，左右不调，把而行之，明于逆顺，乃知可治，阴阳不奇[14]，故知起时，审于本末，察其寒热，得邪所在，万刺不殆，知官九针，刺道毕矣。明于五输，徐疾所在，屈伸出入，皆有条理，言阴与阳，合于五行，五藏六府，亦有所藏，四时八风，尽有阴阳，各得其位，合于明堂[15]，各处色部[16]，五藏六府，察其所痛，左右上下，知其寒温，何经所在。审皮肤之寒温滑涩，知其所苦，膈有上下[17]，知其气所在，先得其道，稀而疏之[18]，稍深以留，故能徐入之。大热在上，推而下之，从下上者，引而去之。视前痛者，常先取之。大寒在外，留而补之，入于中者，从合泻之。针所不为，灸之所宜。上气不足，推而扬之，下气不足，积而从之，阴阳皆虚，火自当之[19]，厥而寒甚，骨廉陷下[20]，寒过于膝，下陵三里[21]。阴络所过，得之留止。寒入于中，推而行之，经陷下者，火则当之，结络坚紧，火所治之[22]。不知所苦[23]，两跷之下[24]，男阴女阳，良工所禁[25]，针论毕矣[26]。用针之服[27]，必有法则，上视天光[28]，下司八正[29]，以辟奇邪[30]，而观百姓，审于虚实，无犯其邪，是得天之露[31]，遇岁之虚[32]，救而不胜，反受其殃[33]。故曰：必知天忌[34]，乃言针意。法于往古，验于来今，观于窈冥[35]，通于无穷，粗之所不见，良工之所贵[36]，莫知其形，若神髣髴[37]。邪气之中人也，洒淅动形[38]。正邪之中人也微[39]，先见于色，不知于其身，若有若无，若亡若存，有形无形，莫知其情。是故上工之取气，乃救其萌芽；下工守其已成，因败其形。是故工之用针也，知气之所在，而守其门户，明于调气，补泻所在，徐疾之意，所取之处。泻必用员[40]，切而转之[41]，其气乃行，疾而徐出，邪气乃出，伸而迎之，遥大其穴[42]，气出乃疾。补必用方[43]，外引其皮[44]，令当其门[45]，左引其枢[46]，右推其肤[47]，微旋而徐推之[48]，必端以正，安以静，坚心无解[49]，欲微以留，气下而疾出之，推其皮，盖其外门[50]，真气乃存。用针之要，无忘其神[51]。雷公问于黄帝曰：《针论》曰：得其人乃传，非其人勿言。何以知其可传？黄帝曰：各得其人，任之其能[52]，故能明其事[53]。雷公曰：愿闻官能[54]奈何？黄帝曰：明目者，可使视色。聪耳者，可使听音。捷疾辞语者，可使传论语[55]。徐而安静，手巧而心审谛者[56]，可使行针艾，理血气而调诸逆顺，察阴阳而兼诸方。缓节柔筋而心和调者[57]，可使导引行气[58]。疾毒言语轻人者[59]，可使唾痈呪病[60]。爪苦手毒[61]，为事善伤[62]者，可使按积抑痹[63]。各得其能[64]，方乃可行，其名乃彰。不得其人，其功不成，其师无名。故曰：得其人乃言，非其人勿传，此之谓也。手毒者，可使试按龟[65]，置龟于器下而按其上[66]，五十日而死矣；手甘者，复生如故也。

【注释】

[1]以为一纪：纪，《说文解字》："别丝也。"可引申为条理之义。以为一纪，归纳整理，形成系统，并且条理分明。

[2]余司诵之：余，我。司诵，通读。

［3］非则语余：不对的告诉我。

［4］请其正道：修正错误，规范其理论。

［5］圣王之道：英主所论神圣之理。

［6］谋伐有过：谋伐，针治。有过，指疾病。

［7］知解结：知晓疏通聚结。

［8］气门：指体表的腧穴。

［9］寒热淋露：此指不同的证候。

［10］以输异处：证候不同，所取腧穴也不同。

［11］寒与热争：指寒热往来。

［12］能合而调之：能用和解的方法调治。

［13］虚与实邻：指虚实证候难以分清而相接近。邻，近也。

［14］阴阳不奇：指阴阳没有出现偏盛偏衰。奇，同倚，偏倚之义。

［15］合于明堂：指脏腑各部分属于明堂。明堂，鼻部。

［16］各处色部：指明堂所主各脏腑的色泽。

［17］膈有上下：指膈上部和膈下部。

［18］稀而疏之：指少用针少取穴。

［19］火自当之：用火灸的方法来主治。当，主也。

［20］厥而寒甚，骨廉陷下：厥逆证寒气太盛，或骨缘肌肉下陷不起。

［21］下陵三里：指足三里穴。

［22］火所治之：用火灸治疗。

［23］不知所苦：有痛苦而不知所在。

［24］两跷之下：指膀胱经的申脉穴和肾经的照海穴。

［25］男阴女阳，良工所禁：《针灸甲乙经》《黄帝内经太素》均作"男阳女阴，良工所禁"。意为良工要禁止男取阳跷，女取阴跷。良工，优秀的医生。

［26］针论毕矣：针刺理论就完备了。

［27］用针之服：服，此作"事宜"解。

［28］上视天光：指上通天文之理。

［29］下司八正：司，掌握。八正，又称八方，指东、南、西、北、东南、西南、东北、西北，实为四正四隅。八正，实指八方实风与虚风，见《九宫八风》篇。

［30］以辟奇邪：以驱除奇邪。辟，祛除。奇邪，四时不正之气。

[31]是得天之露：指遇风雨之邪。

[32]遇岁之虚：指岁气不及，即气候反常，主气当至不至，如夏不热、冬不寒等。

[33]救而不胜，反受其殃：救治不能取胜，病情反会加重。

[34]必知天忌：必须懂得四时规律的逆顺情况。

[35]窈冥：指细微玄幽之理。

[36]粗之所不见，良工之所贵：粗劣医者所体察不到的，正是优秀医者所要掌握的关键。

[37]若神髣髴：髣髴，同仿佛。指神微之莫测，若有若无。

[38]洒淅动形：指邪之中人，形体有明显的证候表现。洒淅，寒冷之象。

[39]正邪之中人也微：正邪，指一般不会发生逆转的轻微之病。中人，中伤于人。微，轻微。

[40]泻必用员：《素问·八正神明论》《针灸甲乙经》均作"泻必用方"。员，同圆。圆，圆活流利。

[41]切而转之：切近病所，捻转针体。

[42]遥大其穴：遥，《针灸甲乙经》《黄帝内经太素》作"摇"。摇大其穴，摇摆针体，使针孔变大，以使邪气外出。穴，孔穴。

[43]补必用方：《素问·八正神明论》《针灸甲乙经》均作"补必用员"。方，指用针端正，内心专一而沉静。

[44]外引其皮：用手将皮肤撑紧。引其皮，撑紧皮肤。

[45]令当其门：撑紧的皮肤正当穴位之上。其门，穴位。

[46]左引其枢：左手把持关节部。枢，关节处。

[47]右推其肤：右手推循皮肤，以切取其穴。

[48]微旋而徐推之：微微旋转针体，慢慢推进。

[49]坚心无解：坚心，指医生坚持心志。无解，不要松懈。解，同懈。

[50]推其皮，盖其外门：出针后推揉皮肤，以掩盖针孔，以防正气外泄。外门，指针孔而言。

[51]用针之要，无忘其神：在用针过程中很重要的一点，是医生神志专一。

[52]各得其人，任之其能：传授医学知识时，要因材施教，因材施用。

[53]故能明其事：因材施教，才能各明其事。

[54]官能：本指器官的特殊功能，此指不同医事人员的特殊职能。

[55]捷疾辞语者，可使传论语：擅长辞令，言语流畅的人，可让他传授

理论知识。

[56]手巧而心审谛者：心灵手巧而审慎的人。谛，慎也，审也。

[57]缓节柔筋而心和调者：手轻柔，心性平和的人。

[58]可使导引行气：可以让他按摩导引，条畅病人的气机。

[59]疾毒言语轻人者：言语恶毒，出口伤人的人。

[60]可使唾痈呪病：让他唾痈肿，呪邪病。唾痈呪病，为古代巫祝治病的方法。呪同咒。

[61]爪苦手毒：手爪狠毒，手辣。

[62]为事善伤：做事力猛，好损坏器物，出手迅猛急暴。

[63]可使按积抑痹：让他按摩积聚，推拿痹痛。

[64]各得其能：各尽其能。

[65]手毒者，可使试按龟：用按龟的方法试验、鉴别手毒的人。

[66]置龟于器下而按其上：把龟放置在器具下面而手按在上面。

【语译】

黄帝说：我听你讲解九针的道理很多了，难以胜数，我推究其中的道理，经过归纳整理，使之成为系统理论，现在读出来给你听，如果有错误的地方，就请告诉我加以修正，使它长久地流传，使后世得到正确理论而不蒙受灾患，当然要传教合适的人，那些不适合学习和继承的人，不能对他们说。岐伯行礼再拜地答道：请让我恭敬地听这些神圣的道理吧。

黄帝说：用针的道理，必须懂得脏腑行气所在的上下左右部位，分别阴阳表里，以及气血的多少、经气运行的逆顺情况、血气出入交会的腧穴，这样才可以准确治疗，诛伐病之所在。

要知道解结的道理，了解补虚泻实的原则、经气上下交通的门户，明确经脉与四海连通的联系，观察疾病的所在，以及寒热潮湿雾露不同病因所致的疾病，并选择不同荥输穴位治疗，并精审地调理气机，同时还要明确经络与左右支络相交会的地方。

寒热交争的病，应用和解法调治它；虚实疑似的病，要辨别清楚而调理它；左右不协调的病，应左病刺右，右病刺左，用缪刺法治疗；还要明确经脉循行的顺逆，来判断治疗与预后。脏腑阴阳调和，就可知病愈之时。审查清楚疾病的标本和寒热征象，确定邪气所在部位，针刺治疗就不会错误，再掌握了九针的不同性能，针刺治法就全面了。

通晓手足十二经的五输穴都有一定主治范围，徐疾补泻的手法，及躯体四肢屈面和伸面经脉气穴的出入也都有一定的条理。五脏六腑合于阴阳五行，五脏六腑各有功能。四时八方之风，都有阴阳之分。脏腑在明堂部位表现出相应的颜色，同时五脏六腑的病变，也分别在各自相应的颜面部表现出病色，根据这些就可以知道病情是寒是热、病在哪一经了。

审察皮肤的寒温滑涩，就可得知疾病的痛苦所在；审察膈的上下，可知病气所在部位。掌握经脉循行部位，精通用针的道理，正确选取穴位，若正气不足的，用针宜少而进针要慢，进到一定深度后，久留其针。热病在上半身的，推热下行，使下和于阴；热由下而上的，导引其上逆的邪气逐渐散去。病分先后，先疼痛的当先治。大寒在表的，当留针以补阳；如寒邪入于里的，宜取合穴治疗。寒病而用针不适宜的，可以改用艾灸法。

上部气机不足的，可以用推补上扬的方法使其气充盛；下部气机不足的，可以用留针随气的方法以补肾气；阴阳两虚的病，可以用艾灸治疗。寒气厥逆，下肢骨缘肌肉下陷，寒过于膝部的，要灸足三里穴。

寒邪从阴络经过，诊得后用留针法治疗。如寒入于经中，当用针行散。如寒邪凝结，经气陷下的，当用火灸治。若络脉结而坚紧的，也用灸法治疗。有不知确切疼痛部位的，当灸阳跷所通的申脉穴和阴跷所通的照海穴。若男取阳跷而女取阴跷，就犯了治疗上的错误，良医是应禁忌的。能掌握和通晓这些道理，用针的理法就完备了。

用针治病的事宜，必须有一定的法则，还要看日月的运行和盈亏，掌握四时八节气候的不同，避免奇邪的侵袭，并且要告诉人们，注意虚邪与实邪的侵害，随时防御，以免受邪发病，假如受到与时令不符的风雨的侵袭，或为反常之邪所伤，若不了解自然变化，不能及时救治，病势就会加重。所以必须知道天时的宜忌，才可以谈针治的意义。要遵循古代的经验，验之于现实临床实践，临证时仔细观察微妙的形迹，才可以通达变化无穷的疾病，庸医注意不到这些，良医却十分珍视它，如果诊察不到微小的形迹变化，那么疾病就显得神秘莫测、难以捉摸了。

虚邪伤害人体，发病时恶寒战栗，有明显的证候反应；正邪伤害人体，发病时气色微有改变，身上没有什么异常感觉，邪气似有似无，若亡若存，病形表现或有或无，很难认识清楚，因而不能知道确实的病情。

所以良医治病是根据脉气的微小变化，在疾病初萌时就进行治疗；庸医到病已形成之后，才进行治疗，这样就会使病人的形体受到伤害。

所以医生用针时，应该知道脉气运行的所在，而守候其出入的门户，明白调理气机的方法、补泻的腧穴、进针时的快慢，以及应取的部位。

如用泻法，手法必须圆活流利，左手切按病所而右手捻转针体，这样，经气就能通畅，快进针，慢出针，以引邪气外出，进针时，针尖的方向迎着经气的运行方向，出针时摇大针孔，邪气就会随针很快地外散。

运用补法时，手法必须端正从容而内心沉静专一，先按抚皮肤，看准穴位，用左手按引，使周围平展，右手推循着皮肤，轻轻地捻转，慢慢刺入。必须使针身端正，静心安神，坚持不懈以候气至，气至后稍作留针，待经气流通就快出针，揉按皮肤，掩闭针孔，使真气留存。用针的要道，必须注重神气。

雷公问黄帝道：《针论》上说：遇上合适的人才可传授，否则不能传与他。怎样知道谁是可以传授的合适人选呢？黄帝说：根据各人的特点，任之以事并观察他的技能，就可以明确是否能够传授给他了。

雷公说：如何根据每个人的器官技能而分别任用呢？黄帝说：视力好的人，可以叫他辨别五色；听觉灵敏的人，让他辨别声音；说话流利思维敏捷的人，可以让他传讲理论；言语缓慢，行动安静，手巧心细的人，可以叫他行针灸，来调理气血的顺逆，观察阴阳盛衰，而兼做处方配药事宜；肢节缓和，筋骨柔顺，心平气和的人，可以叫他担任按摩导引；语言恶毒，出口伤人者，可以叫他唾痈肿，咒邪病；爪苦手毒，做事粗重的人，可让他按摩积聚，抑制痹痛。按照各人的才能，发挥他的特长，各种治疗方法就能推行，他的工作做得好，名声就会张扬开来。如果人选不当，就不能成功，老师也会声名埋没。所以说，遇到合适的人才能施教，不是合适的人选就不能教，就是这个道理。关于手毒的人，是可以验证的，把龟放在一种器具下面，人的手按在器具上，手毒的人按五十天龟就死了，手甜而柔顺的人，即使按五十天，龟仍然活着。

【评介】

官能，是指依据不同人器官的特殊功能而传授其不同的医事技能。本篇主要讨论用针施治的关键，必须懂得人体的生理机制与疾病阴阳的变化、寒热属性、虚实表现等。还要了解天文地理、四时八风、年虚天忌对人体的影响。指出了多种证候的施治原则和治疗方法。特别是虚实补泻的方法，其手法具体详明，易于理解和掌握其要领。本文还特别强调"用针之要，无忘其神"的原则，即行针施术时医生必须精神专一。《素问·宝命全形论》："刺实者须其虚，刺虚者须其实，经气已至，慎守勿失，深浅在志，远近若一，如临深渊，手如握虎，神无营于众物。"所有这些，均为对医者的忠告。

在知识传授方面，主张依据不同人的口、眼、耳、手等不同器官的特殊情况，传授不同的技能。这种各得其能、人尽其才的方法，显然是科学的。

文章最后以握龟试手毒的问题，其客观性与科学性值得探讨。

论疾诊尺第七十四

【原文】

黄帝问于岐伯曰：余欲无视色持脉，独调其尺[1]，以言其病，从外知内，为之奈何？岐伯曰：审其尺之缓急[2]、小大、滑涩[3]，肉之坚脆，而病形定矣。视人之目窠上微痈，如新卧起状，其颈脉动，时咳，按其手足上，窅而不起者，风水肤胀也。尺肤滑其淖泽者，风也[4]。尺肉弱者，解㑊[5]，安卧脱肉[6]者，寒热，不治。尺肤滑而泽脂者，风也[7]。尺肤涩者，风痹也。尺肤粗如枯鱼之鳞者，水泆饮[8]也。尺肤热甚，脉盛躁者，病温也，其脉盛而滑者，病且出也[9]。尺肤寒，其脉小者，泄、少气也。尺肤炬然先热后寒者，寒热也。尺肤先寒，久持之而热者，亦寒热也。肘所独热者，腰以上热；手所独热者，腰以下热。肘前独热者，膺前热；肘后独热者，肩背热。臂中独热者，腰腹热；肘后粗[10]以下三四寸热者，肠中有虫。掌中热者，腹中热；掌中寒者，腹中寒。鱼上白肉有青血脉者，胃中有寒。尺炬然热，人迎大者，当夺血。尺坚大，脉小甚，少气，悗有加，立死。目赤色者病在心，白在肺，青在肝，黄在脾，黑在肾。黄色不可名者[11]，病在胸中。诊目痛，赤脉从上下者[12]，太阳病；从下上者，阳明病；从外走内者，少阳病。诊寒热，赤脉上下至瞳子，见一脉一岁死，见一脉半一岁半死，见二脉二岁死，见二脉半二岁半死，见三脉三岁死。诊龋齿痛[13]，按其阳之来[14]，有过者独热，在左左热，在右右热，在上上热，在下下热。诊血脉者，多赤多热，多青多痛，多黑为久痹，多赤、多黑、多青皆见者，寒热身痛，面色微黄，齿垢黄[15]，爪甲上黄，黄疸也。安卧，小便黄赤，脉小而涩者，不嗜食。人病，其寸口之脉，与人迎之脉小大等，及其浮沉等者，病难已也。女子手少阴脉动甚者，妊子[16]。婴儿病，其头毛皆逆上者，必死[17]。耳间青脉起者，掣痛[18]。大便赤瓣飧泄[19]，脉小者，手足寒，难已；飧泄，脉小，手足温，泄易已。四时之变，寒暑之胜，重阴必阳，重阳必阴，故阴主寒，阳主热，故寒甚则热，热甚则寒，故曰：寒生热，热生寒，此阴阳之变也。故曰：冬伤于寒，春生瘅热[20]；春伤于风，夏生后泄肠澼[21]；夏伤于暑，秋生痎疟[22]；秋伤于湿，冬生咳嗽。是谓四时之序也。

【注释】

[1]独调其尺：单凭诊察尺肤的情况。调，此作"诊察"解。尺，指尺肤部，即腕关节至肘关节部皮肤的情况。

[2]缓急：指皮肤的松缓和急紧情况。

[3]滑涩：指皮肤表面的滑润和枯涩情况。

[4]尺肤滑其淖泽者，风也：滑，滑润。淖泽，细腻光亮而痿软。风也，指中风半身不遂。

[5]尺肉弱者，解㑊：尺肤部肌肉萎弱的，为解㑊病。解，同懈。懈㑊，疲乏懈怠。

[6]安卧脱肉：安卧，嗜睡。脱肉，尺肤部肌肉脱陷。

[7]尺肤滑而泽脂者，风也：尺肤滑润而如脂膏，也是中风半身不遂的表现。

[8]水泆饮：泆，同溢。水溢饮为水液不化，或聚于脾，或聚于肺。

[9]病且出也：病，《针灸甲乙经》《脉经》《黄帝内经太素》均作"汗"。"汗"字为是。

[10]肘后粗：《针灸甲乙经》作"肘后廉"。

[11]黄色不可名者：指黄色兼染他色而不可名状。

[12]诊目痛，赤脉从上下者：指眼内有红色的脉络由上往下伸展。

[13]诊龋齿痛：龋齿，俗称虫蚀牙，常引起剧烈疼痛。

[14]按其阳之来：《针灸甲乙经》作"按其阳明之来"。指循按手阳明经在面部循行的部位。

[15]齿垢黄：指牙垢黄染。

[16]女子手少阴脉动甚者，妊子：女性手少阴动脉搏动明显的，是妊娠的表现。手少阴脉，即手少阴心经神门穴处，又称神门脉，现代解剖学的尺动脉。

[17]婴儿病，其头毛皆逆上者，必死：指小儿病重头发向上翻逆，往往预后不良。

[18]耳间青脉起者，掣痛：指小儿耳郭间有青紫色的脉络暴起，是抽掣疼痛的病候。

[19]大便赤瓣飧泄：赤瓣，《针灸甲乙经》作"青瓣"。指大便为青色乳瓣，意味着食物未消化，故又称飧泄。

[20]冬伤于寒，春生瘅热：瘅热，温病之类的证候。冬伤于寒邪而潜伏，春令待机而发，形成温热病。

[21]肠澼：指痢疾泄泻。澼，音辟（pì）。

[22]痎疟：各种疟疾。痎，音皆（jiē），指各种疟疾。

【语译】

黄帝问岐伯：我想不用望色、切脉的方法，而想单独依靠诊查尺肤，来说明所患的疾病，从外在的表现推测内在的变化，怎样才能做到呢？岐伯说：诊查尺肤的紧急或弛缓，肥大或瘦削，滑润或涩滞等表现，以及肌肉的坚实或脆弱，疾病即可确定了。

看到病人眼胞有轻微浮肿，好像刚睡醒的样子，颈部人迎脉搏动明显，时时作咳，若用手指按压患者手足，被按之处深陷不起的，这是风水肤胀的证候。

尺之皮肤滑而光泽泥软的，是风病；尺部肌肉松软柔弱的是身体困倦、四肢疲软的解㑊病；喜好睡卧，肌肉瘦削的，是时发寒热而不易治愈的病；尺肤润滑而如脂膏，也是风病；尺之肌肤涩滞不滑的，为血少营虚的风痹病；尺之肌肤粗糙像干枯鱼鳞，是水饮不化的泆饮病；尺之肌肤灼热，脉盛大而躁动的，是温病，若脉显盛大但不躁动而现滑利的，是疾病将愈；尺之肌肤寒冷而脉小的，是泄泻与气虚的病；尺之肌肤高热灼手，先发热后发冷的，属寒热往来一类的疾病；尺之肌肤先觉寒冷，久按之后感觉发热的，也是寒热往来一类的疾病。

肘部皮肤发热的，腰以上部位也发热；手发热的，腰以下部位也发热。肘前部发热的，胸膺部也发热；肘后部发热的，肩背部也发热。臂之中部发热的，腰腹部也发热；肘后缘以下三四寸部位发热的，其肠中有寄生虫。手掌发热的，腹中也发热；手掌发凉的，腹中有寒邪。手鱼际白肉有青色血脉的，是胃中有寒。尺之肌肤高热炙手，颈部人迎脉大的，属热盛伤阴，主耗血。尺肤紧急，人迎脉小甚的，则见于气虚，若加有烦闷现象，是阴阳俱绝的证候，会立即死亡。

目见赤色的病在心，见白色的病在肺，见青色的病在肝，见黄色的病在脾，见黑色的病在肾，如黄而兼色难以名状者，主病在胸。诊察目病，有赤色的络脉从上向下发展，属于太阳经的病；从下向上行的，属于阳明经的病；从目外眦向内行走的，属于少阳经的病。诊察有寒热的瘰疬病，如果目中有赤脉从上向下贯瞳子，见一条赤脉的，一年死；见一条半赤脉的，一年半死亡；见两条赤脉的，两年死；见两条半赤脉的，两年半死；见三条赤脉的，三年死。

诊察龋齿痛时，按压阳明之脉，有病变的部位必单独发热，病在左侧的左边热，在右的右热，在上的上热，在下的下热。

诊察体表血脉时，若皮肤多赤色络脉的，多属热证；多青色的，多属痛证；多黑色的，是久痹的病；若青、黑、赤皆多而兼见的，为寒热病。身体疼痛而肤色微黄，牙齿积垢而黄，指甲上也现黄色的，是黄疸病，黄疸病常兼见嗜卧，小便黄赤，脉小而有涩象，不嗜饮食。

人患病，寸口脉和颈部的人迎脉小大以及浮沉相等的，为难治之病。女子神门部手少阴心脉搏动明显的，为怀孕的征象。婴儿有病时，其头发都上逆的，必主死亡。若耳部络脉青而怒张，主抽瘈腹痛。若大便青绿色有乳瓣，泄下未消化的食物，再加之脉小弱，手足寒冷，其病也属难治。若脉小，手足温暖，这样的泄泻就易治。

一年四季的气候变化，寒暑交替，其规律是阴盛至极则转变为阳，阳盛至极则转变为阴。阴主寒，阳主热，气候寒到一定程度就会变热，热到一定程度就会变寒，因此说寒能生热，热能生寒，这是阴阳相互消长变化的道理。所以，冬天感受了寒邪如不即时发病，到了春天就发生温病；春天感受了风邪不即时发病，到了夏天就发生泄泻、痢疾一类的病；夏天感受了暑邪不即时发病，到了秋天就容易发生疟疾；秋天感受了湿邪，到了冬天就发生咳嗽病。这是依时序规律而常见的季节性疾病。

【评介】

论疾诊尺，是讨论疾病如何通过诊察尺肤而诊断的理论。本篇主要论述了多种疾病在尺肤部的异常反应，主要是皮肤表面的寒热、滑润枯涩，皮肤质地的坚实与否，形肉的脱陷与否等情况，从而据此判断不同的疾病。内容言简义明，而且符合临床实际，有较高的诊断价值。从其方法的使用来看，虽然篇首提出"独调其尺，以言其病"，而从整个内容来看，事实上却结合了多种其他诊断方法。如诊目、诊齿、诊小儿常见病及判断预后，以及妇女的妊娠诊断等。其中神门脉诊妊娠，是《内经》中较独特的诊法，值得发掘和探讨。文章最后，提出了四时之气伏邪为病的理论，这也是《内经》对疾病的潜伏期问题提出的较早的认识。

刺节真邪第七十五

【原文】

黄帝问于岐伯曰：余闻刺有五节奈何？岐伯曰：固有五节，一曰振埃，二曰发蒙，三曰去爪，四曰彻衣，五曰解惑。黄帝曰：夫子言五节，余未知其意。岐伯曰：振埃者，刺外经，去阳病也[1]。发蒙者，刺府输，去府病也[2]。去爪者，刺关节肢络也[3]。彻衣者，尽刺诸阳之奇输也[4]。解惑者，尽知调阴阳，补泻有余不足，相倾移也[5]。黄帝曰：刺节言振埃，夫子乃言刺外经，去阳病，余不知其所谓也，愿卒闻之。岐伯曰：振埃者，阳气大逆，上满于胸中，愤瞋肩息[6]，大气逆上，喘喝坐伏[7]，病恶埃烟[8]，饲不得息[9]，请言振埃，尚疾于振埃[10]。黄帝曰：善。取之何如？岐伯曰：取之天容[11]。黄帝曰：其咳上气穷诎胸痛[12]者，取之奈何？岐伯曰：取之廉泉。黄帝曰：取之有数乎？岐伯曰：取天容者，无过一里[13]。取廉泉者，血变而止[14]。帝曰：善哉。黄帝曰：刺节言发蒙，余不得其意，夫发蒙者，耳无所闻，目无所见，夫子乃言刺府输，去府病，何输使然？愿闻其故。岐伯曰：妙乎哉问也！此刺之大约[15]，针之极[16]也，神明之类也[17]，口说书卷，犹不能及也[18]，请言发蒙耳，尚疾于发蒙也。黄帝曰：善。愿卒闻之。岐伯曰：刺此者，必于日中，刺其听宫，中其眸子[19]，声闻于耳，此其输也。黄帝曰：善。何谓声闻于耳？岐伯曰：刺邪以手坚按其两鼻窍而疾偃[20]，其声必应于针也。黄帝曰：善。此所谓弗见为之，而无目视，见而取之，神明相得者也。黄帝曰：刺节言去爪，夫子乃言刺关节肢络，愿卒闻之。岐伯曰：腰脊者，身之大关节也。肢胫者，人之管以趋翔[21]也。茎垂[22]者，身中之机，阴精之候，津液之道也。故饮食不节，喜怒不时，津液内溢[23]，乃下留于睾，血道不通，日大不休[24]，俯仰不便，趋翔不能。此病荣然有水[25]，不上不下，砭石所取，形不可匿[26]，常不得蔽[27]，故命曰去爪。帝曰：善。黄帝曰：刺节言彻衣，夫子乃言尽刺诸阳之奇输，未有常处也，愿卒闻之。岐伯曰：是阳气有余而阴气不足，阴气不足则内热，阳气有余则外热，内热相搏，热于怀炭[28]，外畏绵帛近[29]，不可近身，又不可近席，腠理闭塞，则汗不出，舌焦唇槁、腊干嗌燥[30]，饮食不让美恶。黄帝曰：善。取之奈何？岐伯曰：取之于其天府[31]、大杼三痏，又刺中膂以去其热，补足手太阴以去其汗，热去汗稀[32]，疾于彻衣[33]。黄帝曰：善。黄帝曰：刺节言解惑，夫子乃言尽知调阴阳，补泻有余不足，相倾移也，惑何以解之？岐伯曰：大风在身[34]，血脉偏虚，虚者不足，实者有余，轻重不得，倾侧宛伏[35]，不知东西，不知南北，乍上乍下，乍反乍复，颠倒无常，甚于迷惑。黄帝曰：善。取之奈何？岐伯曰：泻其有余，补其不足，阴阳平复，用针若此，疾于解惑。黄帝曰：善。请藏之灵兰之室，不敢妄出也。黄帝曰：余闻刺有五邪，何谓五邪？岐伯曰：病有持痈者，有容大者，有狭小者，有热者，有寒者，是谓五邪。黄帝曰：刺五邪奈何？岐伯曰：凡刺五邪之方，不过五章，瘅热消灭，肿聚散亡，寒痹益温，小者益阳，大者必去，请道其方。凡刺痈邪无迎陇[36]，易俗移性不得脓[37]，脆道更行去其乡[38]，不安处所乃散亡[39]。诸阴阳过痈者，取之其输泻之。凡刺大邪日以小，泄夺其有余，乃益虚，剽其通[40]，针其邪，肌肉亲，视之毋有反其真。刺诸阳分肉间。凡刺小邪日以大，补其不足乃无害，视其所在迎之界[41]，远近尽至，其不得外，侵而行之乃自费[42]。刺分肉间。凡刺热邪越而苍[43]，出游不归乃无病，为开通，辟门户，使邪得出病乃已。凡刺寒邪日以温，徐往徐来致其神，门户已闭气不分，虚实得调其气存也。黄帝曰：官针奈何？岐伯曰：刺痈者用铍针。刺大者[44]用锋针。刺小者[45]用员利针。刺热者用镵针。刺寒者用毫针也。请言解论，与天地相应，与四时相副，人参天地，故可为解。下有渐洳[46]，上生苇蒲[47]，此所以知形气之多少也。阴阳者，寒暑也，热则滋雨而在上[48]，根荄少汁[49]，人气在外，皮肤缓，腠理开，血气减，汗大泄，皮淖泽。寒则地冻水冰，人气在中，皮肤致，腠理闭，汗不出，血气强，肉坚涩。当是之时，善行水者，不能往冰；善穿地者，不能凿冻；善用针者，亦不能取四厥[50]；血脉凝结，坚搏不往来[51]者，亦未可即柔。故行水者，必待天温冰释冻解，而水可行，地可穿也。人脉犹是也，治厥者，必先熨调和其经，掌与腋、肘与脚、项与脊以调之，火气已通，血脉乃行，然后视其病，脉淖泽者[52]，刺而平之，坚紧者，破而散之，气下乃止，此所谓以解结者也。用针之类，在于调气，气积于胃，以通营卫，各行其道。宗气留于海，其下者注于气街，其上者走于息道[53]。故厥在于足，宗气不下，脉中之血，凝而留止，弗之火调，弗能取之。用针者，必先察其经络之实虚，切而循之，按而弹之[54]，视其应动者，乃后取之而下之。六经调者，谓之不病，虽病，谓之自已也。一经上实下虚而不通者，此必有横络盛加于大经[55]，令之不通，视而泻之，此所谓解结也。上寒下热，先刺其项太阳，久留之。已刺则熨项与肩胛，令热下合乃止，此所谓推而上之者也。上热下寒，视其虚脉而陷之于经络者取之，气下乃止，此所谓引而下之者也。大热遍身，狂而妄见、妄闻、妄言，视足阳明及大络取之，虚者补之，血而实者泻之，因其偃卧，居其头前[56]，以两手四指挟按颈动脉，久持之，卷而切推[57]，下至缺盆中，而复止如前，热去乃止，此所谓推而散之者也。黄帝曰：有一脉生数十病者，或痛、或痛、或热、或寒、或痒、或痹、或不仁，变化无穷，其故何也？岐伯曰：此皆邪气之所生也。黄帝曰：余闻气者，有真气，有正气，有邪气，何谓真气？岐伯曰：真气者，所受于天，与谷气并而充身也。正气者，正风也[58]，从一方来，非实风[59]，又非虚风也[60]。邪气者，虚风之贼伤人也，其中人也深，不能自去。正风者，其中人也浅，合而自去，其气来柔弱，不能胜真气，故自去。虚邪之中人也，洒淅动形，起毫毛而发腠理。其入深，内搏于骨，则为骨痹。搏于筋，则为筋挛。搏于脉中，则为血闭不通，则为痈。搏于肉，与卫气相搏，阳胜者则为热，阴胜者则为寒，寒则真气去，去则虚，虚则寒。搏于皮肤之间，其气外发，腠理开，毫毛摇，气往来行，则为痒。留而不去，则痹。卫气不行，则为不仁。虚邪偏客于身半，其入深，内居荣卫，荣卫稍衰，则真气去，邪气独留，发为偏枯[61]。其邪气浅者，脉偏痛。虚邪之入于身也深，寒与热相搏，久留而内著，寒胜其热，则骨疼肉枯，热胜其寒，则烂肉腐肌为脓，内伤骨，内伤骨为骨蚀[62]。有所疾前筋，筋屈不得伸，邪气居其间而不反，发于筋溜[63]。有所结，气归之，卫气留之，不得反，津液久留，合而为肠溜[64]，久者数岁乃成，以手按之柔。已有所结，气归之，津液留之，邪气中之，凝结日以易甚，连以聚居，为昔瘤[65]，以手按之坚。有所结，深中骨，气因于骨，骨与气并，日以益大，则为骨疽。有所结，中于肉，宗气归之，邪留而不去，有热则化而为脓，无热则为肉疽。凡此数气者，其发无常处，而有常名也。

【注释】

[1]振埃者，刺外经，去阳病也：振埃，针刺五节的方法，意为振除尘埃。刺外经，指针刺四肢及表浅部位的腧穴。阳病，指阳气逆乱引起的呼吸系统的病变。

［2］发蒙者，刺府输，去府病也：发蒙，刺五节的方法之一。发蒙，指开发耳目昏瞆，去除迷蒙不清。刺府输，针刺六腑的腧穴。输，同腧，主要以刺小肠经的听宫穴为主。去府病，祛除六腑病候。

［3］去爪者，刺关节肢络也：去爪，指去其余爪。爪，指爪甲。去爪依经文之义为去水法，而所取腧穴为关节肢络处。肢，《针灸甲乙经》作"支"，为是。

［4］彻衣者，尽刺诸阳之奇输也：彻衣，本指脱去衣服，此指发散阳气的方法。诸阳之奇输，以阳经为主的腧穴。奇输，指没有固定部位，随病定穴的穴位。

［5］解惑者，尽知调阴阳，补泻有余不足，相倾移也：解惑，指解除迷惑。此谓治疗证候颠倒无常、虚实迷乱的方法。其方法主要是调阴阳，补虚泻实。相倾移，指因证候变化无常，补泻也随之而变。倾，反复之义。移，变化之义。

［6］愤䐜肩息：愤，气郁而闷。䐜，《针灸甲乙经》作"膜"。膜，胀也。肩息，指随呼吸而耸肩，又称张口抬肩喘息，是肺气上逆、呼吸困难的表现。

［7］喘喝坐伏：喘喝，又称喝喝而喘，张口吸气。坐伏，指不能平卧，常取坐伏位。

［8］病恶埃烟：此病厌恶尘埃烟雾，遇此则症状加重。

［9］饐不得息：饐，同噎。《说文解字》："饭窒也。"此指喉部阻塞窒闷而呼吸不畅。

［10］疾于振埃：指疗效快捷胜于振埃。

［11］天容：小肠经穴，在颈部。

［12］其咳上气穷诎胸痛：其咳上气穷，是咳嗽气短之义。气穷，气短。诎，《博雅》："曲也，折也。"故诎音义同屈。诎胸痛，屈胸而痛。

［13］无过一里：里，作寸解。

［14］血变而止：血络疏通即止针。血变，指血络疏通。

［15］刺之大约：约，章法、法度。

［16］针之极：针刺的绝妙之处。

［17］神明之类也：所说的神明之类的针法。神明，神秘奥妙。

［18］口说书卷，犹不能及也：指针刺的奥妙而神秘的道理，口说与书卷都难以表达，可意会而不可言传。

［19］刺其听宫，中其眸子：眸子，瞳子。针刺听宫穴，要有放射至瞳孔

的感觉。

[20]刺邪以手坚按其两鼻窍而疾偃：针刺听宫时用手紧捏两鼻孔闭口憋气。偃，同躽，努腹鼓气。

[21]趋翔：行走。

[22]茎垂：阴茎和睾丸。

[23]津液内溢：指津液不能正常布达代谢，而内溢成邪。

[24]日大不休：日益肿大不止。

[25]荣然有水：荣然，明润光亮。有水，有水液停聚。

[26]形不可匿：指形体因水邪停聚而过于肿大，难以着衣。

[27]常不得蔽：常，《针灸甲乙经》作"裳"。裳不得蔽，因形体过于肿大而衣不能遮体。另外，常可训为裳。

[28]热于怀炭：喻为因太热而胜似内怀炭火。

[29]外畏绵帛近：外，指皮肤。皮肤怕接近绵帛，由于皮肤过热所致。

[30]腊干嗌燥：腊，《针灸甲乙经》作"臘"。臘，《集韵》："明也。"于此文义不明，待考。嗌，同咽。嗌燥，指咽部干燥。

[31]天府：手太阴肺经穴。

[32]热去汗稀：热退汗液减少。

[33]疾于彻衣：退热之效快于去掉衣物。

[34]大风在身：大风之邪寄留人体。大风，指中风偏枯之类的疾病。

[35]倾侧宛伏：辗转反侧，烦躁不得安宁。

[36]刺痈邪无迎陇：针刺痈肿之邪不要在其肿势正盛之时。陇，同隆，指隆盛。

[37]易俗移性不得脓：易俗移性，指改变传统治法。不得脓，不必待其化脓即可治愈。

[38]脆道更行去其乡：脆，《黄帝内经太素》作"诡"。诡道更行，选择其他奇特的途径，此指应用奇异的方法治疗。诡，怪也，异也。去其乡，本指离开部居，此指放弃传统方法。

[39]不安处所乃散亡：发病的处所就会消散。

[40]剽其通：剽，砭刺的方法。通过砭刺疏通经脉。

[41]视其所在迎之界：视疾病部位所在分界处迎之而治，防其扩散。

[42]自费：自行耗损。

[43]凡刺热邪越而苍：苍，《针灸甲乙经》《黄帝内经太素》均作"沧"。

沧，凉也。越而沧，发越邪热，以使沧凉。

［44］刺大者：指刺大邪。

［45］刺小者：指刺小邪。

［46］渐洳：潮湿之地。洳，音入（rù）。

［47］苇蒲：芦苇和蒲草，均为水生植物。

［48］热则滋雨而在上：天热则水分蒸发于上空形成云雨。

［49］根荄少汁：植物的根部水分减少。根，树根。荄，音该（gāi），草根。

［50］四厥：四肢厥冷。

［51］坚搏不往来：搏，一说为"抟"，聚结。不往来，因聚结而往来不流畅。

［52］脉淖泽者：脉气散软。

［53］息道：指呼吸之道。

［54］按而弹之：按压并上下弹动。

［55］大经：主干经脉。

［56］因其偃卧，居其头前：让病人平卧，站其头前。

［57］卷而切推：切推颈动脉，但"卷"字的具体手法不解。

［58］正气者，正风也：所说的正气，是指四时的正风，即应时而至的自然气候。

［59］非实风：《针灸甲乙经》无此三字。无此三字则与《九宫八风》篇义合，因正风即为实风。

［60］又非虚风也：《针灸甲乙经》无"又"字。虚风即虚邪贼风，指四时不正之气。

［61］偏枯：半身不遂。

［62］骨蚀：侵蚀骨骼，出现脱疽骨坏死的情况。

［63］筋溜：《针灸甲乙经》作"筋瘤"。

［64］肠溜：依《针灸甲乙经》文例，亦应作"肠瘤"。

［65］昔瘤：昔，指上文所说"已有所结"。昔瘤，指以往已有所结逐渐而成的瘤病。

【语译】

黄帝向岐伯问道：我听说刺法有五节之说，具体内容是怎样的呢？岐伯说：刺法的确有五节，一叫振埃，二叫发蒙，三叫去爪，四叫彻衣，五叫解感。黄帝说：先生所谈的五节，具体内容是什么。岐伯说：振埃的针法是刺外经，治疗阳病。发蒙的针法，是针六腑的输穴，治疗腑病。去爪的针法，是刺关节支络。彻衣的针法，是灵活刺治六腑之别络。解惑的针法是知道阴阳的变化，据之以补不足，泻有余，随机应变，以平为期，达到愈病的目的。

黄帝说：刺节所说的振埃，夫子说的是刺外经治阳病，我不明白其中的机理，请详尽地告诉我。岐伯说：振埃的针法，治疗阳气上逆，充满于胸中，胸部胀满，呼吸抬肩，大气上逆而致气喘呼呼，或伏不能平卧，害怕尘埃和烟雾，喉中噎塞，呼吸不畅这一类的病，比刚才讲的振落尘埃还要快。黄帝说：你讲得很好。取什么穴呢？岐伯说：取天容穴。黄帝说：若其气咳嗽气逆，屈胸而痛的，取什么穴呢？岐伯说：取廉泉穴。黄帝说：取穴时针刺深浅有一定的度数吗？岐伯说：取天容穴时，针刺不要超过一寸，取廉泉穴时，血络疏通了就止针。黄帝说：讲得好。

黄帝说：刺节中所讲的发蒙针法，我还没弄懂其机制。本来发蒙的针法，是治疗耳朵听不见、眼睛看不见的病变，夫子却说针刺腑腧，去腑病，哪个腧穴有这样的作用，我想听其中的道理。岐伯说：你问得太好了。这是针刺中最妙的地方，也是针法中的绝技，必须心领神会，口里说的和书本上记载的，还不能把它道说透彻。我所说的发蒙，要比开发蒙瞆还要快。黄帝说：好。希望把全部奥妙都告诉我。岐伯说：针刺这种病，必须在中午的时候，刺听宫穴，使针刺感应放射到瞳子，并使其针刺的声响传到耳中，这就是针刺其腑腧的意思。黄帝说：好。什么叫听闻于耳呢？岐伯说：就是在针刺听宫时，用手紧捏住两鼻孔，然后闭住口，鼓腹憋气，使气上走于耳目，耳内就会随针刺出现声响。黄帝说：好。这真是奇妙而无形迹，不必用眼睛看，就能收到明显效果，实在是得心应手、出神入化了。

黄帝说：刺节所说的去爪针法，夫子说是刺关节支络，我想要听你详尽地说明其机理。岐伯说：腰脊是人体内最大的关节，肢和胫是人体赖以行走的部位。茎垂为身中之枢机，精由此泄，溺由此出，故为阴精、津液的通道。若饮食不知节慎，喜怒七情过度，影响津液不能正常运行而内溢，聚于睾丸，水道不通，阴囊日渐胀大，会使人体俯仰转侧都受到限制。这种病是由于有水蓄积在内，阴睾光亮水肿，阴部、股部过度水肿粗大，下衣无法遮体。应取用铍针放去其水，这种针刺法叫去爪。

黄帝说：刺节中所说的彻衣的针法，夫子说遍刺诸阳经之奇穴，没有固定的部位，请你详尽地讲给我听。岐伯说：这种刺法是用于阳气有余，而阴气不足的病。阴气不足会产生内热，阳气有余会发生外热，两热相交结，则热甚如怀抱炭火，由于热势炽盛，不敢接触衣被绵帛之物，更不敢叫人靠近其身体，身体也不能近卧席。由于腠理闭塞，不得出汗，热邪不能外散，以致舌焦，唇槁咽干燥，急欲饮水而不择饮食的好坏。黄帝说：好。怎样治疗呢？岐伯说：针天府穴、大杼穴各三次，再刺中膂俞用以泻热，然后补手、足太阴经，使其出汗，待热退汗液减少时，病就痊愈了。其奏效之捷，比撤掉衣服都快。黄帝说：讲得好。

黄帝说：刺节中所说的解惑，夫子说要全部知道调整阴阳和运用补泻的道理，使之虚实相互移易变化，怎样才能做到解除其迷惑呢？岐伯说：人得了中风偏枯一类的病后，血气在偏侧大虚，虚是指正气不足，实是指邪气有余，这样身体就感到左右轻重不相称，身体不能倾斜反侧，也不能转侧俯伏，甚者可致神志昏乱，意识模糊，不能辨别东西南北，症状忽上忽下反复多变，比一般神志迷惑的病还要严重。黄帝说：好。怎样治疗呢？岐伯说：泻其有余，补其不足，使之达到阴阳平衡。这样用针，其奏效的迅速，就像突然解除迷惑一样快捷。黄帝说：讲得好。我一定把这些理论著之于书，藏在灵兰之室，很好地保存起来，不敢轻易泄露出去。

黄帝说：我听说有刺五邪的方法，什么叫五邪呢？岐伯说：有痈邪，有盛大的邪气，有细小的邪气，有热邪，有寒邪，合称五邪。黄帝说：五邪细小怎样刺治呢？岐伯说：一般刺治五邪的方法，不过五条，对痹热的病应消除它，肿聚的应当使其消散，寒痹应温血气，细小者补益其阳，邪盛有余的必须祛除其邪气。我将具体的针刺方法告诉你。

一般刺痈邪的方法，不可逆着痈邪初盛时妄行针刺，应待机灵活施治，这样就会不待其化脓而治愈。若已化脓就需采用不同的方法进行治疗，根据脓之所在，刺除其脓，使其不能留聚，脓液排出，邪毒就自行消亡了。所以不论是阳经或阴经，通过生痈处所的，都要取其本经之腧穴以泻之。

一般刺大邪，应用泄法，逐渐地泄去其有余之邪气，则邪气日趋虚衰。用砭刺使正气运行的道路开通，通过针刺祛除其邪气，肌肉亲附致密，邪气泄去，真气就相应恢复了功能，盛大的实邪，宜针刺诸阳经分肉间的穴位。

一般刺小邪的方法，必须使真气日以盛大，应补其正气的不足，邪气就不致害了。同时审查邪气所在，当其尚未深入的时候，迎而夺之。这样远近的真气尽至，真气不得外泄。外邪内侵，必然会损伤正气。刺小邪之法，当取其有邪的分肉间的穴位。

　　凡刺热邪，应把热邪发越于外，使身体转沧凉，彻底治疗不使热势回归复发，即属无病了。所以在针刺时应当为邪气疏通道路，开辟门户，使邪气有外泄的出路，这样，病就可以痊愈。凡刺寒邪，应注意温养正气，用徐进疾出的补法，可使神气恢复正常，在出针后，要揉按针孔，使其闭合，正气才不至分散，虚实能得以调和，真气就密固内存了。黄帝说：刺五邪，应当用什么针比较合适呢？岐伯说：刺痈疡当用铍针，刺大邪当用锋针，刺小邪当用圆利针，刺热邪当用镵针，刺寒邪当用毫针。

　　让我谈谈解结的理论。人与自然界相应，与四季相符合，依据人与天地相参的道理，方可以谈解结。比如下面有水湿的地方，上面才能生长蒲苇，根据这个道理，从人体外形的强弱，就可以测知气血的多少了。阴阳是寒暑的变化依据，在炎热的时候，地面的水分被蒸腾而成云雨，草木根茎的水分就减少了。热气在外，所以皮肤弛缓，腠理开散，血气衰减，汗液大泄，肌肉痿软。在寒冷的时候，土地封冻，水寒结冰，人的阳气也收藏在内，所以皮肤致密，腠理闭合，汗不出，血气强，肌肉坚滞。严寒之下，善于游水的人不能在冰中往来；善于掘地的人，不凿冻土。善于用针的人，同样不能治疗四肢厥逆的病证。若血脉因寒而凝结，往来不流畅，也不能即刻使它柔软。所以说行水的人，也必须等待坚冰解冻。人体的血脉，必待阳气运行才可以用针，所以治疗厥逆病，必先用温熨的方法，以调和其经脉，在两掌、两腋、两肘、两脚以及项、脊等关节交会之处，施以熨灸，待温热之气通达，血脉也就能正常运行。然后再观察病情，如脉搏濡软的，针刺可使其平复；如脉象坚紧的，可用破坚、散结的针法，待厥逆之气下行就止针。就是所谓解结。

　　用针的各种方法，主要在于调气。谷气积于胃中，化生营卫，各走自己循行的道路。宗气留于气海，其下行的注于气街穴，其上行的走向呼吸之道。所以，当足部发生厥逆时，宗气就不下行，脉中之血也随着凝滞而留止，所以，若不先用火灸温熨的方法通调气血，也就不宜取穴进行针刺。用针治病，必须首先察看经络的虚实，用手循经切按，弹动经脉，触到应指而动的部位，然后针刺使之下行。若手足六经调和，是无病的征象，就是有些轻微小病，也可以自愈。只要有一经出现上实下虚而不通，这必定是横络的壅盛之气加之于正经所致。治疗时找出疾病所在而施行泻法，这也是所说的解结的方法。

　　上寒冷、下发热的，当先刺项间足太阳经的穴位，并留针。针刺以后，还要温熨项部及肩胛部，使热气上下相合，才可止针，这就是所谓推而上之的方法。若上发热、下发冷，要察看下部经络陷下的虚脉，施以补法治疗，使其阳气下行后止针，这就是所谓引而下之的方法。

遍身高热，发狂且有幻视、幻听、胡言乱语的，当察看足阳明经的正经、络脉而刺，虚的用补法，有血瘀而属实的就用泻法，同时在病人仰卧时，医者站在病人的头前，用两手的拇指、食指，挟按患者颈部的动脉，挟持的时间要长一些，一边卷拈一边切按，向下推按至缺盆，重复上述动作，等待身热退去方可休止，这就是所谓推而散之的方法。

黄帝说：有一脉受邪而发生几十种病证的，或疼痛，或成痈，或发热，或恶寒，或作痒，或为痹，或麻木不仁，变化无穷，这是什么原因呢？岐伯说：这都是邪气的侵害而造成的。黄帝说：我听说有真气，有正气，有邪气等不同的名称。什么叫作真气呢？岐伯说：所谓真气，是禀受于先天的元气与后天的谷气合并而成，并能充养全身。所谓正气，又称正风，是指与季节相适应的正常气候，即风向从当令季节所主的一方来，如春季的东风，夏季的南风，秋季的西风，冬季的北风，这些适时而至的风不是虚风。所谓邪气就是贼伤人体的虚风，它一旦中伤人体，比较深重，也不能自行消散；正风即使伤及人体也轻浅，与人体相触后，能自行散去，这是因为正风来势柔弱，不能战胜体内真气，所以不用治疗就自行离去了。

虚邪贼风中伤人体，会出现寒栗怕冷、毫毛竖起、腠理开泄的现象。逐渐深入而结聚于骨的，就成为骨痹；结聚于筋，就出现筋挛；结聚于脉中，出现血脉闭塞，而成为痈；结聚于肌肉，与卫气相聚结，若阳邪偏盛的就出现热象，阴邪偏盛的就出现寒象，由于寒邪偏盛，会使真气消弱，真气衰退则身体呈现虚寒。邪气结聚于皮肤之间，会向外发泄，使腠理开，毫毛动摇，致邪气在皮腠间往来移动，所以皮肤发痒。若邪气留而不去，就成为痹证。若卫气涩滞而不畅行，就成为麻木不仁。

虚邪贼风侵犯半边身体且深入发展，在体内居留营卫之中，致营卫减弱，所以真气离去，而邪气独存留于内，就产生半身不遂的症状。若邪气留在表浅部位，则发生半身经脉偏痛。

虚邪侵入人体比较深的部位，寒与热相互结聚，久留不去而停著于内，如果寒胜于热的，会引起骨节疼痛，肌肉枯萎；如果热胜于寒的，会发生肌肉腐烂而化为脓，如果向内进一步伤到骨，便成为脱疽骨坏死。邪气结聚于筋，使筋屈而不得伸，邪气久留不退，能发为筋瘤。邪气结聚归于内，卫气积留而不能复出，以致津液不能向外输布，留在肠胃与邪气相合，则成为肠瘤，邪留日久发展较慢的，数年才能形成，用手触按是柔软的。邪气结聚而气归于内，津液停留不行，又复中邪气，凝结不散而日益加重便成为昔瘤，用手触按是坚硬的。邪气结聚停留在深层的骨部，骨与邪气并合，其结聚的部位，日益扩大，则可发为骨瘤。邪气结聚在肌肉而气归于内，留着不去，如有内热可化而为脓，如无热可成为肉瘤。上述这几种邪气致病，变化无穷，其发作无一定的部位，但是都有一定的名称。

【评介】

刺节，是指刺五节的方法。真，指人体的真气。邪，指引起人体发病的邪气。本篇主要论述了此三方面的内容，故名篇。

本文首先介绍了刺五节的具体方法，即振埃、发蒙、去爪、彻衣、解惑，它是针对五种特殊的证候而设的五套针刺手段。然后又说明了针刺五邪的方法，每种方法都有具体的操作规程，说明古人以针刺治疗各种疾病均有较成熟的措施。

本篇内容还对真气、正气正风、虚邪贼风等重要问题，进行了规范性说明。真气是人体中先天之气与谷食之气相结合的产物，又是人体抵御外邪的物质基础。正气正风，在此是指四时正常气候，即不引起人体发病的春温、夏热、秋凉、冬寒等。正风可养育万物。虚邪贼风，是指四时不正之气，对人体及万物有伤害作用。

文章最后又讨论了多种痹证、中风偏枯、多种痈疽、多种肿瘤的发病原因和过程，并指出了它们的主要症状表现。

卫气行第七十六

【原文】

黄帝问于岐伯曰：愿闻卫气之行，出入之合[1]，何如？岐伯曰：岁有十二月，日有十二辰，子午为经，卯酉为纬[2]。天周二十八宿[3]，而一面七星，四七二十八星，房昂为纬[4]，虚张为经[5]。是故房至毕为阳[6]，昂至心为阴[7]，阳主昼，阴主夜。故卫气之行，一日一夜五十周于身，昼日行于阳二十五周，夜行于阴二十五周，周于五藏[8]。是故平旦阴尽，阳气出于目，目张则气上行于头，循项下足太阳，循背下至小指[9]之端。其散者，别于目锐眦，下手太阳，下至手小指之间外侧。其散者，别于目锐眦，下足少阳，注小指次指之间，以上循手少阳之分，侧下至小指之间。别者以上至耳前，合于颔脉，注足阳明，以下行至跗上，入五指[10]之间。其散者，从耳下下手阳明，入大指之间，入掌中。其至于足也，入足心，出内踝下，行阴分，复合于目，故为一周。是故日行一舍[11]，人气行一周与十分身之八[12]；日行二舍，人气行三周于身与十分身之六；日行三舍，人气行于身五周与十分身之四；日行四舍，人气行于身七周与十分身之二；日行五舍，人气行于身九周；日行六舍，人气行于身十周与十分身之八；日行七舍，人气行于身十二周在身与十分身之六；日行十四舍，人气二十五周于身有奇分与十分身之二，阳尽于阴，阴受气矣。其始入于阴，常从足少阴注于肾，肾注于心，心注于肺，肺注于肝，肝注于脾，脾复注于肾为周。是故夜行一舍，人气行于阴藏一周与十分藏之八[13]，亦如阳行之二十五周，而复合于目。阴阳一日一夜，合有奇分十分身之四，与十分藏之二，是故人之所以卧起之时有早晏[14]者，奇分不尽故也[15]。黄帝曰：卫气之在于身也，上下往来不以期[16]，候气而刺之奈何？伯高曰：分有多少，日有长短，春秋冬夏，各有分理，然后常以平旦为纪，以夜尽为始。是故一日一夜，水下百刻，二十五刻者，半日之度也，常如是毋已，日入而止，随日之长短，各以为纪而刺之。谨候其时，病可与期，失时反候者，百病不治。故曰：刺实者，刺其来也[17]。刺虚者，刺其去也[18]。此言气存亡之时，以候虚实而刺之。是故谨候气之所在而刺之，是谓逢时。在于三阳，必候其气在于阳而刺之；病在于三阴，必候其气在阴分而刺之。水下一刻[19]，人气在太阳；水下二刻，人气在少阳；水下三刻，人气在阳明；水下四刻，人气在阴分[20]。水下五刻，人气在太阳；水下六刻，人气在少阳；水下七刻，人气在阳明；水下八刻，人气在阴分。水下九刻，人气在太阳；水下十刻，人气在少阳；水下十一刻，人气在阳明；水下十二刻，人气在阴分。水下十三刻，人气在太阳；水下十四刻，人气在少阳；水下十五刻，人气在阳明；水下十六刻，人气在阴分。水下十七刻，人气在太阳；水下十八刻，人气在少阳；水下十九刻，人气在阳明；水下二十刻，人气在阴分。水下二十一刻，人气在太阳；水下二十二刻，人气在少阳；水下二十三刻，人气在阳明；水下二十四刻，人气在阴分；水下二十五刻，人气在太阳，此半日之度也。从房至毕一十四舍[21]，水下五十刻，日行半度[22]。回行一舍[23]，水下三刻与七分刻之四[24]。大要曰常以日之加于宿上也[25]，人气在太阳，是故日行一舍，人气行三阳行与阴分[26]，常如是无已，天与地同纪，纷纷盼盼[27]，终而复始，一日一夜，水下百刻而尽矣。

【注释】

[1]出入之合：指卫气日出经、夜入脏的循行会合情况。

[2]日有十二辰，子午为经，卯酉为纬：一日之中，有十二个时辰，即子、丑、寅、卯、辰、巳、午、未、申、酉、戌、亥。它既是周日十二辰，也是周天十二分位。太阳上中天，为午时正位，也是午时正刻，主正南方；太阳下中天，为子时正位，也是子时正刻，主正北方。平旦为卯时正刻和正位，主正东方；日没为酉时正刻正位，主正西方。但平旦与日没均以春分日与秋分日为基准定其卯酉。又把十二地支作为黄道分位，主十二月。十一月建子，黄道子位为冬至点。五月建午，黄道午位为夏至点。二月建卯，黄道卯位为春分点。八月建酉，黄道酉位为秋分点。余月类推。黄道午南子北，故称子午为经。黄道卯东酉西，故称卯酉为纬。又称南北为经，东西为纬。

[3]天周二十八宿：天周，指天球黄道一周。二十八宿，黄道附近的二十八星宿，分东南西北四方，每方七宿。详见《五十营》篇注。

[4]房昴为纬：房，为东方七宿的房宿，在卯位。昴，为西方七宿中的昴宿，在酉位。故以二十八宿而论，房昴为黄道之纬。

[5]虚张为经：虚，为北方七宿中的虚宿，居子位。张，为南方七宿中的张宿，居午位。二十八宿虚张分居北南，故虚张为黄道之经。

[6]房至毕为阳：从东方房宿南行，经南方七宿，再西行行至西方毕宿，为黄道南纬十四宿。从时令而论，是从春分日始，经夏至，到秋分日。以一日而论，从卯时，经午时，至酉时。这都是太阳运行黄道南纬十四宿的时段，

故称房至毕为阳。

[7]昴至心为阴：从西方昴宿北行，经北方七宿，再东行至东方心宿为黄道北纬十四宿。时令是从秋分日始，经冬至，到春分日。以一日而论，从酉时，经子时，至卯时。这都是太阳运行黄道北纬十四宿的时段，故称昴至心为阴。

[8]周于五藏：卫气运行周遍五脏。

[9]小指：指足小趾。

[10]五指：为足五趾。

[11]日行一舍：太阳一昼夜历行二十八宿，日行一舍，亦即日行一宿。舍，宿也。

[12]人气行一周与十分身之八：《针灸甲乙经》"行"字之后有"于身"二字。人气，指卫气，行于身一周与十分身之八，指日行一舍的时间内，卫气在人体运行一又十分之八周。周，周次。下文均以一又十分之八周次递增。

[13]阴藏一周与十分藏之八：此指阴脏的一又十分之八周次。五脏行尽为一周。

[14]卧起之时有早晏：卧起之时，指入睡与起床的时间。有早晏，有早有晚。晏，晚也。

[15]奇分不尽故也：是指一又十分之八周乘以二十八，所得之数为五十又十分之四周次。一昼夜五十周次之外，尚有十分之四周次的奇数。它决定人们卧起有早有晚。

[16]上下往来不以期：不以期，《针灸甲乙经》作"不已其"。"其"字连下读。上下往来不已，指卫气上下往来运行不休止。

[17]刺实者，刺其来也：刺实证，要迎其经气而治，首先了解昼夜之间在一定时间内卫气在人体运行的分位，然后候其来时而刺之。这也是一种泻的方法。

[18]刺虚者，刺其去也：刺虚证，要候经气去时而刺之，这是补的方法。

[19]水下一刻：是以壶漏百刻制计算。

[20]阴分：指足少阴肾经。

[21]从房至毕一十四舍：指黄道南纬十四宿，即房宿至毕宿。

[22]日行半度：太阳运行半周天。

[23]回行一舍：回，《针灸甲乙经》作"日"，"日"字为是。另据《针灸甲乙经》在本句之上尚有"从昴至心，亦十四舍，水下五十刻，终日之度

也"十八字。本文脱却。

[24]水下三刻与七分刻之四：日行一舍的时间即是壶漏百刻制三又七分之四刻。亦即百刻除以二十八所得之数。

[25]大要曰常以日之加于宿上也：《针灸甲乙经》作"大要常以日加之于宿上也"。大要，大略而言。日加之于宿上，指太阳一宿行尽，另一宿开始之时。

[26]阴分：仍指足少阴肾经。

[27]纷纷盼盼：纷，纷乱。此作"复杂"解。盼，音趴（pā），作"规整、条理"解。纷纷盼盼，指卫气依据日行二十八星宿分度而运行于五脏和十二经脉，看起来纷乱而又复杂，其实是有规律的。

【语译】

黄帝问岐伯：我想听你谈谈卫气是怎样运行于阴阳表里的，又怎样相会的？岐伯说：一年有十二个月，一天有十二个时辰，子午分别位居南北为经，卯酉分别位居东西为纬。天周有二十八个宿星，分布在东南西北四方，每一方各自有七个宿星，共计二十八星宿。房宿居东方，昴宿居西方，所以房昴为纬；虚宿居北方，张宿居南方，所以虚张为经。从东方的房宿，经过南方再向西方到毕宿，所以房至毕为阳；从西方的昴宿，经过北方再向东方到心宿，属阴，所以昴至心为阴。卫气的运行，在一日一夜之中，要循行于全身五十周次，白天行于阳分二十五周次，夜间行于阴分二十五周次，并周行于五脏之间。

到平旦之时，卫阳之气在阴分已行尽二十五周次，出于目，眼睛张开，卫气开始从目内眦上行于头部，沿项后足太阳经下行，再沿着背部向下，到足小趾外侧端。其散行的，从目锐眦别出，向下沿手太阳经，下行至手小指外侧端。另一条散行的，亦从目锐眦别出，沿足少阳经下行注入足小趾、次趾之间。另一部又从上循手少阳三焦经的所过部位，下行到手小指、次指之间。从手少阳别行的，行至耳前，合于颔部经脉，注于足阳明经，向下行至足背，散入五趾之间。又一条散行的，从耳根向下，沿手阳明经，入手大指、次指端，再络入掌中。至于卫气从足阳明经抵达足部，进入足心，出内踝，入足少阴经，由足少阴经行于阴分，循少阴之别，上行复合于目，交会于足太阳经的睛明穴。这是卫气运行一周的顺序，因其周而复始地运行，始于手足六阳经，终于足少阴经而复合于目，所以称为一周。晨起太阳运行一舍的时间，卫气行身一又十分之八周；运行二舍的时间，卫气行身三又十分之六周；运行三舍，卫气行身五又十分之四周；运行四舍，卫气行身七又十分之二周；运行五舍，卫气行身九周；运行六舍，卫气行身十又十分之八周；运行七舍，卫气行身十二又十分之六周；运行十四舍，卫气行身二十五又十分之二周，白天结束而进入夜间，这时卫气行尽于阳而进入阴。刚进入阴分时，通常是由足少阴经传注于肾脏，由肾脏注入心脏，由心脏注入肺脏，由肺脏注入肝脏，由肝脏注入脾脏，由脾脏再传到肾脏为一周。和白天卫气行于阳分二十五周一样，夜间行于阴分也是二十五周，所以夜间运行一舍的时间，卫气行于阴分也是一又十分之八周，卫气行于阴分二十五周以后，从目内眦出而进入阳分。一日一夜运行五十又十分之四周，每舍卫气运行一又十分之八周来计算，行于阳分时多出十分之二周，行于阴分时也多出十分之二周，这样共多出十分之四周的余数，人们睡和醒的时间有早有晚的不同，就是这些余数造成的。

黄帝说：卫气在人体内的循行，上下往来的时间不固定，怎样候气而针刺呢？伯高说：昼夜阴阳的多少不同，有时天长，有时天短，春夏秋冬四季，昼夜长短都有一定的规律。可根据太阳刚出的时候为准，此时标志着夜尽昼始，为卫气行于阳分的开端。昼夜水漏百刻计时，所以二十五刻恰是半天的度数，卫气就是依着时间的推移而循环不止，到了日入，白昼结束，根据日出日入来确定昼夜，再根据昼夜长短来判断卫气的出入情况，作为针刺候气的标准。针刺时，要候其气至再下针，才可如期而愈；若失去时机，违反了候气的原则，则任何疾病都不能治愈。候气而刺的方法，对于实证，是迎其气之来而刺，属于泻法；对于虚证，是随其气之去而刺，属于补法。这是针对邪气的盛衰留去，诊候疾病的虚实而进行针刺。所以说：谨慎地候察气的所在而进行针刺，就叫作逢时。病在三阳的，必候气在阳分时进行针刺；病在三阴经，必候气在阴分时进行针刺。

水下一刻时，卫气行于手足太阳经；水下二刻，卫气行于手足少阳经；水下三刻，卫气行于手足阳明经；水下四刻，卫气行于足少阴肾经；水下五刻，卫气行于手足太阳经；水下六刻，卫气行于手足少阳经；水下七刻，卫气行于手足阳明经；水下八刻，卫气行于足少阴肾经；水下九刻，卫气行于手足太阳经；水下十刻，卫气行于手足少阳经；水下十一刻，卫气行于手足阳明经；水下十二刻，卫气行于足少阴肾经；水下十三刻，卫气行于手足太阳经；水下十四刻，卫气行于手足少阳经；水下十五刻，卫气行于手足阳明经；水下十六刻，卫气行于足少阴肾经；水下十七刻，卫气行于手足太阳经；水下十八刻，卫气行于手足少阳经；水下十九刻，卫气行于手足阳明经；水下二十刻，卫气行于足少阴肾经；水下二十一刻，卫气行于手足太阳经；水下二十二刻，卫气行于手足少阳经；水下二十三刻，卫气行于手足阳明经；水下二十四刻，卫气行于足少阴肾经；水下二十五刻，卫气行于手足太阳经。这是半日的度数。从房宿到毕宿太阳运转一十四舍，水下五十刻，日行半个周天；从昴宿到心宿，也是运转十四舍，水下五十刻，又运转半个周天。合起来，水下一百刻，运转二十八舍一周天。太阳每环转一宿，水下三又七分之四刻。大略说来，日行每值宿上时，卫气恰恰运行在手足太阳经，而每当转完一宿的时间，卫气也恰恰运行过三阳与阴分，再至日行到下一宿，卫气又下行于手足太阳经，这样周行不已，同自然界天体的运行有规律地配合着。卫气在人体内的运行，虽然纷繁，但却是有条不紊的，一周接着一周，终而复始，一日一夜水下百刻的时间，恰好在人体内运行五十周完毕。

【评介】

卫气行，是介绍卫气在人体昼夜之间的循行情况。本文从天人相应的观点出发，阐发人体气机在自然天体和时间节律的影响下有规律地运行，这种思想无疑是正确的。因为人体生物钟的存在以及天体日月对人体影响问题，已被现代科学所证实。然而纵观本篇内容，显然是古人的想象和杜撰。抛开文章内容的真实性与科学性不论，单就文理，其前后抵牾与错误常交相出现。首先，二十八星宿之间不是等距离的，其距离有的相差甚远，而文中显然是以等距离来对待的。日行一舍，气行一点八周，日行二十八舍，气行五十点四周。而此零点四周之余数，是造成人们卧起早晚的原因，这无疑是自圆其说的牵强附会之词。另外，岐伯所论与伯高所论内容中，卫气运行周次及阴分阳分的运行比例，也矛盾迭出，其数次也前后不合。故本篇文义前后抵触龃龉互见，读者宜详之。

九宫八风第七十七

【原文】

太一常以冬至之日[1]，居叶蛰之宫四十六日[2]，明日居天留四十六日[3]，明日居仓门四十六日，明日居阴洛四十五日，明日居天宫四十六日，明日居玄委四十六日，明日居仓果四十六日，明日居新洛四十五日，明日复居叶蛰之宫，曰冬至矣。太一日游，以冬至之日[4]，居叶蛰之宫，数所在日[5]，从一处[6]，至九日[7]，复反于一[8]，常如是无已，终而复始。太一移日[9]，天必应之以风雨[10]，以其日风雨则吉[11]，岁美民安少病[12]矣，先之则多雨[13]，后之则多汗[14]。太一在冬至之日有变[15]，占在君[16]；太一在春分之日有变，占在相；太一在中宫之日有变[17]，占在吏；太一在秋分之日有变，占在将；太一在夏至之日有变，占在百姓。所谓有变者，太一居五宫之日[18]，病风折树木，扬沙石。各以其所主占贵贱[19]，因视风所从来而占之[20]。风从其所居之乡来为实风[21]，主生，长养万物。从其冲后来为虚风[22]，伤人者也，主杀主害者，谨候虚风而避之[23]，故圣人日避虚邪之道[24]，如避矢石然[25]，邪弗能害，此之谓也。是故太一入徙立于中宫[26]，乃朝八风[27]，以占吉凶也[28]。风从南方来，名曰大弱风，其伤人也，内舍于心，外在于脉，气主热。风从西南方来，名曰谋风，其伤人也，内舍于脾，外在于肌，其气主为弱。风从西方来，名曰刚风，其伤人也，内舍于肺，外在于皮肤，其气主为燥。风从西北方来，名曰折风，其伤人也，内舍于小肠，外在于手太阳脉，脉绝则溢[29]，脉闭则结不通，善暴死。风从北方来，名曰大刚风，其伤人也，内舍于肾，外在于骨与肩背之膂筋，其气主为寒也。风从东北方来，名曰凶风，其伤人也，内舍于大肠，外在于两胁腋骨下及肢节。风从东方来，名曰婴儿风，其伤人也，内舍于肝，外在于筋纽[30]，其气主为身湿。风从东南方来，名曰弱风，其伤人也，内舍于胃，外在肌肉，其气主体重。此八风皆从其虚之乡来[31]，乃能病人。三虚相搏[32]，则为暴病卒死。两实一虚[33]，病则为淋露寒热。犯其雨湿之地，则为痿。故圣人避风，如避矢石焉。其有三虚而偏中于邪风[34]，则为击仆偏枯[35]矣。

合八风虚实邪正

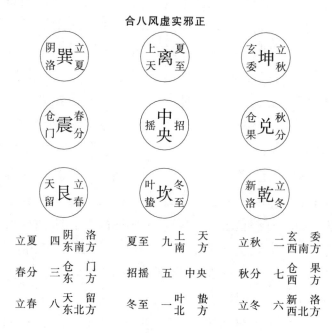

立夏	四	阴洛 东南方	夏至	九	上天 南方	立秋	二	玄委 西南方
春分	三	仓门 东方	招摇	五	中央	秋分	七	仓果 西方
立春	八	天留 东北方	冬至	一	叶蛰 北方	立冬	六	新洛 西北方

图一　《灵枢·九宫八风》图

【注释】

[1]太一常以冬至之日：太一，又称北辰，即北极星。它居于天北极，一年四季昼夜不动，是古人标定方位和定四时的标志。其定四时又以运行于外围的斗星来确定。常，是恒常之义。冬至之日，是太阳在黄道运行至北极点的日期，也是斗柄指向子位之时，它标志着一个太阳历年的结束，另一个太阳历年的开始。太一，古人奉其为天帝，认为在一年之内，他游行八方，实质是以斗星之柄来指代，其起始点以冬至之日为基准。详见后文评介内容。

[2]居叶蛰之宫四十六日：居，居留，实质为斗柄运行。叶蛰之宫，为九宫之一，古人以北辰太一为中心，将天圆分为九个区域，外围八方四正四隅

各一宫，另加中央共九宫（见图一），依次是正北方叶蛰，东北方天留，正东方仓门，东南方阴洛，正南方上天，西南方玄委，正西方仓果，西北方新洛，中央中宫。四十六日，是一个太阳历年三百六十五日的八分之一的近似数，是太一在八宫的一宫中所居留的日期。下文依此。

[3]明日居天留四十六日：明日，指第一个四十六日后的第二天，也是居留天留宫的第一天。这样于天留宫再居留四十六日。下文依此。

[4]太一日游，以冬至之日：太一按日期游行，以冬至之日为起点。日游，按日期游行于八宫，即每宫四十六日或四十五日。

[5]居叶蛰之宫，数所在日：此指居留叶蛰之宫所在的日数。

[6]从一处：从第一宫处开始。

[7]至九日：八宫游完后的第九阶段的起始日，即新的一年的冬至日。九日，非第九日，而是八尽而九始，乃为新的一年居叶蛰宫的起始日。

[8]复反于一：即八尽而九始，九始，又是新一年的第一宫。八宫行尽而复反于第一宫叶蛰。

[9]太一移日：太一移往另一宫的第一日。太一移日，正中八节，即冬至日起始，经四十六日（或四十五日），立春日至天留宫，春分日至仓门宫，立夏日至阴洛宫，夏至日至上天宫，立秋日至玄委宫，秋分日至仓果宫，立冬日至新洛宫，冬至日，即所谓九日，仍移回叶蛰宫。

[10]天必应之以风雨：交八节之日，即太一移宫之日，天常有风雨之应。

[11]以其日风雨则吉：交八节之日，天如有风雨之应，乃风调雨顺之吉兆。

[12]岁美民安少病：八节之日有风雨吉兆，预示这一年岁美年丰，人民安居乐业，少灾无病。

[13]先之则多雨：先之，指交节前有风雨出现。多雨，指这一年多雨水。

[14]后之则多汗：汗，《黄帝内经太素》作"旱"。"旱"为是。后之则多旱，交节后出现风雨，这一年则雨少而出现旱情。

[15]太一在冬至之日有变：指冬至之日天气有骤然变化。变，指灾变。

[16]占在君：占，占卜，预示之义。君，君王。占在君，预示君王的变故。

[17]太一在中宫之日有变：中宫之日，指立春、立夏、立秋、立冬四隅之日。中宫属土气，寄位于四隅。

[18]居五宫之日：实指八节之日的四正，为冬至、春分、夏至、秋分，

为四宫。四隅为立春、立夏、立秋、立冬，均为中宫用事，故称五宫。

[19]各以其所主占贵贱：各以其所主，指五宫之日所主的君、相、吏、将、百姓。贵贱，指以上五种阶层人的社会地位而言。

[20]因视风所从来而占之：依据所观测到的风向而预示。风所从来，风从何方而来。

[21]从其所居之乡来为实风：所居之乡，指八节所居的方位，即冬至居正北方，立春居东北方等，下以次推。风从其所居之乡来，指冬至之日风从北方来，立春之日风从东北方来等，下以次推。实风，指自然正气，即有利于万物长养的正常气候。

[22]从其冲后来为虚风：冲，迎也，指对面。风从其冲后来，指风从八节所居之乡对面后方来。如冬至居正北方子位，而是日风从正南方午位来，下以次推。虚风，自然邪气，即有害于万物的异常气候。

[23]谨候虚风而避之：在八节之日，谨慎地测候不正之气而躲避它。

[24]圣人日避虚邪之道：圣人在一定时日躲避虚邪的法则。道，法则、规律。

[25]如避矢石然：如同在战场上躲避箭矢礌石一样。

[26]入徙立于中宫：入徙，迁徙游行。中宫，此指天极中宫。

[27]乃朝八风：朝，临极位而朝观。朝八风，观测八方之风之顺逆。

[28]以占吉凶也：以预测天下万物之顺逆。

[29]脉绝则溢：脉绝，指脉绝不至。溢，邪气泛滥。

[30]筋纽：筋相连结处。

[31]其虚之乡来：即冲后来之风。

[32]三虚相搏：三虚，指乘年之衰、逢月之空、失时之和。相搏，相结合。见《岁露》篇。

[33]两实一虚：只犯一虚。

[34]其有三虚而偏中于邪风：乘三虚之时而邪风偏中于身。

[35]击仆偏枯：击仆，猝然昏倒。偏枯，半身不遂。

【语译】

太一，常从冬至开始，游居正北方叶蛰宫四十六天；期满之后的下一天，交立春，就移居东北方天留宫四十六天；期满之后的下一天，交春分，就移居正东方仓门宫四十六天；期满的下一天，交立夏，就移居东南方阴洛宫四十五天；期满的下一天，交夏至，就移居正南方上天宫四十六天；期满的下一天，交立秋，就移居西南方玄委宫四十六天；期满的下一天，交秋分，就移居正西方仓果宫四十六天；期满的下一天，交立冬，就移居西北方新洛宫四十五天；期满后的下一天，重又回到叶蛰宫，又到了冬至日。

太一游宫的规律，以节气言，是开始于冬至日，以方位言，是开始居于正北叶蛰宫，以此作为第一阶段的第一天。到第九阶段的头一天，重又回到正北叶蛰宫，经常这样循环不休，终而复始地轮转着。

太一从一宫转向下一宫的第一天，也就是每逢交节的日子，如果当天和风细雨，是吉利的象征，这样的年份，必然风调雨顺，五谷丰登，民生安泰，很少生病。假若交节之前有风雨，是气候有余，就会多雨；交节之后出现风雨，是气候不足，就会多旱。

太一在交冬至的那一天，天气有灾变，占验在君；在交春分的那一天，天气有灾变，占验在相；在中宫的那天，天气有灾变，占验在吏；在交秋分的那天，气候有灾变，占验在将；在交夏至的那天，气候有灾变，占验在百姓。所谓气候有灾变，是指太一在以上五宫交节之日，气候发生突变，出现折断树木、飞沙走石的狂风，这种气候，根据不同的节气，其伤害性各有所主，因此占测受病者的身份，也各有不同。

应当察看风向的来路，作为预测气候的依据。凡是风来自当令所主的方位，与季节相适应的，叫作实风，主生长，养育万物；若风从当令相对的方位而来，与季节相抵触的，叫作虚风，它能够伤人致病，主摧杀，是残害于万物的。测知这种气候，必须注意预防，对于有养生素养的圣人来说，能及时防避虚邪贼风，要像躲避箭矢礌石一样，从而使外邪不能侵害，就是这个意思。

所以太一移居中宫，确立它为定向的标准，然后根据游宫的方位以定八风的逆顺，来推测气象的吉凶。

从南方来的风，名叫大弱风，它伤害到人体，内可侵入于心，外在于血脉，其气主为热性病。

从西南方来的风，名叫谋风，它伤害到人体，内可侵入于脾，外在于肌肉，其气主为衰弱病。

从西方来的风，名叫刚风，它伤害到人体，内可侵入于肺，外则留于皮肤之间，其气主为燥病。

从西北方来的风，名叫折风，它伤害到人体，内可侵入小肠，外在于手太阳经脉，若其脉气竭绝，则邪气泛滥，若其脉气闭塞，则结聚不通，往往会突然死亡。

从北方来的风，名叫大刚风，它伤害到人体，内可侵入于肾，外在于骨骼和肩背的脊筋部，其气主为寒性病。

从东北方来的风，名叫凶风，它伤害到人体，内可侵入大肠，外在两胁腋骨下及上肢关节部发病。

从东方来的风，名叫婴儿风，它伤害到人体，内可侵入于肝，外在于筋的相结之处，其气主为身湿病。

从东南方来的风，名叫弱风，它伤害到人体，内可侵入于胃，外在于肌肉，其气主为身体沉重的病。

上述八风，凡是从当令季节相对的方向而来的都属于虚邪贼风，所以它能害人生病。如果人体虚衰，又逢天运三虚的乘年之衰，逢月之空，失时之和，内外相因，就会得暴病，突然死亡。如果三虚之中只犯一虚而两实，也能发生疲困、寒热相间的病。或犯雨湿之地，便会发生痿病。所以深知养生之道的圣人，预防虚邪贼风，好像躲避矢石那样。不然的话，如果逢三虚，就有可能偏中于邪风，突然昏仆倒地，引起半身不遂。

【评介】

九宫，是以天北极星为中心，另将其外围分为八个区域而合为九宫。外围八宫，实质是以斗星在一年之内四季八节的指向来确立的。八风，是指四正四隅八方之风。依据八节时日的不同风向来判断其邪正，从而预测其对人类万物的不同影响，进一步指导人们对疾病的预防，这可谓是本文的思想宗旨，故以"九宫八风"命其篇名。

本篇力图运用天文气象来指导医学实践，现对于其中的一些有关天象的基本知识，作一简单介绍。

首先介绍一下本文的九宫图，图一中所排列的九个圆圈，即为九宫图示。居中者，即中宫，称中央招摇，是北极星所处的位置。然后定四方，为上南、下北、左东、右西。实质上这是北斗七星的斗柄于夏至、冬至、春分、秋分所指的方向。正北方为子位，八卦属坎位，时在冬至，为八宫的第一宫叶蛰；然后以顺时针方向至东北方的天留宫，时在立春，八卦艮位；正东方卯位为仓门宫，时在春分，八卦震位；东南方阴洛宫，时在立夏，八卦巽位；正南方午位为上天宫，时在夏至，八卦离位；西南方为玄委宫，时在立秋，八卦坤位；正西方酉位为仓果宫，时在秋分，八卦兑位；西北方为新洛宫，时在立冬，八卦乾位。这样八方的四正四隅及八节的二至二分和四立就确立了。图上一行字"合八风虚实邪正"，意在说明以此图所示，八方确立后，再依据八节的风向，虚实邪正就分明了。值得说明的一点是，本图以及后来张景岳《类经图翼》中的"太一游宫图"，均为顺时针方向转动。这样便成了俯看图，不知是方法的区别，还是一时的谬误，于实地观测很不方便。实际斗星运转是逆时针方向，应为上南下北，左西右东，这样才与面北仰观时相符。我们在后面介绍。

我们谈一下"太一游宫"的天文学道理。所谓的"太一"，是指北极星而言。北极星古称北辰，它是北半球夜晚定方向的标志，它一年四季居中不动，这是因为它是地球北极轴所指之位，此处又称天极。实质上北极星距天极仍有一度稍多，姑不论。北极星附近有七颗较明亮的星，其排列形状很像古时淘酒的斗，这就是著名的北斗七星，即现代天文学的大熊座。这七颗星靠近北极星的四颗称天枢、天璇、天玑、天权，构成斗，又称魁。外端的三颗称玉衡、开阳、摇光，构成柄，又称勺。假如我们每天夜晚面北仰观天极附近的星空，就会发现斗星一年之中正好绕极星一周，以傍晚为准，春分时斗柄指向东方，夏至时斗柄指向南方，秋分时斗柄指向西方，冬至时斗柄指向北方。这与我国传统的四季配四方正好吻合，所以古谚有"斗柄指东，天下皆春；斗柄指南，天下皆夏；斗柄指西，天下皆秋；斗柄指北，天下皆冬"的说法。它如同天上的年钟，以北极星为轴，以斗星为指针，一年之中由东而南（上方），由南而西，由西而北（下方），再由北而东呈逆时针方向旋转一周。它由东而西旋转一周，实质是地球自西向东绕黄道旋转一周的反映。古人依据这种旋转，以斗柄为指针来定四季十二月，这就是所谓的"月建"。所谓"太一游宫"，实质上是观测斗柄在一定时间内移动的区域，《内经》是把极星外周分为八个区域，以合八节。根据本文内容，我们还会发现另一种现象是，古人实质上已把这种天体运行现象赋予浓厚的神话色彩。这与我国古代敬天的思想分不开。把北极星看作天帝，居至尊之位，把斗星看作天帝的车辇，"太一游宫"也有天帝乘车辇巡视四方的含义。这在秦汉时代天文学家的头脑中已是很牢固的观念。《史记·天官书》云："中宫天极星，其一明者，太一常居也；旁三星三公，或曰子属。后勾四星，末大星正妃，余三星后宫之属也……斗为帝车，运于中央，临制四乡，分阴阳，建四时，均五行，移节度，定绪纪，皆系于斗。"再看后世对《史记》这段话的注释，《索隐》

按："春秋合诚图云，紫微（指中宫），大帝室，太一之精也。"《史记正义》："太一，天帝之别名也。"刘伯庄云："太一，天神之最尊贵者也。"我们再看后世医家张景岳的论述："太一，北辰也。按《西志》曰：中宫，天极星，其一明者，太一之常居也。盖太者，至尊之称，一者，万数之始，为天元之主宰。故曰：太一，即北极也。北极居中不动，而斗运于外，斗有七星，附者一星，自一至四为魁，自五至七为杓，斗杓旋指十二辰，以建时节，而北极统之，故曰北辰。"根据以上种种，不难看出，"太一游宫"实质上是科学与神话的混合产物。

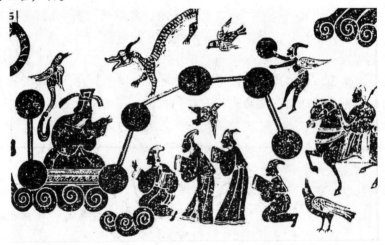

图二　东汉画像石刻中的北斗七星图

图二取自汉武梁祠石刻，北斗七星已俱车形，天帝乘坐其中，并临制四方。

正因为本篇内容染有一定的神学色彩，故某些论述不免失之科学。如"太一在冬至之日有变，占在君"等论点，颇涉唯心谶纬之说，读者宜详之。

卷之十二

九针论第七十八

【原文】

黄帝曰：余闻九针于夫子，众多博大矣，余犹不能寤[1]，敢问九针焉生[2]？何因而有名[3]？岐伯曰：九针者，天地之大数也，始于一而终于九。故曰：一以法天[4]，二以法地，三以法人，四以法时，五以法音，六以法律[5]，七以法星，八以法风，九以法野。黄帝曰：以针应九之数奈何？岐伯曰：夫圣人之起天地之数也，一而九之，故以立九野[6]，九而九之，九九八十一，以起黄钟[7]数焉，以针应数也。一者天也，天者阳也，五藏之应天者肺，肺者五藏六府之盖也，皮者肺之合也，人之阳也。故为之治针[8]，必以大其头而锐其末，令无得深入而阳气出[9]。二者地也，人之所以应土者肉也。故为之治针，必筒其身而员其末[10]，令无得伤肉分，伤则气得竭。三者人也，人之所以成生者血脉也。故为之治针，必大其身而员其末[11]，令可以按脉勿陷，以致其气，令邪气独出。四者时也，时者四时八风之客于经络之中，为瘤病[12]者也。故为之治针，必筒其身而锋其末[13]，令可以泻热出血，而瘤病竭[14]。五者音也，音者冬夏之分，分于子午[15]，阴与阳别，寒与热争，两气相搏，合为痈脓者也。故为之治针，必令其末如剑锋[16]，可以取大脓。六者律也，律者调阴阳四时而合十二经脉[17]，虚邪客于经络而为暴痹者也。故为之治针，必令尖如氂[18]，且员且锐，中身微大，以取暴气[19]。七者星也，星者人之七窍，邪之所客于经，而为痛痹，舍于经络者也。故为之治针，令尖如蚊虻喙[20]，静以徐往，微以久留，正气因之，真邪俱往，出针而养者也。八者风也，风者人之股肱八节[21]也，八正之虚风[22]，八风伤人，内舍于骨解腰脊节腠理之间，为深痹也。故为之治针，必长其身，锋其末，可以取深邪远痹。九者野也，野者人之节解皮肤之间也，淫邪流溢[23]于身，如风水之状，而溜不能过于机关大节者也。故为之治针，令尖如挺[24]，其锋微员，以取大气之不能过于关节者也。黄帝曰：针之长短有数乎？岐伯曰：一曰镵针者，取法于巾针[25]，去末寸半，卒锐之[26]，长一寸六分，主热在头身也。二曰员针，取法于絮针[27]，筒其身而卵其锋，长一寸六分，主治分间气[28]。三曰锟针，取法于黍粟之锐[29]，长三寸半，主按脉取气，令邪出。四曰锋针，取法于絮针，筒其身，锋其末，长一寸六分，主痈热出血[30]。五曰铍针，取法于剑锋，广二分半，长四寸，主大痈脓[31]，两热争者也。六曰员利针，取法于氂针，微大其末，反小其身，令可深内也，长一寸六分，主取痈痹[32]者也。七曰毫针，取法于毫毛[33]，长一寸六分，主寒热痛痹在络者也。八曰长针，取法于綦针[34]，长七寸，主取深邪远痹者也。九曰大针，取法于锋针[35]，其锋微员，长四寸，主取大气不出关节者也。针形毕矣，此九针大小长短法也。黄帝曰：愿闻身形应九野奈何？岐伯曰：请言身形之应九野也，左足应立春，其日戊寅己丑。左胁应春分，其日乙卯。左手应立夏，其日戊辰己巳。膺喉首头应夏至，其日丙午。右手应立秋，其日戊申己未。右胁应秋分，其日辛酉。右足应立冬，其日戊戌己亥。腰尻下窍应冬至，其日壬子。六府膈下三藏应中州[36]，其大禁[37]，大禁太一所在之日及诸戊己[38]。凡此九者，善候八正所在之处，所主左右上下身体有痈肿者，欲治之，无以其所直之日溃治之[39]，是谓天忌日也。形乐志苦[40]，病生于脉，治之以灸刺。形苦志乐，病生于筋，治之以熨引[41]。形乐志乐，病生于肉，治之以针石。形苦志苦，病生于咽喝，治之以甘药[42]。形数惊恐，筋脉不通，病生于不仁，治之以按摩醪药[43]。是谓形。五藏气：心主噫，肺主咳，肝主语，脾主吞，肾主欠。六府气：胆为怒，胃为气逆哕，大肠小肠为泄，膀胱不约为遗溺，下焦溢为水。五味：酸入肝，辛入肺，苦入心，甘入脾，咸入肾，淡入胃，是谓五味。五并[44]：精气并肝则忧，并心则喜，并肺则悲，并肾则恐，并脾则畏，是谓五精之气并于藏也。五恶：肝恶风，心恶热，肺恶寒，肾恶燥，脾恶湿，此五藏气所恶也。五液：心主汗，肝主泣，肺主涕，肾主唾，脾主涎，此五液所出也。五劳[45]：久视伤血，久卧伤气，久坐伤肉，久立伤骨，久行伤筋，此五久劳所病也。五走[46]：酸走筋，辛走气，苦走血，咸走骨，甘走肉，是谓五走也。五裁[47]：病在筋，无食酸；病在气，无食辛；病在骨，无食咸；病在血，无食苦；病在肉，无食甘。口嗜而欲食之[48]，不可多也，必自裁[49]也，命曰五裁。五发：阴病发于骨，阳病发于血，以味发于气[50]，阳病发于冬，阴病发于夏。五邪：邪入于阳，则为狂；邪入于阴，则为血痹；邪入于阳，转则为癫疾；邪入于阴，转则为喑[51]；阳入之于阴，病静；阴出之于阳，病喜怒。五藏：心藏神，肺藏魄，肝藏魂，脾藏意，肾藏精志也。五主：心主脉，肺主皮，肝主筋，脾主肌，肾主骨。阳明多血多气，太阳多血少气，少阳多气少血，太阴多血少气，厥阴多血少气，少阴多气少血。故曰刺阳明出血气，刺太阳出血恶气[52]，刺少阳出气恶血，刺太阴出血恶气，刺厥阴出血恶气，刺少阴出气恶血也。足阳明太阴为表里，少阳厥阴为表里，太阳少阴为表里，是谓足之阴阳也。手阳明太阴为表里，少阳心主为表里，太阳少阴为表里，是谓手之阴阳也。

【注释】

[1]寤：同悟，此作领会、理解之义解。

[2]九针焉生：指九种针具的功用原理是依据什么产生的。

[3]何因而有名：其命名的依据是什么。

[4]法天：法，取法、效法之义，此作遵循解。天，指上天。

[5]律：指六律。

[6]九野：指天地四正四隅加中央。野，分野。

[7]黄钟：为十二律吕之首，十二律吕又称六律，是古代音乐学中十二个绝对音高的定音乐器，用竹管做成，再依竹管的长短定音高，黄钟长三寸九分。《吕氏春秋·古乐》："昔黄帝令伶伦作为律，伶伦自大夏之西，乃之阮隃

之阴，取竹于嶰溪之谷以生，空窍厚钧者，断两节间，其长三寸九分，吹之以为黄钟之宫。"

[8]治针：指针具的形状及长短的制作规范和使用方法。

[9]令无得深入而阳气出：因为这种针具的形状是头大末尖，以使其不要刺得太深而致阳气外泄。

[10]筒其身而员其末：针身呈管状而末端呈圆卵状。

[11]大其身而员其末：针身粗大而末端呈圆卵状。

[12]瘤病：此指气血聚积的有形之病。

[13]锋其末：指末端呈刃状而锋利。

[14]瘤病竭：瘤病，指有形而经久不愈的疾病。竭，此作"痊愈"解。

[15]音者冬夏之分，分于子午：音，指五音，五音以配五时，即春、夏、长夏、秋、冬。分于子午，子为正北方，为阴极之位，时在冬至，午为正南方，为阳极之位，时在夏至。

[16]如剑锋：如剑刃之锋。

[17]律者调阴阳四时而合十二经脉：律，指六律，实为律吕十二，又称十二律吕，以应四季十二月，其于人体则应十二经脉。

[18]氂：音毛（máo），本指牛或马尾端的长毛，长而柔韧。《淮南子·说山训》注："毛之强曲者。"

[19]暴气：此指突发疾病。

[20]蚊虻喙：蚊，蚊虫。虻，虻虫，又称牛虻。喙，指蚊虻的嘴。

[21]股肱八节：连接股骨和肱骨的八个关节，即两肘、两肩、两膝、两髋。

[22]八正之虚风：即八方之虚邪贼风，见《九宫八风》篇。

[23]淫邪流溢：淫邪，泛指外邪。流溢，指邪气蔓延。

[24]尖如挺：挺，同梃，为端尖而身圆的铁杖。此指针具端尖身圆而粗大如梃。

[25]取法于巾针：取法，依据、仿照之义。巾针，《针灸甲乙经》作"布针"。此指缝制麻布用的针具。

[26]卒锐之：卒，同猝。猝锐之，指尖端陡锐，呈箭矢状。

[27]絮针：缝制棉絮用的针具。

[28]主治分间气："分"下应有"肉"字。此句意为主治分肉间的邪气。

[29]黍粟之锐：指尖端如黍米，即卵圆形。

［30］主痈热出血：主治痈肿所致的热证，其功用是点刺出血。

［31］主大痈脓：主治大痈肿，剖割放脓。

［32］痈痹：似应作"痛痹"，"痈痹"不可解。

［33］取法于毫毛：仿照毫毛而制，针体纤细。

［34］綦针：綦，音其（qí）。綦针，是缝纫用的长体针。

［35］取法于锋针：依上文文例，似应作"取法于梃"。《九针十二原》篇云："大针者，尖如梃。"

［36］中州：指大地中央。

［37］大禁：指针刺的禁忌日期。

［38］太一所在之日及诸戊己：太一所在之日，指八节交替之日，即太一移居八宫的第一天，详见《九宫八风》篇。诸戊己，指干支周期纪日中所有戊日和己日，每个周期六十天，内含六个戊日六个己日。以上均为大禁。

［39］无以其所直之日溃治之：直，同值。所值之日，指大禁之日。溃治，指脓肿的溃治法。

［40］形乐志苦：指形体无病痛而情志苦闷。

［41］熨引：热熨和导引的方法。

［42］病生于咽喝，治之以甘药：咽喝，诸本文字不一，《素问·血气形志》作"咽嗌"。《针灸甲乙经》作"困竭"。杨上善："喝，肺喘声也，有本作渴。"甘药，指甘润之品。

［43］醪药：指酒剂。

［44］五并：指五种精气紊乱疾病。并，交并，紊乱之义。

［45］五劳：指五种劳伤、劳损类疾病。

［46］五走：五种走向。走，走向、趋向。

［47］五裁：五种裁定。裁，定夺。

［48］口嗜而欲食之：饮食偏好。

［49］自裁：自我定夺、自我控制。

［50］以味发于气：《黄帝内经太素》"味"下有"病"字。味病发于气，指五味之病由气机紊乱而发。

［51］转则为喑：转，转化、传变。喑，音哑无声。

［52］出血恶气：出血而勿出气。恶，音义同勿。

【语译】

黄帝说：我听你讲解了许多九针理论，真是博大精深，但我还有些问题不能领悟，请问九种针具的产生和仿造渊源、命名根据、形状特点和适应证是怎样的？

岐伯说：九针的产生，取法于天地大数法则。天地的数理，始于一而终于九，这是天地间万事万物的自然气数。所以九针实际上相应于各种自然现象：第一针取法于天，第二针取法于地，第三针取法于人，第四针取法于四时，第五针取法于五音，第六针取法于六律，第七针取法于七星，第八针取法于八风，第九针取法于九野。

黄帝说：为什么针道和九数相应呢？岐伯说：古代的圣人，创立了天地的数理，是从一到九，因此把大地定为九个分野，九与九相乘，九九八十一，从而建立黄钟之数，九针正与此数相应。

一数比象于天，天属阳。在人体五脏中，肺主呼吸，外与天气相应；肺位最高，为五脏六腑的华盖，犹如苍天覆盖万物一样。肺外合皮毛，皮毛浅在体表，属于阳分，依此制成的针，针的式样，必须针头大而末尖，适于浅刺而限制深刺，用于治疗邪在皮肤的病证，以开泄阳气而又不致太深。

二数比象于地，地属土，人体应于土的是肌肉。因此制成圆针，针的式样，如竹管状，针尖呈圆形，这种针形适用于治疗邪在肌肉的病证，不易损伤肌肉，损伤了就会使脾气衰竭。

三数比象于人。人能够维持生命，赖于血脉。所以为了适应治疗血脉的病证，制成锟针，取其针身大，针尖圆而钝，可以按摩穴位，但不易刺陷经脉之内，可引导正气得以充实，使邪气自然外出，不致因刺入过深，而引邪内陷。

四数比象于四时。若四时八方的风邪，侵入人体的经络中，能使血脉留滞瘀结，而渐成顽固性的病证，因此制成锋针，取其针身长直，针体圆而针尖锋利，用以刺络放血，泻其郁热，能使顽固的疾病得以根除。

五数比象于五音。音为五数，可以界分冬夏，子阴极、午阳极，五居其中。暑往寒来，阴阳消长的变迁，由此可分。在人体如果寒热不调，两气搏结，则形成痈肿脓疡，所以制成铍针，取其针头锋利如剑，可以破取痈疽，排出脓液。

六数，比象于六律。六律分为阴阳，应于四时、十二辰，合于人体十二经脉。如虚邪贼风侵入人的经络，就会暴发痹证。因此制成圆利针，取其针状如长毛，圆而锐利，针身略粗大，适于刺治急病猝发。

七数比象于七星，在人体应于七窍。若邪侵入经络之间，久留不去，就能发生痛痹。所以制成毫针，取其针尖微细，好像蚊虻嘴那样。刺治时，要静候其气，慢慢地进针，轻微地提插，留针的时间要长，正气得到充实，邪气退而真气随之恢复，出针以后，还要继续疗养。

八数，比象于八风，在人应于股肱八处大关节。如果八节的虚邪贼风侵袭人体，就会深入而留止在骨缝腰背关节与腠理之间，成为深潜的痹证，所以制成针具，一定要针身长而针尖锋利，这样就可以刺治邪深病久的痹证。

九数，比象于九野，在人应于周身关节骨缝和皮肤之间。如邪气过盛蔓延于身，出现风水病，这是由于水气流注，不能通过关节，以致肌肤积水为肿。因此要制成大针，取其针形如杖，针锋微圆，针身粗大，用它通利关节、通行大气，以消除积水。

黄帝问：针的长短有一定度数吗？岐伯说：第一种为镵针，其形状，是仿巾针的式样制成，其针头大，在距离针的末端约半寸许，针尖陡锐，状如箭头，针的长度共一寸六分，适应于浅刺，主治热在头身的病证。

第二种圆针，模仿絮针的式样制成，针身圆直如竹管状，针尖卵圆形，长一寸六分，主治邪在分肉间的疾病。

第三种锓针，仿照黍粟的形状，圆而微尖，长三寸半，主要用于按摩经脉，以驱邪外出。

第四种锋针，模仿絮针的式样制成，针身圆直，针尖锋利，长一寸六分，用它泻热，刺络放血。

第五种铍针，模仿剑锋制成，宽二分半，长四寸，主治寒热两气交结，形成痈肿化脓的病证，可用作切刺排脓，以清除热毒。

第六种圆利针，模仿牛尾长毛的形状制成，针尖稍大，针身反小，能使其深刺，长一寸六分，主治痈肿和痹证。

第七种毫针，模仿毫毛的纤细形态制成，长一寸六分，主治邪气在络的寒热痛痹。

第八种长针，模仿綦针的式样制成，长七寸，主治邪深病久之痹证。

第九种叫大针，模仿梃杖的形状制作，针尖略圆而粗大如梃杖，长四寸，主治大气不能通利关节，积水成肿的病证。以上所述，就是九针的形状及其大小长短的法度。

黄帝问：人的身形怎样和九野相应呢？岐伯说：请让我说说身形应九野的情况。春夏属阳，阳气从左而升，自下而上，所以人的左足应于立春，在日辰正当戊寅、己丑；左胁应于春分，在日辰正当乙卯；左手应于立夏，在日辰正当戊辰、己巳；前胸、咽喉、头面应于夏至，在日辰正当丙午，这是阳日气极盛的时候。秋冬属阴，阴气从右而降，自上而下，所以右手应于立秋，在日辰正当戊申己未；右胁应于秋分，在日辰正当辛酉；右足应于立冬，在日辰正当戊戌、己亥；腰、尻、下窍应于冬至，在日辰正当壬子，这是阴气极盛的时候。六腑和肝、脾、肾三脏，都在膈下腹中的部位，应于中宫。针刺人身各部位时，要注意禁忌日期，凡是正交八节的那一天，所谓"太一所在之日"，以及六个戊日或己日，也就是正当中宫土旺用事的时候，都属于大禁日期。

形体安逸而精神苦闷的人，生病多在于脉，治法宜于针灸。身形劳苦，但精神愉快的，生病多在于筋，宜用温熨导引的治法。形体和精神都很舒适，生病多在于肌肉，宜用针砭刺治。形体劳苦，精神也苦闷的人，生病多发生于咽嗌，宜用甘药调治。屡受惊恐形体不安的，易使筋脉之间气血不通，以致肢体麻木不仁，宜于按摩和药酒治疗。这就是五种形态的人生病各自的特点和治法。

五脏之气失调，各有特殊的病状：心气不舒，发为噫气；肺气不利，发为咳嗽；肝气郁结，发为多语；脾气不和，发为吞酸；肾气衰惫，发为呵欠。

六腑之气失调，各有所主的病证：胆气郁而不舒，易于发怒；胃失和降，气逆为吐，为哕；小肠大肠传导失调，则为泄泻；膀胱气虚，不能约束，则为遗尿；下焦水道不通，则积水为肿。

五味入胃后，酸味入于肝，辛味入于肺，苦味入于心，甘味入于脾胃，咸味入于肾。这就是五味各自之所入。

五脏精气相并各有其所生的病证：精气并入于肝，则肝气抑郁，而生忧虑；并于心，而生喜笑；并于肺，而生悲哀；并于肾，而心悸善恐；并于脾，往往胆怯生畏。这就是五脏精气并于一脏所发生的各种病证。

五脏之所恶：肝脏厌恶风，心脏厌恶热，肺脏厌恶寒，肾脏厌恶燥，脾脏厌恶湿。这就是五脏之气的所恶。

五脏化生五液：心主于汗，肝主于泪，肺主于涕，肾主于唾，脾主于涎，这是五液分别出于五脏的情况。

五种劳逸过度所致的损伤：久视劳神，则伤心血；久卧阳气不伸，则伤肺气；久坐脾气不运，则伤肌肉；久立则伤骨，劳损在肾；久行则伤筋，劳损在肝。这是五种久劳所伤。

五味各有走向：酸味入肝，故酸走筋；辛味入肺，故辛走气；苦味入心，故苦走血；咸味入肾，故咸走骨；甘味入脾，故甘走肉。这就是五走。

饮食的五裁：酸性收敛，所以病在筋不能多食酸味；辛能发散，病在气不能多食辛味；咸能软坚，病在骨不能多食咸味；苦能化燥，病在血不能多食苦味；甘能壅满助湿，病在肉不宜多食甘味。即使因嗜好而饮食，也不可多食，必须自己加以节制，适可而止。这叫作五裁。

五病之所发：阴之为病，发病于骨；阳之为病，发病于血；五味为病，发于气不调；冬天阳气在内，所以阳病发于冬；夏天阳气在外，阴气在内，所以阴病发于夏。

邪扰五脏的病变：邪入于阳分，神志受扰，昏乱为狂；邪入于阴分，血脉凝涩，发生痹证；邪气抟聚于上，就发生头部巅顶疾患；邪入于阴，抟聚而不去，就会伤阴，导致喑哑；阳气入于阴分，其病态喜于静默；阳气上逆，由阴出阳，其病态激动易怒。

五脏各有所藏：心藏神，肺藏魄，肝藏魂，脾藏意，肾藏精与志。

五脏功能，各有所主：心主脉，肺主皮毛，肝主筋，脾主肌肉，肾主骨。

阳明多血多气，太阳多血少气，少阳多气少血，太阴多血少气，厥阴多血少气，少阴多气少血。所以说，刺阳明宜出其血气。刺太阳宜出血，不宜出气。刺少阳宜出气而不宜出血。刺太阴，宜出血而不宜出气。刺厥阴，宜出血而不宜出气。刺少阴，宜出气而不宜出血。

阳明胃经与太阴脾经相为表里，少阳胆经与厥阴肝经为表里，太阳膀胱经与少阴肾经为表里，这是足三阴经与足三阳经的表里配合；阳明大肠经与太阴肺经为表里，少阳三焦经与厥阴心包经为表里，太阳小肠经与少阴心经为表里，这是手三阴经和手三阳经的表里配合。

【评介】

九针论，是论述九针理论的篇章。本文为《九针十二原》的姊妹篇，主要讨论九种针具仿造渊源、命名根据、形状特点和适应证，并指出了痈肿取治的禁忌问题。本文还提出了九种针具以外的其他治疗方法，这些方法是依据形志苦乐和疾病部位不同，从而选择灸刺、熨引、砭刺、甘药、按摩、酒剂等不同的措施。文中还指出了五脏六腑气机失调所出现的病证，并以五脏生理病理为中心，归纳了五味、五并、五恶、五液、五劳、五走、五裁、五发、五邪、五藏、五主等内容。最后阐明六经气血多少，并依据其气血多少而定夺针刺方法，指明手足阴阳经的表里关系。

本文所论九种针具的仿造渊源，均出自生产生活实践中的其他器具，这些器具的形状决定其功用。古医者受其启发而仿制成不同的针具，以适应不同病证的取治。这无疑是古代医者聪明才智的体现。至于借天、地、人、四时、五音、六律、七星、八风、九野等以比附九针，显然是使九针理论神秘化的思想倾向，不免有牵强附会之嫌。其所论"大禁"的内容，更具唯心论的色彩。一年之中，仅算计诸戊己日，就有七十日有余，另加"太一所在之日"，则有八十日之多。所以，如拘泥此说，无疑会延误治疗。因为干支甲子，只不过是人为的符号而已。于自然于人体均无内在联系，也经不住实践的检验，有识者宜详之。

岁露论第七十九

【原文】

黄帝问于岐伯曰：经言夏日伤暑，秋病疟[1]，疟之发以时[2]，其故何也？岐伯对曰：邪客于风府[3]，病循膂而下，卫气一日一夜，常大会于风府，其明日日下一节[4]，故其日作晏[5]。此其先客于脊背也，故每至于风府则腠理开，腠理开则邪气入，邪气入则病作，此所以日作尚晏也。卫气之行风府，日下一节，二十一日下至尾底，二十二日入脊内，注于伏冲之脉，其行九日，出于缺盆之中，其气上行，故其病稍益至[6]。其内搏于五藏，横连募原[7]，其道远，其气深，其行迟，不能日作，故次日乃稸积而作焉[8]。黄帝曰：卫气每至于风府，腠理乃发，发则邪入焉。其卫气日下一节，则不当风府奈何？岐伯曰：风府无常，卫气之所应，必开其腠理，气之所舍节[9]，则其府也[10]。黄帝曰：善。夫风之与疟也，相与同类，而风常在，而疟特以时休何也[11]？岐伯曰：风气留其处，疟气随经络沉以内搏[12]，故卫气应乃作[13]也。帝曰：善。黄帝问于少师曰：余闻四时八风之中人也，故有寒暑，寒则皮肤急而腠理闭，暑则皮肤缓而腠理开。贼风邪气，因得以入乎？将必须八正虚邪，乃能伤人乎？少师答曰：不然。贼风邪气之中人也，不得以时。然必因其开也[14]，其入深，其内极病[15]，其病人也卒暴；因其闭也，其入浅以留，其病也徐以迟。黄帝曰：有寒温和适，腠理不开，然有卒病者，其故何也？少师答曰：帝弗知邪入乎？虽平居[16]，其腠理开闭缓急，其故常有时也。黄帝曰：可得闻乎？少师曰：人与天地相参也，与日月相应也。故月满则海水西盛[17]，人血气积，肌肉充，皮肤致，毛发坚，腠理郄[18]，烟垢著[19]。当是之时，虽遇贼风，其入浅不深。至其月郭空[20]，则海水东盛，人气血虚，其卫气去[21]，形独居[22]，肌肉减，皮肤纵，腠理开，毛发残，膲理薄[23]，烟垢落[24]。当是之时，遇贼风则其入深，其病人也卒暴。黄帝曰：其有卒然暴死暴病者何也？少师答曰：三虚者，其死暴疾也；得三实者，邪不能伤人也。黄帝曰：愿闻三虚。少师曰：乘年之衰[25]，逢月之空[26]，失时之和[27]，因为贼风所伤，是谓三虚。故论不知三虚，工反为粗[28]。帝曰：愿闻三实。少师曰：逢年之盛，遇月之满，得时之和，虽有贼风邪气，不能危之也。黄帝曰：善乎哉论！明乎哉道！请藏之金匮，命曰三实，然此一夫之论[29]也。黄帝曰：愿闻岁之所以皆同病者[30]，何因而然？少师曰：此八正之候也[31]。黄帝曰：候之奈何？少师曰：候此者，常以冬至之日，太一立于叶蛰之宫，其至也，天必应之以风雨者矣。风雨从南方来者，为虚风[32]，贼伤人者也。其以夜半至也，万民皆卧而弗犯也，故其岁民少病。其以昼至者，万民懈惰而皆中于虚风，故万民多病。虚邪入客于骨而不发于外，至其立春，阳气大发，腠理开，因立春之日，风从西方来[33]，万民又皆中于虚风，此两邪相搏[34]，经气结代[35]者矣。故诸逢其风而遇其雨者，命曰遇岁露[36]焉。因岁之和，而少贼风者，民少病而少死；岁多贼风邪气，寒温不和，则民多病而死矣。黄帝曰：虚邪之风，其所伤贵贱何如[37]？候之奈何？少师答曰：正月朔日[38]，太一居天留之宫，其日西北风，不雨，人多死矣。正月朔日，平旦北风，春，民多死。正月朔日，平旦北风行，民病多者，十有三也。正月朔日，日中北风，夏，民多死。正月朔日，夕时北风，秋，民多死。终日北风，大病死者十有六。正月朔日，风从南方来，命曰旱乡，从西方来，命曰白骨，将国有殃，人多死亡。正月朔日，风从东方来，发屋，扬沙石，国有大灾也。正月朔日，风从东南方来，春有死亡。正月朔日，天和温不风，籴贱[39]，民不病；天寒而风，籴贵，民多病。此所谓候岁之风，残伤人者也[40]。二月丑不风[41]，民多心腹病。三月戌不温[42]，民多寒热。四月巳不暑[43]，民多瘅病。十月申不寒[44]，民多暴死。诸所谓风者，皆发屋，折树木，扬沙石，起毫毛，发腠理者也。

【注释】

[1]夏日伤暑，秋病疟：夏季被暑邪所伤，邪气内伏，待秋天而发为疟疾。

[2]疟之发以时：指疟疾发作有其时间规律。

[3]邪客于风府：指暑邪首先寄留于风府穴。风府，督脉经穴，位于枕骨下正中，平第一颈椎。

[4]日下一节：每日下移一个椎关节。

[5]日作晏：指疟疾的发作时间日日向后推迟。晏，晚也。

[6]其病稍益至：至，《素问·疟论》《针灸甲乙经》《黄帝内经太素》均作"早"。其病稍益早，指疟疾在发病二十一日之后，其发作时间一天一天提前。

[7]募原：募，同膜，膜原，指胸腹间的各种系膜。

[8]次日乃稸积而作焉：病邪蓄积，隔日发作一次。稸，同蓄。

[9]气之所舍节：邪气所寄留的椎节。节，《黄帝内经太素》无此字。

[10]则其府也：府，处所，此指发病的处所。

[11]风常在，而疟特以时休何也：风邪为病，其症状是持续性的，而疟疾是间断发作，其间有休息期。

[12]疟气随经络沉以内搏：疟疾病邪随经络深入于内而聚结。搏，聚结。

[13]卫气应乃作也：卫气周流不息，与疟气相遇而抗争，则产生症状

反应。

[14]必因其开也：因，依就，凭借。开，指腠理开泄。邪气必须凭借腠理开泄而内侵。

[15]其入深，其内极病：腠理开泄时，病邪内侵易于深隐，其证候反应也较重。极病，指病重。极，重也。

[16]平居：指正常的生活起居。

[17]月满则海水西盛：月满，为月望，指阴历的十五或十六。海水西盛，西海岸出现大潮。

[18]腠理郄：郄，同郤，又同隙。腠理郄，指腠理开泄甚微。

[19]烟垢著：指人的皮肤色泽沉着，如烟垢附着，为皮肤致密的反映。

[20]月郭空：郭，同廓。月廓空，指月晦和月朔，即阴历三十和初一。

[21]卫气去：指卫气虚。

[22]形独居：指形体不能得到气血足够的扶持。实指气血虚。

[23]膲理薄：膲同焦。焦理，似不可解。张志聪："理者，肌肉之纹理，乃三焦通会之处，故曰焦理。"膲，似为"腠"字之误文。

[24]烟垢落：指皮肤转为清秀。

[25]乘年之衰：乘，值逢、恰逢之义。年之衰，指岁运或岁气不及。

[26]逢月之空：恰逢月朔月晦之时。

[27]失时之和：指四时气候反常，如春不暖，夏不暑，秋不凉，冬不寒。

[28]工反为粗：工，巧也，此指医之高手。粗，拙也，指医之劣者。

[29]此一夫之论：张景岳："一夫之论，以一人之病为言也。"此指疾病的单发情况或散在情况。

[30]岁之所以皆同病者：年份内出现相同疾病的群体。指疾病的流行情况。

[31]此八正之候也：八正，即四正四隅，又称八方。八正之候，指八方虚风所致之候。

[32]风雨从南方来者，为虚风：冬至之日，风雨从北方来为实风而无害，从南方来为虚风，可残伤人体。

[33]风从西方来：西方，似应为西南方。立春为东北隅，与西南相对。立春之日以西南方风雨为虚风。

[34]两邪相搏：指冬至日之邪与立春日之邪相互为病。

[35]经气结代：经气聚结不通。

[36]岁露：指年份时邪，感受不时风雨所致。

[37]其所伤贵贱何如：其所伤，指对人群的伤害。贵贱，此作主次、多少、轻重解。

[38]正月朔日：正月初一。朔日，指阴历每月的初一。朔，月之苏也，月之始也。

[39]籴贱：籴，音狄（dí），买粮曰籴。籴贱，指粮食价格便宜，意味着年成好，风调雨顺。

[40]巉伤人者也：巉，《黄帝内经太素》作"贼"。

[41]二月丑不风：二月的丑日不刮风。二月为仲春，宜多风。

[42]三月戌不温：三月的戌日天不温和。三月为季春，天宜温和。

[43]四月巳不暑：四月的巳日天不热。四月为孟夏，天宜转热。

[44]十月申不寒：十月的申日天不寒冷。十月为孟冬，天宜转冷。

【语译】

黄帝向岐伯问道：医经中曾说，夏天伤于暑，到了秋天就会发生疟疾，但疟疾的发作有一定时间，这是什么原因呢？岐伯回答说：邪风侵入风府之后，就沿着脊椎的膂肉下行，人体卫气循行的常规，一日一夜在风府作总的会合，然后循着脊椎逐日下行一节，这样卫气与邪气相遇，就一天晚于一天，因此，疟疾的发作时间，也就天天向后推迟。这是因为，邪气先已侵入脊背，每当卫气运行到风府时，则腠理开，邪气便乘隙侵入，而与卫气相搏，病就发作。由于这种原因，所以疟疾发作的时间，常常逐渐推迟。卫气运行至风府，沿着脊椎每日下行一节，经二十一日，就行至最下的尾骶骨，至二十二日，入于脊内，流注于伏冲之脉，由此转为上行，行至九日，上行于左右两缺盆的中间，由于气上行逐日升高，因此发病的时间，就一天早于一天。至于邪气内迫于五脏，横连于募原的，是邪气已深入于里，其道路距离体表已远，其行动亦较迟缓，不能在当日外出与卫气相搏而发病，要积至第二天才会发作一次，即隔日疟。

黄帝说：卫气每当运行到风府时，就使腠理开发，邪气侵入而发病，但卫气逐日下移一节，没有正当风府处，为什么疟疾也发作呢？岐伯说：风邪的侵入并没有固定部位，只要是卫气行到邪气所在之处，必使腠理开而疾病发作，所以凡是邪气留止的地方，就是发病的所在。

黄帝说：讲得好。风邪致病和疟疾相似而同类，但是风邪的病证，呈持续性，而疟疾的发作却有间歇，这是什么原因呢？岐伯说：因为风邪常停留在一定部位，而疟邪能随经络深入，搏结于内，所以，遇到卫气抗争，疟疾就发作。黄帝说：讲得很好。

黄帝问少师说：我听说四时八风伤害人体，本来有寒暑气候的不同，遇寒冷使人的皮肤紧急，腠理闭合，炎热时，人的皮肤松缓，腠理开泄。在这些情况下，贼风邪气是乘人体皮腠的开泄而侵入呢，还是必须遇到八节反常的气候才会伤人呢？少师回答说：不尽是这样，有的贼风邪气伤人，发无定期，并不依据八风的规律，但必须在人体皮腠开泄时，才会乘虚深入，邪气深入于里，病就严重一些，所以发病也急暴；若在皮腠闭合时，即使邪气侵入，只能逗留在浅表部位，其发病也比较迟缓。

黄帝说：在寒温适宜、没有受邪、腠理也不开泄的情况下，仍有人突然发病，那是什么缘故？少师回答说：是你不知道邪气的侵入啊！人们虽在正常生活，但腠理的开闭缓急，也受一定时间的影响。黄帝说：可以听你谈谈吗？少师说：人与天地自然密切相关，与日月运行是相应的，所以当月亮满圆的时候，西海岸出现大潮，相应人的血气也盛，因此肌肉充实，皮肤致密，毛发坚韧，腠理闭合，皮脂多而表固，在这个时候，即使遇到贼风的侵入，也是浅而不深的。若到了月亮亏空晦朔的时候，东海岸大潮，相应地人的气血较虚，体表卫气衰退，外形虽然如常，但其肌肉消减，皮肤弛缓，腠理开泄，毛发摧残，肌肤的纹理疏薄，皮脂剥落，体瘦表虚，在这个时候，若遇到贼风的侵袭，邪气就能深入于里，发病也急暴。

黄帝说：有的人突然死亡，或突然发病，这是什么原因？少师回答说：因为人体本来虚弱，又遇到三虚，内外相因，所以出现暴病暴死的情况；若逢三实，就不会为邪气所伤害了。黄帝说：什么是三虚？少师说：正值当年的岁气不及，又遇到月晦日以及出现反常的气候，这样容易感受贼风的侵袭，这就叫三虚。所以，不了解三虚的致病因素，良医也会失误。黄帝说：什么是三实呢？少师说：正逢岁气旺盛之年，又遇到月满望日，再得到时令调和的气候，虽有贼风邪气，也不能危害人体，这就叫三实。黄帝说：讲得很好啊！说理也真是详明！请把它珍藏在金柜之中。不过，以上所说的，是疾病的单发情况和散在情况。

黄帝说：在一年之中，有许多人都得相同的病，呈现群体流行，这是什么原因造成的？少师说：是八方气候的常变对人体的影响。黄帝说：怎样认识它呢？少师说：这是观测气象的方法，通常是以冬至日这一天看太一居留于叶蛰宫，必有风雨天气出现，若有风雨从南方来的，叫作虚风，是能够伤害人的贼风，如果风来时正在半夜，这时人们都已入睡，则邪气不易侵犯，所以当年人们很少生病。若风雨出现在白昼，由于人们防护懈惰，就容易被虚风所中伤，因此生病的人较多。假使在冬季感受了虚邪，深入至骨，而不即时发病，到了立春，阳气逐渐旺盛，腠理开泄，又遇到立春那一天刮来了西风，人们又会被这种反常气候所中伤，因此，伏邪合并新邪，留结在经脉之中，两邪结合而发病。所以遇到风雨无常的年月，人们就多发生疾病，这叫作遇岁露。总而言之，一年之中，气候调和，很少有贼风的出现，人们患病的就少，死亡的也少；一年中多有贼风邪气出现，气候冷热不调，人们患病的就多，死亡的也较多。

黄帝说：虚邪贼风，伤人的轻重，怎样来判断？又怎样来推测天气？少师回答说：在新春正月初一日，太一居天留宫，如果这一天刮起西北风而不下雨，人多生病死亡。若这一天黎明的时候刮北风，患病的人就多，可占到十分之三。正月初一日，若在中午刮起北风，到了夏季，人多病死。若这一天傍晚刮起北风，至秋天人多病死。若整天的刮北风，人患大病而死的可占到十分之六。正月初一日，若风从南方来，叫作旱乡，风从西方来，称作白骨，流行病殃及全国，人多死亡。若这一天，从东方刮来大风，掀屋折树，飞沙走石，就会给国中造成严重的灾害，若这一天风从东南方来，在春天人多病死。若正月初一日气候温和，日丽无风，这是丰收年景的佳兆，粮价贱，人们也少病；如果天气寒冷有风，这是歉收年景的先兆，粮价贵，人们也多病。这就是说，可以在正月初一日观察风向，以预测当年虚邪伤人发病多少的概况。若是二月丑日不起风，人们多患心腹病；三月戌日气候不温暖，人多患寒热病；四月巳日不热，人多患黄疸病；十月申日不冷，人多暴死。以上所说的风，都是指能损毁房屋、摧折树木、飞沙走石的大风，所以能使人体毫毛竖起、腠理开泄而多发生疾病。

【评介】

岁露论，是论述年份风雨时邪对人体的侵害。本篇首先讨论疟疾的发病原因、机制和发作特点，并揭示其发作时间有早有晚的内在道理，继而阐明四时八风之邪侵害人体的病理机制和深浅的不同原因，并指出自然界"三虚"和"三实"对人体的不同影响。最后联系"九宫八风"的理论，阐释流行时疫的发病原因。

　　古人对疟疾发病的原因和发作的时间特点，具有一定深度的认识。"夏日伤暑，秋病疟"，不但揭示了"夏暑"与"秋疟"的内在联系，也指明了疟疾具有一定的潜伏期。今天看来，夏季偏于暑热，蚊虫繁盛，易于造成疟疾的传播，已被现代科学所证实。古人似乎有了这种朦胧认识，所以《内经》的其他篇章亦有"夏伤于暑，秋必痎疟"的论述。并且对疟疾发作时间的早晚，也有了较细致的观察，但对这种现象的解释，显然出于臆造。

　　本文"人与天地相参也，与日月相应也"，其思想是科学的，认识到了日月运行、月象盈亏对人体的影响。这种超前意识对今天时空医学的探索和发展，具有一定启迪作用。

　　文章最后联系"九宫八风"的有关理论，来预测四时风雨对人体的影响，虽近似占卜，其时日推测，也似杜撰，但依据不同时令的异常气候，可推断某种流行疾病的发生，确实是值得研究探讨的课题，因为其某些内在联系已被现代科学所揭示。面对古人所留下的预测资料，通过现代科学的验证，去伪存真，以完善我们的预防医学，则大有裨益。

大惑论第八十

【原文】

　　黄帝问于岐伯曰：余尝上于清冷之台[1]，中阶而顾[2]，匍匐而前则惑[3]。余私异之，窃内怪之[4]，独瞑独视[5]，安心定气[6]，久而不解[7]，独博独眩[8]，披发长跪[9]，俯而视之，后久之不已[10]也。卒然自上[11]，何气使然？岐伯对曰：五藏六府之精气，皆上注于目而为之精[12]。精之窠为眼[13]，骨之精为瞳子[14]，筋之精为黑眼，血之精为络，其窠气之精为白眼[15]，肌肉之精为约束[16]，裹撷筋骨血气之精而与脉并为系[17]，上属于脑，后出于项中。故邪中于项，因逢其身之虚，其入深，则随眼系以入于脑，入于脑则脑转，脑转则引目系急，目系急则目眩以转矣。邪其精[18]，其精所中不相比[19]也则精散，精散则视歧[20]，视歧见两物。目者，五藏六府之精也，营卫魂魄之所常营也，神气之所生也。故神劳则魂魄散，志意乱。是故瞳子黑眼法于阴，白眼赤脉法于阳也，故阴阳合传而精明也[21]。目者，心使也，心者，神之舍也，故神精乱而不转[22]，卒然见非常处[23]，精神魂魄，散不相得，故曰惑也。黄帝曰：余疑其然。余每之东苑[24]，未曾不惑，去之则复[25]，余唯独为东苑劳神乎？何其异也？岐伯曰：不然也。心有所喜，神有所恶，卒然相惑，则精气乱，视误故惑，神移乃复。是故间者为迷，甚者为惑。黄帝曰：人之善忘者，何气使然？岐伯曰：上气不足，下气有余，肠胃实而心肺虚，虚则营卫留于下，久之不以时上，故善忘也。黄帝曰：人之善饥而不嗜食者，何气使然？岐伯曰：精气并于脾，热气留于胃，胃热则消谷，谷消故善饥。胃气逆上，则胃脘寒，故不嗜食也。黄帝曰：病而不得卧者，何气使然？岐伯曰：卫气不得入于阴，常留于阳。留于阳则阳气满，阳气满则阳跷盛，不得入于阴则阴气虚，故目不瞑矣。黄帝曰：病目而不得视者，何气使然？岐伯曰：卫气留于阴，不得行于阳。留于阴则阴气盛，阴气盛则阴跷满，不得入于阳则阳气虚，故目闭也。黄帝曰：人之多卧者，何气使然？岐伯曰：此人肠胃大而皮肤湿，而分肉不解[26]焉。肠胃大则卫气留久，皮肤湿则分肉不解，其行迟。夫卫气者，昼日常行于阳，夜行于阴，故阳气尽则卧，阴气尽则寤。故肠胃大，则卫气行留久；皮肤湿，分肉不解，则行迟。留于阴也久，其气不清，则欲瞑，故多卧矣。其肠胃小，皮肤滑以缓，分肉解利，卫气之留于阳也久，故少瞑焉。黄帝曰：其非常经也[27]，卒然多卧者，何气使然？岐伯曰：邪气留于上膲，上膲闭而不通，已食若饮汤[28]，卫气留久于阴而不行，故卒然多卧焉。黄帝曰：善。治此诸邪奈何？岐伯曰：先其藏府，诛其小过[29]，后调其气，盛者泻之，虚者补之，必先明知其形志之苦乐，定乃取之。

【注释】

[1]清冷之台：台，《说文解字》："观四方而高者。"古时一般为皇家建筑。《五经要义》："天子三台，灵台以观天文，时台以观四时，囿台以观鸟

兽。"清冷之台，张景岳："台之高者其气寒，故曰清冷之台。"

[2]中阶而顾：上至台阶中层而朝下观望。

[3]匍匐而前则惑：匍匐，音蒲伏（pú fú），本指身体贴近地面，手足并用而伏行。匍匐而前，此处指手扶台阶足登台阶伏身上行。惑，此指登高眺望时产生的眩晕迷乱感觉。

[4]余私异之，窃内怪之：我暗自感到奇怪而迷惑不解。

[5]独瞑独视：独瞑，自行闭目宁神。独视，再自行睁目试望。

[6]安心定气：宁心静气以定神志。

[7]久而不解：指眩晕迷乱的感觉久而不解。

[8]独博独眩：博，《黄帝内经太素》作"转"。此句意为自觉眩转。

[9]披发长跪：披发，披散头发。长跪，古者以两膝屈曲着地腰股挺直为长跪，此处实指跪坐。披发长跪是古人舒缓形志、宁心养性时所取的坐式，此处是以纠正内心眩乱。

[10]俯而视之，后久之不已：倾身远望时而眩晕之感久而不已。

[11]卒然自上：上，《针灸甲乙经》《黄帝内经太素》作"止"。卒然自止，指眩晕迷乱的感觉突然间自行消失。

[12]上注于目而为之精：精，精明之义，又可通"睛"字。

[13]精之窠为眼：窠，作"窝穴"解。此句意为眼为五脏六腑精气的窝穴。

[14]骨之精为瞳子：骨之精，意为肾之精。瞳子，即瞳孔，又称瞳神，后世称水轮，为肾所主。

[15]其窠气之精为白眼：《针灸甲乙经》无"其窠"二字，疑衍。气之精为白眼，气为肺所主，肺主白眼，肺之精上注于白眼。

[16]约束：指上下眼睑，又称眼胞。

[17]裹撷筋骨血气之精而与脉并为系：裹撷，包裹之义。撷，同襭，《说文解字》："以衣衽扱物谓之襭。"裹襭筋骨血气之精，指眼胞统摄裹束着筋骨血气之精。与脉并为系，和血脉合并为系。系，又称目系，即现代医学眼球后的视神经部位。

[18]邪其精：邪，同斜。精，同睛。

[19]其精所中不相比：精，同睛。此句意为两眼视野中之物不能相重合而出现重影，即视歧现象。

[20]精散则视歧：眼睛视物不能聚合而出现视歧现象。

[21]阴阳合传而精明也：传，应为"抟"。阴阳合抟，阴阳之精聚合。精，同睛。精明，意为眼睛明亮，即眼睛发挥正常功能。

[22]故神精乱而不转：《针灸甲乙经》作"故神分精乱而不揣"，为是。意为神气分散，精气散乱而不能聚合。揣与抟同。

[23]卒然见非常处：突然见到不是平时常见的景物。

[24]余每之东苑：我每次到东苑。之，往也。苑，指皇家圈养禽兽的园林。东苑，杨上善："清冷之台在东苑。"

[25]去之则复：去，离开。去之则复，离开东苑则恢复正常。

[26]分肉不解：分肉不滑利。解，达也，此作"滑利"解。

[27]非常经也：不是经常这样。

[28]已食若饮汤：饱食以后再另行饮服热汤。汤，古时指热汤。

[29]诛其小过：诛，清除。小过，此指上述轻微疾患。

【语译】

黄帝问岐伯说：我曾经攀登清冷之台，走到台阶中层，向四处观望，再伏身前行，就感到眼花眩晕，我内心觉得奇怪，尽管自己闭目宁神，平心静气，力求镇定下来，然后再张目试看，仍然头转目眩，虽然披开头发，屈膝而坐，力求形体舒缓，使精神轻松，但当向下俯视时，眩晕仍经久不止。可是这种症状在突然之间却又自动地消失。这是什么原因造成的呢？

岐伯回答说：五脏六腑的精气，都上注于眼部，从而发挥精明视物的作用。所以眼窝内精气聚结，形成眼睛，其中骨之精，注于瞳子；筋之精，注于黑眼；血之精，注于血络部分；气之精，注于白眼；肌肉之精，注于眼胞。上下眼胞包裹着筋、骨、血、气的经气，与脉络合并，而形成目系，上连属于脑，后出于项部的中间。若邪气侵入项部，乘人体虚弱，它就能够随着目系深入脑部，邪入于脑，便头昏脑转，从而引起目系拘急，出现两目眩晕的症状。睛斜不正，眼睛所看到的东西，影像不相统一，以致精神分散，出现视歧，把一物看成两物。人的眼睛，既是脏腑的精气所形成，也是营、卫、魂、魄充养支配的所在。其精明视物的功能，主要出于神气的生养。所以人在精神过于疲劳的时候，就会使魂魄意志散乱，眼睛也就没有神气。眼的瞳子属肾，黑眼属肝，二者都是阴脏的精气所生；白眼属肺，赤脉属心，二者都是阳脏的精气所在。由于阴阳精气结合，所以目能清晰地视物。眼睛的视觉活动，主要受心的支配，这是因为心主藏神的缘故。所以精神散乱，阴阳精气便不相聚合。因此，人在居高临下的特殊情况下，突然见到异常的情景，就会引起心神散乱，魂魄不安，所以发生眩惑。

黄帝说：我怀疑这些道理。因为我每次去东苑登高游览，没有一次不发生眩晕迷惑的，离开那里，就恢复正常，难道说我唯独在东苑才劳神吗？为什么会出现这种异常的情况呢？岐伯说：不是这样。人的心神，有所喜，亦有所厌，由于突然间喜恶交感，使精神一时散乱，所以视觉不正常而发生眩惑。待离开了当时的环境，精神也就转移，恢复正常状态。出现这种症状，较轻的仅是精神一时迷糊，较重的即所谓眩惑。

黄帝说：人若健忘，是什么原因使得这样呢？岐伯说：上气不足，是心肺虚；下气有余，是肠胃实。由于心肺气虚，就会使营卫之气留滞于下，经久不能向上宣达，因而神气失养不能周全，所以发生健忘。

黄帝说：人若容易饥饿而没有食欲，是什么原因使得这样？岐伯说：饮食入胃，化生精气，归并于脾，阳热之气则稽留于胃。如胃中热过盛，消化力就增强，所以容易饥饿；再由于胃气上逆，失于和降，则胃脘滞塞，难以受纳，所以不欲饮食。

黄帝说：因病而不能安眠的，是什么原因引起这样呢？岐伯说：卫气不得入于阴分，常留在阳分，就会使在外的阳气充满，相应的，阳跷脉也就偏盛；卫气既不得入于阴分，就形成阴气虚，阴虚不能敛阳，所以不能闭目安眠。

黄帝说：因得病而不得视物，是什么原因引起的？岐伯说：由于卫气留滞在阴分，不得外行阳分，留滞在阴分就使阴气偏盛，阴跷脉因此而盛满，卫气既不得行于阳分，便形成阳虚，所以目不欲开睁。

黄帝说：有的人嗜睡多卧，是什么原因所致？岐伯说：这一类人肠胃较大，而皮肤滞涩，分肉之间不滑利。由于肠胃较大，卫气稽留的时间就比较长久；皮肤滞涩，分肉不滑利，卫气运行于外也就迟缓。卫气循行的常规，是昼行于阳，夜行于阴。当卫气行于阳分已尽，人便入睡；卫气行于阴分已尽，人便觉醒。人的肠胃较大，卫气在内稽留的时间，就比较长久；再兼皮肤滞涩分肉不滑利，因此卫气运行于体表也就迟缓。由于卫气久留营分，阳气内敛，使精神不能振作，所以嗜睡，困倦多卧。至于肠胃较小的人，皮肤滑润松缓，分肉之间通利，因此，卫气行于阳分的时间也比较长久，阳气外张，使精神易于振奋，所以人就睡眠少。

黄帝说：有的人不是经常好睡，而是突然多睡眠，这是什么原因所致？岐伯说：这是因为有邪气留滞在上焦，使上焦闭阻不通，又因饱食之后，暴饮汤水，迫使卫气留滞在阴分，卫气久留于阴分，而不能外行于阳分，所以突然多卧嗜睡。

黄帝说：讲得很好。上述这些病证怎样治疗呢？岐伯说：治疗这些病证，首先观察脏腑，辨明病变的所在，虽然邪微病轻，也必须先除其邪，随后再调理其营卫之气，邪气盛的用泻法，正气虚的用补法。对于患者形体情志的苦乐，必先了解清楚，然后作出确切的诊断，才可着手治疗。

【评介】

惑，是指眩晕迷惑的自我感觉。大惑论，主要讨论眩晕迷惑产生的原因。本篇首先从五脏六腑与眼睛的生理关系入手，阐明眼睛视物的生理基础是五脏六腑的上荣精气，并从解剖学角度指出了目系上属于脑。同时论述了如精散神乱或邪气入于脑等则产生眩晕惑乱的病理机制，并阐释了眼科病"视歧现象"的发病原因和机理。

文中所论"五藏六府之精气，皆上注于目而为之精"的观点，揭示了五脏六腑与眼睛的密切联系，后世以此为依据，通过眼睛的一些异常现象来判断脏腑某些变化。"骨之精为瞳子，筋之精为黑眼，血之精为络，其窠气之精为白眼，肌肉之精为约束"，这些论述，则成为后世中医眼科发展的基础，医家并依此总结出了"五轮"学说。某些眼科疾病可通过治疗五脏而取得疗效，这成为中医眼科治疗方面独特的治疗方法。

本篇还揭示了由于营卫逆行而失调，或阴阳偏盛偏衰等原因而出现的善忘、善饥、不得卧、目闭、多卧、少卧等病，并提出了这些疾病的原则性治疗方法。

痈疽第八十一

【原文】

黄帝曰：余闻肠胃受谷，上焦出气，以温分肉，而养骨节，通腠理。中焦出气如露，上注溪谷[1]，而渗孙脉，津液和调，变化而赤为血，血和则孙脉先满溢，乃注于络脉，皆盈，乃注于经脉。阴阳已张[2]，因息乃行[3]，行有经纪，周有道理，与天合同，不得休止。切而调之，从虚去实，泻则不足[4]，疾则气减[5]，留则先后[6]，从实去虚，补则有余[7]。血气已调，形气乃持。余已知血气之平与不平，未知痈疽之所从生，成败之时，死生之期，有远近，何以度之，可得闻乎？岐伯曰：经脉留行不止，与天同度，与地合纪。故天宿失度，日月薄蚀[8]，地经失纪，水道流溢[9]，草萱不成，五谷不殖[10]，径路不通，民不往来，巷聚邑居，则别离异处，血气犹然，请言其故。夫血脉营卫，周流不休，上应星宿，下应经数。寒邪客于经络之中则血泣[11]，血泣则不通，不通则卫气归之，不得复反，故痈肿。寒气化为热，热胜则腐肉[12]，肉腐则为脓，脓不泻则烂筋，筋烂则伤骨，骨伤则髓消，不当骨空[13]，不得泄泻，血枯空虚，则筋骨肌肉不相荣，经脉败漏，熏于五藏，藏伤故死矣。黄帝曰：愿尽闻痈疽之形，与忌日名[14]。岐伯曰：痈发于嗌中，名曰猛疽。猛疽不治，化为脓，脓不泻，塞咽，半日死；其化为脓者，泻则合豕膏[15]，冷食[16]，三日而已。发于颈，名曰夭疽，其痈大以赤黑，不急治，则热气下入渊腋，前伤任脉，内熏肝肺，熏肝肺十余日而死矣。阳留大发，消脑留项，名曰脑烁，其色不乐[17]，项痛而如刺以针，烦心者死不可治。发于肩及臑，名曰疵痈，其状赤黑，急治之，此令人汗出至足，不害五藏，痈发四五日逞焫之[18]。发于腋下赤坚者，名曰米疽，治之以砭石，欲细而长，疎砭之[19]，涂以豕膏，六日已，勿裹之[20]。其痈坚而不溃者，为马刀挟瘿[21]，急治之。发于胸，名曰井疽，其状如大豆，三四日起，不早治，下入腹，不治，七日死矣。发于膺，名曰甘疽，色青，其状如穀实瓜蒌[22]，常苦寒热，急治之，去其寒热，十岁死，死后出脓。发于胁，名曰败疵[23]，败疵者女子之病也，灸之，其病大痈脓，治之，其中乃有生肉，大如赤小豆，锉䔖藙草根各一升[24]，以水一斗六升煮之，竭为取三升[25]，则强饮厚衣[26]，坐于釜上，令汗出至足已。发于股胫，名曰股胫疽，其状不甚变，而痈脓搏骨，不急治，三十日死矣。发于尻，名曰锐疽，其状赤坚大，急治之，不治，三十日死矣。发于股阴，名曰赤施，不急治，六十日死，在两股之内，不治，十日而当死。发于膝，名曰疵痈，其状大痈，色不变，寒热，如坚石，勿石[27]，石之者死，须其柔[28]，乃石之者生。诸痈疽之发于节而相应者，不可治也。发于阳者，百日死；发于阴者，三十日死。发于胫，名曰兔啮，其状赤至骨，急治之，不治害人也。发于内踝，名曰走缓，其状痈也，色不变，数石其输[29]，而止其寒热，不死。发于足上下，名曰四淫，其状大痈，急治之，百日死。发于足傍，名曰厉痈，其状不大，初如小指发[30]，急治之，去其黑者，不消辄益[31]，不治，百日死。发于足指，名脱痈，其状赤黑，死不治；不赤黑，不死。不衰，急斩之[32]，不则死矣。黄帝曰：夫子言痈疽，何以别之？岐伯曰：营卫稽留于经脉之中，则血泣而不行，不行则卫气从之而不通，壅遏[33]而不得行，故热。大热不止，热胜则肉腐，肉腐则为脓。然不能陷，骨髓不为燋枯，五藏不为伤，故命曰痈。黄帝曰：何谓疽？岐伯曰：热气淳盛，下陷肌肤，筋髓枯，内连五藏，血气竭，当其痈下[34]，筋骨良肉皆无余[35]，故命曰疽。疽者，上之皮夭以坚[36]，上如牛领之皮[37]。痈者，其皮上薄以泽[38]。此其候也。

【注释】

[1]溪谷：《素问·气穴论》云："肉之大会为谷，肉之小会为溪，分肉之间，溪谷之会，以行营卫，以会大气。"由此可知，溪谷是指人体大小肌肉群落。

[2]阴阳已张：张，《说文解字》："施弓弦也。"依此，张有蓄力之义。阴阳已张，指阴阳充盛。

[3]因息乃行：因，凭借、依赖之义。息，呼吸。因息乃行，指营血凭借呼吸推动而运行。

[4]从虚去实，泻则不足：虚，泻的方法。去实，祛除实证。泻则不足，指泻而太过则实证转化为不足。不足，指正气不足。

[5]疾则气减：指疾出其针则邪气可减。

[6]留则先后：此句文义似不可解，马莳："若久留其针，先后如一，斯则从实之法，以去其虚。"姑从之。

[7]从实去虚，补则有余：实，是为补法。以补去虚，如补而太过，则由虚转实。

[8]天宿失度，日月薄蚀：天宿，指天体。失度，运行失其常度。日月薄蚀，指日食和月食。

[9]地经失纪，水道流溢：地经，指地理。失纪，失其规律。水道流溢，河道漫溢。

[10]草萱不成，五谷不殖：众草不能成长，五谷不收。

[11]血泣：指血液凝涩。泣，疑为"冱"字之讹。冱，《玉篇》："冱，闭塞也。"

[12]腐肉：指肌肉腐烂。

[13]不当骨空：不当，不能充养。骨空，此指关节处的腔隙。

[14]与忌曰名：曰，《黄帝内经太素》作"日"。忌日，指痈疽不治所应的死期。

[15]泻则合豕膏：合，《黄帝内经太素》作"含"。泻脓以后口含猪油。豕膏，猪板油。

[16]冷食：《黄帝内经太素》作"无冷食"。无，同勿。

[17]其色不乐：指脸色有痛苦之象，即脸有病容。

[18]逞爇之：逞，作快速解。爇，火灸的方法。

[19]踈砭之：踈，同疏。疏砭之，用砭石稀疏而刺。

[20]勿裹之：指砭刺之后所留针孔不要用布帛包裹，以使脓液外泄。

[21]马刀挟瘿：颈部的瘰疬。

[22]榖实瓜蒌：榖实，即楮实，为桑科植物构树的果实。

[23]败疵：又称胁痈。

[24]锉蓤翘草根各一升：锉，切铡。蓤，菱角，其根能发汗清热。翘，连翘，其根能凉血解毒。

[25]竭为取三升：经煎煮剩水三升。

[26]强饮厚衣：乘热强和服下，并穿厚衣以取其汗。

[27]勿石：不要用砭石治疗。

[28]须其柔：待其柔软。须，等待。

[29]数石其输：数，频频之义。石，砭刺。输，指痈肿的部位。

[30]初如小指发：如，从也。小指，指足小趾。

[31]不消辄益：如果不消退，就会日益加大。辄，就也。

[32]急斩之：迅速将病趾斩断。

[33]壅遏：此作"阻塞停滞"解。

[34]当其痈下：正当痈肿的下面。

[35]筋骨良肉皆无余：指筋骨肌肉皆溃烂无余。

[36]皮夭以坚：皮肤枯夭而且坚硬。

[37]如牛领之皮：如同牛的上颈部粗厚之皮。

[38]皮上薄以泽：皮上菲薄而且光亮。

【语译】

黄帝说：我听说肠胃受纳水谷后，化生精气，各走其道。卫气出于上焦，以温煦分肉，濡养筋骨，开通腠理；营气出于中焦，分泌津液，像雨露一样，流注于溪谷之间，逐渐渗入细小的孙络，津液和调，就变成红色的血液。血行和顺，首先充满孙络，再注入络脉，络脉都充满了，便注入经脉。阴阳经脉，营卫气血既已充盛，便随着呼吸而运行全身。营卫昼夜循行，与天体的运动规律相同，流行而不止。如果气血失常，就要切循调治。用泻法去治实证，虽然可使邪气虚衰，但泻得太过，反会损伤正气，泻宜疾速出针，邪气便能衰减；补宜持久留针，先后如一，若用补法去治虚证，虽可充实正气，但补得太过，又会助长余邪转盛。血气已调，形体和神气也就平定了。关于血气是否平衡的机理，我已知道了，但还不了解痈疽发生的原因，治疗的成功与失败，死生日期的远近等，怎样判断预后呢？你可以告诉我吗？

岐伯说：经脉流行不止，是和天地的运行规律相同的，天体运转失其常度，就出现日食月食；地经失常，河道开决，泛滥四溢，水涝成灾，以致草木不长，五谷不生，道路不通，民众不能往来，生活流离失所。人身的气血也类似这样。我把其中的病理加以说明。人身的血脉营卫，周流不息，与天上星宿的运转，以及地理经纪相应。假若有寒邪侵入经络之中，就会使血行凝涩，血行凝涩不通，卫气也就壅积不散，气血既不得反复周流，而结聚在某一局部，所以就形成痈肿。寒气久郁化热，热毒盛炽，使肌肉腐烂，肉腐便化脓，脓液不能排泄，又使筋膜腐烂，筋烂便伤骨，骨髓也就随着消损，不能荣养骨空，骨中的毒邪就不得排泄，煎熬血液令其枯竭，使筋骨肌肉都得不到营养，经脉败漏，使热毒得以深入，灼伤五脏，脏伤人即死亡。

黄帝说：我想详尽地了解痈疽的形状，以及忌日情况。岐伯说：痈疽发生在结喉的，叫作猛疽。这种病，不急治即化脓，若不将脓液排出，便会使咽喉堵塞，半天即死亡。已经化脓的，先刺破排脓，再口含猪油，不要过早咽下，这样，三天即可痊愈。

发生在颈部的，叫作夭疽。痈肿大而色赤黑，如不急治，热毒便向下蔓延，侵入腋部的渊腋穴处，前伤任脉，内熏肝肺，肝肺受伤，十几天就能致死。

邪热亢盛，痈毒生在项部，上能消烁脑髓，因名脑烁。神色抑郁不欢，项部痛如针刺，如热毒内攻，出现心中烦躁，是不治的死证。

发生在肩臂部的肿疡，叫作疵痈。痈色赤黑，当急速治疗，如能遍身出汗，直到足部，则不伤五脏，所以在发病四五天的时候，速用艾灸，即可痊愈。

痈肿发生在腋下，色赤而坚硬的，叫作米疽。当用细长的砭针，稀疏地砭刺患部，然后涂上猪膏油，不必包扎，约六天可愈。如果痈肿坚硬而没有破溃的，这是马刀挟瘿之类，应当急速治疗。

生在胸部的痈肿，叫作井疽。它的形状像大豆一样，在初起的三四天之内，如果不及早治疗，邪毒就会下陷深入腹部，而成为不治之症，七天就死亡。

生在胸部两侧的，名叫甘疽。色青，形状好像楮实和瓜蒌，时常发寒热，当急速治疗，以消除其寒热。如不及时治疗，可迁延十年之久，仍不免于死亡，死后溃破出脓。

胁部生痈，名叫败疵，属于妇女病。迁延不愈，就会扩散化脓，其中并生出肉芽，像赤小豆那样大。治疗时，可用切锉的菱角、连翘根各一升，以水一斗六升，煎取三升，乘热强饮，并多穿衣服，坐在盛有热汤的锅上，熏蒸使汗出直到足部，即可痊愈。

痈疽生在大腿和足胫的，名叫股胫疽。这种病证的外形，没有明显的变化，可是，痈肿化脓紧贴着骨部，毒盛而深入，如不急治，约三十天就会死亡。

痈疽生在尾骶骨部的，名叫锐疽。其形状红大坚硬，当急速治疗，如不急治，约三十天即死亡。

痈疽发生在大腿内侧的，名叫赤施。如不急治，至六十天就会死亡。若左右两腿的内侧同样发病，是毒邪伤阴已极，多属不治之症，十天就要死亡。

痈疽发生在膝盖的名叫疵痈。其症状是外形肿大，皮色不变，伴发寒热而坚硬，尚未成脓时，切不可用砭石刺破，此时如用砭石刺破排脓，便会致死。须待患处成脓柔软，再用砭石刺破排脓，则病可愈。

如各种痈疽发生在关节，对称发病的，都是不易救治之症，生于阳分的，一百天死，生于阴分的，约三十天死。

痈肿发生在足胫的，名叫兔啮，其外形红肿，而毒深至骨部，当急速治疗，如不急治，就会危害生命。

毒发于内踝的，名叫走缓。其外形如痈，但肉色不变，当用石针频频砭其肿处，使寒热的症状消退，可不至死亡。

痈疽发于足背上下的，名叫四淫。其形状好像大痈，这是阳毒盛极，如不急速治疗，约至一百天就会死亡。

痈疽生在足傍的，名叫厉痈。其外形不大，初生就像小指一样，并呈现黑色，当急速治疗，以消除其黑色；如黑肿不消，就会逐渐扩大，如果迁延不治，一百天可致死亡。

痈肿发生在足趾的，名叫脱痈。其形状如现赤黑色是毒气极重，多属不治的死证；不现赤黑色的，是毒气较轻，尚能救治。如已经治疗，而病势仍不衰退的，急需截断其足趾，否则必致死。

黄帝说：你所说的痈和疽，怎样来区别呢？岐伯说：如果营气滞留在经脉中，血液就凝聚不得循行，从而使卫气受阻也不能畅通，便壅积于内，郁而化生毒热。如毒热发展不止，热盛便使肌肉腐烂化脓，但不能深陷至骨髓，因此，骨髓不致焦枯，五脏也不致受其伤害，这叫作痈。

黄帝说：什么叫疽呢？岐伯说：若热气亢盛，脓毒深陷于肌肤之下，使筋髓枯萎，向内牵连五脏，以致血气枯竭，形成疮面下筋骨肌肉溃烂无余，这叫作疽。疽的特征，皮色黑暗而枯滞，触之坚硬，厚如牛颈之皮。痈的特征，皮薄而光亮，触之较软。这就是痈和疽的区别。

【评介】

本文是论述外科疮疡的专篇，故以"痈疽"命其篇名。首先阐述了痈疽证的发病原因，认为痈疽是由气血凝滞不通，瘀而化热至其肉腐为脓。本篇源于坚实的临床实践，所以详细列举并说明了各种痈疽的发病部位、名称、症状及形态特点、预后、证治原则和方法。最后指出痈与疽在发病机理和症状表现上的不同，阐明了鉴别要点。

痈疽证，是古代外科临床的常见病和多发病。由于所感毒邪的不同，其发病部位和症状表现也变化无常，本文依据部位和特点将其归纳为十八种。

其治法或针、或灸、或砭、或药饮、或外涂，不一而已。其中部分治法相当详尽，豕膏法和菱翘饮是《内经》著名"十三方"其中的两则，这是《内经》所传的方剂学资料。

本文还强调了治疗痈疽把握时机的重要性，如："发于膝，名曰疵痈，其状大痈，色不变，寒热，如坚石，勿石，石之者死，须其柔，乃石之者生。"这就是说，某些痈肿，在其坚硬时，不可砭刺，待其柔软才是最佳时机，这种经验总结，时至今日仍有重要意义。

对于脱疽的认识和治疗，《内经》已经达到了相当高的程度。"发于足指，名脱痈，其状赤黑，死不治；不赤黑，不死。不衰，急斩之，不则死矣。"这不但指明了脱痈的预后，而且还指出了"急斩之"的适应证。其中"急斩之"说明了当时外科截肢已达到了相当的技术高度。这种方法，时至今日仍在应用。

文中所论痈疽的忌日死期，已是过时之说，因为今日医疗水平的提高以及大量抗生药物的应用，已使痈疽的死亡率降至较低水平。